U0230319

多学科协作模式
在感染性疾病治疗中的应用

主编　梁洪生　李希娜

科 学 出 版 社
北 京

内 容 简 介

本书全面介绍了多学科协作模式在感染性疾病诊治中的应用，结合编者的研究成果及实践经验，由浅入深、从共性到个性，对感染性疾病的诊疗模式、抗感染、营养治疗、器官功能支持、对症支持治疗等进行全方位阐述。同时在不同科室选择具有代表性的疾病，如脑室脑管膜炎、感染性心内膜、医院获得性肺炎、急性胰腺炎、慢性骨髓炎等疾病的典型病例，详细介绍治疗过程及多学科协作治疗的方案及要点。

本书内容翔实、实用性强，可供临床医生，尤其是感染科医生参考使用。

图书在版编目（CIP）数据

多学科协作模式在感染性疾病治疗中的应用 / 梁洪生，李希娜主编.
—北京：科学出版社，2022.6
ISBN　978-7-03-072517-2

Ⅰ. ①多… Ⅱ. ①梁… ②李… Ⅲ. ①感染-疾病-治疗 Ⅳ. ①R45

中国版本图书馆 CIP 数据核字（2022）第 099363 号

责任编辑：康丽涛　李傲雪 / 责任校对：张小霞
责任印制：徐晓晨 / 封面设计：吴朝洪

科 学 出 版 社 出版
北京东黄城根北街 16 号
邮政编码：100717
http://www.sciencep.com
北京虎彩文化传播有限公司 印刷
科学出版社发行　各地新华书店经销
*

2022 年 6 月第 一 版　开本：787×1092　1/16
2022 年 6 月第一次印刷　印张：17 1/4
字数：394 000
定价：98.00 元
（如有印装质量问题，我社负责调换）

《多学科协作模式在感染性疾病治疗中的应用》

编委会

前　言

对感染性疾病的治疗一直是各学科临床医生面临的共同难题之一，尤其近年来新病原体的出现及抗菌药物的不合理应用，使感染性疾病的控制难度逐渐增大。而多学科协作模式治疗感染性疾病已在临床达成共识，该模式以患者为中心，针对感染性疾病，整合医疗资源，依托多学科团队，为患者制订最佳治疗方案。多学科协作模式已逐渐应用于感染性疾病治疗中，使患者个体化治疗方案更加合理、及时、有效。但目前国内关于多学科协作模式在感染性疾病治疗中的应用书籍较少，为了让临床医生，尤其是感染科医生更好地应用多学科协作模式，降低年轻医生的入门难度、提高学习效率，我们组织撰写了《多学科协作模式在感染性疾病治疗中的应用》一书。

本书共 11 章，从理论到临床实践，既包含多学科协作模式的发展理念，又包含编者对感染性疾病治疗的独特见解。本书参编人员为擅长抗菌药物使用的药理学专家、临床一线青年骨干医师。在典型病例的编写过程中，编者结合多年临床经验和最新研究成果，充分展示了多学科协作模式的诊治过程。在本书的编写过程中，编者多次进行线上会议讨论，以更好地保证图书的质量。尽管编写人员已对本书内容进行了反复认真的核查，但书中仍然可能存在疏漏不当之处，敬请各位读者不吝赐教。

编　者

2021 年 10 月

目　　录

第一章　多学科协作模式发展概述

多学科协作（multi-disciplinary team，MDT）模式是指针对某种疾病，由多个相关学科通过定期的会诊讨论，对疾病诊断和治疗进行深入的分析，从而为患者制订规范化、个体化、连续性的综合治疗方案的诊疗模式。与传统的单一专科诊疗模式相比，多学科协作模式，融合了学科间的专业优势，多角度、多层次地对疾病实施综合诊疗，避免了单一专科在治疗一些复杂疾病中可能出现的治疗不足或治疗过度，减少了临床医生的主观偏差，使治疗方案更加客观、规范、切合病情，极大地提升了医疗效率和医疗质量，同时也体现了医学的整体性，其已成为现代国际医学领域重要的诊疗模式和发展方向。

目前，MDT 模式广泛用于肿瘤疾病的治疗，MDT 模式下的个体化综合治疗使肿瘤患者临床受益得到了极大的提升。随着肿瘤 MDT 模式相关制度的逐步完善，其已成为肿瘤疾病治疗的标准化模式。近年来，人们尝试将 MDT 模式引入感染性疾病的治疗中，通过建立 MDT 团队提升感染性疾病的诊疗水平。MDT 使抗感染治疗方案更加客观、规范，治疗上也更具整体性，不仅提升了感染性疾病早期诊断的准确率，也最大限度地改善了患者的预后。从管理层面，MDT 模式下的抗菌药物管理，以多部门联动来规范感染性疾病的诊疗行为，保证了抗菌药物的合理使用，遏制了细菌耐药性的产生。

本章就 MDT 模式的由来、MDT 模式国内外发展历程、MDT 模式在感染性疾病诊疗中的发展现状，以及感染性疾病常规诊疗思路等进行介绍。

第一节　多学科协作模式发展史

MDT 模式是现代医疗领域中新兴的医疗模式，在肿瘤治疗方法的历史发展与演变过程中逐渐形成，并发展成熟。随着医疗体系、诊疗制度的不断完善，MDT 模式已成为未来医学领域的主流趋势。本节将主要阐述 MDT 模式的由来、国内外发展历程、发展现状，以及在未来医学领域中的展望。

一、国外多学科协作模式发展历程

MDT 模式这一概念由来已久，20 世纪 50 年代由美国肿瘤科医生率先提出，其主要目的是让年轻的医生在 MDT 过程中学习不同的专科知识。20 世纪 60 年代，美国加利福尼亚州北部儿童发展中心提出了建立智力障碍儿童多学科诊断咨询门诊，强调了 MDT 对智力障碍儿童诊治的重要性。20 世纪 70 年代，美国正式提出"整合医学"的概念，其主要的表现形式就是 MDT，著名的以多学科诊疗及科研为一体的安德森癌症中心，是全美最早将 MDT 引入恶性肿瘤患者诊治的综合癌症治疗中心之一。最初的肿瘤 MDT 团队由内科、外科、影像、介入、放射治疗（放疗）、化学治疗（化疗）、营养、疼痛、麻醉、心理等相关专业构成，通过定期的会诊，对恶性肿瘤患者实施诊疗，并在治疗过程中通过不断评估，优化治疗方案，修正诊疗模式，从而提升诊疗水平，提高患者生存质量。20 世

90 年代开始，MDT 模式在欧美各国得到了迅猛发展。1997 年国际结直肠癌工作组大力推进 MDT 模式用于结直肠癌患者的诊治，规范了 MDT 团队成员的构成。

目前肿瘤学科 MDT 模式已深入到发达国家肿瘤患者日常诊疗实践中，并建立了相对较为完善的 MDT 制度，MDT 制度成为发达国家医疗体系中的重要组成部分。2000 年美国国家综合癌症网络发布了新的 MDT 相关指南，以加强肿瘤学科 MDT 的规范性；2006 年加拿大安大略省癌症中心发布了多学科癌症会诊标准，明确了肿瘤 MDT 团队的构成、功能职责及职权范围等内容；2007 年英国颁布了 MDT 肿瘤治疗模式的相关法律文件，要求每一位癌症患者在确诊为恶性肿瘤后都需要由 MDT 团队进行评审以确定治疗方案，进行综合治疗。英国国家医疗服务体系将 MDT 内容从单纯的诊疗进行拓展，除常规诊疗外，还增加了康复技巧、临终关怀、第三方机构等，MDT 的团队组成也随之扩大，涵盖医生、护士、志愿者及一切其他社会力量等。随着大量成功经验的积累，MDT 模式逐渐被大家接纳和重视，并在现代医院管理的理念下对其内涵进行不断充实与完善。MDT 模式广泛用于肿瘤疾病的治疗，第一是因为肿瘤疾病在发生与发展的过程中，其诊断及治疗均需要多学科共同来完成，第二肿瘤疾病在治疗方法上常需内科方法、外科方法、放化疗相互补充，而 MDT 模式具备实现肿瘤个体化综合治疗的先决条件，因此对肿瘤患者开展 MDT 模式诊疗，可以实现临床治疗获益最大化。

除肿瘤学科外，发达国家已将 MDT 模式广泛应用于其他医学专业领域，如神经系统疾病、心血管系统疾病、肾衰竭等，并将其延伸至慢性疾病管理中，如糖尿病、慢性阻塞性肺疾病、慢性疼痛等的管理。美国著名的克利夫兰医疗中心建立了 22 个专科医疗中心，开展 MDT 模式诊疗，包括心脏和血管中心、泌尿和肾脏中心、骨科和风湿疾病中心等，每个专科医疗中心针对一个特定的疾病系统，并有该疾病所需要的所有专家和医护团队，帮助患者制订最佳的治疗方案，提高了诊疗效率，节约了患者的时间和费用。美国约翰斯·霍普金斯大学针对慢性疼痛患者通过定期的协作会诊和疼痛控制研讨，开展 MDT 模式诊疗。美国儿童发展中心将 MDT 模式引入儿童智力障碍的治疗中。在美国，MDT 模式已成为肾衰竭、精神分裂症等复杂疾病的标准治疗模式。美国针对老年慢性病患者建立了以社区为主的老年全包服务项目，由 MDT 团队为老年慢性病患者提供包括初级保健、诊疗、日常照护等一系列慢性病管理服务，有效地缩短了慢性病患者住院时间，降低了医疗费用，减少了患者再入院率，延缓了相关并发症的发生。英国也将 MDT 模式应用于社区卫生保健工作，并提出医疗工作需由原来的单一专科诊疗模式，转变为以患者为中心的个体化 MDT 模式。

2001 年，丹麦 Kehlet 最早提出的加速康复外科（enhanced recovery after surgery，ERAS）也是 MDT 模式用于医学诊疗行为的典型示范。ERAS 又称术后促进康复的程序或快速康复外科，其最早是指通过手术学科、麻醉学科、药学科、护理学科、营养学科等的协作，使心脏手术后的患者尽快清醒和尽早拔除气管插管，来达到快速康复。2005 年欧洲临床营养和代谢学会将 ERAS 方案进行规范和统一，此后被应用到各种普外科手术中。ERAS 采用一系列经循证医学证实的有效优化处理措施，通过多学科协作，减轻患者围术期应激反应、减少围术期并发症、缩短住院时间、降低再入院风险和死亡风险，帮助患者平稳度过围术期并促进其尽早恢复身体功能。

二、我国多学科协作模式发展历程

同发达国家相比,我国 MDT 模式因受医疗资源不足、医疗水平发展不均衡等诸多因素影响,发展历程相对较短,覆盖率也较低。1981 年,四川医学院附属医院在国内率先建立了结直肠肿瘤 MDT 团队,由胃肠外科、肝胆外科、肿瘤内科、放射科、消化内科、泌尿外科、病理科和放射治疗科等科室成员组成,针对符合纳入标准的结直肠肿瘤患者进行 MDT 模式诊疗,历经 30 余年的努力,通过制定相应的诊疗规范,不但成功治疗了诸多疑难病例,还推动了结直肠外科医疗技术的发展,目前其已成为国内最大的结直肠外科及痔瘘肛周疾病专业诊治中心。2005 年,复旦大学附属肿瘤医院率先针对大肠癌患者实施 MDT 模式诊疗。随即,北京大学肿瘤医院、中国人民解放军总医院、中日友好医院等多家大型国内知名医疗机构相继成立了 MDT 团队。

2010 年卫生部医政司发布的《结直肠癌诊疗规范(2010 年版)》提出对结直肠恶性肿瘤患者采用 MDT 模式进行诊疗。2011 年西安交通大学第一附属医院建立了西北地区首个常态化肿瘤 MDT 诊疗中心,成立胃癌、结直肠癌、食管癌、乳腺癌等 20 余个肿瘤 MDT 团队,规范肿瘤的精准治疗。2016 年首都医科大学附属北京朝阳医院成立了消化道肿瘤 MDT 诊疗中心,为诊断明确或治疗效果不佳的胃肿瘤、结直肠肿瘤、合并远处转移及术后复发等患者提供 MDT 诊疗服务。

经过数年的发展,我国 MDT 模式也逐渐制度化、远程化,在肿瘤治疗中的应用亦最为成熟和完善。谢维等为评价 MDT 的应用价值,将 42 例结直肠癌肝转移患者通过随机分组方法分成观察组及参照组,参照组患者采用单学科模式进行治疗,观察组患者采用 MDT 模式进行治疗,比较后发现观察组患者 2 年生存率显著高于参照组患者,MDT 模式具有较高的临床应用价值。渠红等对 MDT 模式在胃肠道恶性肿瘤患者诊治中的应用价值进行研究,结果显示 MDT 组患者在总住院时间、手术早期及放化疗期间并发症发生率、肿瘤转移率及复发率、患者满意度及依从性方面均优于非 MDT 组患者。范一丁等通过对肺癌及食管癌患者进行研究,结果表明 MDT 模式可显著缩短肺癌及食管癌患者的术前等待时间和平均住院时间。徐艳丽等探讨 MDT 模式用于儿童横纹肌肉瘤的有效性及对预后的影响,通过对 71 例儿童横纹肌肉瘤进行回顾性分析,发现 MDT 模式可有效改善儿童横纹肌肉瘤的预后,降低晚期患儿的复发率及疾病进展率,对于疾病复发/进展后的局部控制效果明显。由此可见,MDT 模式对于缩短肿瘤患者住院时间、延长肿瘤患者生存期和改善患者生存质量都具有极其重要的意义。

与传统诊疗模式相比,MDT 模式在疾病诊疗中有着绝对的优势,但在实际发展过程中,人们对 MDT 模式仍存在一些误区,如对 MDT 理念认识不足,大部分医院不具备实施 MDT 模式的能力,组织结构欠规范,缺乏 MDT 诊疗目标和准则,学科间缺乏有效沟通导致治疗意见难以达成共识等。针对这些问题,中国医师协会外科医师分会多学科综合治疗专业委员会于 2015 年在北京成立,并于同年发布了《MDT 的组织和实施规范》,启动"百城行"项目,以推进我国 MDT 科学化发展。2016 年 3 月,卫计委牵头发起"全国结直肠癌多学科综合治疗先进技术示范推广工程",首次批准浙江大学医学院附属第二医院、北京大学肿瘤医院、复旦大学附属肿瘤医院、中山大学附属肿瘤医院、四川大学附属华西医院为 MDT 示范中心,积极推动结直肠癌 MDT 规范化治疗。同年《国家卫生计生委办公厅关于提高二级以上综合医院细菌真菌感染诊疗能力的通知》中提出二级以上综合医院感染性疾病科应密切联系相关临床科室，以及临床卫生微生物、医学影像、病理、药学等学科，对细菌真菌感染推行多学科诊疗模式，以充分发挥多学科协同诊疗在感染性疾病中的作用。2017 年《国家卫生计生委办公厅关于印发胸痛中心建设与管理指导原则（试行）的通知》中要求具备条件的医疗机构，应积极开展胸痛中心的建设，建立以胸痛中心为基础的多学科联合诊疗模式。国家卫生计生委、国家中医药局制定的《进一步改善医疗服务行动计划（2018—2020 年）》中，将多学科诊疗模式作为创新医疗服务模式之一，鼓励医疗机构开设多学科诊疗门诊，制订单病种多学科诊疗规范，建立单病种多学科病例讨论和联合查房制度，为住院患者提供多学科诊疗服务，通过组建多学科诊疗团队促进各专业协同协调发展，提升疾病综合诊疗水平。2018 年国家卫生健康委员会印发《关于开展肿瘤多学科诊疗试点工作的通知》，通过遴选确定 231 家医疗机构作为第一批肿瘤（消化系统）多学科诊疗试点医院，以点带面，逐步推广 MDT 模式的发展。至此，从政策层面 MDT 模式开始根据标准化流程在我国全面推广。

近年来我国不断更新、出台多部肿瘤多学科诊疗指南及专家共识，包括《中国淋巴瘤多学科诊疗模式实施指南》《中国肝癌多学科综合治疗专家共识》《胶质瘤多学科诊治（MDT）中国专家共识》《前列腺癌骨转移多学科诊疗专家共识》《肺癌多学科团队诊疗中国专家共识》《中国胰腺癌多学科综合治疗模式专家共识（2020 版）》《中国结直肠癌骨转移多学科综合治疗专家共识（2020 版）》《中国结直肠癌脑转移多学科综合治疗专家共识（2020 版）》《恶性肿瘤相关急腹症多学科管理中国专家共识》等，以此规范肿瘤多学科诊疗。还有一些针对慢性病、感染等其他学科领域的多学科专家共识，如《多学科疼痛管理组织构建的专家共识》《前庭神经炎诊治多学科专家共识》《成人阻塞性睡眠呼吸暂停多学科诊疗指南》《原发性干燥综合征多学科诊治建议》《中国胃食管反流病多学科诊疗共识》《糖尿病肾病多学科诊治与管理专家共识》《脑卒中病情监测中国多学科专家共识》《多学科围手术期气道管理中国专家共识》《外科常见腹腔感染多学科诊治专家共识》等也相继出台。

MDT 模式在我国现代医学领域得到了迅猛发展，同时也取得了丰硕的成果。北京协和医院成立特需疑难病会诊中心，通过 MDT 对疑难病例开展跨学科协作诊疗活动，提高诊治质量，降低医疗费用，同时促进医院各相关学科的发展。四川大学华西医院神经内科针对帕金森病患者开展 MDT 模式诊疗，通过组建多学科联合门诊、针对手术患者进行联合会诊和转诊、开展多学科患者教育三种主要模式，为帕金森病患者制订综合的个体化治疗方案。上海交通大学医学院附属仁济医院尝试建立 MDT 模式信息系统，对患者进行全流程管理，通过信息化手段对 14 种疑难重症推行 MDT 模式诊疗，为患者提供最佳诊疗方案、确保最佳治疗效果，以及实现患者自主参与管理。复旦大学附属华山医院神经外科借鉴、学习国外先进诊疗技术和理念，与相关学科组成痉挛状态 MDT 团队，为小儿脑性瘫痪患者提供优质诊疗服务。

刘静等观察 MDT 模式对老年重症急性胰腺炎合并肾衰竭患者的干预效果及对预后的影响，结果显示对老年重症急性胰腺炎合并肾衰竭患者采用 MDT 模式干预，有利于促进患者更好更快康复，患者炎症反应减轻、肾功能改善明显，再入院率与死亡率大大降低，预后良好。邓霞等观察 MDT 模式用于老年慢性阻塞性肺疾病急性加重患者快速恢复的效果，结果显示，与常规治疗模式相比，MDT 模式干预后患者肺功能严重程度评分、呼吸困难指数、呼吸机使用时间及住院时间均低于常规治疗组，且日常生活活动评分、住院满意率均高于常规治疗组。MDT 模式下的慢性病管理，能够更加有效地提高慢性病患者长期用药的依从性，延缓疾病的发展，提高慢性病患者的生存质量及生存周期。

三、多学科协作模式的优势与局限性

MDT 模式有着标准化的团队结构，包含领导者、讨论专家和协调员，不同角色在团队中承担相应的职责，以保证 MDT 模式的顺利开展和高效运行。讨论专家通常包括"核心成员"和"扩展成员"，前者包括治疗团队、诊断团队，后者包括护理学、心理学、基础医学专业人员等，并要求核心成员应为具备一定专业水平和独立诊治能力的副高级及以上职称的医生，以保证在 MDT 模式实施过程中能够充分发挥各自的专业优势，及时、全面地为患者解决疾病治疗中的相关问题。学科的多元化，可以保证在疾病的治疗过程中，避免医学专科精细划分后，医生知识领域狭窄所造成的治疗局限。

MDT 模式的会诊时间及会诊模式相对固定，可以使成员有充足的时间来保证出席率。根据疾病的不同，MDT 小组有着各自的准入标准，并在讨论前准备较为详尽的患者资料，包括必要的诊断信息、临床信息、初始的诊疗观点及患者的诉求，明确 MDT 的目的。团队共同制订科学、合理、规范的治疗方案，能够最大限度地减少患者的误诊误治，这是 MDT 模式诊疗最为突出的优势。MDT 模式诊疗，患者可享受"一站式"医疗服务，显著缩短了患者在治疗中的等待时间，降低多次转诊、反复检查所消耗的时间成本及经济负担，使治疗方案更加连续化，这种"以患者为中心"的模式中，患者是最大的获益者，MDT 模式可以使患者主动配合治疗的依从性更高。以往经验表明，MDT 模式可以显著改善患者的预后，提高患者的生存率，增加患者对疾病的认知，从根本上降低了医疗费用支出，改善了患者就医体验。与此同时，积极开展 MDT 模式诊疗对于医院学科建设也有着极其深远的意义。MDT 团队打破了学科之间的壁垒，为不同学科间提供了学术交流和临床合作的平台，将医疗资源最大化整合，有效地推进了医院学科建设，提升了医院医疗综合能力，真正实现了医院的可持续发展。

尽管如此，我国实施 MDT 模式的医院占比仍偏低。吕艺芝采用问卷调查形式于 2018 年 6～8 月对全国多家三级医院进行调查，共收回有效问卷 208 份，结果显示被调查的三级医院中，已开展 MDT 模式诊疗的医院有 140 所，开展率为 67.31%，平均开展时间为 3.36 年；医院管理人员对本院 MDT 模式中的流程满意度偏低；MDT 模式的组织方式、收费方式、激励方式等尚未形成统一的制度。医疗体制是影响医院 MDT 模式开展的因素，收费价格不明确是阻碍 MDT 模式发展的重要原因之一。

此外，MDT 模式目前具有一定的局限性，导致其发展存在障碍。第一，在我国目前的医疗体制下，大部分公立医院都是科室自负盈亏，开展绩效考核后科室收治患者的数量和治疗获得的利润直接影响了科室及每个医生的收入，从而造成了科室之间，甚至医生之间的相对独立性。而 MDT 模式需要的是学科间的协作，以患者的利益为出发点，尽可能为患者节约医疗成本，可能会导致科室的利润下降。第二，MDT 模式需整合多方资源，而我国目前优质医疗资源相对短缺，医疗服务水平分布不均衡，导致 MDT 模式只在国内部分大型三甲医院开展，大范围应用于患者仍无法实现。第三，由于 MDT 小组涉及多学

科多名医师，完成一次 MDT 会诊需多方协调配合，从方案达成到治疗实施，从治疗到随访等，都需要成员之间毫无保留地沟通与合作，培养良好的合作默契，形成知识共享与优势互补，逐渐成为一个强大的 MDT 团队。然而由于不同专业的成员所处角度及专业知识的差异，临床水平与资历不对等，都将导致无法按计划正常实施诊疗。第四，医院信息化建设与随访反馈机制的不完善，也阻碍了 MDT 模式的发展，MDT 模式依赖信息化手段实现信息共享，以提高小组成员获取患者治疗信息的效率。第五，虽然 MDT 模式在国内综合医院已广泛开展，但宣传力度不足，患者知晓度与参与度较低，对这种新颖的就诊模式处于简单尝试状态，因此需要积极开展宣传工作，使得更多的患者及家属认识到 MDT 模式的优势。

四、多学科协作模式的展望

MDT 模式将医疗资源整合，是改变传统医学观念的创新改革，也是医学发展历程中的新观念。推行 MDT 模式更加符合现代医学的学科体系建设，其也是近年来我国综合医院探索和发展的新方向。以往的经验证实，"以患者为中心"开展多学科诊疗，不仅可以充分发挥各学科在诊疗中的专科优势，提高优质资源的使用效率，优化诊疗方案，还可以保障治疗的科学性、规范性及连续性。利用 MDT 模式进行诊疗，推动了疑难重症的诊疗发展，规范了抗菌药物的使用，实现了疾病的早期诊断、早期干预，确保了治疗的科学性、一致性、协调性。按照循证医学证据，合理、科学、有计划地实施个体化治疗，避免过度治疗、随意治疗以及治疗不足，缩短患者就诊时间，提高患者生存质量，充分满足了新形势下患者的需求，同时也为人类医学可持续发展做出了突出的贡献。

尽管实施过程中，MDT 模式尚存在一些大大小小的问题，但相信随着现代医学的不断发展，MDT 模式将广泛应用于各医学领域。如何构建 MDT 在医学领域的创新合作模式，制定规范化的诊疗流程及临床路径，建立完善统一的综合服务体系，提高学科间合作效率，使 MDT 模式更加适合疾病的诊断、治疗和预防，将是未来医疗人员所面临的新的挑战。

第二节　感染性疾病治疗模式概述

感染性疾病曾是人类致死率最高的一类疾病，但相对于肿瘤与代谢性疾病来说，其是临床上为数不多可被治愈的疾病种类。感染性疾病主要是指细菌、真菌、病毒及寄生虫入侵人体组织并进行增殖，从而引起机体的免疫反应，又可按照是否具有传染性分为传染性疾病与非传染性疾病。在人类发展历程相关记载中，感染性疾病最早可追溯至古罗马时代，斑疹、伤寒、天花的流行导致了罗马帝国的灭亡。人类经历了鼠疫、流感、艾滋病、埃博拉出血热、禽流感、严重急性呼吸综合征、乙型病毒性肝炎、结核病及新型冠状病毒肺炎，人类与感染性疾病的斗争从未停歇。在我国感染病学是由传染病学演变而来的，直至 20 世纪 90 年代王明宇教授才正式将"传染病学"更名为"感染病学"，2004 年 6 月"中华医学会传染病与寄生虫病学会"更名为"中华医学会感染病学分会"，之后全国各地医疗机构陆续将传染科更名为感染科，至此完成了"传染病"到"感染病"的转变。

感染性疾病的诊断相对复杂，病原体可侵犯全身各个系统、器官及组织，需根据患者自身特点、流行病学史、临床表现，结合细致全面的体格检查、实时恰当的辅助检查综合分析判断。在治疗上，感染性疾病治疗主要目的是抑制或杀灭致病菌，因此常以药物治疗为主要治疗方式。

一、感染性疾病分类

感染性疾病包括一切由病原微生物和寄生虫感染人体后产生的疾病。当病原微生物或寄生虫等病原体侵入宿主后，进行生长繁殖，并释放毒素，导致机体损伤、功能障碍、产生免疫反应或机体微生态平衡失调等病理生理过程称为感染。其中传染性较强，可引起宿主间相互传播的疾病称为传染病。根据感染病原体、感染场所、病情严重程度等划分方式，可将感染性疾病分为不同类别。

（一）按病原体来源分类

能引起人类感染性疾病的生物源性病原体很多，从朊粒、病毒、细菌到寄生虫等，但引起人类感染性疾病的病原体主要是病毒、细菌、真菌、螺旋体、立克次体、衣原体、支原体和寄生虫等，以病毒和细菌最为常见。从临床角度，感染宿主体内分离到的病原性细菌称为病原菌，病原菌可分为致病菌、条件致病菌和非致病菌。

根据感染病原体来源的不同，常将感染分为外源性感染和内源性感染。

1. 外源性感染　指由外界病原体侵入人体后导致的感染，如伤寒、细菌性痢疾、病毒性肝炎等，多为外源性感染。

2. 内源性感染　指由人体自身的正常菌群，在宿主或环境条件改变时所引起的感染。因这些病原体必须在一定条件下才能致病，故又称为条件致病菌或机会致病菌，如肠道菌群中的大肠埃希菌、肠球菌等引起的感染多为内源性感染。

临床上所见感染病原体常常是一般致病菌和条件致病菌。与致病菌相对应的是非致病菌。条件致病菌大致有两类：一类是在人体皮肤黏膜上与人共生的常在菌群中的菌种，如大肠埃希菌；另一类是环境中存在的来自自然界的微生物，在一般情况下为非致病菌，因人体抵抗力下降而引起感染，这种情况称机会性感染。

（二）按感染场所分类

根据感染地点不同，可将感染分为社区获得性感染与医院获得性感染。

1. 社区获得性感染　是在社区内获得的感染。即住院前获得的感染，住院时正值潜伏期，入院后才发病者，亦属社区获得性感染。

2. 医院获得性感染　亦称"医院内感染"。任何人员在医院活动期间受病原体侵袭而引起的所有诊断明确的感染。包括医院内感染出院后发病者，排除入院时处于潜伏期住院后发病者。医院内感染又分为外源性感染（交叉感染）和内源性感染（自身感染）两类。

例如，社区获得性肺炎是指在医院外罹患的感染性肺实质炎症，包括具有明确潜伏期的病原体感染而在入院后平均潜伏期内发病的肺炎，常见病原体为肺炎链球菌、流感嗜血杆菌、卡他莫拉菌和非典型病原体。医院获得性肺炎（亦称医院内肺炎），是指患者入院时不存在、也不处于潜伏期，而于入院 48 h 后在医院（包括老年护理院、康复院）内发生的肺炎。无感染高危因素（基础病、前期使用抗菌药史、住院时间长等）患者的常见病原体依次为肺炎链球菌、流感嗜血杆菌、金黄色葡萄球菌、大肠埃希菌、肺炎克雷伯菌等；有感染高危因素患者的常见病原体依次为金黄色葡萄球菌、铜绿假单胞菌、肠杆菌属、肺炎克雷伯菌。

与社区获得性感染相比，医院获得性感染的促发环境、病原体和传播途径具有特殊性。①医院内大量存在来就诊的特殊易感人群：新生儿和老年人、营养不良患者、烧伤及严重创伤患者、血液系统和全身各系统的肿瘤患者、先天性或获得性免疫缺陷病患者、慢性肝病尤其是肝硬化患者、糖尿病患者、慢性肾病患者、接受放射线照射治疗及化疗患者等免疫力低下人群，均极易罹患获得性感染。②医院内存在大量病原微生物：住院及门诊患者及其诊疗的微环境，尤其是诊疗器械和设备，如内镜、导管、插管、人工呼吸机及透析装置等，易被微生物所污染。医护人员病原微生物的携带率亦显著高于一般人群。③医院内存在各种促发感染的医源性因素：随着医院的创伤性检查和操作增多，医院内感染也日趋严重。④病原体耐药性强：医院内感染的病原体包括众多的一般性病原菌，如大肠埃希菌等和葡萄球菌等；还包括机会致病菌、耐药菌，如沙雷菌、铜绿假单胞菌、不动杆菌、肠杆菌和肠球菌等病原体。由于长期不合理使用广谱抗菌药物，患者体内病原菌被诱导或被选择为多重耐药菌株，使医院内感染成为难治性感染。⑤住院人群易发生自源性感染或内源性感染：某些免疫力低下患者正常微生物群中的条件致病性微生物，可由原来定殖部位移位至循环血液或其他器官组织内，从而导致自身来源的感染性疾病，也称为自源性感染或内源性感染。

（三）按感染严重程度分类

患者感染的严重程度是选用抗感染药物的重要参考依据之一，因此，为每位感染患者制订抗菌治疗方案时，在评估病原体和耐药性的同时应评估患者感染的严重程度。

1. 亚临床感染 又称隐性感染，是指病原体侵入人体后，仅引起机体产生特异性的免疫应答，不引起或只引起轻微的组织损伤，因而在临床上不显示出任何症状、体征，甚至生化改变，只有通过免疫学检查才能发现。

2. 临床感染 又称显性感染，是指病原体侵入人体后，不但引起机体发生免疫应答，而且通过病原体本身的作用或机体的变态反应，导致组织损伤，引起病理改变和临床表现。

3. 重症感染 即致病性微生物在机体内生长繁殖，引起某一脏器或全身感染且因感染而致该脏器或全身多脏器衰竭的感染。重症感染的常见病种包括中枢神经系统感染如化脓性脑膜炎；呼吸系统感染如肺炎、胸腔感染、纵隔炎等；心血管系统感染主要是感染性心内膜炎；消化系统感染主要包括化脓性胆管炎、坏死性胰腺炎、弥漫性腹膜炎、急性胃肠炎合并休克；血液系统和全身性感染如脓毒症、感染性休克；软组织感染或多发性脓肿（脑、肺、肝、胸腔、腹腔等）并发器官衰竭或微循环障碍。

以脓毒症为例，《中国脓毒症/脓毒性休克急诊治疗指南（2018）》中给出定义：脓毒症是指因感染引起的宿主反应失调导致的危及生命的器官功能障碍。脓毒性休克的定义为脓毒症合并严重的循环、细胞和代谢紊乱，其死亡风险较单纯脓毒症更高。

（四）按感染部位分类

按照患者发生感染的实际部位，可将感染分为局部感染和全身感染。

1. 局部感染 是指病原菌侵入机体后，在一定部位定居下来，生长繁殖，产生毒性产物，不断侵害机体的感染过程。这是由于机体动员了一切免疫功能，将入侵的病原菌限制于局部，阻止了它们的蔓延扩散，如化脓性球菌引起的疖、痈、压疮等局部化脓性炎症。

2. 全身感染 在机体与病原菌相互作用中，由于机体的免疫功能薄弱，不能将病原菌限于局部，以致病原菌及其毒素向周围扩散，经淋巴道或直接侵入血流，引起全身感染。在全身感染过程中可能出现下列情况。

（1）菌血症：指病原菌自局部病灶不断地侵入血流中，但由于受到体内细胞免疫和体液免疫的作用，病原菌不能在血流中大量生长繁殖。如伤寒早期的菌血症、布鲁氏菌菌血症。

（2）毒血症：指病原菌在局部生长繁殖过程中，细菌不侵入血流，但其产生的毒素进入血流，引起独特的中毒症状，如白喉、破伤风等。

（3）败血症：指在机体的防御功能大为减弱的情况下，病原菌不断侵入血流，并在血流中大量繁殖，释放毒素，造成机体严重损害，引起全身中毒症状，如不规则高热，有时有皮肤、黏膜出血点，肝、脾大等。

（4）脓毒血症：化脓性细菌引起败血症时，由于细菌随血流扩散，在全身多个器官（如肝、肺、肾等）引起多发性化脓病灶。如金黄色葡萄球菌严重感染时引起的脓毒血症。

（五）按感染时程分类

1. 急性感染 是指短时间内（<72h）致病微生物导致机体组织、器官炎性改变，但临床表现并不完全相同的一类疾病。其临床共同特征表现为急性发病，有明确或隐匿的感染病灶及相关症状或体征，可伴或不伴发热，白细胞增高或降低。严重者可发生感染性休克，病原体侵入血液并繁殖可引起菌血症或毒血症，治疗不及时可因多脏器衰竭导致死亡。

2. 慢性感染 与"急性感染"相比，"慢性感染"当前并无公认的明确定义。一般而言，学者们更多使用"慢性持续性感染"等来表述某种状态，即机体被感染后，病原体长期存活，经常或反复间断地向外界排出病原体，表现为慢性或反复发作的感染，较难治愈，引起慢性炎症，并可发展为严重疾病，甚至发生自身免疫性疾病及肿瘤。例如，慢性尿路感染、慢性中耳炎、慢性鼻窦炎、慢性病毒性肝炎等。持续性感染患者需长期用药物治疗，这是构成病原体对抗菌药物耐药的原因之一。同时，因部分持续性感染的患者或病原体携带者可持续排出病原体，这构成了重要的公共卫生问题。

3. 潜伏性感染 病原体感染人体后，寄生在机体中某些部位，由于机体免疫功能足以将病原体局限化而不引起显性感染，但又不足以将病原体清除，病原体便可长期潜伏下来，待机体免疫功能下降时，则可引起显性感染，如水痘-带状疱疹病毒感染。

（六）按病原体种数分类

1. 单一感染 由一种病原微生物所引起的感染，称为单纯感染或单一感染。大多数感染都是由某一种病原微生物引起的。

2. 混合感染 是指同时感染多种不同的病原体，如同时感染多种病毒、同时感染多种细菌、细菌感染时合并病毒感染或病毒感染时合并细菌感染。治疗时应兼顾多种病原体，必要时联合用药。

3. 继发感染 感染了一种病原微生物之后，在机体抵抗力减弱的情况下，又由新侵入的或原来存在于体内的另一种病原微生物引起的感染，称为继发感染，如呼吸道病毒感染后继发细菌感染。

4. 二重感染 又称重复感染或者菌群失调症，是指长期使用广谱抗菌药物使敏感菌群被杀灭或者受到抑制，而另一些不敏感细菌或者真菌等则趁机生长繁殖、产生新的感染的现象。

二、感染性疾病基本诊疗思路

感染性疾病的基本诊疗思路是明确感染诊断，筛查可疑感染部位；寻找可疑致病菌，由经验治疗转向目标治疗；选择合适药物，优化抗感染治疗方案；疗效评估，根据治疗反应选择是否调整治疗方案；其他辅助治疗。

（一）明确感染诊断，筛查可疑感染部位

大部分感染性疾病最为典型的临床症状为发热，主要是由于微生物及其产物和毒素诱导机体宿主细胞释放内源性致热原从而引起发热。因此，当患者出现发热，首先要考虑是否有感染的存在，同时还要与非感染性发热进行鉴别诊断。除发热外，不同的感染部位也会出现不同的伴随症状，如中枢神经系统感染常会出现恶心、呕吐、意识不清等精神症状；呼吸系统感染常会出现咳嗽、咳痰、胸痛、胸闷等症状；消化系统感染常会出现腹胀、腹泻、腹痛、恶心、呕吐等症状；泌尿系感染常会出现尿急、尿频、尿痛等症状；脓毒血症早期常出现高热、寒战、肌肉及关节疼痛等症状，临床上常可根据这些伴随症状初步判断感染可能存在的部位。

除症状体征外，相关实验室检查是判断感染性疾病必不可少的重要手段，其中包括特异性实验室检查，如微生物培养、血清抗原抗体检测；非特异性实验室检查，如血常规检查，C-反应蛋白（c-reaction protein，CRP）、血清降钙素原（procalcitonin，PCT）、白介素（interleukin，IL）-6、红细胞沉降率（erythrocyte sedimentation rate，ESR，简称血沉）检查等，以及一些器官功能的检测。特异性实验室检查在临床治疗中获得结果周期相对于非特异性实验室检查更长，是目标治疗的必要条件。微生物分离培养技术依赖病原体活力，要获得可靠的检查结果，从标本的采集、运送、处理，到实验室检测均需要符合标准化流程和质量规范的要求。在临床实际运用中，多种因素导致微生物阳性培养率较低，致病菌、定植菌和污染菌鉴别存在误差，常规微生物检验已无法满足快速、准确诊断感染的需求，非特异性实验室检查在临床治疗中具有更好的依从性。血常规检查是感染性疾病常规实验室检查之一，细菌感染通常会使血常规中白细胞（white blood cell，WBC）总数升高，但WBC 水平受诸多因素影响，特异性较差，一些特殊生理状态、疾病、药物等都会影响血中 WBC 水平，使之升高或者降低。还有部分患者在感染状态下，机体发生应激反应或毒素抑制，WBC 水平不仅不会升高反而降低，因此，血常规检查无法作为感染性疾病的标准诊断方法。CRP、PCT、IL-6、ESR 等在细菌感染时皆会发生不同程度的升高。CRP 是

反映急性炎症活动度的相关指标，机体存在感染时 CRP 就会呈现显著的上升趋势。CRP 在敏感性方面要优于 WBC，但在感染性疾病的诊断上不具备特异性，创伤、手术、自身免疫性疾病状态下机体也会出现 CRP 显著升高。与之相比，PCT 对细菌性感染诊断的敏感性及特异性更强，发生全身感染（脓毒血症）时，PCT 具有较高的早期诊断价值，但在局灶性感染中 PCT 往往升高的程度并不显著。虽在感染诊断中 PCT 具有很高的特异性，但也有部分因素会导致 PCT 异常，如甲状腺创伤、肿瘤、胰腺炎、缺血性肠病、肺水肿等，因此在进行感染诊断时需排除混杂的相关影响因素。IL-6 是细胞因子中的重要成员，由成纤维细胞、单核巨噬细胞、T 淋巴细胞、B 淋巴细胞、上皮细胞、角质细胞以及多种瘤细胞所产生。在急性炎症反应中 IL-6 处于中心地位，可刺激 CRP 和纤维蛋白原的生成，并迅速升高自身在血清中的水平，因此可用来辅助诊断早期急性感染。影响 IL-6 升高的病理因素包括感染、外伤、外科手术、机体应激反应、脑死亡、肿瘤等。ESR 检查主要是通过检测红细胞沉降的速度来判断疾病，健康状态下 ESR 数值波动范围较小，而感染性或者非感染性的炎症活动期 ESR 水平就会升高，但 ESR 不具备特异性，不可独立预测是否存在感染性疾病。单一的非特异性实验室检查结果异常，都无法作为感染性疾病的诊断标准，还需要结合各项指标进行综合判断。

此外，其他常规检查，如尿、便、胸腔积液、腹水、脑脊液检查，都是临床诊断感染性疾病的相关实验室检查。部分生化指标在感染性疾病中也具有一定的诊断意义，如肝功能指标可用来支持病毒性肝炎的诊断。影像学检查、物理诊断检查、内镜检查和组织活检等也同样为临床明确感染诊断及感染部位的重要辅助手段。

（二）寻找可疑致病菌，由经验治疗转向目标治疗

感染性疾病在治疗上应尽可能明确致病微生物或寄生虫种类，依据病原体的检出情况给予相应的经验治疗或确切的目标治疗。对于细菌感染来说，大多临床治疗都始于经验治疗，在积极寻找病原菌后转为目标治疗；而对于病毒感染来说，更多的是在获得病原性结果后给予目标治疗。目前临床最常用于感染性疾病的病原学检测方法包括微生物培养、核酸扩增检测、分子免疫学检查等。微生物培养主要用于细菌检测，核酸扩增检测、分子免疫学检查则主要用于病毒检测。微生物培养、药物敏感性试验在感染性疾病诊断和目标治疗中具有决定性的作用，根据准确的微生物培养及药物敏感性试验结果进行有效的药物治疗，可以提高感染性疾病的治愈率。微生物培养结果因受多方面因素的影响，临床意义大不相同，需要结合临床做出正确的判断。

近几年随着精准医疗的发展，宏基因组下一代测序（metagenomic next generation sequencing，mNGS）被越来越多地用于临床病原学诊断，相比传统的检测方式，mNGS 能够更加快速、准确地确定病原体种类，但由于无法进行药物敏感性试验，费用支出较高，可作为传统病原学检测技术的重要补充。准确获得病原体是制订科学、合理治疗方案的重要前提。在尚未获得病原体结果之前，详细的病史采集、体格检查是起始经验性治疗的必要前提。患者的年龄、健康状况、基础疾病、职业、工作环境、近期旅行史，以及发热的热型、热程等对于病原体未明的感染性疾病的经验性治疗都有着极其重要的参考价值。而对于已明确病原微生物的细菌感染，抗菌药物的选择应根据其体外抗菌活性、药代动力学/药效动力学（pharmacokinetic/pharmacodynamic，PK/PD）参数、不良反应、临床应用效果，以

及药品价格等因素，并结合患者的基础状态，如年龄、是否为特殊人群（婴幼儿、老人、孕妇、哺乳期妇女等），以及免疫功能、肝肾功能等因素综合考虑，以达到满意的临床治疗效果。

（三）选择合适药物，优化抗感染治疗方案

感染性疾病治疗是病原菌、机体、抗菌药物之间相互作用的过程，因此在方案的制订上也应综合考虑三者之间的关系。抗感染的疗效不仅依赖于药物在体内的过程，也与药物的抗菌活性与作用强度密切相关。

药代动力学指机体对药物的作用，即药物体内过程，包括药物的吸收、分布、代谢、排泄，这几个方面结合在一起决定着药物在血清、体液和组织中浓度变化的时间过程，这一过程与药物的剂量有一定的关系。药效动力学则是指药物对机体的作用，着重于研究剂量与药理效应、作用的关系，即药物对机体的生理、生化及病理生理等方面的影响。两者结合可以客观真实地反映药物在体内的全过程，根据 PK/PD 相关参数制订抗感染方案，可达到良好的抗菌作用和临床疗效，降低不良反应发生率，同时减少、避免耐药菌的产生。

以细菌感染治疗为例，不同的抗菌药物其吸收程度和吸收速率各不相同，口服及肌内注射给药者均有吸收过程，因此在治疗轻、中度感染时，可选用病原菌对其敏感、口服易吸收的抗菌药物，然而在治疗危重感染时则宜采用静脉给药的方式，以避免口服或肌内注射时多种因素影响药物的吸收速率及吸收程度。抗菌药物在感染部位的浓度决定了抗菌药物的疗效及抗菌活性的持续时间，而药物对组织的穿透力与药物的脂溶性、相对分子质量、分子结构和血清蛋白结合率等密切相关，不同的感染部位，抗菌药物的选择也不尽相同。药物以游离型分子的形式才能从血液向组织转运，并在作用部位发挥作用，血清蛋白结合率高的抗菌药物，起效时间相对较慢，且在感染患者发生低蛋白血症时，药物清除也会显著增加。药物进入机体后，经酶转化变成代谢产物的过程称为代谢。肝微粒体细胞色素 P450 酶系统是促进药物生物转化的主要酶系，因受遗传多态性和其他因素影响，酶的水平及活性在个体间差异较大，且易受药物的诱导或抑制，在治疗过程中应注意个体差异及药物间可能存在的相互作用。药物主要通过肾脏或经肝脏代谢后以原形或代谢物形式排出体外。大多数抗菌药物主要经肾脏排泄，部分抗菌药物通过肝、肾双通道排泄。肾脏疾病时因肾小球滤过或肾小管功能受损，主要经肾排泄的药物就会受到影响。同样，肝脏疾病也可减弱对部分药物的代谢或排泄。对于特殊生理、病理状态的患者，则要考虑抗感染药物对肝、肾功能的影响。

常规给药方式是在群体药代动力学研究与临床实践中摸索出的，大部分患者应用常规剂量就会得到满意的临床疗效，然而个体差异的存在，导致药物的血药浓度也千差万别，因此，针对不同的患者实施个体化给药对于临床抗感染治疗至关重要。血药浓度监测（therapeutic drug monitoring，TDM）在 PK/PD 原理指导下，通过灵敏可靠的分析技术测定患者血液或体液中的血药浓度，能够准确预测药物疗效，并根据结果制订个体化给药方案，包括给药剂量、途径、间隔及疗程等，以提高药物的疗效，同时避免或减少药品不良反应的发生。

药物与细菌之间的作用关系，主要依据药效动力学指标进行评价，如药物对细菌的最低抑菌浓度（minimum inhibitory concentration，MIC）与最低杀菌浓度（minimum bactericidal concentration，MBC）可作为直接反映药物抗菌活性的评价指标，防细菌耐药突变浓度（mutant prevention concentration，MPC）可判断抗菌药物防止细菌耐药突变的能力，抗生素后效应（post antibiotic effect，PAE）则可预测药物清除后持续抑制细菌恢复生长的能力等。人们根据抗菌药物药代动力学与药效动力学特点对抗菌药物进行分类，将抗菌药物分为时间依赖性抗菌药物和浓度依赖性抗菌药物。时间依赖性药物的抗菌效应与临床疗效主要与药物和细菌接触时间密切相关，杀菌活性与药物浓度超过 MIC 时间的长短成正比。当血药浓度高于致病菌 MIC 的 4~5 倍以上时，其杀菌效能几乎达到饱和状态，继续增加血药浓度，其杀菌效应不再增加。但当血液或组织内药物浓度低于 MIC 值时，细菌可迅速重新生长繁殖，因此在治疗中应注重优化细菌暴露于药物的时间，采用每日多次给药的方式以保证有效药物浓度维持较长的时间。对于浓度依赖性药物，其杀菌效应和临床疗效主要取决于药物峰浓度，而与作用时间关系不大，即血药峰浓度越高，药物清除病原菌的作用越强，临床常采取一日一次给药的方式。

临床治疗过程中，由于一些感染性疾病相对复杂，常会采取两种甚至两种以上的抗感染药物联合应用，以达到"增效减毒"的治疗目的。为防止联合用药指征过宽，《抗菌药物临床应用指导原则（2015 年版）》已明确联合用药的相关指征：①病原体未明确的严重感染，如感染性休克，免疫缺陷者的严重感染；②单一抗菌药物难以控制的严重感染或混合感染，如多重耐药或泛耐药菌的感染；③感染不易清除，单一抗菌药物治疗易导致耐药的感染，如结核和非结核分枝杆菌的感染；④药物毒性较大，联合以减少药物潜在的不良反应，如两性霉素 B 与氟胞嘧啶联合时，可适当减少两性霉素 B 的剂量，降低毒性反应。选择药物联合方案时，应选择具有协同或相加作用的药物联合，并充分评估联合用药指征，避免药物滥用。

药物经济学是制订抗感染治疗方案中需要考量的一项内容，同时也是临床药师参与制订用药方案的切入点。在药物经济学实施中，临床药师可充分发挥其在合理用药中的作用，通过采用经济学原理和分析方法，选择成本低、疗效好的药物进行治疗，从而提高药物资源配置效率，减轻抗感染治疗中不合理支出对社会和患者造成的双重经济负担。

（四）疗效评估，根据治疗反应选择是否调整治疗方案

抗感染治疗的疗效是指患者对治疗的反应，包括临床症状、体征和相关检查结果的变化。尽早根据患者的各项指标评估治疗效果，对于感染性疾病治疗的成败以及预后非常关键。大多数感染性疾病药物起效时间取决于感染的部位、感染的病原体和机体免疫状态。目前对于细菌感染性疾病的疗效评估通常认为需要在治疗 48~72h 后通过患者症状、体征以及实验室相关检查情况进行充分评估，评估应系统、全面，避免采用单一指标进行判断。所有上文提及的感染性疾病相关诊断的指标，都可作为疗效评估的内容。由于影像学检查结果的改善常常滞后于临床表现的改善，因此在感染性疾病的治疗评估中无须对所有的感染都进行常规影像学随访。

综合评估后认为抗感染治疗有效时应选择继续目前治疗方案，或依据微生物、药物敏感性试验结果调整为目标治疗。当评估提示抗感染治疗的疗效不佳或无效时，应对原治疗方案进行调整。经验性抗感染治疗无效常由于药物无法覆盖病原体，从而导致治疗无应答，此时应及时更换治疗药物。此外，还应考虑一些其他原因导致的治疗失败，如错误诊断（非

感染性疾病），继发其他感染，二重感染，过早、频繁地更换抗感染药物及药物热等。与治疗无效相比，导致治疗效果不理想的相关因素更加复杂，包括药物 PK/PD 的问题、药物相互作用、机体免疫抑制、没有采取有效的外科干预手段等。近年来，多重耐药菌感染比例的上升也是导致经验性治疗失败的主要原因之一。治疗效果不佳时，应考虑调整药物剂量、给药间隔，或选择联合用药。除调整抗感染治疗方案外，调节机体对感染的炎症反应也是在感染性疾病治疗中获得治疗应答的方法，如糖皮质激素用于治疗细菌性脑膜炎、结核性脑膜炎和艾滋病患者的肺孢子菌肺炎等，都是通过减少宿主炎症反应从而发挥作用。

抗感染疗程的确定也是药物治疗中的重要环节。多数感染性疾病并不能很好地确定药物疗程，疗程也并不是一成不变的，同一种疾病不同的人群，同一种细菌不同的感染部位，抗感染疗程都大不相同。虽然研究证实抗菌药物的暴露时间与细菌耐药具有相关性，但也要权衡治疗不足所带来的风险。国内外相关指南对部分感染性疾病给出了疗程建议，在这些循证证据的基础上，依靠丰富的临床经验确定个体化精准疗程，才是抗感染治疗方案制订的最好选择。

（五）其他辅助治疗

感染性疾病的治疗相对复杂，病原体可侵犯身体各个组织器官，其临床症状也复杂多变。除常规抗感染的治疗外，其他有效的辅助治疗方式能够提高常规治疗的效果，稳定病情或改善患者的症状体征，以加快疾病的康复。感染性疾病的辅助治疗方式通常包括去除感染灶、对症治疗及营养支持等。

1. 去除感染灶 感染灶是指人体局部发生的感染性病变，如局部脓肿、坏死性筋膜炎、感染性心内膜炎等，这些疾病单用抗感染药物治疗难以保证疗效，应尽早通过外科干预手段，如脓肿引流、坏死组织清除，以缩短抗菌药物疗程，提高患者的治愈率，同时也避免了细菌通过血液或体液进一步扩散至其他器官或组织。当感染性心内膜炎形成的瓣膜赘生物引发瓣膜梗阻，或患者出现难治性心力衰竭等时，单一抗感染药物难以控制疾病的发展，此时应联合手术去除感染灶，降低患者的病死率。当怀疑有导管相关性感染时，标准治疗是移除导管，去除感染灶，再根据感染程度决定是否需要进行全身的抗菌药物治疗。

2. 对症治疗 呼吸系统感染时，患者常会出现咳嗽、咳痰等症状，此时可应用辅助祛痰药物，或通过叩背等方式促进痰液的充分引流，减少呼吸道病原体数量，快速缓解患者临床症状，以提高抗菌药物的疗效。对于合并低氧血症的患者，氧疗和辅助通气都是改善预后的重要措施。糖尿病患者血糖控制不佳或抗感染治疗中出现血糖升高等，可使抗菌药物疗效下降，抗感染治疗失败，病程延长。此时控糖药物作为辅助治疗药物可以提高抗感染治疗的疗效并减少糖尿病并发症的发生。感染性疾病引起发热时，对患者采取降温措施，可减轻发热对中枢神经系统的损伤及患者的不适。感染性休克时，给予循环功能支持，可改善循环障碍，防止器官衰竭。对症治疗可减轻患者因疾病带来的痛苦，通过调整各个系统的功能，以达到辅助治疗感染的目的。

3. 营养支持 主要是为了给患者提供细胞代谢所需的营养物质和能量，以此来维持机体各器官结构和功能，通过营养调节来控制感染性疾病出现的代谢紊乱，调节机体免疫，从而辅助感染性疾病的治疗。病毒性肝炎患者常会出现蛋白质、脂肪、维生素及碳水化合物代谢异常，表现为营养不良，对于这类患者，营养支持治疗则成为重要的辅助治疗。合理而充足的营养供给，可以改善肝脏的营养状况，增强肝细胞的修复再生能力，调节营养物质代谢紊乱，降低感染、腹水、贫血、肝性脑病等并发症的发生风险。

三、多学科协作模式在感染性疾病诊疗及相关管理中的应用

感染性疾病的治疗往往是一个复杂的、综合的治疗过程。感染性疾病的转归取决于患者、病原体及抗感染药物三者间的关系。临床医生作为抗感染治疗的决策者，不仅要全面、完整地了解患者病情的全貌，给予精准的抗感染治疗，还要兼顾可能出现的并发症对机体的潜在危害。现代医学精细的专科划分，使临床医生对于感染性疾病的认识可能过于片面，在治疗上亦缺乏整体思考。对于一些较重的复杂感染或合并其他基础疾病的感染患者，单科医生在诊疗过程中，往往会忽略其他因素对于感染治疗的影响，导致治疗效果不佳，甚至治疗失败，或是出现一些其他的难以解决的临床问题，基于这些问题，人们开始将 MDT 模式引入感染性疾病的诊疗。

目前，MDT 模式用于感染性疾病治疗主要体现在两个方面，一方面是加强多学科协作，通过建立 MDT 团队以提高感染性疾病的诊疗能力及诊疗水平；另一方面是通过建立多学科管控机制，促进临床抗菌药物合理应用，遏制细菌耐药的出现及发展。

（一）多学科协作模式用于感染性疾病治疗

感染性疾病的治疗强调整体性，将 MDT 模式引入感染性疾病的诊疗，通过组建感染性疾病 MDT 团队，从各个专业角度对感染性疾病疑难、危重病例进行诊治，不仅可以提高疾病的整体诊疗水平，防止细菌耐药的产生，还能够加强感染性疾病多学科人才培养，促进学科的发展。感染性疾病 MDT 团队组成大多包括：呼吸科、感染科、重症医学科、检验科、临床药学科、影像科、病理科、临床营养科等。这些科室在感染性疾病诊疗过程中充当了重要的角色。

近年来，国外感染性疾病 MDT 模式发展相对迅速，通过建立感染性疾病多学科诊疗制度，有效地提高了感染性疾病的早期诊断率，使抗感染治疗方案更加客观规范、切合病情，极大地提升了医疗效率和治疗质量。美国感染性疾病协会利用多学科制度发布了《儿童和成人急性细菌性鼻炎及鼻窦炎临床指南（2012）》，充分体现了整合医学用于感染性疾病诊治的完整性及严谨性。在我国，自 2011 年抗菌药物专项整治工作开展以来，无论是感染性疾病的诊治还是抗菌药物的管理方面，都着重强调了多学科制度的重要性。2016 年《国家卫生计生委办公厅关于提高二级以上综合医院细菌真菌感染诊疗能力的通知》强调了发挥 MDT 模式在感染性疾病治疗中的作用。

在临床实践方面，2013 年中华医学会呼吸病学分会召开了"第一届侵袭性真菌感染多学科专家交流峰会"，倡导对侵袭性真菌感染疾病开展 MDT 模式诊疗；2018 年中国研究型医院学会感染性疾病循证与转化专业委员会主任委员马小军教授与中华医学会感染病学分会主任委员王贵强教授联合发起"感染性疾病多学科跨区域联合查房与研究"，通过组织国内顶尖学科专家团队，发挥 MDT 综合优势，从各相关专业角度对感染性疑难、危重病例的诊治提供帮助，在改善患者个体化治疗及预后的基础上，为感染性疾病规范诊疗提供示范作用，以帮助和带动医联体成员单位为患者提供及时、合理的治疗；同年，郑州

大学第一附属医院牵头组建河南省感染 MDT 会诊平台，为疑难复杂重症感染患者提供会诊；2020 年山东省医学会重症感染多学科联合委员会成立，旨在规范山东省重症感染领域相关诊疗行为，改变及提升重症感染防控理念；2021 年中华医学会外科学分会发布《外科常见腹腔感染多学科诊治专家共识》，以循证为基础，结合临床经验，将外科、重症医学科、感染科、检验科、临床药学科等多个学科纳入外科常见腹腔感染性疾病的诊治中，尝试通过 MDT 模式规范诊疗行为，提高我国腹腔感染诊治水平，改善患者的预后。

MDT 模式有助于感染性疾病的早期诊断。一些复杂的感染性疾病在临床表现及实验室检查上都缺乏特异性，临床诊断相对困难。MDT 模式可以从多角度分析，拓宽诊断思路，缩短明确诊断的时间，提高诊断效率。国外一项脊柱结核诊治的回顾性研究，选取意大利北部博洛尼亚某大型高等教学医院 2013 年 1 月~2017 年 12 月期间接受 MDT 模式诊疗的骨关节受累性结核病患者 40 例，通过对患者临床治疗相关数据分析得出 MDT 模式诊疗可有助于脊柱结核的早期准确诊断，可最大限度改善患者的预后，并根据研究结果修订脊柱感染多学科管理项目流程图，以规范脊柱结核的诊治。

MDT 模式可优化抗感染治疗方案。如前文所述，感染性疾病的转归取决于患者、病原体及抗感染药物三者间的关系。只有在抗感染治疗过程中不断评估、优化、调整治疗方案，才能保证临床疗效最大化，因此临床药师越来越多地参与到感染性疾病的治疗中，并在优化治疗方案中提供合理化建议，为精准个体化治疗提供了一份有力保障。一项关于多学科管理在治疗重症坏死性软组织感染的有效性相关回顾性研究中，32 例病例采用多学科管理（IMM），30 例病例接受标准管理（SM），其中 IMM 组 89.6% 的患者调整了抗感染治疗方案，显著高于 SM 组的 51.6%，且这与死亡率降低显著相关，说明通过多学科管理可以为重症坏死性软组织感染患者提供更好的抗感染治疗方案，以降低感染的死亡率。Lawson 等评估多学科团队遵循循证指南对治疗小儿骨髓炎的相关影响，结果显示，由骨科、儿科、感染科、护理人员等组成的多学科团队使小儿骨髓炎患者微生物送检率及阳性检出率显著升高，使抗感染治疗方案更加精准，有效缩短了患儿的住院时间。

MDT 模式可减少感染患者抗生素的过度暴露，可有助于对感染患者及时进行病情评估，并根据评估指标确定是否需要继续抗感染治疗。一项关于 MDT 干预对下呼吸道感染患者抗感染疗程影响的研究证实，通过 MDT 干预可使呼吸科常见肺炎、慢性阻塞性肺疾病急性加重等呼吸道感染抗菌药物治疗时间由 8.3 天减少到 6.8 天，显著缩短抗感染疗程。Dimitris 等探讨多学科协作对髋关节假体感染相关治疗的影响，通过回顾性分析 46 例确诊为髋关节假体感染患者（单一学科治疗组 20 例、MDT 治疗组 26 例）的相关资料，包括住院时间、抗菌药物使用品种数等，结果显示 MDT 治疗组住院时间及抗菌药物使用品种数明显低于单一学科治疗组，研究证明了 MDT 模式显著改善了髋关节假体感染患者抗生素的过度暴露。

MDT 模式可提高感染患者生存率，改善预后。日本福井大学医学部附属医院评估 MDT 感染团队对医院获得性血流感染患者初始治疗的临床效果，结果显示 MDT 干预可减少血流感染患者抗菌药物治疗延迟，显著降低患者 30 天内死亡率，并改善了患者的预后。一项关于 MDT 模式治疗颌面部颈部多间隙感染合并下行性坏死性纵隔炎效果的回顾性分析，通过比较 36 例坏死性纵隔炎经多学科干预后各观察时间点的白细胞计数、中性粒细胞百分比、CRP 水平、PCT 水平，结果显示 MDT 模式可使坏死性纵隔炎患者感染相关指标明显得到改善，对患者预后可起到重要影响。

MDT 模式可降低抗感染治疗中潜在药物相互作用的发生频率。在一项关于艾滋病病毒（HIV）感染者群体潜在药物相互作用的发生频率和疾病严重程度的相关研究中，MDT 团队对 1259 例 HIV 感染者的疾病情况及用药情况进行了连续观察，发现 44.7%的患者抗病毒治疗药物与其他并用药物间存在潜在药物相互作用，MDT 团队共提出了 133 项与药物治疗有关的建议，这说明 MDT 模式对降低 HIV 感染者潜在药物相互作用的发生频率及疾病严重程度起到了积极的作用。

另外，MDT 模式可促进感染性疾病多学科人才培养。通过建立感染性疾病 MDT 诊疗团队，充分发挥各学科领域参与者自身的专业特点，定期交流学习，培养了临床医生面对感染性疾病时综合、全面的诊疗思维，从而促进感染性疾病多学科人才的培养。

（二）多学科协作规范医疗机构抗菌药物管理

MDT 模式在感染性疾病的诊疗中发挥着积极重要的作用，而多学科协作规范医疗机构抗菌药物管理在抗菌药物合理使用、细菌耐药监管方面也取得了有效的成果。

2007 年由美国感染性疾病协会和医疗保健流行病学协会联合发布的抗菌药物管理策略（antimicrobial stewardship，AMS）是目前各国抗菌药物合理使用的重要规范，其核心内容是"选择最佳的抗菌治疗药物种类、剂量和用药时间，以期达到临床治疗或感染预防的最佳结果，并最大限度减少药物对患者的毒性和降低耐药的产生"，即通过行政管控，感染监控参与，以及建立由感染科医师、临床微生物检验人员、临床药师组成的三大技术支撑体系，对感染患者进行临床治疗和有效预防，以实现达到临床治疗和感染预防的最佳效果及减少不必要的医疗支出的抗菌药物管理目标。

与 AMS 理念相似，"抗菌药物管理计划（antimicrobial stewardship programs，ASP）"是美国感染性疾病协会提出的另一抗菌药物管理理念。ASP 是由医疗机构组建抗菌药物管理团队，通过对抗菌药物综合性管理，以提高抗菌药物的合理使用，控制细菌耐药性的产生。实施 ASP 的核心成员包括接受过感染性疾病相关培训、有抗菌药物使用和管理经验的感染科医师、临床药师、医院感染控制专家，以及微生物专家等，同时也强调了需要医疗机构行政管理层面的参与和支持。

MDT 模式在提高抗菌药物科学化管理水平方面发挥了重要作用，我国抗菌药物管理也充分借鉴了国外的经验，已逐步建立并完善抗菌药物多学科管理的长效机制，取得了显著成效。实施 MDT 抗菌药物管理，使患者治疗性使用抗菌药物的临床微生物样本送检率明显升高，住院患者抗菌药物使用强度和平均抗菌药物使用花费、平均住院日、多重耐药菌感染率亦明显降低。

（三）多学科协作模式在医院感染管理工作中的作用

近年来，人们尝试将 MDT 模式运用于医院感染防控工作中，以提升医院感染管理水平。MDT 模式下的医院感染管理工作具有规范化、标准化及多学科化等特点。研究证实，将 MDT 模式融入日常工作中，医院感染管控能力得到了大幅提升，工作医护人员手卫生执行率、接触隔离执行率及微生物送检率都有显著的提高，同时也降低了医院感染的发生率。一项基于 MDT 模式的耐药菌协作管理方式对重症监护室（ICU）碳青霉烯类耐药肠杆菌科细菌防控效果的研究显示，采取 MDT 防控模式干预后，急诊 ICU 和神经外科 ICU 的碳青霉烯类耐药肠杆菌科细菌感染检出率显著下降，碳青霉烯类抗菌药物使用合理率明显增高；且单间隔离落实率、专组化护理率、物表清除率及医疗用品专用率有所提升。通过构建基于 MDT 的耐药菌多部门协作防控模式，能有效提升 ICU 内碳青霉烯类耐药肠杆菌科细菌的防控成效，降低碳青霉烯类耐药肠杆菌科细菌感染的发生。中国台北市某社区医院开展抗菌药物管理项目，由感染学专家、主治医生、临床药师、护士和临床检验师组成多学科小组，实施抗菌药物管理策略，结果显示在社区卫生服务机构实施 ASP，可显著降低抗菌药物的用量。MDT 模式可降低医院内感染的发生。Knudsen 等针对如何降低产超广谱β-内酰胺酶（ESBLs）肺炎克雷伯菌导致的医院获得性肺炎的对照研究中发现，以抗菌药物管理为重点的多学科干预，包括抗感染方案的制订，对患者进行用药指导、用药教育及用药监测等，可以显著降低产 ESBLs 肺炎克雷伯菌医院获得性肺炎的发生率（$P<0.001$），同时也可降低其他典型的医院相关细菌感染的发生率。梁英萍等探讨 MDT 模式防控重症监护室多重耐药菌感染的效果，研究结果显示多学科协作可以有效地降低医院内感染及多重耐药菌感染的发生率，使患者平均住院时间、治疗费用都有所降低。多学科协作可实现对患者医院内感染及多重耐药风险的有效防控，从而促进患者病情恢复。

参 考 文 献

韩悦，翁卫群，黄馨仪，等.2020. 多学科协作诊疗模式的发展现状与实践探索. 基层医学论坛，24（22）：3239-3241.

刘静. 2021. 多学科协作诊疗模式对老年重症急性胰腺炎合并肾衰竭患者预后的影响. 中国老年学杂志，2（41）：311-315.

孙湛，杨丽，邵雨婷，等.2018. 多学科诊疗模式现状分析与思考. 中国卫生质量管理，25（6）：37-40.

王家祥，苟建军，赵菁.2015. 综合医院多学科协作在疾病诊治中的实践与作用.医学与哲学，36（18）：1-4.

谢维，肖凌晖，王希，等. 2020. 多学科团队诊疗模式在结直肠癌肝转移患者中的临床应用价值分析. 中国医药科学·肿瘤，10（22）：183-186.

第二章　感染性疾病的微生物检测和抗菌药物治疗

感染性疾病的病原学检测和耐药性分析是精准抗感染理念推行的基础，微生物学检测包括分析前检测、分析中检测和分析后检测 3 个环节，各环节的质量控制决定着微生物实验室能否签发一份高质量的检测报告单，而高质量的检测报告单是指导临床精准抗感染治疗的关键。抗菌药物是治疗感染性疾病必不可少的有力武器，合理使用抗菌药物是成功治疗感染性疾病及延缓细菌耐药的前提和保障，抗菌药物的选择应综合依据可能的致病菌、感染部位、药物代谢动力学、药物效应动力学、药物的副作用、治疗费用等因素。本章将针对影响微生物学检验及药物敏感性试验各个关键环节的要素及注意事项进行介绍，并对各类抗菌药物的特点及注意事项进行总结。

第一节　微生物学检测

微生物学检测过程涉及标本采集、送检、实验室内标本流转和检测、检测报告审核和签发等多个环节。其中，标本的正确采集和转运是保证微生物学检测质量的先决条件，该流程涉及医生、护士、患者、护工、其他工作人员等参与的多个环节，流程规范和管理难度大，很难由实验室完全控制，是微生物学检测质量管理控制的薄弱环节。

一、标本采集原则

（一）采集时机

微生物培养标本采集应尽早，宜在发病初期、抗菌药物使用前采集，或者尽可能在抗感染治疗启动后立即采集。这样能够最大限度降低经验性应用抗生素对微生物检出率的影响。

（二）防污染

采集标本时应尽量避免外源性污染，可通过消毒局部皮肤或吸取抽样的方式采样，或使用带有保护装置的采集工具，或手术过程中在无菌条件下进行标本采集，以避免局部定植菌群的污染。

（三）不同类型标本采集注意事项

1. 拭子标本　采集拭子标本时，应注意避免触及非感染部位表面或黏膜，防止局部寄居微生物菌群对标本的污染。为提高微生物富集效率，宜将拭子在感染部位用力旋转或擦拭。在允许的情况下，建议采用植绒拭子和转运培养基。植绒拭子能够最大限度提高局部样本微生物富集效率，而转运培养基内所含营养成分及其他活性成分可高效提升样本中需氧菌、苛氧菌和厌氧菌的活力。

2. 抽吸物标本　对于皮肤下脓液、体液和其他液体标本，通过消毒未受损皮肤采集的抽吸物标本优于通过拭子采集的标本。如果是皮肤下脓液标本，首先采用医用消毒乙醇对拟取样皮肤局部进行彻底清洁，然后，用碘酊或者氯己定进行二次消毒，待皮肤完全干燥后进针抽吸取样。如考虑厌氧菌感染，标本储存或转运容器应不含空气或尽可能去除空气，以降低样本中厌氧菌暴露于空气后存活力降低或死亡的风险。对于其他无菌体液，如胸腔积液、滑膜液、心包积液等，一般采用抽吸的方式采集标本，此类样本可部分注入无菌管或者枸橼酸盐抗凝管或乙二胺四乙酸（EDTA）抗凝管（应避免血凝块形成），宜同步做革兰氏染色进行样本评估。部分样本宜在抽取后立即注入需氧血培养瓶中进行增菌培养，以提高培养阳性率，转移过程中应注意无菌操作，减少人为操作导致样本污染的风险。

3. 组织标本　活检组织标本应由外科医生通过无菌技术采集。在无法排除厌氧菌感染的情况下，标本应放入厌氧转运容器中；如不考虑厌氧菌感染，样本可直接放入带密封盖的无菌试管中。怀疑厌氧菌感染的活检组织标本，为保证培养阳性率，尽可能在样本采集或运送标本过程中，与微生物实验室沟通，方便实验室准备组织处理工具，尽快处理样本并进行后续实验室检测。对于窦道里的坏死组织样本采集，需彻底消毒局部皮肤表面后，采集窦道深部组织样本。

4. 痰液标本　深部痰液标本是诊断肺炎最好的非侵袭性下呼吸道标本，但由于咳痰过程中样本容易受上呼吸道正常菌群的污染，应对痰液标本进行标本合格性的评估，包括标本外观性状及显微镜下评估等。对于非合格标本的处理，原则上应重新留取合格标本送检。对于特殊患者，如粒细胞低下患者等，应结合患者实际情况进行判断。

5. 尿液标本　采集方法有多种，最常用的方法是采集第一次晨尿标本。对于疑有厌氧菌感染的患者，应用一次性无菌注射器从患者耻骨上缘行膀胱穿刺术抽取样本；若怀疑为需氧或兼性厌氧菌所致感染时，则可直接采集清洁中段尿标本。

（四）标本采集量

通常情况下，送检的标本量越多越好，特别是需要进行多种不同类型微生物培养时，标本量过少可能会导致假阴性结果。对于成人而言，一般每个采血瓶采集 8～10ml 血液标本，儿童 3～5ml，婴幼儿应不少于 1～2ml。个别商品化血培养仪对儿童血培养标本量的要求低至 0.5ml/瓶，但应与实验室或技术人员沟通样本量少对于血培养阳性率的影响效应是否在可接受范围之内。减少标本采集量对于极低体重儿等特殊群体，可能具有一定的临床意义。

（五）标本采集时间

标本采集时间对于某些病原菌的分离影响显著，如怀疑伤寒沙门菌感染，在发病第 1～2 周宜采集血液标本，在第 3～4 周宜采集粪便和尿液标本。

（六）标本采集容器

采集的标本应盛于无菌容器内。容器应保证无菌，宜采用高压灭菌、煮沸、干热法等物理方法进行灭菌，而不用消毒剂或酸类进行处理。

（七）真菌标本采集

为提高真菌分离率，多种类型标本（如呼吸道标本、体液标本等）在接种培养前应进行浓缩或预处理。不建议用拭子进行真菌培养标本的采集。

二、标本送检注意事项

（一）生物安全

所有标本均应被视为含有潜在的生物因子，应置于防渗且相对密封的容器中保存和转运，同时应防止转运过程中出现标本洒漏。

（二）及时送检

采集的标本应尽快送检。一般要求微生物检测标本从采集到运送至实验室的时间应限制在 2h 以内。如转运时间超过 2h，需要将标本置于特殊的转运培养基。

（三）特殊标本

如用于厌氧培养的标本，其检验结果与运送时间有关，采集后应尽可能在 15～30min 内送达实验室；如条件允许，可采取床旁采集的方式。血液、脑脊液及生殖道、眼部和内耳分泌物等标本不可冷藏。

（四）保温送检

标本中疑似含有对温度敏感的淋病奈瑟菌、脑膜炎奈瑟菌等病原菌时，应采取保温送检的方式，提高此类病原菌的检出率。

（五）真菌培养标本

常见真菌对环境的适应性很强，但某些真菌在高于 37℃ 或低于 10℃ 的环境中生长会受影响，因此推荐在室温下运送此类标本，如皮肤癣菌对低温非常敏感。除皮肤、毛发样本外，含有局部采样部位正常细菌菌群的标本应尽快运送，降低因细菌过度生长而使真菌生长受抑制的概率，提高真菌检出率。

三、实验室检测

微生物样本实验室检测技术包括培养方法和非培养方法两大类。培养方法主要包括培养和鉴定技术，非培养方法包括涂片和染色技术、免疫学技术和分子生物学技术等。目前国内微生物实验室应用最广泛的检测技术为传统的涂片染色和培养鉴定，但随着新型冠状病毒等新发传染病病原体的出现，分子生物学技术及免疫学技术的应用也逐渐增加，分子生物学技术在不易培养的微生物检测中的技术优势是传统微生物学方法不可比拟的。

（一）培养方法

基于培养的检测方法包括培养和鉴定两个层面的技术体系。

1. 微生物培养方法 根据临床初步诊断及待检微生物的种类，可选用不同环境和培养条件进行培养。常用的培养方法包括需氧培养法、二氧化碳培养法、厌氧培养法及微需氧培养法。为了提高特定标本病原菌的检出率，同一标本常需同时采用两种或多种不同的培养方法。

（1）需氧培养法：本法是临床细菌室最常用的培养方法，适用于一般需氧和兼性厌氧菌的培养。根据待检测的病原菌种类，可将标本接种于固体平板培养基、斜面培养基或液体培养基中，置于35℃温箱中孵育18～24h后，观察微生物生长情况。部分慢生长菌需延长培养时间。个别病原菌最适生长温度并不是35℃，如鼠疫耶尔森菌最适生长温度为28～30℃，而李斯特菌最适生长温度为4℃。

（2）二氧化碳培养法：与需氧培养法不同，有些厌氧菌初次分离培养时需要5%～10%浓度二氧化碳气体环境，如脑膜炎奈瑟菌、流感嗜血杆菌等。目前一般通过二氧化碳培养箱进行培养。

（3）厌氧培养法：适用于专性厌氧菌和兼性厌氧菌的培养。目前多数实验室应用厌氧产气袋维持厌氧环境。部分实验室采用厌氧培养箱或厌氧工作站，适用于厌氧培养标本量较大的实验室。

（4）自动血培养检测系统：血培养检测系统主要有3种工作系统，包括以检测导电性和电压为基础的检测系统、以检测压力变化为基础的检测系统及以光电原理为基础的检测系统等。检测系统均依赖于培养液中微生物代谢产生的代谢产物（包括气体、电子、质子等）的有无及多少。该系统除适用于血培养标本之外，还可用于其他无菌部位标本如脑脊液、胸腔积液、腹水和关节液等的细菌和真菌检测。通过对培养瓶中各种信号的动态监测，血培养仪可自动绘制出每个培养瓶总微生物的生长曲线。一旦出现阳性结果，仪器会自动报警，并显示阳性瓶的具体位置，方便后续鉴定工作。

2. 微生物鉴定技术 不同细菌具有不同的酶系统，对底物具有不同的分解代谢能力，相应的代谢产物也不相同。依据这些代谢产物所具有的不同生物化学特性，可对待测病原菌进行鉴定。

（1）碳水化合物代谢试验：不同细菌对糖的分解能力不同，有的能分解某些糖产生酸和气体，有的虽能分解糖产生酸，但不产生气体，有的则不分解糖。据此可对分解产物进行检测，进而对不同菌属细菌进行鉴别。通常在试管中加入特定反应底物及指示剂，通过观察试验管颜色变化进行鉴别。

常用方法包括以下5种。①糖（醇，苷）类发酵试验：是鉴定细菌最常用的生化试验，特别是在肠杆菌的鉴定中尤为重要。由于不同的细菌含有发酵不同糖（醇，苷）类的酶，故分解糖（醇，苷）类的能力各不相同，其产物也不同，有的产酸产气，有的只能产酸，有的则不能分解糖类，因此可利用细菌对糖类的分解特性鉴别细菌。基本操作流程是将分离的纯种细菌，以无菌操作方式接种到含糖（醇、苷）类的发酵培养基中，若待测菌可能分解培养基中的糖（醇、苷）类产酸时，培养基中的指示剂呈酸性反应。若待测菌可产气，则可使固体培养基中出现气泡，或使固体培养基出现裂隙。若不具有糖（醇，苷）类分解能力，细菌只能在培养基中生长，培养基则不会出现任何其他变化。②七叶苷水解试验：某些细菌能水解七叶苷产生葡萄糖与七叶素，后者与培养基中的二价铁离子或铅离子结合形成黑色的化合物，使培养基变黑。③氧化-发酵试验（O/F试验）：细菌在分解葡萄糖的过程中，必须有氧分子参与者，称为氧化型。这类细菌在无氧环境中不能分解葡萄糖。细菌在分解葡萄糖的过程中，可以进行无氧酵解的称为发酵型。发酵型细菌无论在有氧或无氧的环境中都能分解葡萄糖。不分解葡萄糖的细菌称为产碱型，利用此试验可区分细菌的代谢类型。O/F 试验主要应用于肠杆菌科细菌与非发酵菌的鉴别；前者均为发酵型，而后者通常为氧化型或产碱型。也可用于葡萄球菌与微球菌间的鉴别；前者发酵葡萄糖，后者氧化葡萄糖。④甲基红试验：细菌在代谢过程中分解葡萄糖产生丙酮酸，并进一步将丙酮酸代谢为乳酸、乙酸、甲酸等，使培养基 pH 下降，使加入的甲基红指示剂显红色，即为甲基红试验阳性。此试验主要用于鉴别大肠埃希菌与产气肠杆菌，前者为阳性，后者为阴性。此外，肠杆菌科中沙门菌属、志贺菌属、变形杆菌属为阳性，而肠杆菌属、哈夫尼亚菌属则为阴性。⑤V-P 试验：常与甲基红试验一起使用，因为前者为阳性的细菌，后者通常为阴性。

（2）蛋白质和氨基酸的代谢试验：由于不同种类的细菌分解蛋白质的能力存在差异，通过对蛋白分解产物的检测可实现对待测细菌的鉴别和区分。常用试验方法包括以下 5 种。①吲哚试验（靛基质试验）：由于某些细菌具有色氨酸酶，能分解蛋白胨水中的色氨酸，生成吲哚（靛基质），与吲哚试剂（对位二甲氨基苯甲醛）作用形成红色的玫瑰吲哚。该试验主要用于肠杆菌科细菌的鉴定。②硫化氢试验：某些细菌能分解培养基中的含硫氨基酸（如胱氨酸、半胱氨酸）产生硫化氢，生成黑褐色的硫化铅或硫化铁沉淀。此试验可间接检测细菌是否产生硫化氢，主要用于肠杆菌科中属及种的鉴别。③尿素酶试验：某些细菌可产生尿素酶，可分解培养基中的尿素产生大量的氨，使培养基呈碱性，进而使苯酚红指示剂变红即为阳性，不变色则为阴性。该试验主要用于肠杆菌科中变形杆菌属细菌的鉴定。④苯丙氨酸脱氨酶试验：产生苯丙氨酸脱氨酶的细菌，可使培养基中的苯丙氨酸脱氨基形成苯丙酮酸和游离氨，苯丙酮酸可与三氯化铁发生结合反应形成绿色化合物。该试验主要用于肠杆菌科细菌的鉴定。变形杆菌属、斯氏普罗威登菌属和摩根菌属细菌均为阳性，肠杆菌科中其他细菌均为阴性。⑤氨基酸脱羧酶试验：某些细菌可产生氨基酸脱羧酶，该酶可使培养基中的氨基酸脱羧基，生成胺和二氧化碳。胺可使培养基变碱性，指示剂（溴甲酚紫）呈紫色，为阳性反应，若测定管呈黄色为阴性，该试验主要用于肠杆菌科细菌的鉴定。在沙门菌属中，除伤寒沙门菌和鸡沙门菌外，其余沙门菌的赖氨酸和鸟氨酸脱羧酶均为阳性。志贺菌属除宋内志贺菌和鲍氏志贺菌外，其他均为阴性。

（3）碳源利用试验：观察细菌对单一来源碳源的利用能力，常用的试验方法有枸橼酸盐利用试验、丙二酸盐利用试验等。在枸橼酸盐培养基中，细菌利用枸橼酸盐作为碳源，分解后生成碳酸钠使培养基变碱性，pH 指示剂溴麝香草酚蓝（溴百里酚蓝）由淡绿色变为深蓝色。枸橼酸盐利用试验主要用于肠杆菌科中不同菌属的鉴定。肠杆菌科中埃希菌属、志贺菌属、爱德华菌属和耶尔森菌属均为阴性，沙门菌属、克雷伯菌属通常为阳性。丙二酸盐利用试验常用于肠杆菌属间及种的鉴别，其中克雷伯菌属为阳性，枸橼酸杆菌属、肠杆菌属和哈夫尼亚菌属中有些菌种也呈阳性，其他菌属均为阴性。

（4）其他生化或鉴定细菌常用试验：常用的酶类试验包括氧化酶试验（主要用于肠杆菌科细菌与假单胞菌的鉴别）、过氧化氢酶试验（常用于革兰氏阳性球菌的初步分群）、凝固酶试验（主要用于区分金黄色葡萄球菌和凝固酶阴性葡萄球菌，如表皮葡萄球菌等）、Optochin 试验和 CAMP 试验等。

3. 自动化仪器法　包括全自动微生物鉴定和药物敏感（药敏）分析系统以及 MALDI-TOF

质谱技术等，其中全自动微生物鉴定和药敏分析系统目前在国内应用较为广泛。

（1）全自动微生物鉴定和药敏分析系统：全自动微生物鉴定系统的检测原理为生化反应，通常是将多种生化反应集合到 1 张鉴定卡片上，每张鉴定卡包含几十种生化反应底物，将待测微生物（细菌或真菌）混悬液均匀添加到各个反应孔中进行孵育。孵育过程中，仪器动态检测各反应孔的透光度，当对照孔透光度到终点阈值时指示反应完成。最终，检测系统以各反应孔检测值为依据，与数据库内已设定的分类规则进行匹配，获得该待测菌株的系统鉴定值。检测仪每隔 15～20min 对每个板孔进行检测，通过比较浊度或颜色变化来判定细菌生长情况。根据每个板孔中细菌"生长"或"未生长"情况判断或计算出 MIC 值，药敏结果检测报告时间因细菌种属不同而异，一般在 4～20h 内完成。

（2）基质辅助激光解吸电离飞行时间质谱法（matrix-assisted laser desorption ionization-time of flight mass spectrometry，MALDI-TOF MS）：是生化鉴定方法之外的一种新型快速微生物鉴定技术，其检测原理是通过对待测微生物（细菌或真菌）样品进行预处理，使得样品与基质形成共结晶，激光照射待测样品，使质子转移到生物分子上而使其带正电荷；带正电荷的离子在电场作用下加速通过飞行管道，根据到达检测器的飞行时间不同而被飞行时间检测器检测，即离子的质荷比（m/z）与离子的飞行时间成正比。不同种属微生物由于其菌体蛋白成分的差异会呈现出不同的蛋白指纹图谱。通过软件系统对这些指纹图谱进行处理并与数据库中各种已知微生物的标准指纹图谱进行比对，从而实现对待测微生物的鉴定。MALDI-TOF MS 的应用，可将常规生化鉴定方法的鉴定时间缩短至 30min 以内，大大提升了微生物实验室对微生物鉴定的效率，可以更好地指导临床抗感染治疗，特别是对于重症感染患者。

（二）非培养方法

非培养方法包括传统的涂片染色方法、免疫学方法和分子生物学方法，可用于不同类微生物的快速检测和鉴定。

1. 涂片染色方法　是目前临床微生物实验室普遍开展的基础项目。

（1）革兰氏染色：是细菌学检验中最经典、最常用的染色方法，至今已有百余年历史，染色过程包括初染、媒染、脱色和复染等 4 个步骤。革兰氏染色方法可将细菌划分为革兰氏阳性（G$^+$）菌和革兰氏阴性（G$^-$）菌两大类。有时可结合细菌镜下形态特征及排列方式，对病原菌做出初步鉴定和辨别。此外，对生长出的菌落进行革兰氏染色，可为后续选择合适的鉴定程序提供参考依据。

（2）抗酸染色：实验原理是抗酸菌经苯酚复红染色后，不会被盐酸乙醇脱色，呈红色；而非抗酸菌则会被脱色，呈蓝色。进而可将细菌分为抗酸菌和非抗酸菌两大类。抗酸染色不作为临床上常规的细菌检查项目，只针对性用于结核病、麻风病等疑似分枝杆菌感染患者的样本检测。疑似分枝杆菌感染的标本，经抗酸染色后在油镜下观察，根据所见结果报告"找到（或未找到）抗酸菌"，可进行初步鉴定。判定标准：+，3～9 条/100 个视野；++，1～9 条/10 个视野；+++，1～9 条/1 个视野；++++，>10 条/1 个视野。

（3）荧光染色：是用能发荧光的物质对标本进行染色，在荧光显微镜下观察发荧光的微生物。此法具有更好的敏感性，且检测效率高、结果易于观察。目前主要用于分枝杆菌、真菌等病原菌的检测。如近年来用于真菌镜检的荧光染色法，染液中的钙荧光白能够特异

地结合真菌细胞壁 β-多糖成分,如几丁质、葡萄糖、纤维素等。在荧光显微镜下,真菌孢子及菌丝发出淡蓝色荧光,可与暗背景形成鲜明对比,并且呈现更明显的立体感。因此,荧光染色法能够更加清晰地辨识真菌结构,在真菌检出及菌种初步鉴定方面均具有一定的技术优势。此外,由于抗真菌药物的经验性使用,局部采集标本中真菌可能活性会降低或死亡,传统培养方法呈现假阴性;同时,由于菌体被清除或裂解,氢氧化钾法等染色方法的检测灵敏度会相应降低,而荧光染色法镜检可作为一个很好的补充方法。

(4)墨汁染色:是一种使标本的背景着色而细菌不着色的染色方法,属于负染色方法。墨汁染色法常用于脑积液标本中隐球菌荚膜的检测。

(5)特殊染色方法:细菌特殊结构包括芽孢、鞭毛、荚膜和菌毛,用普通染色方法不容易着色,需特殊染色方法才可检测到。常用的特殊染色方法包括鞭毛染色、荚膜染色、芽孢染色和异染颗粒染色等。细菌经鞭毛染色后,鞭毛有无、鞭毛数量及位置等特征都可观察到,具有一定的鉴定价值。荚膜染色常用于有荚膜细菌的鉴定,如肺炎链球菌、炭疽芽孢杆菌及产气荚膜梭菌等。异染颗粒染色主要用于白喉棒状杆菌的鉴定。此外,六胺银染色常用于耶氏肺孢子菌的快速检测。但随着免疫学技术及分子生物学技术的广泛应用,特殊染色方法的临床应用价值正在逐渐降低。

2. 免疫学方法 指利用免疫学技术进行感染性疾病的病原学诊断,可以用已知的特异性抗体检测标本中的微生物抗原成分,或者用已知的微生物抗原检测患者血清中相应的特异性抗体及其效价的动态变化。目前在临床微生物检测领域的应用中,主要包括以下几类方法。

(1)菌体抗原检测:常用于感染早期血液、脑脊液或尿液标本中特定微生物(如脑膜炎奈瑟菌、肺炎链球菌、嗜肺军团菌)特定抗原成分的快速检测。目前临床应用较多的免疫层析技术,可用于脑脊液标本中肺炎链球菌抗原及尿液标本中军团菌尿抗原检测。此外,由于近年对艰难梭菌产毒株检测技术和认知的不断提高,艰难梭菌及其毒素检测也在许多微生物实验室开展,可检测艰难梭菌菌体 GDH 抗原及 A/B 毒素。

(2)G 试验和 GM 试验:是目前临床常用的侵袭性真菌感染的早期诊断技术。G 试验检测的靶标为真菌的细胞壁成分(1,3)-β-D-葡聚糖。当人体吞噬细胞吞噬真菌菌体后,可持续释放该物质到外周血液中,使体液中的含量增高。该试验可早期诊断多种临床常见的侵袭性真菌感染疾病(如侵袭性念珠菌病、侵袭性曲霉菌病及肺孢子菌肺炎等),但不能用于检测隐球菌和接合菌感染。GM 试验检测的靶标为真菌半乳甘露聚糖。半乳甘露聚糖是广泛存在于曲霉菌细胞壁的一种多糖成分。半乳甘露聚糖可从曲霉菌菌丝顶端释放,是最早释放的抗原。该试验可作为侵袭性曲霉菌感染早期的实验室检查项目,是目前国际上公认的曲霉菌早期诊断方法之一。

G 试验和 GM 试验虽然具有早期诊断价值,但依据现有文献和相关研究报道,其检测性能受多种因素影响,如应用纤维素膜进行血液透析的患者、某些纱布或其他医疗物品中含有葡聚糖、血液制品中含蛋白、使用磺胺类药物和半合成青霉素等抗生素、使用抗肿瘤类药物(如蘑菇多糖、裂褶菌多糖)、食用蘑菇类食物等因素可导致 G 试验假阳性;而隐球菌和接合菌感染及免疫复合物形成常可导致 G 试验假阴性。同样,多种因素也可引起GM 试验的假阳性和假阴性。因此,在分析和评估 G 试验和 GM 试验实验室检测结果时,应对这些可能的干扰因素进行排除。

（3）血清凝集试验：该试验原理是采用已知细菌抗体（抗血清）来检测待测未知细菌抗原（菌体抗原），以对待测细菌进行鉴定和分型。目前临床血清凝集试验主要用于包括沙门菌属、志贺菌属、致病大肠埃希菌及霍乱弧菌的鉴定和亚型鉴别。

（4）抗体滴度检测：病原菌感染人体后可刺激机体免疫应答系统产生特异性抗体，抗体滴度常随着病程延长而增多，因此可以用已知的微生物抗原成分检测患者血清中有无相应的抗体及其浓度的动态变化，以辅助诊断特定病原菌所致的感染性疾病。一般抗体效价明显高于正常人水平或患者恢复期血清抗体效价比急性期升高 4 倍以上才有诊断意义。目前在临床中应用较多的为曲霉菌 IgG 抗体检测。上文提到的曲霉菌半乳甘露聚糖抗原检测（GM 试验）项目存在一些不足之处，即甘露聚糖抗原多为间断性释放入血，且释放量有限，在外周血液中又容易被吞噬细胞吞噬和清除，所以半乳甘露聚糖有效检测时间常不易把握。因此，该试验灵敏度相对较低。而曲霉菌感染后，在抗原不被清除的情况下，其抗体可长时间存在于血清中。此外，抗真菌治疗后，随着菌体的快速清除，GM 试验会很快呈阴性，但只要真菌感染没有真正完全清除，曲霉菌 IgG 抗体仍可呈阳性。因此，曲霉菌 IgG 抗体检测弥补了 GM 试验的不足之处，提高了曲霉菌感染免疫学检测的敏感性，两者联合测定能大大提高检测的灵敏度和特异性，并且缩短了临床对深部曲霉菌感染的检测时间，特别是对亚急性和慢性曲霉菌感染的患者。

（5）乳胶凝集试验：耐甲氧西林金黄色葡萄球菌（MRSA）是导致住院患者感染的一个重要耐药病原菌，其耐药机制主要是由于 *mecA* 基因编码的青霉素结合蛋白 2a（PBP2a）导致其对几乎所有 β-内酰胺类抗生素耐药。PBP2a 乳胶凝集试验被推荐用于 MRSA 感染的快速诊断，该试验方法可以在最短时间内高效检出待测菌株是否产生 PBP2a，并区分 MRSA 和甲氧西林敏感金黄色葡萄球菌（MSSA）。但也有报道显示，少数 MRSA 菌株对 β-内酰胺类抗生素的耐药机制是由非 *mecA* 基因介导的，已有 *mecC* 基因介导耐药的报道，但检出率非常低。另外，有报道显示苯唑西林敏感耐甲氧西林金黄色葡萄球菌（OS-MRSA）菌株，PBP2a 乳胶凝集试验存在一定假阳性情况。对于疑似菌株，可选择 *mecA* 或 *mecC* 基因检测方法进行确认。

3. 分子生物学方法　为近年来发展起来的检测技术，目前开始逐步应用于临床检验。

（1）聚合酶链反应（polymerase chain reaction，PCR）方法：检测原理是通过对目标基因进行扩增，实现对靶基因的定性或定量检测。临床实验室常用的方法包括普通 PCR 方法和实时荧光定量 PCR 方法。普通 PCR 方法可用于检测特定微生物的毒力基因和（或）耐药基因，如介导金黄色葡萄球菌对 β-内酰胺类抗生素耐药的 *mecA* 基因。目前应用最为广泛的为实时荧光定量 PCR 方法。与传统培养方法相比，该方法检测灵敏度和准确性都大大提高。但该方法的不足之处在于，只能对特定已知靶基因进行定向检测，检测效率有限。因此，实时荧光定量 PCR 技术目前主要用于临床常见病原体（细菌、真菌、病毒等）以及特定耐药基因的精准检测，如用于结核分枝杆菌及利福平耐药基因快速检测的 GeneXpert 技术。该技术采用多色巢式荧光 PCR 技术，样本的核酸提取、扩增和荧光检测在一个独立封闭的试剂盒内完成，120min 内同时报告结核分枝杆菌及利福平耐药基因检测结果，是世界卫生组织（WHO）推荐的结核分枝杆菌快速分子诊断技术。这类技术检测准确性和检测效率是传统培养方法和抗酸染色方法所不能比拟的。

（2）16S rRNA 基因测序：所有微生物至少含有一个 16S rRNA 基因拷贝，其是原核微生物核糖体 30S 小亚基的一部分，呈高度保守特征。目前其是细菌和古细菌系统发育研究中应用最为广泛的一个靶标分子。实验室可采用该靶标进行细菌种属水平的鉴定，特别适用于少见细菌性病原的鉴定。

（3）高通量测序技术：高通量测序技术又称下一代测序（next generation sequencing，NGS）技术，可一次对几十万到几百万条 DNA 分子进行序列测定和分析，其检测原理是将提取的样本 DNA（或者 cDNA）进行随机片段化、加接头处理，进一步制备测序文库，通过延伸反应检测对应的信号，最终获取样本中所有序列信息。目前，NGS 技术在病原微生物基因组测序方面的应用主要包括以下两个方面。①宏基因组学测序：可对环境或临床样本中所有生物（人和病原体）基因组信息进行检测，可覆盖至少 10 000 种病原体（细菌、病毒、真菌、寄生虫等），不需要对病原微生物基因组有先验知识，因此可以快速识别感染标本中的常见及少见病原体，特别是常规培养方法不能检测的微生物；该技术的另外一个优势在于对新发传染病病原体的快速检测。因此，对于重症感染患者经常规微生物学方法不能确认病原体或疑似被潜在的新发病原菌感染，宏基因组学测序具有独特的应用价值。②PCR 扩增后测序：对于序列已知的病原体，可先通过扩增方法富集该病原体基因片段之后再进行测序。这种基于 PCR 扩增的测序方法，可对病原体耐药基因、毒力分布特征进行精准分析。该方法具有高特异性和较高敏感性，同时测序成本较宏基因组学测序方法更低。但对于基因组较大的病原体，这种方法的应用价值有限，此外，该方法不适用于检测未知病原体。

第二节　抗菌药物敏感性试验

本节将对常用耐药性检测方法、耐药酶型检测方法及药物敏感性试验结果分析和解读进行详细阐述，以更好地指导用药和精准抗感染治疗。

一、常用耐药性检测方法

（一）纸片扩散法

纸片扩散法原理是将含有定量抗菌药物的纸片贴在已接种测试菌的琼脂平板上，纸片中所含的抗菌药物吸收琼脂中的水分溶解后不断向纸片周围扩散，进而形成递减的梯度浓度，在纸片周围抑菌浓度范围内测试菌的生长被抑制，从而形成无菌生长的透明圈即为抑菌圈。抑菌圈大小反映测试菌对测试药物的敏感程度，并与该药对测试菌的 MIC 值呈负相关。

用游标卡尺测量各种测试药物的抑菌环直径（mm），依据美国临床和实验室标准协会（CLSI）抗微生物药物敏感性试验执行标准或欧洲临床微生物和感染病学会抗菌药物敏感性试验委员会（EUCAST）药物敏感指南进行结果判读，药物敏感结果可划分为敏感（susceptible，S）、耐药（resistant，R）和中介（intermediate，I）及剂量依赖性敏感（SDD）4 种类型。

依据 CLSI 药物敏感指南，敏感（S）的定义是指所分离菌株能被使用推荐剂量的抗菌药物在感染部位通常可达到的浓度所抑制；耐药（R）是指所分离菌株不被常规剂量的抗菌药物在感染部位可达到的浓度所抑制，和（或）证明分离菌株可能存在某些特定的耐药机制，或治疗研究显示药物对分离菌株的临床疗效不可靠；中介（I）是指抗菌药物 MIC 接近血液和组织中通常可达到的浓度，但临床反应可能低于敏感菌珠，还表示抗菌药物在生理浓集的部位具有临床效力或者可用高于正常剂量的药物进行治疗，另外，中介（I）作为一个缓冲区，可避免微小的不能控制的技术因素造成的重大结果解释错误；剂量依赖性敏感（SDD）是指分离株的敏感性依赖于患者的用药方案。

　　传统的抗菌药物敏感性试验（antimicrobial susceptibility testing，AST）在血培养报阳后至少 2 天才能完成，而针对血培养的快速抗菌药物敏感性试验（rapid antimicrobial susceptibility testing，RAST）方法可以明显缩短试验时间。2021 年，CLSI 发布了对血培养分离出的肠杆菌目细菌进行 6 种抗菌药物敏感性试验的指南性文件。基本试验流程为：血培养报阳后 8h 内取出血培养瓶，颠倒混匀 5～10 次，消毒瓶顶部后用注射器吸取 4 滴培养物到水解酪蛋白（MH）琼脂平板上，同时加种一个血琼脂平板用以鉴别待测菌的纯度，均匀涂布于 MH 平板上后 15min 内将抗菌药物纸片[目前 CLSI 只支持氨苄西林（10μg）、氨曲南（30μg）、头孢他啶（30μg）、头孢曲松（30μg）、妥布霉素（10μg）和复方磺胺甲噁唑 1.25/23.75 μg]贴到平板上，35℃±2℃空气环境孵育 16～18h 后读取结果。结果判读：根据血琼脂平板结果判断是否为纯菌落，同时鉴定菌种，如果待测菌是肠杆菌目细菌，使用 CLSI-M100 文件规定的折点判读；如果不属于肠杆菌目，则不解释或报告结果。菌落不纯或者生长不良时，可纯化后执行标准药物敏感性试验。天然耐药的情况下，即使存在抑菌圈，仍应报告为耐药。如果抑菌圈内有菌落，应检测纯度，如果是纯菌则应测量内直径。血培养快速药物敏感性试验可对重症感染患者提供更快捷的用药指导，CLSI-M100 的进一步完善将会提升临床医师精准抗感染治疗方案的执行力度。

（二）微量肉汤稀释法

　　微量肉汤稀释法原理是以 MH 肉汤将抗菌药物稀释成不同浓度，种入一定浓度的待测菌株菌悬液，经适宜条件孵育后，定量测定抗菌药物对待测菌株的最低抑菌浓度（MIC）。根据生长对照孔中测试菌株或质控菌株的生长特性，对各测试孔进行结果判读。无肉眼可见生长的最低药物浓度即该抗菌药物对该测试菌株的 MIC 值。

（三）E-test 法

　　E-test 法原理是使呈指数梯度分布的特定抗菌药物呈指数分布在一条宽 5mm、长 50mm 的商品化塑料试条上，试条上用数字标示所含抗菌药物的浓度刻度（μg/ml）。E-test 法结合了微量肉汤稀释法和纸片扩散法的技术原理和特点，操作简便，操作流程与纸片扩散法近似，但可同微量肉汤稀释法一样直接读取抗菌药物对待测菌株的 MIC 值。该方法的检测结果准确，重复性好。培养后围绕试条可形成一个椭圆形的抑菌圈，抑菌圈和试条横向相交处的刻度读数即为该抗菌药物对测试菌的 MIC 值。

二、耐药酶型检测方法

　　细菌对抗菌药物的耐药包括多种机制，如产生灭活酶、外排泵缺失、膜通透性改变及抗菌药物作用靶位改变等。对于目前临床上最为关注的碳青霉烯类耐药肠杆菌科细菌而言，其主要耐药机制是产生碳青霉烯酶。由于不同酶型耐药谱存在显著差异，及时、准确地鉴别出测试菌株产酶情况及具体酶型，对于指导临床选择合适抗菌药物，尤其对于重症感染患者进行抗感染治疗至关重要。目前，碳青霉烯酶的检测方法包括表型筛选、胶体金检测和基因检测 3 大类方法。近年也有关于应用 MALDI-TOF MS 快速检测产碳青霉烯酶菌株的报道和方法，但由于该方法对设备和配套试剂的要求较高，尚未在临床实验室广泛应用。

（一）表型筛选方法

1. β-内酰胺酶检测　用无菌牙签挑取生长 16～20h 的菌落或其细菌悬液涂抹于头孢硝噻吩纸片上，当药物 β-内酰胺环中的酰基键被 β-内酰胺酶水解后，纸片由黄色变为红色，表示菌株产生 β-内酰胺酶。临床上需要检测 β-内酰胺酶的菌株包括葡萄球菌、流感嗜血杆菌、卡他莫拉菌、淋病奈瑟球菌及厌氧菌等。

2. 超广谱 β-内酰胺酶（ESBLs）检测　ESBLs 不能水解头霉素类和碳青霉烯类药物，能被克拉维酸、舒巴坦和他唑巴坦等 β-内酰胺酶抑制剂所抑制。因此，其检测试验为：使用每片含 30μg 头孢他啶（CAZ）、30μg 头孢噻肟（CTX）的纸片和含头孢他啶/克拉维酸（CCV）（30μg/10μg）、头孢噻肟/克拉维酸（CTC）（30μg/10μg）的复合物纸片进行试验，当任何一种复合物纸片抑菌圈直径大于或等于其单药纸片抑菌圈直径 5mm 时，判定为产 ESBLs。此外，ESBLs 主要见于大肠埃希菌和肺炎克雷伯菌，也可见于肠杆菌属、枸橼酸杆菌属、变形杆菌属、沙雷菌属等其他肠杆菌科细菌，以及不动杆菌和铜绿假单胞菌。

3. 碳青霉烯酶检测　主要包括碳青霉烯酶抑制剂增强试验、Carba NP 试验及 mCIM 试验。

（1）碳青霉烯酶抑制剂增强试验：根据 Ambler 分型，利用氨基酸序列分类可将 β-内酰胺酶分为 A、B、C 和 D 等 4 类，其中 A、B 和 D 类具有水解碳青霉烯类活性的酶被称为碳青霉烯酶。A 类酶中为丝氨酸碳青霉烯酶，B 类酶中为金属 β-内酰胺酶。丝氨酸碳青霉烯酶的活性可被 3-氨基苯硼酸（APB）抑制，而金属 β-内酰胺酶的活性可被 EDTA 抑制，APB 联合 EDTA 可用于单产丝氨酸碳青霉烯酶、单产金属 β-内酰胺酶以及同时产生丝氨酸碳青霉烯酶和金属 β-内酰胺酶的肠杆菌目细菌的酶型检测。

该试验根据 CLSI 推荐的纸片扩散法药物敏感试验流程进行操作。试验步骤如下：将待测菌株调配成 0.5 麦氏浊度菌悬液，均匀涂布于 MH 琼脂平板上，随后贴 4 张碳青霉烯类药物敏感纸片（推荐用亚胺培南）。分别标记 A/B/C/D；纸片 A 不加任何液体，纸片 B 滴加 APB 溶液（10μl 初始浓度为 30mg/L 的溶液）、纸片 C 滴加 EDTA 溶液（10μl 初始浓度为 0.1mol/L 的溶液），最后一张同时滴加 APB 溶液（10μl 初始浓度为 30mg/L 的溶液）和 EDTA 溶液（10μl 初始浓度为 0.1mol/L 的溶液）。置于 35℃培养箱孵育 18～24h 后测量纸片抑菌圈直径。

结果判读如下：①添加 APB 溶液的亚胺培南纸片抑菌圈（纸片 B）直径与单药纸片（纸片 A）相差≥5mm，即可判断该菌株产丝氨酸碳青霉烯酶。②添加 EDTA 溶液的亚胺培南纸片（纸片 C）抑菌圈直径与单药纸片（纸片 A）相差≥5mm，即可判断该受测菌株产生金属 β-内酰胺酶。③如仅同时添加 APB 和 EDTA 的亚胺培南纸片（纸片 D）抑菌圈直径与单药纸片（纸片 A）相差≥5mm，可判断该菌株同时产丝氨酸碳青霉烯酶和金属 β-内酰胺酶。④如含酶抑制剂的亚胺培南纸片（B/C/D）抑菌圈直径与单药纸片相差均<5mm，可判断该菌不产上述两种酶，其耐药机制可能为产生其他类型碳青霉烯酶（如 OXA-48），或产生 ESBLs 和（或）AmpC 酶合并膜孔蛋白的下调或缺失。

（2）Carba NP 试验：该试验是 CLSI 2015 年开始推荐用于检测肠杆菌科细菌产碳青霉烯酶的方法，该试验原理是通过非变性组织裂解液将待测菌体内的碳青霉烯酶完全释放，经菌外水解亚胺培南后产酸，溶液中 pH 改变可使溶液中所含的酸碱指示剂苯酚红由红色转变为黄色或橘黄色，从而达到识别待测菌株产碳青霉烯酶的效果。与传统方法改良 Hodge 试验相比，Carba NP 试验可以更加快速并且准确地检测碳青霉烯酶。

（3）mCIM 试验：一种推荐用于碳青霉烯酶表型检测的方法，其检测原理是利用细菌产生的碳青霉烯酶水解纸片上的美罗培南，从而达到无法抑制大肠埃希菌 ATCC 25922 生长的目的。通过观察 ATCC 25922 培养物生长情况来推断待测菌株是否产生碳青霉烯酶。

（二）胶体金免疫层析技术

目前常检测的碳青霉烯酶包括 KPC、NDM、IMP、VIM 及 OXA-48 型。样本中的 KPC、OXA-48、VIM、IMP 和 NDM 型碳青霉烯酶与胶体金垫上的胶体金偶联碳青霉烯酶单克隆抗体结合后，形成相应的"抗原-金标抗体复合物"，其在层析作用下沿着硝酸纤维素膜移动，被固定在检测卡检测线上的 KPC、OXA-48、VIM、IMP 和 NDM 型碳青霉烯酶单克隆抗体捕获，形成"抗体抗原金标抗体复合物"，并在测试区相应检测线（K、O、V、I、N 检测线）上出现一条或多条红线；混合物中多余金标抗体移动至质控线处，被生物素多克隆抗体捕获，在质控线（C 线）处出现红线。

如果仅 C 线区域出现一条红线，样本不含所测 5 种碳青霉烯酶或碳青霉烯酶的含量低于检测线，判读为阴性结果。如果在 C 线区域中出现一条红线并且在 K、O、V、I、N 检测线区域中出现一条或多条红线，判读为阳性结果，样本含有一种或多种碳青霉烯酶。需要注意的是，红色测试线颜色的深浅与样本中碳青霉烯酶的浓度有关，浅色的线也应被视为阳性结果。如果 C 线区域未出现红线，则测试结果无效。

（三）PCR 方法

基于 PCR 技术的耐药基因不仅可以检测细菌是否携带碳青霉烯耐药基因，还可以结合测序技术确定耐药基因亚型。

三、药物敏感性试验结果分析和解读

药物敏感性试验结果判读和分析时，要特别关注以下两方面内容，天然耐药和异质性耐药。

（一）天然耐药

天然耐药是指特定微生物对某些抗微生物药物存在内在的或先天的耐药性，这种耐药性是非获得性的。天然耐药广泛存在于肠杆菌科、非肠杆菌科（鲍曼不动杆菌、洋葱伯克霍尔德菌、铜绿假单胞菌及嗜麦芽窄食单胞菌）、葡萄球菌、肠球菌属、厌氧菌，以及部分真菌（克柔念珠菌、光滑念珠菌、近平滑念珠菌、葡萄牙念珠菌、隐球菌、曲霉菌、接合菌、暗色霉菌及双相真菌等）中。不同微生物天然耐药特征存在明显差异，需要临床医师在分析药物敏感性试验结果时给予关注，以防止因忽视天然耐药特性选择错误的抗微生物药物进行治疗。

对于肠杆菌目而言，除大肠埃希菌、奇异变形杆菌、沙门菌属和志贺菌属之外，弗劳地枸橼酸杆菌、克氏枸橼酸杆菌、无丙二酸枸橼酸杆菌、阴沟肠杆菌复合群、郝氏埃希菌、蜂房哈夫尼亚菌、产气克雷伯菌、肺炎克雷伯菌、产酸克雷伯菌、异栖克雷伯菌、摩氏摩根菌、潘氏变形杆菌、普通变形杆菌、雷氏普罗威登菌、斯氏普罗威登菌、拉乌尔菌、黏质沙雷菌和小肠结肠炎耶尔森菌均对氨苄西林天然耐药，但对其他抗菌药物（阿莫西林/克拉维酸、氨苄西林/舒巴坦、哌拉西林、替卡西林、头孢唑林、头孢噻吩、头孢西丁、头孢替坦、头孢呋辛、四环素类、替加环素、呋喃妥因、多黏菌素B、多黏菌素E和氨基糖苷类）呈现不同的天然耐药特征。肠杆菌目对第三代头孢菌素、头孢吡肟、氨曲南、替卡西林/克拉维酸、哌拉西林/他唑巴坦和碳青霉烯类药物不存在天然耐药特征。肠杆菌目对克拉维酸、达托霉素、夫西地酸、万古霉素、替考拉宁、奥利万星、特拉万星、利奈唑胺、特地唑胺、喹奴普丁/达福普汀、利福平、红霉素、克拉霉素、阿奇霉素也呈现天然耐药。

对于临床常见的非肠杆菌目细菌（鲍曼不动杆菌/醋酸钙不动杆菌复合群、洋葱伯克霍尔德菌、铜绿假单胞菌和嗜麦芽窄食单胞菌）对氨苄西林、阿莫西林/克拉维酸和厄他培南呈天然耐药，而对哌拉西林、替卡西林、氨苄西林/舒巴坦、哌拉西林/他唑巴坦、头孢噻肟、头孢曲松、头孢吡肟、亚胺培南、美罗培南、多黏菌素B、多黏菌素E、四环素类、替加环素、甲氧苄啶、甲氧苄啶/磺胺甲噁唑、氯霉素和磷霉素呈现不同的天然耐药特征。这些非肠杆菌目细菌对青霉素类、头孢噻吩、头孢唑林、头孢呋辛、头孢西丁、头孢替坦、克林霉素、达托霉素、夫西地酸、万古霉素、替考拉宁、利奈唑胺、红霉素、阿奇霉素、克拉霉素、喹奴普丁/达福普汀和利福平存在天然耐药特征。

对于葡萄球菌属细菌，腐生葡萄球菌、头状葡萄球菌、科氏葡萄球菌和木糖葡萄球菌对新生霉素、磷霉素和夫西地酸的天然耐药特性差异明显，而金黄色葡萄球菌、路邓葡萄球菌、表皮葡萄球菌、溶血葡萄球菌对这3类抗菌药物不存在天然耐药特征。

粪肠球菌、屎肠球菌、鹑鸡肠球菌和铅黄肠球菌对头孢菌素、氨基糖苷类、克林霉素、喹奴普丁/达福普汀、甲氧苄啶、甲氧苄啶/磺胺甲噁唑和夫西地酸存在不同的天然耐药特征，而鹑鸡肠球菌/铅黄肠球菌对万古霉素呈现天然耐药特征。这几种肠球菌属细菌也对氨曲南、多黏菌素B/多黏菌素E和萘啶酸存在天然耐药特征。

对于革兰氏阳性厌氧杆菌，梭菌属和梭状芽孢杆菌属细菌对氨基糖苷类抗生素呈天然耐药，而无害梭菌同时对万古霉素和氨基糖苷类抗生素具有天然耐药特征。对于革兰氏阴性厌氧杆菌，拟杆菌属细菌对氨基糖苷类、青霉素、氨苄西林具有天然耐药特征。

对于念珠菌属，克柔念珠菌对氟康唑呈天然耐药；光滑念珠菌对氟康唑呈部分耐药；近平滑念珠菌对棘白菌素类呈基本耐药；葡萄牙念珠菌对两性霉素B呈天然耐药；隐球菌对棘白菌素类呈天然耐药。对于曲霉属，对氟康唑和氟胞嘧啶呈天然耐药；黄曲霉和土曲霉对两性霉素B呈天然耐药。接合菌（梨头霉、毛霉和根霉）对氟康唑、伊曲康唑、伏立康唑、棘白菌素类呈天然耐药。对于双相真菌，荚膜组织胞浆菌对棘白菌素类呈天然耐药，申克孢子丝菌对氟康唑、伏立康唑、棘白菌素类呈天然耐药。

（二）异质性耐药

异质性耐药被发现存在于几乎所有临床常见细菌性病原体中，这给实验室准确检测和报告细菌耐药性及临床抗感染治疗带来更大的挑战和困难。目前研究较多且具有显著临床意义的异质性耐药现象包括，肠杆菌科细菌及铜绿假单胞菌对碳青霉烯类抗生素的异质性耐药、鲍曼不动杆菌对多黏菌素 E 的异质性耐药、耐甲氧西林金黄色葡萄球菌对万古霉素的异质性耐药、葡萄球菌对利奈唑胺的异质性耐药等。异质性耐药是一种特殊的细菌耐药类型，指细菌的不同亚群对某种抗菌药物表现出不一致的耐药特征，一般表现为大部分亚群敏感而一小部分亚群为耐药，极少数亚群可能出现高水平耐药。这些异质性亚群，通常在不含抗菌药物平板上传代 5～10 次甚至更多次数后，就会恢复初始敏感性水平，属于不稳定性异质性耐药。很多异质性耐药亚群被发现存在明确的耐药机制，在不含抗菌药物平板上传代 25 次或更多次数后仍保持其耐药性，这种异质性耐药属于稳定性异质性耐药，其对于临床抗感染用药具有更重要的意义。此外，异质性耐药菌株存在高水平耐药亚群，在亚抑菌浓度抗菌药物筛选和诱导下，高水平耐药亚群可被筛选出，高水平耐药亚群变为优势菌群，可能导致抗感染治疗失败。尽管异质性耐药这一现象很早就被发现，但由于异质性耐药技术方法的限制、不同研究对异质性耐药定义标准的不统一、异质性耐药机制多样性等，异质性耐药对于临床治疗的实际影响尚缺乏充分有效的研究数据支持。

菌群分析试验（population analysis profiling，PAP）是目前公认的检测异质性耐药的金标准。基本流程为：制备梯度浓度压力下抗生素大豆胰蛋白胨琼脂（TSA）平板，取试验所需浓度的对数生长期菌悬液，涂布接种至 TSA 平板，35℃孵育 48h，观察平板上菌落数，绘制生长曲线。PAP 法可以确定出异质性耐药菌株，并可确定其耐药频率。但不同菌属细菌对不同抗菌药物异质性耐药的定义尚无统一标准，抗生素浓度梯度设置也无标准化要求，不同实验室间结果一致性评估缺乏标准。并且 PAP 法操作烦琐，成本高昂，不适用于常规开展，仅适用于确认试验。

耐甲氧西林金黄色葡萄球菌（methicillin-resistant *Staphylococcus aureus*，MRSA）是指携带 *mecA* 基因或苯唑西林最低抑菌浓度（MIC）≥4mg/L 的金黄色葡萄球菌。苯唑西林敏感耐甲氧西林金黄色葡萄球菌（oxacillin-susceptible methicillin-resistant *Staphylococcus aureus*，OS-MRSA）是一种具有特殊耐药表型的 MRSA 亚群，其典型特征为具有抗药性基因 *mecA*，但其对苯唑西林的 MIC 值较低（通常＜4mg/L）。绝大多数 MRSA 临床分离株对 β-内酰胺类抗菌药物表现出独特的异质性耐药。在体外药物敏感性试验中，大多数菌株通常仅表现出低水平（接近敏感菌株的 MIC 折点）甲氧西林耐药；然而，高抗性细菌亚群也以不同的频率出现，其频率为 10^{-4}～10^{-5}。与 MRSA 相似，抗生素诱导下的 OS-MRSA 增菌后，大部分子代亚群为敏感表型，但有一小部分亚群呈耐药表型，极少数的亚群甚至出现高水平耐药表型，频率在 10^{-4}～10^{-6}。

细菌异质性耐药虽然已经被广泛认知，但在临床实际诊疗过程中对其重视程度仍显不足。感染早期及时、准确鉴别，以及积极采用有效的防治措施是预防异质性耐药进展为耐药的关键。第一，临床应当结合培养结果及药物敏感性试验结果合理地使用抗生素，根据患者病情不断调整用药，采用多种抗菌药物短期联合治疗，避免长期单一用药；第二，减少不必要的侵入性操作，定期消毒，及时送检，以减少异质性耐药菌株的传播流行。

（三）流行病学界值（ECV）和临床折点

ECV 和临床折点的制定存在明显的差异。临床折点的制定依据菌株 MIC 分布、药代动力学-药效动力学数据及现有的临床结果等数据，其可判断待测菌株对测试药物的敏感性，如敏感（S）、耐药（R）、中介（I）或剂量依赖性敏感（SDD）。而 ECV 的制定仅依据菌株体外 MIC 或抑菌圈直径分布数据，因此，ECV 和临床折点不能等同。此外，对于特定人群的 ECV，其与临床相关性尚未得到 CLSI 或任何权威机构的证实。采用 ECV 时，测试微生物划分为 2 个群体，即野生型和非野生型。野生型菌株常不携带对所测试抗微生物药物典型表型可检测的耐药或敏感性下降的机制；相反，非野生型菌株则常携带对所测试抗微生物药物典型表型可检测的耐药或敏感性下降的机制。

对于仅有 ECV 而无临床折点的药物/微生物组合，需要与相关临床专家，如抗菌药物专家组、感染科医师、药师等沟通确认实验室检测 ECV 的需求和结果解释。需要注意的是，由于 ECV 制定的局限性，ECV 结果不能预报临床结果，但实验室人员可考虑在实验报告上备注野生型（WT）或非野生型（NWT）MIC 值或抑菌圈直径的解释。由于 ECV 缺乏充分的临床数据支持，实验室应避免报告 WT 为敏感或报告 NWT 为耐药。对于临床医生而言，如果有其他治疗选择时，可能不会考虑选择具有 NWT 解释的抗微生物药物。

第三节　抗菌药物应用基本原则及临床使用要点

随着微生物学、生物化学、有机化学基础理论的发展以及分子遗传学和新技术的进步，20 世纪 40 年代抗菌药物的发展揭开了跨时代的一页，这可以说是"科学抗菌药物"时代的开始，也是感染性疾病得到有效治疗的开始。抗菌药物是一把"双刃剑"，科学、合理地应用抗菌药物，可以造福于人类；不恰当地滥用，不仅会威胁到人类健康和生命，还会造成患者负担加重及大量卫生资源浪费。如何有效遏制滥用抗菌药物的势头，加强合理用药，控制细菌耐药的流行趋势，是当前医药研究领域广泛关注的问题。

一、抗菌药物应用的基本原则

抗菌药物的应用涉及临床各科，合理应用抗菌药物是提高疗效、降低药物不良反应发生率以及减少或延缓细菌耐药发生的关键。抗菌药物临床应用是否合理，基于以下两方面：有无抗菌药物应用指征、选用的品种及给药方案是否适宜。

（一）诊断为细菌、真菌感染者方有指征应用抗菌药物

根据患者的症状，体征，实验室检查、物理诊断、影像学检查等结果进行临床诊断，诊断为细菌、真菌感染者方有指征应用抗菌药物；由支原体、衣原体、螺旋体、立克次体及部分原虫等病原微生物所致的感染亦有指征应用抗菌药物。而普通感冒、麻疹、水痘、带状疱疹、病毒性肝炎等病毒感染患者，未合并细菌感染，则无应用抗菌药物的指征。

（二）尽早查明感染病原体，根据病原体种类及药物敏感性试验结果选用抗菌药物

抗菌药物品种的选用，原则上应根据病原菌种类及病原菌对抗菌药物的敏感性，即细

菌药物敏感性试验的结果而定。因此有条件的医疗机构，对临床诊断为细菌性感染的患者应在开始抗菌药物治疗前，及时留取相应合格标本（尤其是血液等无菌部位标本）进行病原学检测，以尽早明确病原菌和药物敏感性试验结果，并据此调整抗菌药物治疗方案。

（三）抗菌药物的经验性治疗

对于临床诊断为细菌性感染的患者，在未获知细菌培养及药物敏感性试验结果前，或无法获取培养标本时，可根据患者的感染部位、基础疾病、发病情况、发病场所、既往抗菌药物用药史及其治疗反应等推测可能感染的病原体，并结合当地细菌耐药监测数据，先给予抗菌药物经验性治疗。例如，泌尿系感染主要病原体为大肠埃希菌或其他革兰氏阴性杆菌，故常选氟喹诺酮类药物、氨基糖苷类药物或β-内酰胺类抗菌药物；而胃肠道穿孔所致的腹膜炎主要是大肠埃希菌、肠球菌和厌氧菌的混合感染，常需联合用药；同样是社区获得性肺炎，有基础疾病者或老年人与无基础疾病的青壮年的致病病原体有所不同，因此经验性治疗方案也有区别。待获知病原学检测及药物敏感性试验结果后，结合先前的治疗反应调整用药方案；对培养结果阴性的患者，应根据经验性治疗的效果和患者情况采取进一步诊疗措施。

（四）按照药物的抗菌作用及其体内过程特点选择用药

各种抗菌药物的药效动力学和药代动力学特点不同，因此各有不同的临床适应证。临床医师应根据抗菌药物的药理特点，按临床适应证正确选用药物。抗菌药物要有效地控制感染，必须在感染部位达到有效的抗菌浓度。大部分药物在血液供应丰富的组织（肝、肾、肺）中浓度较高，在血液供应较少的组织（前列腺、骨组织）及存在血-脑屏障的脑脊液中浓度较低。对于药物分布较少的组织器官感染，应尽量选用在这些部位能达到有效浓度的抗菌药物。大多数抗菌药物从肾脏排泄，尿药浓度可达血药浓度的数十至数百倍，所以多种抗菌药物均可应用于下尿路感染；林可霉素、利福平、头孢哌酮、头孢曲松等主要或部分由肝胆系统排出体外，因此在胆汁中浓度高，可达血药浓度的数倍或数十倍，碳青霉烯类和广谱青霉素类如氨苄西林、哌拉西林等在胆汁中亦可达一定浓度，所以该类药物宜作为胆系感染的首选药物。

（五）综合患者病情、病原菌种类及抗菌药物特点制订抗菌治疗方案

根据病原菌、感染部位、感染严重程度和患者的生理、病理情况及抗菌药物的药效动力学和药代动力学证据制订抗菌治疗方案。在制订治疗方案时应遵循下列原则：

1. 品种选择　根据病原菌种类及药物敏感性试验结果尽可能选择针对性强、窄谱、安全、价格适当的抗菌药物。进行经验性治疗者可根据可能的病原菌及当地耐药状况选用抗菌药物。

2. 给药剂量　一般按各种抗菌药物的治疗剂量范围给药。治疗重症感染和抗菌药物不易到达部位的感染，抗菌药物剂量宜较大；而治疗单纯性下尿路感染时，则可应用较小剂量。

3. 给药途径　对于轻、中度感染，大多数患者应选取口服吸收良好的抗菌药物品种，予口服给药。仅在下列情况下可先予以注射给药：①不能口服或不能耐受口服给药的患

者。②患者存在明显可能影响口服药物吸收的情况。③所选药物有合适抗菌谱，但无口服剂型。④需在感染组织或体液中迅速达到高药物浓度以起杀菌作用者。⑤感染严重、病情进展迅速，需给予紧急治疗的情况。⑥患者对口服治疗的依从性差。此外，肌内注射给药方式难以使用较大剂量，其吸收也受药代动力学等众多因素影响，因此只适用于不能口服给药的轻、中度感染者，不宜用于重症感染者。接受注射用药的感染患者经初始注射治疗病情好转并能口服时，应及早转为口服给药。

4. 局部用药　抗菌药物的局部应用宜尽量避免。皮肤黏膜局部应用抗菌药物后，很少被吸收，在感染部位不能达到有效浓度，反而易导致耐药菌产生，因此治疗全身性感染或脏器感染时应避免局部应用抗菌药物。抗菌药物的局部应用只限于少数情况：①全身给药后在感染部位难以达到有效治疗浓度时，加用局部给药作为辅助治疗。②眼部及耳部感染的局部用药等。③某些皮肤表层及口腔、阴道等黏膜表面的感染可采用抗菌药物局部应用或外用，但应避免将主要供全身应用的抗菌药物品种进行局部用药。

5. 给药次数　为保证药物在体内能发挥最大药效，杀灭感染灶病原菌，应根据药代动力学和药效动力学相结合的原则给药。

6. 疗程　抗菌药物疗程因感染不同而异，一般宜用至体温正常、症状消退后 72～96h，有局部病灶者需用药至感染灶控制或完全消散。但血流感染、感染性心内膜炎、化脓性脑膜炎、伤寒、布鲁菌病、骨髓炎、B 组链球菌咽炎和扁桃体炎、侵袭性真菌病、结核病等需较长的疗程方能治愈，以减少或防止复发。

7. 抗菌药物的联合应用　单一药物可有效治疗的感染不需联合用药，仅在有下列指征的情况时联合用药：①病原菌尚未查明的严重感染，包括免疫缺陷者的严重感染。②单一抗菌药物不能控制的严重感染，需氧菌及厌氧菌混合感染，2 种及 2 种以上细菌感染的复数菌感染，以及多重耐药菌或泛耐药菌感染。③须长疗程治疗，病原菌易对某些抗菌药物产生耐药性的感染，或病原菌含有不同生长特点的菌群，需要不同抗菌机制的药物联合应用。④毒性较大的抗菌药物，联合用药时剂量可适当减少，但需有临床资料证明其同样有效。抗菌药物联合应用时，宜选用具有协同或相加作用的药物联合，通常采用 2 种药物联合，3 种及 3 种以上药物联合仅适用于个别情况，如结核病的治疗。此外，必须注意联合用药后药物不良反应亦可能增多。

（六）应强调综合治疗的重要性

抗菌药物对于感染性疾病的治疗作用是毋庸置疑的，但外科引流、营养支持、改善微循环等也是治疗必不可少的一部分。在治疗感染性疾病患者时，需全面评估后，进行综合治疗，以保障患者的预后。

二、各类抗菌药物的临床使用要点

（一）青霉素类

1. 简述　青霉素类抗菌药物均含有 6-氨基青霉烷酸母核，通过抑制细菌细胞壁合成而产生抗菌作用，为繁殖期杀菌剂，对人体毒性小。所有青霉素类药物半衰期都相对较短，故使用胃肠外制剂时需频繁给药。所有青霉素类都可以在胸腔液、心包液、腹腔液、滑液及尿液中达到治疗浓度。在没有炎症时，青霉素类穿透脑脊液能力较差，但对于脑膜炎患者，其在脑脊液中可达到治疗浓度。

2. 分类　根据青霉素类药物的抗菌谱及抗菌作用特点，其可分为五类：①天然青霉素，以青霉素 G 为代表。②耐酶青霉素，代表药物为甲氧西林、氯唑西林、双氯西林，主要用于耐青霉素酶葡萄球菌感染的治疗。③广谱青霉素，代表药物为阿莫西林等，可口服，但不耐酶。④抗铜绿假单胞菌广谱青霉素，代表药物为哌拉西林，其特点是对铜绿假单胞菌具有良好的抗菌活性，给药后在多数组织和体液包括脑膜有炎症时的脑脊液中均可达到有效浓度，在肝内不代谢，主要通过肾和胆汁途径清除。⑤抗革兰氏阴性杆菌青霉素，为窄谱抗生素，代表药物为美西林。

3. 注意事项　包括：①青霉素皮肤试验呈阳性反应者禁用。②疗程较长患者应检查血常规、肝功能、肾功能等。③丙磺舒可使青霉素类不良反应增加。④青霉素类药物与氨基糖苷类不能同瓶滴注。⑤定期监测造血功能。⑥老年人、肾功能减退者应适当调整剂量。⑦青霉素可安全地应用于孕妇，哺乳期妇女使用青霉素类药物时宜暂停哺乳。⑧传染性单核细胞增多症、巨细胞病毒感染、淋巴瘤患者应用氨苄西林或阿莫西林后易发生皮疹，应避免使用。

（二）头孢菌素类

1. 简述　头孢菌素类是一类广谱半合成抗菌药物，其母核为 7-氨基头孢烷酸（7-ACA），活性基团是 β-内酰胺环，与青霉素具有相同的作用机制，具有抗菌谱广、杀菌力强、耐青霉素酶、临床疗效高、毒性低及过敏反应较青霉素少等特点。药物吸收后在体液和组织中均可达有效治疗浓度，如脑脊液（脑膜炎时）、胆汁、胸腔液、痰液、房水、腹腔液、前列腺液、心包液、心脏、胆囊、腹膜、前列腺等，且易透过胎盘屏障。多数头孢菌素的血浆消除半衰期较短（0.5～2h），但头孢曲松的血浆消除半衰期较长，可达 8h。头孢菌素类一般经肾排泄，尿中浓度较高；头孢哌酮、头孢曲松则主要经肝胆系统排泄。

2. 分类　根据抗菌谱、抗菌活性、对 β-内酰胺酶稳定性的不同，目前已将头孢菌素分为五代：①第一代头孢菌素，代表药物为头孢唑啉，主要作用于需氧革兰氏阳性球菌，仅对少数革兰氏阴性杆菌有一定抗菌活性，可被细菌产生的 β-内酰胺酶所破坏。②第二代头孢菌素，代表药物为头孢呋辛，对革兰氏阳性球菌的活性与第一代相仿或略差，对部分革兰氏阴性杆菌亦具有抗菌活性，对多种 β-内酰胺酶比较稳定。③第三代头孢菌素，对肠杆菌科细菌等革兰氏阴性杆菌具有强大的抗菌作用，对革兰氏阳性菌不及第一、二代，对 β-内酰胺酶有较高的稳定性，但可被肠杆菌科细菌产生的超广谱 β-内酰胺酶和头孢菌素酶水解。常用药物有头孢噻肟、头孢克肟、头孢曲松、头孢他啶、头孢哌酮等，其中头孢他啶、头孢哌酮等具有抗铜绿假单胞菌属作用。④第四代头孢菌素，代表药物为头孢吡肟，对革兰氏阳性菌、革兰氏阴性菌均具有强大抗菌作用，对 β-内酰胺酶高度稳定，对超广谱 β-内酰胺酶及头孢菌素酶的稳定性优于第三代头孢菌素，对铜绿假单胞菌的活性与头孢他啶相当。⑤第五代头孢菌素，如头孢洛林、头孢吡普，对多重耐药革兰氏阳性菌如 MRSA、耐甲氧西林凝固酶阴性葡萄球菌、耐青霉素肺炎链球菌均具有较强的抗菌活性，但对肠球菌作用差，对部分革兰氏阴性菌具有良好抗菌活性。

3. 注意事项　①对一种头孢菌素或头霉素过敏者对其他头孢菌素或头霉素也可能过

敏。患者对青霉素类、青霉素衍生物或青霉胺过敏者也可能对头孢菌素或头霉素过敏。对青霉素过敏患者应用本品时应根据患者情况充分权衡利弊后决定。有青霉素过敏性休克或即刻反应史者禁用。②与呋塞米、依他尼酸、布美他尼等强利尿剂，卡氮芥等抗肿瘤药物，以及氨基糖苷类及其他肾毒性药物合用，应注意监测肾功能。③本类药物尽量避免与其他药物同瓶输注。④告知女性患者若同时使用含雌激素和孕酮的复方口服避孕药，会降低复方口服避孕药的效果。⑤肾衰竭患者应根据肾功能调整用药剂量。⑥头孢哌酮可导致低凝血酶原血症或出血，合用维生素 K 可预防出血。⑦应用含有甲硫四氮唑取代基的头孢菌素类药物期间及治疗结束后 72h 内应戒酒和避免摄入含乙醇的饮品。

（三）β-内酰胺类抗菌药物/β-内酰胺酶抑制剂复合制剂

1. 简述 革兰氏阴性菌及少量革兰氏阳性菌对 β-内酰胺类抗菌药物耐药的最重要机制是产生各种 β-内酰胺酶。β-内酰胺酶抑制剂能够抑制部分 β-内酰胺酶活性，避免 β-内酰胺类抗菌药物被水解，保护 β-内酰胺类抗菌药物的抗菌活性。临床上常用的 β-内酰胺酶抑制剂主要有：克拉维酸、舒巴坦、他唑巴坦、阿维巴坦、雷利巴坦、法硼巴坦。前三者均含有 β-内酰胺环结构，能抑制除碳青霉烯酶外的大部分 A 类 β-内酰胺酶的活性。阿维巴坦和雷利巴坦是属于三乙烯二胺类的酶抑制剂，不易被水解，能够抑制包括碳青霉烯酶在内的 A 类和 C 类 β-内酰胺酶的活性。阿维巴坦还对 D 类酶中的 OXA-48 具有抑制作用。法硼巴坦是属于硼酸复合物的新一代酶抑制剂，能够抑制包括碳青霉烯酶在内的 A 类和 C 类 β-内酰胺酶，但对包括 OXA-48 在内的 D 类碳青霉烯酶无抑制作用。因此，β-内酰胺类抗菌药物/β-内酰胺酶抑制剂复合制剂是临床上治疗产 β-内酰胺酶细菌感染的主要药物。

2. 分类 目前临床应用的主要有阿莫西林/克拉维酸、氨苄西林/舒巴坦、头孢哌酮/舒巴坦、替卡西林/克拉维酸和哌拉西林/他唑巴坦。①阿莫西林/克拉维酸、氨苄西林/舒巴坦对甲氧西林敏感葡萄球菌、粪肠球菌、流感嗜血杆菌、卡他莫拉菌、淋病奈瑟球菌、脑膜炎奈瑟菌、大肠埃希菌等肠杆菌科细菌、脆弱拟杆菌等厌氧菌具良好抗菌作用。②头孢哌酮/舒巴坦、替卡西林/克拉维酸和哌拉西林/他唑巴坦对甲氧西林敏感葡萄球菌、流感嗜血杆菌、大肠埃希菌、克雷伯菌属、肠杆菌属等肠杆菌科细菌、铜绿假单胞菌及拟杆菌属等厌氧菌具有良好的抗菌活性。③氨苄西林/舒巴坦、头孢哌酮/舒巴坦对不动杆菌属具有抗菌活性。④头孢哌酮/舒巴坦、替卡西林/克拉维酸对嗜麦芽窄食单胞菌亦具有抗菌活性。

3. 注意事项 包括：①应用阿莫西林/克拉维酸、氨苄西林/舒巴坦、替卡西林/克拉维酸和哌拉西林/他唑巴坦前必须详细询问药物过敏史并进行青霉素皮肤试验，对青霉素类药物过敏者或青霉素皮肤试验阳性者禁用。对以上复合制剂中任一成分过敏者亦禁用该复合制剂。②有头孢菌素类或舒巴坦过敏史者禁用头孢哌酮/舒巴坦。③中度以上肾功能不全患者使用本类药物时根据肾功能减退程度调整剂量。

（四）碳青霉烯类

1. 简述 碳青霉烯类药物对 β-内酰胺酶具有高度的稳定性，具有抗各种革兰氏阳性球菌、革兰氏阴性杆菌（包括铜绿假单胞菌、不动杆菌属）和多数厌氧菌的强大活性。其作用机制是抑制细胞壁黏肽合成酶，即青霉素结合蛋白（penicillin-binding protein，PBP），从而阻碍细胞壁黏肽合成，使细胞壁缺损，菌体膨胀致使细菌胞质渗透压改变和细胞溶解而杀灭细菌。其在体内分布广泛，在肺组织、痰液、渗出液、胆汁、皮肤等组织和体液中可达到对多数敏感菌的有效治疗浓度，在炎性脑脊液中亦可达到较高浓度，且与脑组织亲和力强。多数半衰期为 1h 左右，主要通过肾脏清除。其中亚胺培南和帕尼培南可被肾脱氢肽酶-1 所破坏，必须和肾脱氢肽酶抑制剂合用才有效，而美罗培南与厄他培南等可单独用于临床治疗。

2. 分类 碳青霉烯类抗菌药物分为具有抗非发酵菌作用和不具有抗非发酵菌作用两种类型。前者包括亚胺培南/西司他丁、美罗培南、比阿培南和多利培南。后者为厄他培南，其半衰期较长，可一天给药一次。

3. 注意事项 ①不宜用于治疗轻症感染，更不可作为预防用药。②本类药物所致的严重中枢神经系统反应多发生于原有癫痫史等的中枢神经系统疾病患者及肾功能减退未减量用药患者，因此癫痫等中枢神经系统疾病患者应避免应用本类药物。中枢神经感染的患者有指征应用美罗培南时，仍需严密观察抽搐等严重不良反应。③在美国食品药品监督管理局（FDA）孕妇用药安全分类中，美罗培南为 B 类，而亚胺培南为 C 类，因此在孕期应用时可择优选择美罗培南。④肾功能不全者及老年患者应用本类药物时应根据肾功能减退程度调整剂量。⑤碳青霉烯类药物与丙戊酸钠或双丙戊酸联合应用，可能导致后两者血药浓度低于治疗浓度，增加癫痫发作风险，因此不推荐本类药物与丙戊酸钠或双丙戊酸联合应用。⑥哺乳期妇女应用本类药物时应停止哺乳。

（五）氨基糖苷类

1. 简述 氨基糖苷类抗菌药物在化学结构上都有一个氨基环醇环和一个或多个氨基糖分子，由配糖键或无氨基糖分子相连接。该类抗菌药主要作用于细菌体内的核糖体，抑制蛋白质的合成，并破坏细菌细胞膜的完整性，从而起到杀菌作用。本类药物为浓度依赖性杀菌剂。杀菌特点：①杀菌速率和杀菌持续时间与浓度呈正相关。②仅对需氧菌有效，且抗菌活性显著高于其他类药物，对厌氧菌无效。③抗菌后效应长，且持续时间与浓度呈正相关。④具有首次接触效应，即细菌首次接触氨基糖苷类抗菌药物时，能被迅速杀死。⑤在碱性环境中抗菌活性增强。氨基糖苷类抗菌药物血浆蛋白结合率较低，主要分布于细胞外液，在肾皮质及内耳外淋巴液浓度较高，且在内耳外淋巴液中浓度下降缓慢，因此肾毒性和耳毒性明显。本类药物在多数组织中的浓度低于血药浓度，肺组织中的浓度通常为血药浓度的一半，不能透过血-脑屏障，甚至脑膜有炎症时也不能达到有效治疗浓度。药物主要以原形经肾小球滤过，其肾清除率与肌酐清除率呈正相关。血液透析可清除大部分药物，但腹膜透析的清除作用较弱。

2. 分类 临床常用的氨基糖苷类抗菌药物主要包括：①对肠杆菌科和葡萄球菌属细菌有良好抗菌作用，但对铜绿假单胞菌无作用者，如链霉素、卡那霉素等。其中链霉素对葡萄球菌等革兰氏阳性球菌作用差，但对结核分枝杆菌有强大作用。②对肠杆菌科细菌和铜绿假单胞菌等革兰氏阴性杆菌具强大抗菌活性，对葡萄球菌属亦有良好作用者，如庆大霉素、妥布霉素、奈替米星、阿米卡星、异帕米星、小诺米星和依替米星。③抗菌谱与卡那霉素相似，由于毒性较大，现仅供口服或局部应用者，如新霉素与巴龙霉素，后者对阿米巴原虫和隐孢子虫有较好效果。④用于单纯性淋病治疗的大观霉素。

3. 注意事项 ①用药期间应监测肾功能（尿常规、血尿素氮、血肌酐），严密观察患者听力及前庭功能，注意观察神经肌肉阻滞症状。②氨基糖苷类抗菌药物不宜用于上、下呼吸道细菌性感染以及单纯性上、下尿路感染初发病例的治疗。③肾功能减退患者应用本类药物时，需根据其肾功能减退程度减量给药，并应进行血药浓度监测。④新生儿应尽量避免使用本类药物，婴幼儿、老年患者应慎用本类药物。确有应用指征时，应进行血药浓度监测。⑤妊娠期、哺乳期患者应避免使用。⑥失水、第Ⅷ对脑神经损害、重症肌无力或帕金森病的患者应慎用本类药物。⑦本类药物不宜与其他肾毒性药物、耳毒性药物、神经肌肉阻滞剂或强利尿剂同用。与第一代头孢菌素类合用时可能增加肾毒性。⑧本类药物不可用于眼内或结膜下给药，因为可能引起黄斑坏死。⑨本类药物之间存在交叉过敏现象。

（六）四环素类

1. 简述　四环素类药物为具有菲烷基本骨架的广谱抗菌药物，是酸、碱两性物质，在酸性溶液中较稳定，在碱性溶液中易破坏，故常用其盐酸盐形式。本类药物主要通过与核糖体 30S 亚基的 A 位特异性结合，抑制肽链延长和蛋白质合成而发挥抑菌作用，还可以改变细菌细胞膜通透性，导致菌体内核苷酸及其他重要成分外漏，从而抑制细菌 DNA 复制。高浓度的四环素类药物也具有杀菌作用，对革兰氏阳性菌和革兰氏阴性菌、立克次体、衣原体、支原体和螺旋体感染均有效。继青霉素及磺胺类药物后，四环素曾广泛应用于临床，但由于常见病原菌对该类药物的耐药性普遍升高及其不良反应，目前此类药物临床适应证较少。

2. 分类　四环素类抗菌药物可分为天然四环素类抗菌药物和半合成四环素类抗菌药物。①天然四环素类抗菌药物由链霉菌属发酵分离获得，其化学结构不稳定，易产生耐药性，代表药物为四环素，能广泛分布于体内组织和体液，易渗入胸腔积液、腹水、胎儿循环中，但不易透过血-脑屏障，能沉积于骨、骨髓、牙齿中。本品可分泌至乳汁，口服后约 20%、静脉给药后＞50%的药物由肾脏排泄，消除半衰期为 6～9h。本品可被血药透析后缓慢清除。②半合成四环素类抗菌药物是在天然四环素类药物的基础上进行结构修饰产生的，以多西环素及米诺环素为代表。口服吸收完全，吸收后广泛分布于体内组织和体液，有较高的脂溶性，对组织穿透力较强，在胆汁中浓度约为血药浓度的 10～20 倍，可分泌至乳汁中且浓度较高。米诺环素在体内代谢较多，排泄缓慢，大部分由肾和胆汁排出。多西环素部分在肝内代谢灭活，主要自肾小球滤过排泄，给药后 24h 内可排出 35%～40%。肾功能损害患者应用本品时，胃肠道排泄成为主要排泄途径，因此多西环素是四环素类中可安全用于肾功能损害患者的药物。多西环素不能被血液透析或腹膜透析清除。

3. 注意事项　①妊娠期和 8 岁以下患者不可使用该类药物。②肝病患者不宜应用，确有指征用药者应减少剂量，定期监测患者肝功能。③已有肾功能损害者应避免应用四环素，但多西环素及米诺环素仍可谨慎应用，用药期间定期监测患者肾功能。④哺乳期患者应避免应用。⑤可能引起光敏性皮炎，用药期间应避免日晒。⑥服用本类药物应饮用足量的水，避免发生食管溃疡和减少胃肠道刺激症状。

（七）大环内酯类

1. 简述　大环内酯类抗菌药物是一类分子结构中具有 12～16 碳内酯环的抗菌药物，通过阻断 50S 核糖体中肽酰转移酶的活性来抑制细菌蛋白质合成，属于快速抑菌剂，具有疗效确切、抗菌活性强等特点。其抗菌作用包括对细菌的抑制作用、对炎症和免疫细胞的调节作用、对机体的其他作用及其他不明机制的作用，主要用于治疗需氧革兰氏阳性球菌和阴性球菌、某些厌氧菌，以及军团菌、胎儿弯曲菌、支原体、衣原体等感染。该类药物在碱性环境下抗菌活性较高，组织浓度也相对较高，皮下组织及胆汁中药物浓度明显高于血药浓度，主要经胆汁排泄，有肝肠循环。

2. 分类 大环内酯类药物主要分为三代：第一代大环内酯类药物为红霉素，主要对部分革兰氏阳性菌和支原体作用较强。红霉素因抗菌谱窄、在胃酸内不稳定、半衰期短、吸收不规则、有胃肠道刺激等缺点，限制了其在临床更广泛的应用。第二代大环内酯类药物主要包含氟红霉素、罗红霉素、克拉霉素及阿奇霉素，其抗菌谱更广泛，抗菌活性更强，可有效抑制非典型病原体的活性。相比于第一代大环内酯类药物，第二代药物增强了对流感嗜血杆菌、脑膜炎莫拉菌等革兰氏阴性菌的抗菌作用。同时，增强了对厌氧菌、空肠弯曲菌、衣原体、分枝杆菌等病原体的作用。此外，第二代大环内酯类抗菌药物具有口服吸收好、半衰期长、体内分布广、不良反应少及组织浓度高等特点，因此在临床应用广泛。第三代大环内酯类药物如泰利霉素，被称为酮内酯类药物。第三代药物具有抑制耐药菌的作用，并且抗菌活性大幅度增强，对支原体、非结核分枝杆菌、衣原体具有良好的抗菌作用。第三代大环内酯类药物对革兰氏阳性菌、部分革兰氏阴性菌和支原体具有强大的抗菌活性，对产 β-内酰胺酶的葡萄球菌和耐甲氧西林的金黄色葡萄球菌疗效较好。

3. 注意事项 ①肝病患者和严重肾功能损害者红霉素的剂量应适当减少。②食物对大环内酯类药物的吸收有影响，进食后服药会减少吸收。为获得较高血药浓度，建议空腹（餐前 1h 或餐后 3～4h）与水同服。③服药后可影响驾驶及机械操作能力。④可能会导致腹泻，如果患者出现水样或血样腹泻，停止服用红霉素并询问医生，除非医生要求，否则不要使用止泻药。⑤用药期间监测肾功能，肾功能减退患者一般无须减少用量，但严重肾功能损害者药物的剂量应适当减少。⑥用药期间，监测患者镁离子和钾离子的水平。

（八）林可酰胺类

1. 简述 林可酰胺类抗菌药物主要作用于敏感菌的 50S 核糖体亚基，阻止蛋白质翻译的进行，在肽链延伸循环的初始阶段阻抑蛋白质的合成，从而发挥抗菌活性。这类抗菌药对革兰氏阳性菌作用较强，特别是葡萄球菌和链球菌。对革兰氏阴性菌无作用，但是对一些厌氧菌效果较好。林可酰胺类抗菌药物为抑菌剂，高浓度时，对高度敏感细菌也有杀菌作用。本类药物吸收迅速，组织穿透性强，并且能够通过骨组织，主要经肝脏代谢，肾脏和肠道排泄。食物不影响林可酰胺类药物的药效。

2. 分类 代表药物为林可霉素和克林霉素。①林可霉素口服吸收少，肌内注射 30min 达血药峰浓度。林可霉素在肝脏代谢，部分代谢物具有抗菌活性。本品可经胆道、肾和肠道排泄。②克林霉素口服生物利用度高，肌内注射后达血药峰浓度的时间约为 3h。克林霉素在体内分布广泛，在骨组织、胆汁及尿液中可达高浓度，但不易进入脑脊液中。克林霉素在肝脏代谢，代谢物由胆汁和尿液排泄。

3. 注意事项 ①用药期间需定期检测肝、肾功能和血常规。有肝肾功能损害及小于 4 岁儿童慎用。②老年患者使用该类药物时，应注意仔细观察或监测患者所发生的腹泻。一般胃肠道不适，不影响治疗，但本品有可能引起假膜性结肠炎，应予高度重视。用药期间需密切注意大便次数，如出现排便次数增多、剧烈腹痛，以及水样或血样便等时应停止用药，严重时应输液，以上处理无效则需口服万古霉素。③林可酰胺类药物在治疗β型溶血性链球菌感染时，为防止急性风湿热的发生，应告知患者连续用药应不少于 10 天。④偶尔会引起二重感染，在用药期间应密切监测患者是否出现二重感染，一旦发生二重感染，需及时采取相应措施。⑤食物对林可酰胺类药物的吸收有影响，应告知患者空腹服用。

（九）糖肽类

1. 简述　糖肽类抗菌药物为时间依赖性杀菌剂，具有高度修饰的七肽骨架，通过与细菌细胞壁五肽末端 D-丙氨酰-D-丙氨酸残基结合，抑制细胞壁糖肽聚合物的合成而产生抗菌活性。某些糖肽类抗菌药物如万古霉素也可改变细胞膜通透性，并选择性地抑制 RNA 的合成。糖肽类抗菌药物对几乎所有的革兰氏阳性菌均有活性，包括耐药葡萄球菌、JK 棒状杆菌、肠球菌、李斯特菌、耐药链球菌和梭状芽孢杆菌等致病菌。目前国内肠球菌属对万古霉素等糖肽类药物的耐药率＜5%，尚无对万古霉素耐药的葡萄球菌属。

2. 分类　糖肽类抗菌药物主要代表药物为万古霉素和替考拉宁。①万古霉素作为首个糖肽类抗菌药物，其通过抑制细菌细胞壁的合成、改变细胞膜的通透性及阻止细菌胞浆内RNA 的合成三重杀菌机制来杀灭细菌。口服吸收很少，在肠道可产生较高浓度，静脉滴注可透入各浆膜腔，渗透进入骨髓、骨组织、关节液和腹水中，脑膜炎时能渗透进入脑脊液，为治疗 MRSA 及肠球菌引起的严重感染性疾病的首选药物。②替考拉宁通过破坏细菌细胞壁的完整性从而达到杀死和抑制细菌的作用，主要分布在肺、心肌和骨组织中，在腹腔、肝脏、胆囊、胰脏及黏膜组织中均可达有效药物浓度，但难以透过血-脑屏障，不可用于中枢神经系统的感染。其抗菌谱与万古霉素相似，但半衰期比万古霉素长，肾损害更小，是继万古霉素之后临床上用于治疗多重耐药菌感染的另一个重要药物。

3. 注意事项　①用药期间应定期复查尿常规与肾功能，监测血药浓度，注意听力改变。②有用药指征的肾功能不全者、老年人、新生儿或有肾、耳基础疾病患者应根据肾功能减退程度调整剂量，同时监测血药浓度。③糖肽类属妊娠用药 C 类，妊娠期应避免应用。哺乳期患者用药期间应暂停哺乳。④应避免将本类药物与各种肾毒性药物合用。⑤糖肽类药物与麻醉药合用时，可能引起血压下降。⑥万古霉素快速推注或短时内静脉滴注可出现红人综合征，因此本药不宜肌内注射，也不宜静脉推注。每次静脉滴注时间至少 1h。

（十）多黏菌素类

1. 简述　多黏菌素类是由多黏芽孢杆菌分离出来的具有 A～E 等组分的多肽类抗菌药物，能特异性与革兰氏阴性菌细胞外膜上脂多糖的阴离子磷酸和焦磷酸基团结合，导致脂多糖的破坏、重组及外膜裂纹，使细菌的渗透屏障功能丧失进而导致细胞死亡。该类药物对需氧革兰氏阴性杆菌包括铜绿假单胞菌的作用强，与甲氧苄啶/磺胺甲噁唑、利福平联合应用对革兰氏阴性菌具有联合作用，对沙雷菌属、变形杆菌属、伯克霍尔德菌属、奈瑟菌属及脆弱拟杆菌不具有抗菌活性。此外，多黏菌素类可通过增加细胞膜通透性导致阳离子、阴离子和水的大量涌入，使细胞肿胀和溶解引发急性肾衰竭等严重不良反应，因此该类抗菌药物全身用药应用较少，主要为局部应用。随着多重耐药细菌感染形势不断严峻，多黏菌素作为抗菌药物使用的最后一道防线，如今已被重新用于多重耐药革兰氏阴性菌感染的治疗。

2. 分类　临床使用制剂有多黏菌素 B 和多黏菌素 E。多黏菌素 B 是由多黏菌素 B1 和多黏菌素 B2 组成的。该药口服不易吸收，组织扩散较差，其抗菌谱窄，主要用于对其他抗菌药物耐药的革兰氏阴性杆菌引起的严重感染，由于其不良反应明显，尤其是肝、肾毒性，因而应用受到限制。多黏菌素 E 也称黏菌素，与多黏菌素 B 药理作用相似，活性稍弱于多黏菌素 B，但其安全性也略好。

3. 注意事项　①剂量不宜过大，疗程不宜超过 10～14 天，疗程中定期复查尿常规及肾功能。②不宜与肌肉松弛剂、麻醉剂等合用，以防止发生神经肌肉接头阻滞。③不宜静脉注射，也不宜快速静脉滴注。④腹膜透析不能清除药物，血液透析能清除部分药物。

（十一）环脂肽类

1. 简述　随着耐药革兰氏阳性球菌对糖肽类药物不敏感及最低抑菌浓度不断升高，体外检测敏感而临床治疗失败的病例不断增多，临床上迫切需要有效的、新型抗菌药物用于救治革兰氏阳性球菌感染患者，特别是菌血症和心内膜炎患者。新型环脂肽类抗菌药物具有全新抗菌靶点和快速杀菌活性，其可与细菌细胞膜结合引起细胞膜电位的快速去极化，最终导致细菌细胞死亡。因其不导致菌体溶解，从而可避免细菌内炎症介质释放引发的严重炎症反应，对葡萄球菌属、肠球菌属、链球菌属等革兰氏阳性菌具有良好抗菌活性，在治疗菌血症、感染性心内膜炎、复杂皮肤软组织感染等方面具有良好的临床作用。

2. 分类　环脂肽类抗菌药物主要代表药物为达托霉素，从玫瑰孢链霉菌发酵液中提取出，由 13 个氨基酸和 1 个癸酰基侧链构成，是钙离子浓度依赖型抗菌药，在钙离子缺乏时，其抗菌活性很小或几乎没有，当钙离子的浓度达到 1.25mmol/L 时，药物活性达到最大。达托霉素口服吸收差，主要分布在细胞外间隙，不易穿透血-脑屏障及胎盘屏障。该药极少或者不发生代谢，主要通过肾排泄，78%以原形随尿液排出，6%随粪便排出，可被血液透析和腹膜透析清除。肺泡含有复杂的蛋白和脂类化合物构成的表面活性物质，大大降低了达托霉素的疗效，因此不推荐其用于肺炎治疗。

3. 注意事项　①对于接受达托霉素治疗的患者，应对其肌肉痛或肌无力等进行监测，并在治疗中监测磷酸肌酸激酶水平。②本品可被肺泡表面活性物质灭活，故不用于治疗肺炎。③属妊娠用药 B 类，在有明确指征时可用于妊娠期患者。哺乳期患者用药期间应暂停哺乳。④本品可能导致嗜酸性粒细胞肺炎。⑤接受达托霉素治疗的患者，应考虑暂停使用可能导致横纹肌溶解的药物。

（十二）喹诺酮类

1. 简述　喹诺酮类抗菌药物通过抑制细菌脱氧核糖核酸的合成而实现杀菌作用。其作用靶点为细菌的 DNA 回旋酶及拓扑异构酶Ⅳ，这两种酶均参与细菌 DNA 的复制。对于大多数革兰氏阴性菌，DNA 回旋酶是喹诺酮类药物的主要靶酶，而对于大多数革兰氏阳性菌，喹诺酮类药物主要抑制细菌的拓扑异构酶Ⅳ。喹诺酮类药物吸收入血后和血浆蛋白的结合率很低，可以分布到泪腺、唾液腺、泌尿生殖系统和呼吸系统。不同喹诺酮类药物的排泄途径不同，培氟沙星主要在肝脏代谢，通过胆汁排泄，而氧氟沙星、左氧氟沙星等都是经过肾脏代谢，经尿液排出。

2. 分类　喹诺酮类抗菌药物主要分为四代：第一代喹诺酮类抗菌药物的代表药物为萘啶酸，其抗菌谱较窄，对沙门菌属、大肠埃希菌、志贺菌、变形杆菌属均有抗菌活性，但抗菌能力不佳，在现阶段临床中已经很少使用。第二代喹诺酮类抗菌药物的代表药物为吡哌酸，在抗肠杆菌科细菌中其效果显著优于第一代药物。第三代喹诺酮类药物诺氟沙星于20世纪70年代末上市，被称为氟喹诺酮类，目前第三代药物临床应用较多，常用药物有诺氟沙星、左氧氟沙星、环丙沙星、氟罗沙星等。第三代药物对一些革兰氏阴性菌及葡萄球菌等革兰氏阳性菌的抗菌作用进一步加强，对变形杆菌、沙门菌等的抗菌活性较强，对流感嗜血杆菌的敏感度更高，但其针对铜绿假单胞菌等细菌的效果不显著。该类药物广泛用于泌尿生殖系统疾病、胃肠疾病，以及呼吸道、皮肤组织的革兰氏阴性细菌感染的治疗。第四代喹诺酮类抗菌药物的代表药物为莫西沙星、加替沙星。莫西沙星对非典型病原体（肺炎衣原体、支原体等）、革兰氏阳性球菌的作用较强；加替沙星、莫西沙星等对脆弱拟杆菌等厌氧菌的抗菌作用较强。

3. 注意事项　①对喹诺酮类药物过敏者禁用。②18岁以下未成年患者避免使用本品。③妊娠期及哺乳期患者避免应用本类药物。④用药期间需定期监测肝功能、肾功能和血常规等。⑤肌腱断裂可发生在治疗过程中或治疗结束时，也有报告在治疗结束数月后发生肌腱断裂。患者发生肌腱疼痛、肿胀、炎症或断裂时，应停止使用本品。⑥血糖紊乱主要发生于那些同时口服降糖药或使用胰岛素的老年患者中。⑦该类药物易引起皮肤光敏反应，因此建议患者在用药期间应该避免过度暴露于光源下，做好防晒。发生光毒性反应时应停药。⑧氟喹诺酮类药物可能导致患者出现中枢神经系统反应（如头晕、急性或短暂的目盲），在驾驶或操作机械之前应考虑对该类药物是否有反应。

（十三）其他抗菌药物

1. 甘氨酰环素类　本类抗菌药物的抗菌机制与四环素类似，通过与核糖体30S亚基结合而抑制细菌蛋白质合成。甘氨酰环素类抗菌药物的代表药物为替加环素。替加环素是第一个用于临床静脉内给药的甘氨酰环素类抗菌药物，其抗菌谱广，抗菌活性强，并且能克服大多数细菌外排泵和核糖体保护两种耐药机制的产生。替加环素对革兰氏阳性或革兰氏阴性需氧菌、非典型病原体及厌氧菌有很好的抗菌活性，尤其对高度耐药的细菌，如万古霉素耐药肠球菌、甲氧西林耐药的金黄色葡萄球菌、青霉素耐药的肺炎链球菌，仍有很好的抗菌效果。另外其对产超广谱β-内酰胺酶的大肠埃希菌、肺炎克雷伯菌、产酸克雷伯菌、大部分脆弱拟杆菌及多数肠杆菌属也具有活性。替加环素对细胞组织和体液的穿透性良好，能快速而广泛地分布于全身各组织，在胆汁中浓度最高，基本以原形参与循环，半衰期长达40h，主要通过粪便排出，不需根据年龄、性别和肾功能情况进行剂量调整。

2. 硝基咪唑类　本类有机化合物是一类具有5-硝基咪唑环结构的药物，具有抗原虫抗菌活性，同时也具有很强的抗厌氧菌作用。药物进入易感的微生物细胞后，在无氧或少氧环境和较低的氧化还原电位下，其硝基易被电子传递蛋白还原成具有细胞毒作用的氨基，破坏DNA的双螺旋结构或阻断其转录复制，发挥迅速杀灭厌氧菌、有效控制感染的作用。1978年WHO确定甲硝唑为基本及首选的抗厌氧菌感染用药。其后，一系列衍生药物不断被开发出来。甲硝唑、替硝唑、奥硝唑分别是用于临床的第一、二、三代抗厌氧菌药物。

硝基咪唑类对拟杆菌属、梭杆菌属、普雷沃菌属、梭菌属等厌氧菌均具有高度抗菌活性，对滴虫、阿米巴和蓝氏贾第鞭毛虫等原虫亦有良好活性。

3. 噁唑烷酮类　本类药物通过抑制细菌蛋白质的合成而达到抗菌效果，对革兰氏阳性菌及其多重耐药菌的感染有较好的治疗效果。利奈唑胺是第一个用于临床的人工合成噁唑烷酮类药物。它能够与细菌 50S 核糖体亚基的核糖体肽酰转移酶活性中心相结合，发挥一定的抗菌作用。其主要将蛋白质合成的起始阶段作为作用靶位，并不影响蛋白质合成的肽链延长或终止阶段，即使与其他抗菌药物的作用位点重叠或相近，其也能通过抑制肽链的移位而产生抗菌作用。研究发现，利奈唑胺对大部分葡萄球菌属及链球菌属表现出较强的杀菌作用，对多重耐药的革兰氏阳性菌均表现出良好的抗菌作用，但对肠球菌仅显示出抑菌作用。

抗菌药物是治疗感染性疾病最重要及最有力的"武器"，准确、合理地使用抗菌药物是临床工作者的责任，广谱抗菌药物未必好于窄谱抗菌药物、新型抗菌药物未必好于经典的抗菌药物，只有做到个体化给药、精准治疗，才能为感染患者的获益提供有力保障。

参 考 文 献

国家卫生计生委医政医管局，国家卫生计生委合理用药专家委员会. 2017. 国家抗微生物治疗指南. 2 版. 北京：人民卫生出版社.

《抗菌药物临床应用指导原则》修订工作组. 2015. 抗菌药物临床应用指导原则. 北京：人民卫生出版社.

Gilbert D N，Chambers H F，Eiopoulos G M，et al. 2019. 热病：桑福德抗微生物治疗指南. 48 版. 范洪伟，王焕玲，周宝桐，等译. 北京：中国协和医科大学出版社.

Jorgensen J H， Pfaller M A. 2021. 临床微生物学手册. 11 版. 王辉，译. 北京：中华医学电子音像出版社.

Clinical and Laboratory Standards Institute. 2018. Methods for dilution antimicrobial susceptibility tests for bacteria that grow aerobically；Approved standard，11th ed. CLSI document M07-A10. Wayne，PA：Clinical and Laboratory Standards Institute.

Clinical and Laboratory Standards Institute. 2022. Performance standards for antimicrobial susceptibility testing. CLSI document M100-S32. Wayne，PA：Clinical and Laboratory Standards Institute.

第三章　感染性疾病的基础治疗

感染性疾病的治疗是若干基础治疗的集合。多种因素均影响患者治疗方案的确定，在开始治疗之前，要确定感染的确实存在，排除临床表现与感染性疾病类似的疾病，如自身免疫性疾病、肿瘤等。如果感染被证实确实存在，还要明确感染部位及是否需要切开引流或手术。另外，如营养治疗、微生态制剂等对于感染患者的作用也日益突出。本章就感染性疾病的各项基础治疗进行阐述。

第一节　营　养　治　疗

从 1968 年 Wilmore 和 Dudrick 在《美国医学会杂志》报道首例全肠外营养（total parenteral nutrition，TPN）救治病例开始，现代临床营养治疗发展至今已超过半个世纪。"营养支持"一词最先由 Dudrick 等提出，一直沿用至今。经过半个世纪的发展，大家对临床营养学的认识不断深入拓展，临床营养支持不仅是提供"支持"的手段，其在患者综合治疗中的重要性和必要性已得到医学界公认，甚至成为某些疾病的有效治疗方法。2009 年美国肠外肠内营养学会（American Society for Parenteral and Enteral Nutrition，ASPEN）在其发布的营养指南中正式以标题的形式提出"营养支持治疗"。2017 年 ASPEN 在更新其营养指南时，标题及正文中均以"营养治疗"形式提出。同样，欧洲肠外肠内营养学会（European Society of Parenteral and Enteral Nutrition，ESPEN）在其最新发布的几个指南的关键词和全文中均使用了"营养治疗"。尽管仅是两字之差，反映的却是理念的改变，临床营养支持的作用已由当初单纯的补充支持转变为通过合理、有效提供合适的营养底物、选择正确的喂养途径和时机，调节机体代谢过程，维护机体重要器官功能，提高患者救治成功率。2020 年新型冠状病毒蔓延全球，疫情暴发以来，各国医学专家都在积极探索有效的救治方法。客观上说，新型冠状病毒肺炎疫情的来势汹汹也在某种程度上更新了很多人对于临床营养的认识，从疫情期间多国临床营养专业学会纷纷发布针对新型冠状病毒感染患者营养治疗的推荐意见或者专家共识可见一斑：面对新型冠状病毒肺炎这种缺乏特效药物的感染性疾病，能否为患者提供有力的支持措施如呼吸支持、循环支持及营养治疗等，往往成为其能否战胜病毒并最终从感染打击中获得康复的关键因素。综上所述，营养治疗已经成为感染性疾病综合治疗中必不可少的一环，积极有效的营养治疗对于提高患者免疫功能、缩短病程及降低重症患者死亡率都具有重要意义。

一、感染与营养治疗

（一）感染时的营养代谢变化

1. 糖代谢的变化　高血糖是脓毒症患者最常见的代谢紊乱之一，是糖原代谢改变和严重的胰岛素抵抗的结果。多项研究显示，糖代谢异常与疾病严重程度密切相关，并且对患者的预后有直接的影响。感染应激时出现的糖代谢异常（高血糖或低血糖）发生机制比较复杂，可能与激素分泌增加、细胞因子大量释放及外周组织胰岛素抵抗密切相关。感染应激状态下糖皮质激素分泌显著增加，尤其对于重症患者，这是其病生理状态下最重要的一个反应，感染应激状态下糖皮质激素分泌可超出平时 10 倍以上，进而大大增强其促进蛋白质分解及脂肪动员的效应，并促进糖原分解，增加血糖生成来源，同时还能进一步减少外周组织对胰岛素的反应性和敏感性，加剧胰岛素抵抗。脓毒症患者体内细胞因子及炎症介质大量释放，如 IL-6、肿瘤坏死因子（tumor necrosis factor，TNF）-α 等，这些细胞因子既可以刺激胰高血糖素、皮质醇等激素分泌增加而影响糖代谢，又可以通过直接作用影响糖代谢，引起肌肉和肝脏等组织受体的胰岛素抵抗，尤其是肝脏的胰岛素抵抗导致糖异生作用增强，使内源性葡萄糖生成增加，此外儿茶酚胺类激素及生长激素的水平均会升高，这些都会引起糖耐量异常，加重高血糖。如前所述，导致脓毒症诱导的高血糖的分子机制是非常复杂的，包括炎性细胞因子的影响和维持正常葡萄糖稳态的调节激素的改变。而在疾病后期，脓毒症还可表现为多系统器官衰竭引起的低血糖。

需要注意的是，血糖水平异常升高也是诱发甚至加重感染的危险因素之一：高血糖会损害患者免疫系统功能，从而进一步损害宿主抵抗感染的能力。考虑到这些影响，高血糖是危重患者不良结局的独立预测因子也就不足为奇了。有研究显示，糖尿病患者本身就容易合并感染，这主要是体内起防御作用的白细胞功能减退的结果；与正常对照组相比，糖尿病患者体内白细胞的趋化性显著低于正常人。因此，对于感染患者，将其应激状态下的血糖水平控制在适当范围势必有利于患者的康复；而积极控制感染，也能通过改善体内糖代谢进而减少血糖异常波动引起的系列并发症，两者是相辅相成的。

2. 蛋白质代谢的变化　重症感染如脓毒症所致的全身应激反应将导致机体呈现严重的分解代谢状态，对蛋白质代谢的影响亦是如此。胰高血糖素、糖皮质激素、儿茶酚胺等激素分泌增加促进了高分解代谢，炎症介质如 IL-6、TNF-α 等水平升高和组织对促进合成的激素和因子[如胰岛素、生长激素及胰岛素样生长因子（IGF-1）等]敏感性下降，都导致了蛋白质的分解。加速的蛋白质分解导致脓毒症患者处于明显的负氮平衡，进而导致骨骼肌萎缩、退化，延长危重患者的康复时间。除了普遍的蛋白质分解，脓毒症还与循环氨基酸浓度的改变有关。一般来说，来自外周肌肉组织分解的氨基酸主要被转移到肝脏以支持急性期反应物（如炎症介质、细胞因子等）的合成。脓毒症患者进行营养治疗的目的之一是通过获得足够的氨基酸补充来缓解蛋白质分解代谢的影响，尽管对于预防蛋白质分解代谢的理想策略仍存在争议。

3. 脂代谢的变化　除了加速蛋白质分解外，脓毒症还表现为脂肪分解增加，因为脂肪是感染患者的主要能量来源。脓毒症患者体内的脂肪动员超过脂肪氧化。在感染应激状态下，大量释放的内毒素可以通过对细胞因子和激素的作用升高血中游离脂肪酸的浓度。肾上腺素、去甲肾上腺素分泌增加，刺激脂肪分解，进而升高血浆游离脂肪酸水平。脓毒症时血中儿茶酚胺类浓度明显升高，可增加脂肪组织中的血流，升高血中酮体浓度进而增加脂肪分解。游离脂肪酸动员作为三羧酸循环的主要氧化燃料，在重症感染患者中的供能占比显著升高。但脓毒症可引起高三酰甘油血症、极低密度脂蛋白清除障碍、酮体生成受抑等脂肪代谢障碍，从而影响脂肪的氧化供能。脓毒症患者的脂质代谢发生改变，其特征是血清三酰甘油升高，循环脂蛋白水平降低。此外，某些具有抗炎效应的脂类（如 ω-3 脂肪酸）的使用已被证明可以改善脓毒症患者的预后。

4. 其他营养素的代谢变化　除了宏量营养素的代谢变化外，脓毒症还与各种微量营养素的变化有关，包括微量元素和维生素等。微量营养素在新陈代谢和细胞稳态中发挥关键作用，有证据表明，危重患者体内微量营养素水平较低时，其多系统器官衰竭和死亡的风险较高。脓毒症中研究得最充分的两种微量元素是硒和锌。硒是一种具有抗氧化和抗炎特性的微量矿物质，在脓毒症患者中可观察到硒元素缺乏，且硒水平降低与危重患者预后不良相关，一些研究表明在危重患者中补充硒可以降低死亡率。但考虑到一些研究的方法学问题及重症患者人群的异质性，目前还需要更多可靠的研究数据，还没有推荐对脓毒症患者常规补充硒。锌是另一种基本的微量元素，在细胞稳态、免疫功能和应激反应中发挥关键作用。在临床前脓毒症模型中，缺锌增加了死亡率。与非脓毒症对照组相比，脓毒症患者循环中锌水平更低。尽管很多专家同意微量元素治疗可能对脓毒症有益，但在患者人群选择、特定微量元素的选择和最佳剂量方面仍存在争议，还需要更多可靠研究进一步验证。

（二）感染对营养物质消化吸收的影响

多种感染性疾病也会对胃肠道功能产生明显影响，进而影响营养物质的消化吸收。研究显示，重型新型冠状病毒肺炎患者的厌食发生率高达 66.7%，一方面考虑由疾病本身引起，另一方面可能是治疗药物引起的不良反应。肠道是新型冠状病毒侵袭的靶器官之一，即使在没有呼吸道症状的情况下，也有 28% 的患者出现腹泻等胃肠道症状。许多重型和危重型呼吸道感染患者在接受无创机械通气的过程中，往往胃部胀气严重、腹内压明显升高，引起肠内营养不耐受和误吸风险。严重腹腔感染常伴有胃肠道功能障碍，腹腔内的炎症、肠瘘、肠梗阻等病变将导致胃肠道功能障碍或局部解剖结构的改变，使胃肠道的消化吸收、运输、屏障等功能显著受损，给患者的肠内营养治疗带来困难。抗病毒药物如阿比多尔、洛匹那韦、利托那韦等，也会引起食欲减退、腹泻等消化道症状。除了抗病毒药物的不良反应之外，抗菌药物治疗引起的肠道菌群失调，进而导致的抗生素相关性腹泻甚至假膜性肠炎等并发症，也会影响患者胃肠道对营养物质的消化吸收。因此，严格把握广谱抗菌药物的应用指征、时机和疗程，对于减少患者胃肠道并发症、提高营养治疗效果也有积极的意义。

（三）营养治疗对感染性疾病治疗的作用

如前所述，机体在感染应激状态下处于高分解代谢状态，静息能量消耗增加、内稳态失衡。如感染持续存在或加重，机体自身组织不断消耗，瘦组织群丢失，此时若无及时、充足的营养补充，将影响重要器官的功能和结构，严重时甚至导致多器官功能障碍或衰竭。同时，在应激初期，机体存在严重代谢紊乱、耐受性差，不适当的营养物质摄入不仅不能起到有效的营养治疗效果，反而会造成代谢并发症，影响患者预后。传统的营养支持观念重在维持患者能量需求和氮平衡。而随着临床营养学的发展，人们对营养素在维持危重患者内环境平衡中的分子和生物学效应，在理论认识及临床应用方面均得到长足进步，营养治疗已成为重症感染患者整体救治过程中不可缺少的一个组成部分。早期肠内营养、适当的宏观和微量营养素给予、精细化的血糖控制对改善感染患者的临床结局都起到了积极的作用。当然，营养治疗并不能完全阻止和逆转重症感染时严重应激的分解代谢状态和人体组成改变，但积极而合理的营养治疗，可减少蛋白分解及增加合成，改善潜在和已发生的营养不良状态，防治相关并发症的发生。因此，针对感染患者的代谢状况进行合理的营养治疗（包括适当的营养治疗时机、方式、途径，营养底物的构成和配比等），以减缓患者的代谢应激反应，防止细胞氧化损伤，调节免疫反应，维持细胞、组织代谢及器官正常结构和功能，这些是该类患者进行营养治疗的重要目标。

（四）感染性疾病患者的营养评估

并非所有的感染性疾病患者都存在显著的营养风险或营养不良，因而也不是所有感染患者都需要积极的人工营养干预。目前国内外相关专业指南推荐的规范化营养治疗步骤应包括营养筛查、营养评定、营养干预及监测，其中营养筛查是第一步。因此，在对患者进行营养治疗之前，应先对患者进行营养状态评估，通过营养筛查和营养评定确定需要营养干预的患者，实施精准营养干预。

应用量表化的工具初步判断患者营养状态，是进行营养治疗的第 1 步。临床上针对患者营养状态有多种筛查和评估工具，如营养风险筛查 2002（nutritional risk screening 2002，NRS 2002）、重症患者营养获益（the nutrition risk in critically ill，NUTRIC）评分、微型营养评定、营养不良普遍筛查工具、简单的营养评估问卷和主观全面评定法。2016 年 ASPEN 联合美国危重医学会（Society of Critical Care Medicine，SCCM）发布的《成人危重症患者营养支持与评估指南》中指出在众多的筛查工具中，NRS 2002 工具和 NUTRIC 评分能同时考虑到营养状态的改变和疾病的严重程度，是推荐的筛查工具。

需要注意的是，营养评估应包括对患者疾病状况、胃肠道功能和误吸风险等因素的综合评估。对于重症感染患者，由于存在特殊的病理生理变化和显著的炎症反应状态，急性期大量细胞因子和炎症介质合成和释放，肝脏合成向这些急性相蛋白倾斜，传统的血清蛋白标志物（如血浆白蛋白、前白蛋白、转铁蛋白、视黄醇结合蛋白等）水平并不能可靠反映重症患者的营养状态，而人体测量学在评估重症患者的营养状况或营养治疗充分性方面也不可靠；降钙素原、C-反应蛋白、白介素-1、肿瘤坏死因子、白介素-6 和瓜氨酸的个体水平仍在研究中，也不应作为营养评价替代标志物。因此，建议不要使用传统的营养指标或替代指标作为重症感染患者急性期的营养评价指标。

二、感染性疾病的营养治疗方案

目前临床上普遍推荐采用"五阶梯"营养干预模式，即饮食＋营养教育、饮食＋口服营养补充（oral nutrition supplement，ONS）、肠内营养（enteral nutrition，EN）、EN＋补充性肠外营养（supplemental parenteral nutrition，SPN）、TPN 共 5 级阶梯。当下一级阶梯的营养支持方式不能满足 60%目标能量需求达到 3～5 天时，应选择上一级阶梯的方式。"五阶梯"营养干预模式有助于规范患者的营养干预方式，充分地发挥营养干预显著提高临床治疗效果、显著提高卫生经济学效益的双重作用。

（一）轻、中症感染患者的营养治疗方案

轻、中症感染患者营养治疗最主要就是要做到均衡膳食和保证充足的能量和蛋白质。对于普通饮食能满足目标能量和目标蛋白质需要量的患者，可给予均衡膳食。轻、中症感染患者的食欲因受疾病或药物等影响而减退，因此最佳方式是少食多餐，可以考虑加餐；根据胃肠功能情况可增加上午及下午间餐，必要时可夜间加餐，加餐可以选择肠内营养制剂或水果、奶类、坚果等食物。对于轻症感染患者，特别强调每天摄入优质蛋白类食物，推荐每日 150～200g，包括鱼、瘦肉、蛋、奶、大豆和坚果，并尽可能做到食物多样化；摄入足量蔬菜水果等保证维生素的需求，必要时可适量口服复方维生素、矿物质制剂等；适量增加必需脂肪酸摄入，包括通过多种烹调油增加必需脂肪酸摄入，特别是使用含单不饱和脂肪酸的植物油，总脂肪供能比达到膳食总能量25%～30%；保证充足饮水量，总量应不少于每日1500ml，可以选择饮温开水、淡茶水或饭前饭后饮菜汤、鱼汤、鸡汤等，不喝碳酸饮料。对经口进食不能满足能量和营养素需求总量60%的患者，建议予以 ONS；不能进食或进食不能满足目标能量60%的患者，可给予口服或管饲肠内营养；低白蛋白血症患者可在标准整蛋白制剂基础上额外补充乳清蛋白，加强蛋白质供给。另外，感染患者还应禁烟酒，避免辛辣刺激性食物，食物要生熟分开和烧熟，食物处理时应生熟分开，肉类务必要烧熟煮透，尤其是肉、禽、蛋和水产品，以免感染病菌和寄生虫；注意作息规律，保证睡眠时间及适量的活动。

（二）重症及危重症感染患者的营养治疗方案

1. 营养支持方式　与其他重症患者类似，重症感染患者的营养治疗应首选口服或 EN 的方式。可进食的患者根据病情选用利于吞咽和消化的流质食物，随病情好转可摄入易于咀嚼和消化的半流质食物，逐步向普通膳食过渡；饮食不足者，增加 ONS。不能经口进食或经口进食不足目标能量60%的危重症患者可利用鼻胃管或鼻空肠管行 EN 支持。肠黏膜需要食物的直接接触刺激，否则将导致小肠绒毛塌陷和黏膜屏障萎缩，甚至引起肠道细菌移位导致继发感染，因此，EN 对胃肠道黏膜的刺激作用是维持胃肠道结构和功能的基础。EN 对肠道的作用具有局部刺激而系统受益的效果，即使仅有部分肠道与食物接触，通过神经内分泌调节亦可使整个肠道甚至是其他脏器受益。对于重症感染早期，通过积极的感染源控制、抗菌药物使用及液体复苏等纠正休克，并纠正酸中毒和低氧血症，使机体内环境趋于稳定，在排除 EN 禁忌证后，应尽早启动 EN，以维护肠黏膜屏障、减少肠道细菌移位、调整机体代谢，有助于降低患者并发症发生率和病死率、缩短住院时间，改善预后。也有研究显示，EN 的这种优势主要与减轻重症应激反应、降低分解代谢程度、减少炎症介质释放、促进合成代谢和机体恢复、维持和改善肠道及机体免疫功能有关。因此，对重症感染患者而言，临床营养的普遍原则"只要肠道有功能，就优先使用肠道；哪段肠道有功能，就使用哪段肠道"仍然是适用的，EN 由于其维护肠屏障功能和免疫功能，以及简化血糖管理等优势，目前被大多数国际指南推荐作为营养治疗的首选方式。

实际上，重症感染（如脓毒性休克）患者在应激早期，存在血流动力学不稳定、内环境紊乱、胃肠功能严重受损等情况，EN 难以实施；而由于疾病和治疗措施等多种原因，很大一部分重症感染患者（例如，腹腔感染患者）在 ICU 期间单纯依靠 EN 很难满足机体

对能量和蛋白质的需求。另外，许多重症感染患者在使用 EN 过程中易出现不耐受、中断或推迟实施等情况，从而造成能量缺乏及负氮平衡；而长时间能量及蛋白质缺乏将导致机体瘦组织群消耗，组织器官功能受损，影响患者预后。因此，对于无法实施有效 EN 或 EN 提供的能量和营养底物<60%机体目标需求量的重症患者，肠外营养（parenteral nutrition，PN）仍是重要的营养治疗方式。因此，在 EN 启动前，应对患者使用 EN 的可行性进行全面评估；当患者存在 EN 禁忌或不能耐受足够的 EN 时，应考虑启动 PN，此时给予 SPN，仍可使多数重症患者获益。SPN 是指 EN 不足时，部分能量和蛋白质需求由 PN 来补充的混合营养支持治疗方式。合理的 SPN 能满足重症患者对能量和蛋白质的需求、调整氮平衡、促进蛋白质合成，有效改善患者营养状况，降低并发症发生率，改善临床结局。随着重症患者胃肠道功能逐渐恢复，其对 EN 耐受性提高，应逐渐增加 EN 剂量，相应逐渐减少 SPN 剂量，最终过渡到完全 EN 乃至经口进食。近年来，随着血糖管理技术提高、新型脂肪乳剂的问世、精确的营养底物供给及对导管感染等风险的管控和处理，EN 和 PN 之间的差别正逐步缩小。与之相应，重症患者营养治疗模式已从单一 EN 或单一 PN 趋向 EN 联合 SPN 的方式转变，这样既保留了 EN 和 PN 的各自优势，又克服了单一应用的不足和缺点，进而提高了重症患者临床营养治疗的效果。

2. 营养治疗启动时机　重症患者进入 ICU 的 24～48h 内启动营养治疗可减少营养底物摄入不足对临床结局的影响。临床研究结果显示：早期 EN 对降低重症患者病死率、感染性疾病并发症发生率，缩短 ICU 住院时间和总住院时间方面优势明显。需要注意的是，重症患者复苏早期、血流动力学尚未稳定或存在严重代谢性酸中毒的阶段，均不是开始营养治疗的安全时机，只有在生命体征稳定的情况下才能进行营养治疗。严重脓毒性休克者过早启动 EN 可明显增加肠道缺血或结肠假性肠梗阻的发生率。这些都导致了并非所有需要营养治疗的重症患者都能在入 ICU 后 24～48h 内开始营养治疗。推荐在血流动力学稳定的前提下，若重症感染患者无 EN 禁忌证或不耐受情况，考虑到早期 EN 的潜在获益超过其风险，可在 24～48h 内启动 EN；对存在危及生命的低氧血症、高碳酸血症患者，推迟 EN 时间；在稳定性低氧血症及代偿性或允许性高碳酸血症时，可开始 EN；对于接受体外膜氧合及俯卧位通气的患者，建议早期开展 EN。

在重症感染应激初期，机体内源性产热增加，此时如果摄入过量的能量或蛋白质，容易造成过度喂养，而过度喂养将抑制机体重要器官的细胞自噬（这是机体选择性清除多余或损伤线粒体、对线粒体质量控制及细胞生存具有重要作用的一种保护性机制），进而造成对临床结局的不利影响，因此，这可能是营养相关权威指南对于重症患者不推荐早期进行 PN 的主要原因。目前关于 SPN 的给予时机尚存在争议，不同研究得出的结论也有较大差异。不同国际营养学会指南在 SPN 应用时机的推荐意见上也不一致。2018 年 ESPEN 指南推荐，实施肠内营养 2～3 天仍未能达到目标需要量时，应在 24～48h 启动 SPN。但美国胃肠病学会、ASPEN 和 SCCM 指南推荐意见却认为，无论营养风险高低，EN 提供的能量和蛋白质无法达到目标需要量的 60%时，第 1 周内也暂不使用 SPN，而是在 1 周之后再应用 SPN。事实上，营养治疗的效果与疾病严重程度和机体营养状态密切相关：重症患者营养风险越高，如果早期给予目标需要量的能量和蛋白质，患者的临床结局越能得到明显改善；而营养风险较低，机体对能量和蛋白质缺乏的耐受程度相对较高，给予充足的营养治疗效果可能并不显著，可给予暂时性的允许性低热量营养治疗。临床实践中，由于每个患者感染的严重程度不同，营养风险的大小也各不相同，特别是严重感染患者的异质性较大，使得 SPN 的给予时机不尽相同。因此，准确评估营养风险对于指导严重感染患者何时实施 SPN 具有重要意义。目前中华医学会肠外肠内营养学分会发布的专家共识认为：NRS 2002＜3 分或 NUTRIC 评分＜5 分的低营养风险患者，如果 EN 未能达到 60%目标能量及蛋白质需求量超过 7 天时，则启动 SPN 支持治疗；NRS 2002≥5 分或 NUTRIC 评分≥6 分（含 IL-6）的高营养风险患者，如果 EN 在 48～72h 内无法达到 60%目标能量及蛋白质需求量时，推荐早期实施 SPN。

3. 营养治疗途径和输注方式　EN 途径的选择取决于患者的病情、患者的精神状态、营养支持的时间及是否存在反流风险。机械通气的急性呼吸窘迫综合征患者由于气管插管，在实施 EN 时往往比较困难，并且因为患者长期卧床导致胃动力不足，容易出现胃潴留，有较高的吸入性肺炎的风险。在进行 EN 干预时，鼻胃管应作为初始 EN 的标准途径；如果患者存在胃排空障碍、反流且应用促胃肠动力药无效或存在高误吸风险，或者不能耐受经鼻胃管喂养，则建议可采用幽门后喂养，如内镜辅助将导管头送过幽门进入十二指肠，通过肠道蠕动自行进入空肠，或者经皮内镜下空肠造瘘均可。幽门后喂养途径吸入性肺炎的发生率要远小于经胃喂养。如预计 EN 支持时间＞4 周，也可使用胃或空肠造瘘置管。危重症患者推荐持续给予 EN，应用重力滴注或肠内营养输注泵泵入营养液，尽量避免单次大量输注。单次大量输注常常会引起腹胀、腹泻、恶心、呕吐等不良反应，反而加重病情。

在进行 PN 干预时，无论是给予 TPN 还是 SPN，均应以 "全合一"（all in one，AIO）营养液的方式输注。应避免多瓶串输及单瓶输注。AIO 与多瓶串输相比，可减少 50%～60%感染率及 1%～13%导管相关性感染导致的病死率。当 AIO 渗透压摩尔浓度≤900mOsm/L 且连续使用时间≤14d 时，可通过外周静脉途径输注；而 AIO 的渗透压摩尔浓度＞900mOsm/L，或是连续使用时间＞14 天时，则应通过中心静脉输注[包括经外周置入中心静脉导管（peripherally inserted central catheter，PICC）途径]。

4. 营养治疗的禁忌证　以下情况需延迟启动营养治疗。

（1）EN 的禁忌证：①休克未得到有效控制，血流动力学及组织灌注未达到目标时。②存在危及生命的低氧血症、高碳酸血症或酸中毒时。③存在活动性上消化道出血的患者。④存在明显肠道缺血的患者。⑤肠瘘引流量大，且无法建立达到瘘口远端的营养途径时。⑥存在腹腔间室综合征的患者。⑦胃内抽吸量＞500ml/6h 时。EN 的其他禁忌证：肠梗阻、严重持久的肠蠕动消失、难治性呕吐或腹泻等。

（2）PN 的禁忌证：主要包括高渗透压、重度高血糖、重度电解质紊乱、容量超负荷、静脉通路不足。尚不明确 PN 的相对禁忌证。然而，下列情况通常应避免使用 PN：未纠正的脓毒症、全身炎症反应综合征、轻度呕吐、消化道出血、短期机械通气，以及暂时停用 EN 但预期可很快恢复使用的情况。

（三）营养治疗的监测

营养治疗监测包括常规监测和相关并发症监测。常规监测：①每日监护患者病情变化，一旦胃肠道情况允许，尽早开始 EN；EN 应用期间应监护患者胃肠道的耐受情况和营养物质摄入量、胃肠道潴留等情况。②密切监护患者的生命体征、出入量，定期进行综合营养评定，包括营养状况评定、体重及肌肉变化评定，以及相关实验室指标（如白蛋白、转铁蛋白、视黄醇结合蛋白、前白蛋白、肝肾功能、电解质、血糖、血脂、血常规、凝血等，尽管这些传统营养指标或替代指标在重症监护中没有得到验证，但目前还缺乏经过验证的新指标）评定。③密切监测患者在营养治疗过程中是否发生相关并发症，并结合患者情况，分析并发症的发生原因并采取措施积极处理。

1. EN 常见并发症 ①机械性并发症：如鼻、咽及食管损伤，喂养管堵塞，喂养管拔除困难，造口并发症等。②胃肠道并发症：主要表现为胃肠道不耐受的症状，如腹胀、腹痛、恶心，严重者可出现呕吐、腹泻等。③代谢并发症：主要包括水、电解质及酸碱代谢异常，糖代谢异常，微量元素异常，维生素及必需脂肪酸缺乏，肝功能异常。④感染并发症：主要包括营养液的误吸引起的吸入性肺炎和配制、储存及使用过程中的污染两方面。因此，应注意患者是否存在鼻、咽、食管损伤或炎症，尽量不选择过粗或质硬的喂养管，喂养管放置时间应适当，注意预防营养液污染；提醒主管护士加强患者口腔和鼻腔的护理，预防局部感染；鼻饲后用温开水冲洗管道防止管道堵塞等。

2. PN 相关并发症 ①机械性并发症：常发生在中心静脉置管的穿刺过程中，不同穿刺部位并发症类型和发生率不尽相同，穿刺前应尽量纠正患者的凝血功能异常，选择合适体位，采用超声静脉定位等，有助于减少并发症的发生。②感染并发症：中心静脉导管相关感染是 PN 最常见、最严重的并发症，包括全身感染和局部感染。全身感染是导管所致菌血症或脓毒血症，患者可出现寒战、高热、呼吸急促、低血压等，严重者可出现意识模糊。实验室检查可见血中白细胞、中性粒细胞、降钙素原、C-反应蛋白等感染相关指标升高。局部感染是发生在导管局部皮肤或周围组织的感染、腔隙感染或隧道感染。预防导管相关感染最重要的措施是在穿刺置管、PN 配制、给药和导管护理时严格遵守无菌原则，一般不需预防使用抗菌药物。明确发生导管相关感染的患者必须拔除导管，并送导管尖端、导管出口渗液和经导管抽出的血样做培养；若患者症状持续且感染指标呈上升趋势，则应根据细菌培养结果给予抗感染治疗方案。③血栓栓塞并发症：随着 PN 时间延长，导管相关的静脉血栓形成发生率逐渐增高。下肢静脉置管较锁骨下静脉和上肢静脉置管易发生血栓，血栓形成后可逐渐增大并脱落，造成血栓栓塞，严重血栓栓塞可导致患者死亡。抗凝治疗可减少导管相关静脉血栓形成的发生率和血栓栓塞的风险，低分子量肝素和华法林均有预防作用，但肝素能影响脂肪乳的稳定性，禁止加入 AIO，且用于封管前必须冲管。导管阻塞常由导管内血栓形成或药物、无机盐沉淀所致，PICC 通路的发生率高于其他中心静脉通路。可试用溶栓药冲洗，必要时更换导管。④代谢性并发症：肠外营养中各组分（如葡萄糖、氨基酸、脂肪、电解质、维生素和微量元素等）供给不足或过量，均会引起代谢性问题。在临床实践中，准确评估每位患者的营养素需求是非常困难的，因此，必须积极进行营养监测，根据患者的代谢需求调整营养方案。

除了以上情况，还有一些在营养治疗过程中可能出现的并发症值得关注。①脂肪超载综合征：是由于脂肪乳剂输注速度和（或）剂量超过机体的脂肪廓清能力，导致的以血三酰甘油升高为特征的综合征。临床表现为肝脾大、黄疸、低蛋白血症、发热、急性呼吸窘迫综合征、代谢性酸中毒、血小板减少、出血、弥散性血管内凝血等。防治关键是了解不同来源脂肪乳剂的特性，避免过量、过速使用，评估患者的脂肪廓清能力，密切监测血三酰甘油水平，一旦发生立即停用，并对症处理。②再喂养综合征：严重营养不良患者体内磷含量常减少，在开始营养治疗后，特别是过快过量摄入能量底物后，ATP 合成增加可能导致血磷浓度迅速降低，从而导致一系列临床症状的出现，如可表现为危及生命的心律失常、神经精神改变（如谵妄、癫痫发作等），严重低磷还可引起呼吸肌无力、通气不足甚至呼吸衰竭。对于身体质量指数（BMI）＜14kg/m^2、过去 3～6 个月体重下降 20%或 15 天以上营养摄入显著降低的重症感染患者给予 EN 或 PN 时，应持续监测患者血清电解质尤其是血清磷的水平。若出现血清磷水平的显著降低，应警惕再喂养综合征。为避免喂养过程中出现再喂养综合征，建议缓慢增加能量，5 天以后达到目标能量的 80%，同时补充磷酸盐或高剂量（＞100mg 或 200mg）维生素 B$_1$。③肠衰竭相关肝病：是长期 TPN 的常见并发症，包括肝脏脂肪变性和肝脏胆汁淤积等。目前认为其发生机制复杂，一部分由过度喂养特别是葡萄糖过量引起，还可能与 TPN 中脂肪剂量和品种有关。对于长期 TPN 且已有肝酶升高的患者，可选择周期性输注（每次间隔 6～8h）以减少脂肪变性的发生；另外，可尽早给予 EN 刺激肠道，预防细菌过度生长，选择合适的脂肪乳剂，提供适宜的氨基酸和牛磺酸。④肠源性感染：长期 TPN 可能破坏肠黏膜的正常结构，肠黏膜上皮萎缩，肠壁变薄，肠通透性改变，肠屏障功能减退，肠道细菌移位引起肠源性感染。应尽早启动 EN，同时合理应用抗菌药物，减少肠道菌群失调的发生。

第二节　微生态干预

微生态学是一门研究微生物与微生物、宿主及与外界环境相互依存和相互制衡的学科，也是研究微生态平衡、失调及其调节的一门新兴学科。近年来，微生态学迅速成为国际的研究热点，学科研究成果迅速增加，受到国内外科学家和研究机构的一致重视。

一、人体微生态平衡与失衡

（一）人体微生态概述

1. 人体微生态概念与组成　人体微生态是指定居在人体不同生态区域的微生物状态。微生态不仅与人体的生理、病理有密切关系，而且与临床各个学科如内科、外科、妇科、儿科均有密切联系。

人体微生态菌群种类多，数量大，共同组成了人体微生态系统。根据达尔文的自然选择理论，人体微生物中不同菌群种类之间，菌群与病毒之间，菌群、宿主与环境之间，始终处于动态平衡的状态，共同选择、共同进化，形成一个互相依存的复杂生态系统。微生态学的核心是正常微生物群，所谓正常微生物群是指微生物与宿主在共同进化过程中形成的生态结构，包括所有病毒、细菌、真菌、寄生虫，以及生物活性物质等。一个成年人约有 10^{14} 个细胞，而正常机体可携带的微生物达 10^{13} 个菌细胞。

根据人体微生态菌群分布区域的不同，可分为胃肠道、口腔、呼吸道、皮肤和生殖道五个微生态系统。每个微生态系统的微生物种类及数量不尽相同，同一微生态系统不同生态环境的微生物种群和数量也有明显差别，各部分的正常菌群也有各自特点。对许多高等动物和人类来讲，胃肠道微生物种类和数量居多，最多分布在盲肠。在机体肠道内厌氧菌群占据优势，可达到总数的 95% 以上。厌氧菌主要有双歧杆菌、拟杆菌、消化球菌、消化链球菌、乳酸杆菌、梭菌等；需氧及兼性厌氧菌主要有肠杆菌、肠球菌、链球菌、葡萄球菌、假单胞菌等。

人体微生物种类、数量亦受机体内外因素的影响而变化，因此人体微生态系统是一个非常复杂系统。机体微生态菌群在宿主体内的分布是受宿主的结构和生理状态所影响的。在正常机体生理状态下，正常微生态菌群对宿主不显现致病作用。比如，可在正常人体皮肤表面检测出金黄色葡萄球菌，在消化道内检测出大肠埃希菌，在口唇周边可发现单纯疱疹病毒等。当机体健康状况差或免疫功能低时，金黄色葡萄球菌会引起炎症反应，大肠埃希菌引起腹痛、腹泻等症状，单纯疱疹病毒引起疱疹等生态失衡的表征，机体正常微生态组成也会遭到破坏，进而导致疾病的发生发展。

2. 正常微生态菌群功能 在漫长的人类进化过程中，微生物菌群对其宿主来说是必需的。正常微生态菌群定植在宿主后，可以让有害菌及条件致病菌无法在肠道定植，对抵御外来感染起预防和保护作用。微生态菌群大多与细胞紧密接触，充分交换物质和能量，甚至传递遗传物质信息。因此，正常微生物群对宿主具有重要生理作用。例如，微生物群在宿主的营养物质消化吸收代谢、免疫刺激、生物拮抗、延缓衰老等方面发挥至关重要的功效。

（1）营养物质消化吸收：微生态菌群参与物质代谢、营养转化和合成。食物进入体内后，营养物质一方面依靠消化液、肠道蠕动等作用被机体消化吸收，另一方面依靠肠道菌群起作用。由于结肠中的菌群密度和种类最高，所以肠道菌群的代谢和营养作用主要发生在结肠。人体肠道内有许多微生态菌群，在参与宿主的营养物质消化吸收、代谢，营养转化和合成中，起到重要作用。例如，肠道菌群把复杂多糖转化为单糖，将葡萄糖分解成乳酸；参与各类蛋白质的水解，将其分解成必需及非必需氨基酸；参与各类氨基酸的脱羧基和脱氨基；促进铁、镁、锌等矿物元素的吸收；合成多种人体生长发育必需的维生素，如B 族维生素、维生素 K、烟酸、泛酸等；参与胆汁代谢，将结合胆酸盐降解为游离胆汁酸，氧化羟基形成脱氧胆酸和石胆酸；参与胆固醇的代谢等生理功能。

（2）免疫刺激：健康人体肠道内存在着菌群免疫性抗体，肠内菌群丛能促进机体免疫器官的发育成熟，可以持续刺激宿主免疫系统发生免疫应答，产生的免疫物质能对具有交叉抗原组分的病原菌起到某种程度的抑制或杀灭作用。例如，肠道正常菌群中存在乳酸杆菌和双歧杆菌，可增强宿主的免疫功能。不仅活菌体有免疫作用，益菌体的破碎液和发酵液亦有免疫屏障活性。这些有益菌具有激活吞噬细胞和淋巴细胞的作用，形成抗体，刺激宿主免疫系统的发育，促进免疫细胞的增殖。

在生理条件下，肠道微生态菌群通过肠道黏膜物理屏障和免疫屏障传递大量的信号机制来保护宿主免受微生物感染。

（3）生物拮抗：正常菌群能够在人体肠道中某一特定部位黏附、定植和繁殖，菌群能在定植的部位形成一层"菌膜屏障"，这层"菌膜屏障"就像是肠道内的保护伞一样，可以阻隔经过消化道的外源性微生物。正常菌群通过营养竞争、产生代谢产物等方式拮抗病原菌使之不能定植。当致病菌侵犯机体时，首先需要突破皮肤和黏膜的生物屏障作用，生物屏障作用主要是宿主体内存在的正常微生物群，通过竞争、消化和分泌代谢产物和细菌素等方式拮抗致病菌，抵抗外源性微生物定植和侵袭体内的正常菌群，调整机体与正常菌群之间的平衡状态。

（4）延缓衰老：胃肠道作为一道屏障，维持人体的器官和组织免受环境的伤害。机体在衰老过程中，一般随年龄增加，机体对体内微生物菌群调整能力下降，会随着衰老而发生疾病。

机体在衰老过程中高水平炎症分子增多，机体可能出现身体虚弱等状况。同时，更容易出现感染、老年痴呆和心血管疾病等。机体衰老时消化道生理状态也发生一些改变，如牙齿受损、咀嚼能力下降、胃肠动力功能障碍、胃酸分泌减少、肠道神经系统发生退行性改变等，这些胃肠道的改变会影响肠道菌群组成及功能，并可能最终增加多种疾病的易感性。机体衰老时肠道菌群的变化主要是肠道菌群多样性的改变，梭状芽孢菌、双歧杆菌、放线菌数量下降，而小梭菌等硫化氢产生菌增加。

肠道菌群是与机体共生的最大微生物群，其对机体的影响是目前的研究热点。围绕着肠道菌群与衰老相关疾病的主题，对饮食、运动、补充肠道益生菌、益生元的研究越来越多，越来越深入透彻。综合生物学和生理学教授 David Walker 在 *Cell Reports* 上发表一项研究，表明衰老相关疾病的发病与肠道微生物菌群的变化有着非常紧密的联系。随着年龄增长，细菌细胞的数量大幅增加，菌群构成发生了变化。老年小鼠肠道微生物菌群失衡可能导致肠道渗漏，向体内释放引发炎症的细菌产物，损坏免疫功能和减少寿命，提示了改善老年人肠道健康和免疫功能的新策略。

（二）微生态平衡

1. 微生态平衡的定义　细菌与人体经过长期的相互选择和共同进化，微生物群与宿主和环境相互依赖、相互制衡，形成的动态稳定生理性平衡称为微生态平衡。对微生态平衡的认知是从不认识到认识，是由表及里逐层深化。

我国微生态学创始人之一康白教授曾指出："微生态平衡是指在长期历史进化过程中形成的正常微生物菌群与其宿主在不同发育阶段的动态的生理性组合。"这个组合是指在共同宏观环境条件影响下，正常微生物菌群各级生态组织结构与其宿主（人类、动物与植物）体内、体表相应的生态空间结构正常相互作用的生理性统一体。统一的内部结构和存在状态就是微生态平衡。

机体微生态平衡不是一成不变的。虽然宿主不同年龄，不同发育阶段存在着生态演替，微生态和宿主之间始终处于不断调整的生态平衡状态，两者之间存在相对的均衡和稳定。这个过程是以环境条件为大前提，微生物与宿主之间相互作用的结果。该平衡在宿主免疫刺激、营养代谢及外界物理、化学、生物等因素干扰影响下，被暂时打破时，新的平衡又会随之建立，这样不停地进行着动态自我调节。这是生态系统运转的特性，也是由自然生物物种繁多和生物变异的无限潜力所决定的。

生态系统在演进的过程中，有适应具体条件、自然走向平衡的趋势。微生态平衡与总体微生态体系、局部微生态体系之间存在相互联系。局部生态平衡，受总体生态平衡影响，而总体生态平衡又由各个局部生态平衡构成。因此，确定任何微生态平衡都应动态、全面、相互联系地进行分析与研究。

2. 微生态平衡影响因素　微生态平衡的影响因素主要是微生物、宿主与环境三个方面，这三个因素是紧密联系的，在环境因素的影响下，宿主与微生物保持着动态的平衡。

（1）综合影响因素：生物体都与环境对立统一，没有能脱离环境的生物体，也没有能脱离生物体的环境。在宿主与环境的关系中，正常微生物菌群是宿主的重要组成部分，与环境保持着动态的平衡。在这个平衡中，正常微生物菌群是宿主健康与否的重要影响因素。

（2）宿主与外界环境对正常微生物菌群的影响：宿主对正常微生物的影响是最主要的，也是最直接的，两者是相互作用的。环境对正常微生物菌群的影响较间接，相对次要。

（3）正常微生物菌群和微生态平衡的转化条件：宿主、正常微生物菌群和外部环境构成了一个微生态系统。在正常情况下，这个微生态系统处于动态平衡的状态。动态平衡的状态对宿主有利，使其保持一定的微生物菌群组合，维持正常生长与繁殖，协助机体完成一些生理过程。

在微生态系统内，对整个菌群起决定作用的是少数优势菌群。而在微生物菌群内部，优势个体对整个群落起控制作用。若失去优势种群，微生物菌群就会失衡。若失去优势个体，优势种群会更改，这样微生物菌群平衡会被打破，出现微生态失衡。

（4）正常微生物菌群对宿主的影响：无论单细胞生物还是人类等高等生物，任何生物均由基因调控其生命活动。人体的生理功能和生长发育除了受自身基因控制外，机体内共生的微生物菌群携带的遗传信息也发挥着重要作用。共生的微生物菌群的基因数量是机体自身基因数量的 50～100 倍，相当于人体的"第二基因组"，它们对机体的免疫功能、营养代谢等起着重要作用。人体共生微生物菌群的组成可以真实、准确地反映机体的健康状况。人体健康情况发生变化，体内共生微生物菌群的组成也会发生变化。机体内微生物组成的改变，也会引起机体健康状态的改变。

（5）宿主的遗传性与微生态平衡：正常微生物菌群的数量、组成，不同类别明显不同，不同个体也不尽相同。不同种属、不同个体、不同生态环境，正常微生物菌群的组成、数量也会有所差别。正常微生物菌群的微生态平衡受宿主的遗传基因控制。例如，在对同卵双生子和异卵双生子的肠道菌群分析发现，同卵双生子的肠道菌群接近，异卵孪生子的肠道菌群却有显著差异，这说明正常菌群的组成与数量可受遗传因子控制。

（三）微生态失衡

微生态系统存在着动态平衡和动态失衡，微生态平衡与微生态失衡之间是可逆的。微生态平衡是健康的基础，但在内外环境的影响下，正常微生物菌群之间、正常微生物菌群与宿主之间的微生态平衡从正常情况转向病态，就会出现微生态失衡，继而发生机体内源性感染。

微生态失衡与微生态平衡相对应。微生态失衡包括微生物菌群之间失衡、微生物菌群与宿主的失衡、微生物菌群与宿主的统一体与外环境的失衡。感染与微生态失衡的关系相当密切，微生态失衡也是感染微生态学的重要组成部分。微生态失衡不仅可导致肠道疾病的发生，也可使机体免疫功能下降，另外微生态失衡与机体肿瘤的发生等多种疾病密切相关。在治疗肿瘤疾病的过程中，抗肿瘤药物在抑制肿瘤细胞生长之外，也可杀伤大量的有益菌群和正常细胞，造成微生态失衡，可以通过外源性补充有益菌，恢复正常机体微生态平衡，提高机体免疫功能。

1. 概念　早在 1920 年德国微生物学家 A.Scheunert 在研究肠道菌群时，提出把肠道菌群紊乱状态称为微生态失衡。这个术语在 20 世纪 60 年代后被广泛应用。这个定义主要强调了微生物本身的失衡，对微生物与宿主之间的失衡未提及，尚不全面。一个客观全面的微生态失衡的概念应包含微生物菌群之间，生物菌群与宿主，生物菌群、宿主与外部环境失衡的全部内容。在 1988 年康白教授主编的《微生态学》中将微生态失衡定义为："正常微生物之间及正常微生物群与其宿主之间的微生态平衡，在外环境影响下，由生理性组合转变为病理性组合的状态。"这个定义包含微生物本体的失衡，也包含了微生物与宿主，微生物、宿主与外部环境失衡的全部内容。

2. 分类 根据生态学分类，可将微生态失衡分为菌群失调、定位转移、血行感染等；根据临床分类可将微生态失衡分为潜伏型、局限型、弥漫型；根据综合分类可将微生态失衡分为显性失调与隐性失调两种类型。

3. 诱因 影响微生态失衡的因素很多，也很复杂。宿主方面，主要是机体解剖结构和免疫功能的影响。微生物方面，主要是抗菌药物对其的影响。激素、免疫抑制剂的使用和同位素照射等许多因素，也可能导致机体免疫功能下降，诱发微生态失衡。外科手术等造成机体生理结构损伤的操作不可避免地引起正常微生态菌群的紊乱，均会诱发微生态失衡，导致严重的医源性疾病。因此，在治疗疾病时要注重防治微生态失衡。

微生态平衡与微生态失衡是微生态学中的核心问题，人体微生态失衡与感染性疾病的发生发展息息相关。在外环境影响下，由生理性组合转变为病理性组合的状态，优势菌常常是决定一个微生物群的生态平衡的核心因素，如在肠道，厌氧菌占绝对优势，当受到很大的干扰和破坏、超过自动调节限度时，这个优势下降或消失，就会导致生态平衡的破坏，引起疾病的发生。

感染性疾病的发病过程中，一方面会出现机体免疫、代谢紊乱，从而破坏黏膜屏障，导致肠道微生态失衡；另一方面，微生态失衡会导致菌群结构组成变化、菌群免疫代谢功能变化、菌群位置分布变化，加重感染。不仅如此，感染病治疗及抗菌药物滥用也会造成微生态失衡，从而引起微生物耐药、难治性感染等情况。如不能及时纠正微生态失衡，会造成疗效降低，甚至危及生命。因此可调节患者的微生物组群从而有效防治相关疾病，适当采取防御措施，使微生态失衡重新恢复到微生态平衡。

二、微生态制剂在感染性疾病治疗中的应用

微生态学不仅为感染性疾病的预防和控制提供了新的理论依据，而且使人们从新的角度重新审视感染的发生、发展及转归过程，更新了抗感染的策略，通过使用微生态制剂改变菌群构成调控机体微生态，维持宿主微生态平衡，增强机体免疫功能，合成各种酶等促进内环境的稳定，为感染性疾病的防治提供治疗新思路。2001 年李兰娟教授首次提出了感染微生态学理论，强调了从感染发生发展多个环节寻求防治感染的方法，提出"杀菌和促菌"相结合，提倡合理使用抗菌药物，注重维护机体微生态平衡，保护脏器功能。

（一）微生态制剂概述

微生态制剂是利用正常微生态成员或促进益生菌生长、抑制致病菌生长繁殖的物质制成的制剂。或者说能促进正常微生物菌群生长繁殖或抑制致病菌生长繁殖的制剂都可以称为"微生态制剂"。

微生态制剂是一个范围较广的术语，具体包括活菌体、死菌体、菌体成分、代谢物及生长促进物质。

1. 按功能分类 根据功能进行分类，可将微生态制剂分为三类。

（1）益生菌：根据组成成分不同可以分为复合原籍菌制剂和单一原籍菌制剂。复合原籍菌制剂，如培菲康（长双歧杆菌、嗜酸乳杆菌、粪肠球菌），金双歧（长双歧杆菌、保加利亚乳杆菌、嗜热链球菌等）；单一原籍菌，如丽珠肠乐（青春双歧杆菌）。世界胃肠病学组织在《2011 WGO 全球指南：益生菌和益生元（中文版）》中把益生菌定义为一种活性微生物，在给予一定剂量时对宿主健康有益。益生菌必须具有存活能力，能进行工业化规模生产；在使用和存续期间保持存活状态和稳定；在肠道内或其他环境内具有存活能力；对宿主产生有益的作用；无毒、无害、安全、无不良反应。

（2）益生元：此类物质在上消化道不被吸收和利用，到达结肠后能够选择性促进一种或数种生理性细菌生长，此类物质包括功能性低聚糖、多聚果糖。

（3）合生元：由益生菌和益生元组成，所添加的益生菌物质能促进益生元的生长和作用增加，同时又促进宿主肠道中生理性细菌（双歧杆菌）的生长与增殖。

2. 按菌属分类 依据菌属不同可以分为双歧杆菌属、乳酸杆菌属、链球菌属、芽孢杆菌属、梭菌属、片球菌属、乳球菌属、丙酸杆菌属、类杆菌属、酵母菌属等微生态制剂。

当前各国益生菌产品种类繁多，益生菌所采用的菌种主要来源于宿主正常菌群中的生理性优势细菌、常驻共生菌和生理性真菌三大类。我国国家卫生健康委员会批准应用于人体益生菌的菌种主要有以下种类。①乳酸杆菌属：德氏乳酸杆菌、短乳酸杆菌、纤维素乳酸杆菌、嗜酸乳酸杆菌、保加利亚乳酸杆菌、干酪乳酸杆菌、发酵乳酸杆菌、植物乳酸杆菌、罗特乳酸杆菌、约氏乳酸杆菌、格式乳酸杆菌、类干酪乳酸杆菌、鼠李糖乳酸杆菌等。②双歧杆菌属：青春型双歧杆菌、两歧双歧杆菌、动物双歧杆菌、长双歧杆菌、短双歧杆菌、嗜热双歧杆菌、乳双歧杆菌等。③肠球菌属：粪肠球菌和尿肠球菌。④链球菌属：嗜热链球菌、乳酸链球菌等。⑤芽孢杆菌属：枯草芽孢杆菌属、蜡样芽孢杆菌属、地衣芽孢杆菌属、凝结芽孢杆菌属等。⑥酵母菌属：布拉氏酵母菌。

人们已经认识到微生态平衡与失衡对于人类健康与疾病有着重要意义，因此微生态制剂应用近年来在国内外迅速发展。微生态制剂是新历史阶段必然出现的新生事物，应引起医药学专家们的高度重视。微生态制剂与治疗药物不同，其重点是克服菌群失调的弊端，调节生理平衡，发挥生物拮抗作用，提高健康水平，同时产生治疗和预防的目的。微生态制剂可以在防治感染性疾病、防治慢性病、母婴健康、抗菌药物耐药、科学营养均衡饮食和快速诊断等各个方面促进健康水平持续提升。

随着各种疾病相关的病原体及微生态失衡规律的发现，相信在不久的将来，更多的人体疾病与医学微生态学之间关系的奥秘将被揭开，更完善的微生态学的研究理论和成果将应用于临床医学实践。在临床上可以对不同部位的菌群实施动态监测，进一步分析具体微生态菌群的特征，从而及时预警微生态的失衡，实现对疾病的早期诊断。另外，在疾病的治疗过程中，对人体微生态的实时动态监测，有助于对疾病进行针对性治疗，实现临床抗菌药物治疗方案从依赖于临床经验向病原学精准治疗的转变。相信微生态学与各种疾病发病机制之间关联的不断深入剖析，将不断推动未来微生态制剂的发展和个性化治疗的应用。

（二）微生态制剂临床应用

1. 微生态制剂在医院获得性感染中的应用　医院获得性感染是指患者在住院期间发生的感染，亦称为医院内感染，包括住院期间出现的感染和在医院内获得而在出院后表现出来的感染。医院内感染的发生率为 3%～15%。医院内感染中常见的病原体通常可分为细菌、病毒、真菌、肺孢子虫、弓形虫、衣原体和疟原虫等，其中以细菌最为常见，占95%以上。故通常把病原微生物笼统地称为病原菌或致病菌。不同地区、不同医院医院内感染的常见致病菌差别很大。不同感染部位，常见致病菌也有差异。医院内感染根据感染源和感染部位不同，可出现不同症状，主要包括呼吸系统症状、泌尿系统症状、消化道不适、皮肤病变等。其中肺部感染最多见，占 23.3%～42%，50%以上病原菌为革兰氏阴性菌，常见致病菌有肺炎克雷伯菌、铜绿假单胞菌、肠杆菌等。近年来医院获得性肺炎患者尽管应用了各种新型抗菌药物，但病死率仍居高不下。若患者合并较为严重的基础疾病，感染容易导致原发病的急性加重，易发展成为重症肺炎。重症肺炎是由病原微生物侵入肺组织后引起机体持续释放炎症介质而引起的全身炎症反应综合征，其病情进展迅速、并发症多、病死率高。重症肺炎患者身体机能减弱、免疫功能降低及滥用抗菌药物导致病原菌难以被机体有效清除，常规抗感染和呼吸支持治疗无法有效清除炎症介质、阻断全身炎症反应综合征的病理进程，整体疗效并不理想。

因此，重症肺炎的治疗除早期积极进行抗病原微生物治疗外，微生态治疗越来越受到重视。微生态制剂可通过酶作用、抗菌作用、黏附定植及生物屏障等方面调整和保持微生态平衡，促进正常菌群的恢复。在抗菌药物治疗初期或中期给予肺炎患者微生态制剂治疗，可显著减少由抗菌药物的使用而导致的腹泻及相关并发症。微生态制剂联合抗菌药物能够有效地改善重症肺炎患者的肺部循环功能，提高患者机体免疫功能，降低血清炎症因子水平和不良反应发生率，提高临床疗效。

2. 微生态制剂在胃肠道感染中的应用　微生态制剂在胃肠道感染治疗中的作用近年来被广泛证实，其疗效得到了临床医生的认可。

（1）在抗菌药物相关性腹泻中的应用：微生态制剂对抗菌药物相关性腹泻（antibiotic-associated diarrhea，AAD）具有一定的防治作用。AAD 发生率为5%～25%，其中一部分为难辨梭菌感染所致。研究发现布拉氏酵母菌能显著减少老年 AAD 患者腹泻次数，缩短腹泻病程。对不同种类抗菌药物引起的 AAD，益生菌的防治效果不同。例如，干酪乳酸杆菌对氨苄西林/舒巴坦、头孢曲松钠、甲硝唑等导致的 AAD 预防效果最为明显。微生态制剂防治 AAD 机制主要如下：①调节肠道菌群，促进有益菌群生长。②抑制致病菌定植和生长，降低其毒素水平，益生菌可与致病菌竞争黏附位点，同时分泌细菌素等物质抑制难辨梭菌等致病菌生长，预防其毒素引起的损害。③降低炎症反应，益生菌可升高血清抗炎因子水平，减轻炎症反应。④修复肠黏膜屏障等。

（2）微生态制剂对急性感染性腹泻的治疗作用：急性感染性腹泻是一种在儿童患者中有较高死亡率的常见疾病。不同益生菌对不同病原体的疗效有一定差异。凝结芽孢杆菌可有效缩短成年患者腹泻病程，改善腹部不适症状。微生态制剂治疗急性感染性腹泻的机制与治疗 AAD 相似，其可与致病微生物竞争营养和附着点，分泌相关代谢物抑制致病菌增殖，保护肠道屏障完整性，改善机体免疫调节功能。

3. 微生态制剂在幽门螺杆菌（*Helicobacter pylori*，*Hp*）根除中的作用 目前认为 *Hp* 感染不仅影响胃部菌群失调导致相关性胃部疾病，还会引起肠道菌群的数量和结构的改变。机制可能为 *Hp* 感染时会使胃酸和促胃液素分泌改变，通过黏膜共同免疫反应等机制改变肠道微生态环境。根除 *Hp* 治疗中抗菌药物的使用会引起肠道菌群失衡，其对胃肠道菌群的影响程度与抗菌药物的种类、疗程及给药途径等有关。质子泵抑制剂会抑制胃酸分泌，升高胃内 pH，导致消化道内环境被破坏从而打破胃内菌群稳态。因此，根除 *Hp* 的治疗过程中，可能导致肠道菌群的失衡，其短期影响尤为明显，但远期影响尚不明确。故提议在根除 *Hp* 治疗方案中加入益生菌，可减轻抗菌药物所引起的肠道菌群紊乱和菌群功能失衡的不良影响，从而减少胃肠道刺激和炎症反应。

4. 微生态制剂在女性生殖道感染中的应用 生殖道感染是妇产科常见的感染，WHO 提出其是由正常存在于生殖道的微生物或外界微生物在医疗操作中或在性接触中进入生殖道引起的感染。生殖道感染包括内源性感染、医源性感染和性传播感染。女性生殖道感染以内源性及医源性多见。阴道微生态平衡被破坏，可表现为阴道菌群失调引起的多种疾病，如盆腔炎、细菌性阴道病、不孕、异位妊娠、流产、早产、胎膜早破及新生儿感染等。生殖道微生态环境对女性健康、生殖功能、婴儿出生等都有重要的作用。

正常情况下，健康女性阴道内存在着多种正常寄生菌群，它们生长于阴道黏膜表面，保持着相互协调，机体维持着阴道的动态微生态平衡。当多种原因引起阴道内环境改变时，微生物的异常变化易导致生殖道环境产生某些生化或炎症反应，破坏阴道的自然防护，其内部的菌群失衡，微生态平衡被破坏，导致阴道菌群失调。阴道菌群失调易引起多种阴道炎症，如细菌性阴道病、白色念珠菌性阴道病和滴虫性阴道炎等。

阴道炎症与阴道的微环境改变息息相关，阴道局部微生态疗法是通过补充阴道中乳酸杆菌，从而抑制多种病原体的生长，恢复阴道的微生态平衡。微生态疗法可以避免由大量使用抗菌药物引起的耐药性、二重感染等不良反应。目前利用阴道正常微生物菌群中的乳酸杆菌制成微生态制剂，其对女性阴道疾病的预防治疗和保健有较好的效果，并且本身无毒副作用。其主要作用机制：①保持阴道酸性环境，可提高患者阴道内最重要的乳酸杆菌的含量，分解阴道黏膜上皮中的糖原，产生乳酸、乙酸等酸性物质；同时它本身也能产生乳酸，对多种阴道常见病原微生物起到明显抑杀作用。②占位性保护，外源性补充的乳酸杆菌能黏附于阴道黏膜上皮，形成空间占位性保护作用，增强阴道上皮的定植抗力，阻断病原微生物的侵害。③拮抗作用，乳酸杆菌对阴道滴虫、假丝酵母菌、葡萄球菌等的生长均有良好的抑制作用。④产生多种抑菌物质，乳酸杆菌能产生 H_2O_2、乳酸菌素等物质，其可对多种常见病原微生物发挥抑杀作用。

5. 微生态制剂在儿科疾病中的应用 由于小儿身体的特殊性，机体免疫系统发育不完善，抵抗力偏低，对肠道菌群不耐受，易发生消化系统疾病。近年来使用微生态制剂治疗小儿消化不良、肠炎、急慢性胃炎、便秘、腹泻等常见消化系统疾病，均具有较为明显的临床应用效果。

（1）腹泻：是微生态制剂在儿科临床应用和研究最多的疾病。微生态制剂常与止泻药联合使用，如蒙脱石散等药物，其可以在患儿肠道内形成保护屏障，并依附于患儿肠腔表面，抵御病原菌再次侵蚀，改善排便次数和性状，几乎可以应用于所有的腹泻。对于轮状病毒等病毒性肠炎的治疗，可使用双歧杆菌、乳酸杆菌、粪肠球菌和布拉氏酵母菌等益生菌。

（2）功能性胃肠道疾病：益生菌可以起到改善排便和调节肠道免疫炎症反应的作用。对功能性消化不良、功能性便秘和功能性腹痛的患儿，常推荐使用双歧杆菌、乳酸杆菌、粪肠球菌、枯草杆菌等益生菌药物。此外益生元药物对功能性便秘疗效确切。肠易激综合征的患儿存在小肠细菌过度生长、结肠发酵异常和肠道菌群失调等问题。部分益生菌能够全面缓解症状，推荐使用双歧杆菌、乳酸杆菌、粪肠球菌和布拉氏酵母菌药物。

（3）肝胆疾病：新生儿高胆红素血症和母乳性黄疸的治疗，可使用双歧杆菌、乳酸杆菌、粪肠球菌、枯草杆菌、酪酸梭菌、芽孢杆菌等益生菌药物作为辅助治疗。益生菌参与胆汁代谢，可降低肠道内β-葡萄糖醛酸苷酶活性，减少胆红素的肠肝循环，促进蠕动等，从而促进胆红素的转化和排泄。

（4）新生儿坏死性小肠结肠炎（NEC）：发病机制尚不确切，与肠道屏障功能不成熟或肠道损伤发生缺血和再灌注障碍、病原菌侵袭、喂养等有关。新生儿特别是早产儿肠道正常菌群定植延迟或缺乏，致病菌过度生长繁殖可能是其发病的主要因素之一，某些益生菌可以预防 NEC 的发生、降低其严重程度和死亡率。对 NEC 的预防和治疗，推荐使用双歧杆菌制剂。

（5）湿疹等过敏性疾病：婴儿湿疹可使用双歧杆菌、乳酸杆菌、粪肠球菌、枯草杆菌和酪酸梭菌制剂作为辅助治疗。对婴儿食物过敏、过敏性鼻炎和过敏性哮喘的预防和治疗，目前研究较少，疗效不确定。

6. 微生态制剂在牙周病中的应用 口腔感染性疾病指口腔微生物感染引起的疾病，最常见的就是龋病、牙周病等，严重影响人类的生命健康。牙周病病因复杂，牙周微生态失衡是牙周病发病的重要原因。近年来，牙周致病菌的频繁定植和口腔耐药菌的出现，对常规牙周病基础治疗来说非常不利。为了克服这些不利因素，将微生态制剂应用于治疗牙周病。微生态制剂可通过调节口腔局部生态平衡、调节牙周菌斑代谢等机制，控制牙周病进展，在治疗口腔感染性疾病中展现出较好的应用前景。

第三节　器官功能支持

感染性疾病的治疗不仅包括液体复苏和抗感染治疗，严重脓毒症/脓毒性休克往往造成多器官功能障碍。器官功能支持是临床关注的热点问题，包括机械通气、连续性肾脏替代治疗等多个方面。血液净化技术最初用于急性肾衰竭的治疗，经过 100 多年的发展，将其应用于多学科多领域。机械通气最早在 16 世纪时由 Andreas Vesalius 第一次提出，随着多年来医学理论的发展及呼吸机技术的进步，机械通气从仅作为肺脏通气功能支持的治疗手段，发展为涉及气体交换、呼吸做功、肺损伤、胸腔内器官压力及容积环境、循环功能等，可产生多方面影响的重要干预措施，并主要通过提高氧输送、肺脏保护、改善内环境等途径成为器官功能支持的重要手段。体外膜氧合（extracorporeal membrane oxygenation，ECMO）是 20 世纪 50 年代出现的新技术，主要用于为重症心肺衰竭患者提供持续的体外呼吸与循环支持，以维持患者生命，其核心部分是膜肺（人工肺）和血泵（人工心脏），其可为危重症患者的抢救赢得宝贵的时间。综上所述，器官功能支持对于感染性疾病的治疗起着举足轻重的作用，在适当的时机选择合适的治疗方法对于降低重症患者的死亡率、缩短病程及改善预后具有重要的意义。

一、血液净化治疗在感染性疾病中的应用

血液净化是指把患者血液引出体外并通过一种净化装置，除去其中某些致病物质，净化血液，达到治疗疾病的目的。广义的血液净化主要包括血液透析、血液滤过、血液透析滤过、血液灌流、血浆置换、免疫吸附、腹膜透析。血液净化疗法在血液透析基础上发展而来，最初主要用于治疗终末期肾脏病尿毒症及急性肾衰竭，替代肾脏的部分排泄功能。近年来，随着血液净化技术的不断发展，连续性肾脏替代治疗、血脂净化、人工肝等一些新型的血液净化技术也不断产生，同时在脓毒症、肾综合征出血热、重症肝炎、重症胰腺炎等感染性疾病中也得到了广泛的应用。

（一）血液净化的原理及作用机制

1. 广谱清除炎症介质，调节免疫失衡　研究表明，脓毒症患者体内细胞因子如 IL-6、IL-8，明显升高，可导致患者的死亡风险升高，同时脓毒症患者体内内毒素水平的升高可能是由革兰氏阴性菌感染引起，也可能是由内毒素穿过异常可渗透的肠道壁所致。促炎因子大量合成释放，可导致全身炎症反应综合征。代偿性抗炎症反应的水平决定病情的进展。代偿性抗炎介质释放不足使感染失控导致病情加重，而其释放过度则会导致免疫抑制或免疫麻痹，即代偿性抗炎症反应综合征。由此可见，治疗脓毒症的关键是调节这种免疫失衡的状态。而血液净化治疗，尤其是连续性肾脏替代治疗（continuous renal replacement therapy，CRRT）可非选择性地清除溶质及循环中的细胞因子和内毒素，以改善免疫失衡，并维持机体炎症反应与抗炎症反应的动态平衡。

2. 器官支持与保护　脓毒症患者合并多器官功能障碍的比例不断上升。血液净化治疗不仅是肾脏替代治疗的一种方式，同时对多器官支持及保护有着重要作用。虽然目前没有明确脓毒症患者开展 CRRT 最佳时机的共识，但研究表明早期启动 CRRT 患者获益更加明显。《血液净化模式选择专家共识》中指出，对于包括脓毒症在内的危重症患者，只要存在药物治疗无效的水钠潴留、心力衰竭、肺水肿等并发症和严重的电解质、酸碱平衡紊乱，以及需要立即清除体内蓄积的毒素、炎症介质等危及生命的因素，即可开始 CRRT，并且尽早启动 CRRT 的疗效优于晚期启动。CRRT 可通过调整容量平衡减少心脏前后负荷，通过稳定血流动力学来改善脑部血流灌注，而其清除水分的作用可减轻容量负荷过重引起的心力衰竭，并减少肺水肿的发生，从而缩短机械通气的时间。

3. 稳定内环境　离子紊乱及酸碱平衡失调在脓毒症患者中发病率较高，其中最常见的为高钾血症和酸中毒。CRRT 能清除代谢废物，并能对水电解质酸碱平衡状态进行实时调控，维持内环境的稳定，帮助肾功能的恢复，从而为脓毒症患者提供营养摄入和药物使用空间，改善组织器官氧合状态及心肺功能，有利于机体重建内环境稳态。此外部分持续高热的患者经过 CRRT 体温可明显得到控制，其机制除了原发病被有效控制外，还可能与置换液恰当的温度设定有关。

（二）血液净化在脓毒症急性肾损伤患者中的应用

急性肾损伤（acute kidney injury，AKI）是由各种病因引起短时间内肾功能快速减退而导致的临床综合征，表现为肾小球滤过率（glomerular filtration rate，GFR）下降，伴有氮质产物如肌酐、尿素氮等潴留，水、电解质和酸碱平衡紊乱。按照 2012 年国际改善全球肾病预后组织（KDIGO）发布的《急性肾损伤临床实践指南》，符合下列情况之一者即可临床诊断 AKI：①48h 内血清肌酐（Scr）增加≥0.3mg/dl（≥26.5μmol/L）。②确认或推测 7 天内 Scr 较基础值升高 50%。③尿量减少[<0.5ml/（kg·h），持续≥6h]。AKI 是临床常见危重症，在 ICU 发生率为 30%～60%，而脓毒症是 ICU 患者中引起 AKI 的首要原因，将近 50% 的脓毒症患者合并 AKI，其中 15%～20% 的患者需要肾脏替代治疗。脓毒症合并 AKI 患者预后不良，并有一部分患者遗留永久性肾功能减退。而最近研究表明，由于发生 AKI，导致体内炎症因子蓄积，会进一步加重脓毒症，因此应早期识别，进行有效干预。

众所周知，肾脏替代治疗可以提高 ICU 患者的生存率，通过去除乳酸、清除过多的磷酸盐和氯化物来纠正代谢性酸中毒，而相对于间歇性血液透析，CRRT 的作用更为显著。在脓毒性休克患者中，CRRT 不仅能够替代肾脏功能，在调节免疫反应和维持血流动力学稳定中也发挥着重要作用。Ahmed 等回顾性临床分析认为早期 CRRT 能改善预后并提高患者生存率。然而，考虑到肾脏替代治疗存在潜在并发症，如静脉血栓、导管相关性感染、出血等，因此感染性休克合并 AKI 患者启动 CRRT 的"早"或"晚"仍有争议。2012 年 KDIGO 指南中提出把 AKI 作为多脏器衰竭的一部分，并建议当患者出现威胁生命的容量不足和电解质、酸碱平衡紊乱时，需要提前进行肾脏替代治疗。AKI 患者临床症状改善并出现肾功能恢复的早期征象时应适当推迟肾脏替代治疗。同时强调需综合考虑临床指标，如通过基础疾病的严重程度、其他器官的衰竭程度、代谢产物负荷、所需营养支持及药物治疗等方面判断是否开始肾脏替代治疗。《急性透析质量倡议指南》在讨论肾脏替代治疗的启动时机时，其核心为评估人体"需求"与肾脏清除"能力"的平衡，当容量负荷和代谢需求超过肾脏清除能力时，应需考虑行肾脏替代治疗，当然，临床医生需要根据经验结合患者实际情况进行个体化调整。

（三）血液净化在脓毒症急性肝损伤患者中的应用

肝脏作为人体具有免疫、代谢、解毒等重要功能的器官，是脓毒症早期易侵及的器官之一。急性肝损伤可发生在脓毒症的任何阶段。研究认为，早期的肝功能障碍是脓毒症患者死亡的一项重要的预警指标，是脓毒症患者预后的独立影响因素。对于脓毒症合并急性肝损伤的发生率国内外研究结果略微不同，国内学者对 160 例脓毒症患者进行回顾性分析，急性肝损伤发生率为 15.6%；Kobashi 等国外学者对 499 例脓毒症患者进行的回顾性分析显示，脓毒症合并肝损伤的发生率为 34.7%，发生率的差异不除外存在研究报道和研究人群的偏倚，但毋庸置疑的是急性肝损伤是病情进入多器官功能障碍综合征（MODS）的重要标志。目前研究认为：肝脏的能量代谢障碍、微循环障碍、炎症因子的作用、肠道细菌/内毒素移位、氧自由基损伤/脂质过氧化、血小板活化因子等参与脓毒症肝损伤发病的病理生理过程。

脓毒症引起的全身炎症反应综合征的基本病理变化是体内促炎-抗炎失衡，由肿瘤坏死因子、IL-6、IL-8等多种细胞因子和炎症因子参与，激发炎症的连锁反应，这种持续高水平的炎症反应，是造成多器官衰竭的重要环节，有效阻止早期全身炎症反应综合征是控制病情恶化的关键环节之一。CRRT联合血浆置换可初步清除体内多余的水分，纠正电解质紊乱及酸碱失衡，清除部分胆红素、其他毒素和炎症介质。血浆吸附通过血浆分离器把血浆与血细胞分离，血浆流经中性树脂，可清除致肝性脑病物质及蛋白结合毒素，包括部分胆红素、胆汁酸，以及内毒素、细胞因子等炎症介质，而阴离子树脂则可特异性吸附胆红素、胆汁酸，专用于高胆红素血症的治疗。分子吸附再循环系统（molecular adsorbent recirculating system，MARS）是一种新型人工肝支持系统。该系统具有选择性吸附和清除白蛋白结合毒素的作用，其支持治疗机制除了能模拟肝脏的代谢功能以外，还兼备活性炭吸附和树脂吸附及部分CRRT的作用，有助于逆转MODS。MARS能够全面有效地清除大中小分子毒素和蛋白结合毒素及脂溶性毒素，在治疗中毒导致的MODS时，能够发挥特有的作用。MARS通过清除毒素和变态反应性炎症介质，可迅速阻断变态反应的恶性循环，逆转MODS病情，促进多器官功能修复。MARS能通过非选择性清除血液循环中过度表达的炎症介质和抗炎症介质，降低它们在体内的峰值浓度，下调机体的炎症反应，恢复免疫内稳态，恢复多脏器功能。

（四）血液净化在重症急性胰腺炎脓毒症患者中的应用

重症急性胰腺炎（severe acute pancreatitis，SAP）是多种病因引起的胰腺局部炎症、坏死和感染，并伴有全身炎症反应和多器官功能障碍。重症急性胰腺炎的诊断符合以下前3项中至少2项加上第4项：①与急性胰腺炎相符合的腹痛（急性、突发、持续、剧烈的上腹部疼痛，常向背部放射）。②血清淀粉酶和（或）脂肪酶活性至少高于正常上限值3倍。③腹部影像学检查（增强CT、磁共振成像或腹部B超）符合急性胰腺炎影像学改变。④持续>48h的器官衰竭。重症急性胰腺炎占急性胰腺炎的5%~10%，是ICU常见的急危重症，疾病早期的全身炎症反应及后期胰腺坏死感染所导致的脓毒症和器官衰竭是重症急性胰腺炎死亡率高的主要原因。

现已阐明，胰腺局部在损伤因素作用下，通过一系列机制，机体内单核巨噬细胞、中性粒细胞和淋巴细胞等炎症细胞激活，释放大量炎症因子，造成细胞因子"瀑布级联反应"。与此同时，胰腺周围的渗出液中含有较多的毒性物质、血管活性物质等，这些物质作为促炎因子，通过腹膜不断吸收后引起炎症细胞过度激活，释放大量细胞因子和炎症介质，引起脏器间质充血水肿、炎症细胞浸润等组织学改变。体内抗炎机制也在产生"对抗"，产生大量免疫性因子，引发机体免疫反应。随着病情进展，肠道机械屏障受损、免疫失调、肠壁通透性增高等因素导致细菌移位，引发脓毒症，产生的毒素激活单核细胞释放大量炎症介质，机体炎症反应失调是SAP导致多器官衰竭的主要原因。CRRT能清除炎症介质、纠正水电解质紊乱和酸碱平衡、维持内环境稳定、改善器官功能，尤其对于SAP合并脓毒血症患者，更应及时进行CRRT。Pupelis等通过对111例SAP患者采用CRRT的效果进行分析，认为早期开展血液净化治疗对SAP患者是安全和有效的，可以显著降低患者的平均住院时间和病死率。Jiang等研究发现，高剂量血液滤过治疗SAP能更好地清除循环中内源性抗体及炎症介质，减轻组织损伤，改善预后。一些临床研究应用血浆吸附联合CRRT的方式治疗SAP，发现其对炎症因子的清除及对临床预后的改善均有较好的作用。

二、呼吸机支持治疗在感染性疾病中的应用

随着重症监护医学的发展，呼吸机支持治疗成为感染性疾病尤其是危重症患者临床治疗的重要手段之一，也是治疗呼吸衰竭和生命支持的重要方法。保护肺组织、改善通气等途径已成为治疗感染性疾病危重症及多器官功能障碍综合征的重要手段。

（一）呼吸机支持治疗的概述

1. 呼吸机支持的目的 ①维持呼吸所需的肺泡通气，呼吸机通气可保持呼吸道通畅，维持足够的潮气量，保证患者呼吸所需的肺泡通气。②纠正低氧血症和改善氧运输，降低呼吸功消耗、缓解呼吸肌疲劳、防止肺不张。③减少呼吸做功，同时减轻心脏负荷，增加吸气末肺容积和呼气末肺容积，降低呼吸做功。

2. 呼吸机支持的适应证 适用于预防性通气治疗，危重患者如果从临床疾病的病理过程、呼吸做功、心肺功能储备等诸方面判断，有发生呼吸衰竭的高度危险性，应用呼吸机进行预防性通气治疗能减少呼吸做功和氧消耗，从而减轻患者的心肺功能负担。呼吸机支持还适用于治疗性通气治疗。总之，呼吸机支持的适应证，常因疾病种类和患者具体实际情况而异，要综合临床实际病情和病房实际抢救设备等进行考虑，统一的具体标准、指标很难确定。

3. 呼吸机支持的禁忌证 一般来说，没有应用呼吸机的绝对禁忌证。但下述情况行机械通气时可能使病情加重：气胸及纵隔气肿未行引流、肺大疱和肺囊肿、低血容量性休克未补充血容量、严重肺出血、气管食管瘘等，但在出现致命性通气和氧合障碍时，应积极处理原发病（如尽快行胸腔闭式引流积极补充血容量等），同时不失时机地应用机械通气。

（二）呼吸机应用指征

呼吸机的应用指征是指可以使用呼吸机治疗的时机。过去的观点是只有当自主呼吸停止或十分微弱的情况下，才考虑使用呼吸机通气。其主要原因是只着眼于呼吸机和建立人工气道可能给患者带来的不利因素，如感染、反射性呼吸和心搏停止、气道黏膜损伤等，以及对呼吸机治疗的相关知识不够了解，因此临床应用受到很大限制。但近年来，随着对呼吸机的逐步了解及呼吸机性能的提高，呼吸机的临床应用范围也逐步扩大，医疗工作者对使用呼吸机治疗的理念也有所更新。

2006 年《机械通气临床应用指南》中指出，在出现较为严重的呼吸功能障碍时，应使用机械通气。延迟实施机械通气患者会因严重缺氧和二氧化碳潴留而出现多器官功能受损，使机械通气的疗效显著降低，因此机械通气宜早实施。

符合下述条件应实施机械通气：经积极治疗后病情仍继续恶化；意识障碍、呼吸形式严重异常，如呼吸频率>35～40 次/分或<6～8 次/分，节律异常，自主呼吸微弱或消失；血气分析提示严重通气和氧合障碍；动脉血氧分压（PaO_2）<50mmHg，尤其充分氧疗后仍<50mmHg；动脉血二氧化碳分压（$PaCO_2$）进行性升高，pH 动态下降。

（三）呼吸机类型和应用方式、通气、功能选择

合理选用不同类型的呼吸机、应用方式、通气功能，是呼吸机临床应用的重要内容之一。

1. 呼吸机类型选择 市场上现有多种类型的呼吸机，包括气道内正压呼吸机和胸外负压呼吸机，目前临床上主要使用的是气道内正压呼吸机。不同类型的呼吸机有不同的临床特点，可适用于不同类型的疾病和不同条件，可根据肺功能状况、自主呼吸频率（律）等情况来进行选择。

2. 应用呼吸机方式选择 应用呼吸机的方式主要是指选择辅助或控制、同步或非同步、胸外型或胸内型、高频通气或常频通气等。可根据自主呼吸状况、呼吸道分泌物多少、气道密闭程度等三个角度选择呼吸机适合的应用方式。

3. 呼吸机通气功能选择 通气功能选择主要是指选择呼气末正压（PEEP）通气、自主呼吸支持模式、反比通气、叹息、吸气末屏气和呼气延长或呼气末屏气等。呼吸机通气功能的选择主要要考虑缺氧纠正情况、二氧化碳纠正情况、呼吸肌的力量、气道阻力正常与否等因素。

总之，合理选择呼吸机类型和应用方式、通气功能，不但需要操作者对各种呼吸机的性能、通气方式、模式和功能有全面了解，而且需要掌握患者的具体病情，分析出现缺氧和二氧化碳潴留的病理生理机制。只有通过长期大量临床经验积累，才能真正做到合理运用呼吸机的各种模式与功能。

（四）呼吸机通气连接方式

气管插管的各种连接方式包括：经口、经鼻、气管切开等方式。各种不同连接方式各有利弊，病情紧急时，采用简便易行的经口气管插管，充分供氧。呼吸机通气治疗时间数小时以上，考虑经口气管插管或喉罩。需要反复应用呼吸机通气的患者，不适合应用损伤大的连接方式。气道分泌物多时，可选择气管插管或切开。意识状况好、配合度好的患者，可考虑使用口含管、面罩或喉罩等。意识状况不好，尽量避免应用口含管、面罩或喉罩，以免影响呼吸功能。呼吸道阻塞需用呼吸机通气治疗时，人工气道必须超过阻塞水平。最佳方法是选择人工气道，既能保证呼吸机通气合理应用，又能最大限度减轻患者痛苦，减少损伤和并发症。

（五）无创正压通气

无创正压通气（noninvasive positive pressure ventilation，NIPPV）是指无须建立人工气道的正压通气，通过鼻、面罩等方法连接患者，可减少急性呼吸衰竭患者应用气管插管或气管切开，以及发生相应的并发症，改善预后，降低慢性呼吸衰竭呼吸机依赖，减少医疗费用，提高患者生活质量。但其气道密封性不如人工气道，不可避免地存在漏气，通气支持不能达到与间歇性指令通气相同的水平。无创正压通气和有创正压通气各自具有不同的适应证和临床地位，两者应相互补充而不是相互替代。

（六）呼吸机支持治疗中常见并发症及其防治

1. 气管插管相关并发症 包括导管易位、气道损伤、人工气道阻塞、气道出血。

（1）导管易位：气管插管过深或固定欠佳均可使导管进入支气管。因右主支气管与气管中线延长线所成角度较小，插管过深进入右主支气管可造成左侧肺不张及同侧气胸。插管后应立即听诊双肺，如一侧肺呼吸音减弱并叩诊浊音则提示肺不张，呼吸声低伴叩诊呈鼓音则提示气胸，发现气胸应立刻处理，同时行 X 线检查确认导管位置。

（2）气道损伤：困难插管和急诊插管容易损伤声门和声带，长期气管插管可以导致声带功能异常、气道松弛。注意插管时动作轻柔、准确，留管时尽可能短，可减少类似并发症的发生。气囊充气过多，压力太高，压迫中气管致气管黏膜缺血、坏死，形成溃疡，可造成出血。应使用低压高容量气囊，避免充气压力过高，监测气囊压力使之低于 25cmH_2O 可减少以上并发症。

（3）人工气道阻塞：导致人工气道阻塞的常见原因有导管扭曲，气囊疝嵌入于导管远端开口，痰栓或异物阻塞管道，管道塌陷，管道远端开口嵌顿于气管隆突，气管侧壁或支气管。采取措施防止气道阻塞可能更为重要，认真护理，严密观察，及时更换管道及有效的人工气道护理，对气道阻塞起到防患于未然的作用。若发生气道阻塞，应采取的措施包括调整人工气道位置，抽取气囊内气体，实验性插入吸痰管。如气道阻塞仍不缓解，则应立即拔除气管插管或气管切开管，然后重新建立人工气道。

（4）气道出血：应用人工气道的患者出现气道出血，特别是大出血时，需要紧急处理。气道出血的常见原因包括吸痰管抽吸引起的气道黏膜损伤、气道溃疡等，一旦发生，应针对原因及时处理。

2. 气管切开并发症 气管切开是建立人工气道的常用手段之一，气流由气管切开处进入呼吸道，因此与气管插管相比，气管切开具有易于固定及引流呼吸道分泌物、附加阻力低、易于实施呼吸治疗、经口进食可行口腔护理、患者耐受性好等优点。但气管切开仍可诱发许多并发症，根据并发症出现的时间，可分为早、晚期并发症。早期并发症指气管切开 24h 内出现的并发症，主要有：出血、气胸、空气栓塞、皮下气肿和纵隔气肿。晚期并发症是指气管切开 24～18h 后出现的并发症，发生率高达 40%，主要有：切口感染、气管切开后期出血、气道阻塞、吞咽困难、气管食管瘘、气管软化等。

3. 正压通气相关并发症 包括气压伤、容积伤和生物伤，气压伤是由气道压力过高导致肺泡破裂，因程度不同临床表现为肺间质气肿、皮下气肿、纵隔气肿、心包积气、气胸等，一旦发生张力性气胸，可危及患者生命，必须立即处理。容积伤是指过大的呼气末肺容积对肺泡上皮和血管内皮的损伤，临床表现为气压伤和高通透性肺水肿。生物伤是指机械及生物因素使肺泡上皮和血管内皮损伤，激活炎症反应导致的肺损伤，其对呼吸机所致肺损伤（VILI）发展和预后产生重要影响。以上不同类型 VILI 相互联系、相互影响，不同原因呼吸衰竭患者可产生不同程度的损伤。

为了避免和减少 VILI 的发生，机械通气时应避免高潮气量和高平台压，吸气末平台压不超过 30～35cmH_2O，以避免气压伤和容积伤，同时设定合适的 PEEP，以预防萎陷伤。

4. 呼吸机相关性肺炎 机械通气患者胃肠内容物反流误吸是发生呼吸机相关性肺炎的主要原因。一旦发生呼吸机相关性肺炎，会延长住院时间，增加住院费用，增加病死率。

明确呼吸机相关性肺炎的危险因素将有助于预防呼吸机相关性肺炎的发生。一般认为高龄、急慢性肺部疾病、长时间机械通气、误吸、过度镇静、平卧位、急性生理与慢性健康评估（APACHE）Ⅱ评分＞20分、急慢性肺部疾病、格拉斯哥昏迷量表（GCS）＜9分、等均为呼吸机相关性肺炎的高危因素。因此机械通气患者没有体位改变的禁忌证时应予半卧位，避免镇静时间过长和程度过深，避免误吸，尽早撤机，以减少呼吸机相关性肺炎的发生。

5. 氧中毒 指长时间吸入高浓度氧而中毒导致的肺损伤。吸入气氧浓度（FiO_2）越高，肺损伤越重。但目前尚无 FiO_2 为 50%会引起肺部损伤的证据，即可以认为 FiO_2 为 50%是安全的。当患者病情严重必须吸入高浓度氧时，应避免长时间吸入，尽量使 FiO_2 不超过60%。

6. 呼吸机相关膈肌功能障碍 是指在长时间机械通气过程中膈肌收缩能力下降。呼吸机相关膈肌功能障碍可导致撤机困难，延长机械通气和总住院时间。为避免呼吸机相关膈肌功能障碍的发生，应使机械通气患者尽可能保留自主呼吸，加强呼吸肌锻炼，以增加肌肉强度和耐力，同时加强营养支持可增强或改善呼吸肌功能。

三、体外膜氧合在感染性疾病中的应用

感染性疾病是临床常见病、多发病，随着环境污染加重及人类寿命的延长，感染性疾病发病率增加。感染性疾病主要是由细菌、病毒及真菌引发的，部分感染性疾病早期症状并不明显，但若不及时诊断及治疗很有可能会进展为脓毒血症，甚至引起急性呼吸窘迫综合征、急性呼吸衰竭、病毒性心肌炎或感染性休克等，引发多器官衰竭甚至导致患者死亡。体外膜氧合（ECMO）是体外生命支持系统的一种形式，它的基础是体外循环，功能不局限于循环支持，还可以支持呼吸衰竭患者的呼吸功能，使心肺衰竭患者的循环衰竭状态和低氧血症得到快速改善，临床上能够为严重、可逆性的心肺衰竭患者提供循环、呼吸支持，为肺功能和心功能的恢复赢得宝贵时间，从而为原发病的诊治争取时间。在 ECMO 辅助下，患者心肺得以休息，各器官所需血氧由体外循环供给，并且可维持较高的血氧饱和度，保护重要器官免受缺血缺氧的损害，促进患者身体机能的恢复。

（一）ECMO 原理

ECMO 是将血液从体内引到体外，经膜肺氧合再用血泵将血液泵入体内，可进行长时间心肺支持。在 ECMO 治疗期间，心脏和肺可以得到充分的休息，全身氧供和血流动力学处在相对稳定的状态，此时膜式氧合器（膜肺）可进行有效的二氧化碳排出和氧的摄取，驱动泵（血泵）使血液周而复始地在机体内流动。ECMO 主要由血管插管、循环管路、血流泵、氧合装置、加温器组成。膜肺的功能是将非氧合的血氧合成氧合血。ECMO 主要有两种工作模式：静脉-静脉 ECMO（veno-veno-ECMO，VV-ECMO）和静脉-动脉 ECMO（veno-arterial-ECMO，VA-ECMO）。VV-ECMO 适用于仅需要呼吸支持的患者，VA-ECMO 可同时对患者进行呼吸和循环支持。

（二）ECMO 适应证及禁忌证

1. 适应证 ECMO 适用于常规治疗无效的呼吸循环支持，若常规治疗仍不能维持需达

到的循环呼吸稳定状态时，就可以应用 ECMO 治疗。同时 ECMO 的应用需要考虑多种因素，包括疾病是否可逆转、疾病的进展程度、患者经济状况、ECMO 团队配合等。ECMO 作为一种脏器支持治疗手段，可为诊断和治疗原发病争取更多的时间，其对原发病本身并没有直接治疗作用。

需要呼吸支持的适应证主要包括各种原因导致的呼吸衰竭，给予常规治疗后肺功能仍无法改善，且不能满足机体气体交换的需求，但肺部病变可逆。呼吸衰竭的 ECMO 临床应用指征如下：①已采用肺保护性通气（潮气量 6～8ml/kg，PEEP>10cmH$_2$O）并且联合肺复张、俯卧位通气和高频振荡通气等处理，在吸纯氧条件下，氧合指数<100%，或肺泡-动脉氧分压差>600mmHg。②通气频率>35 次/分，pH<7.2 且平台压>30cm H$_2$O。③年龄<65 岁。④机械通气时间<7 天。⑤无抗凝禁忌。

ECMO 循环支持适用于：①各种原因导致的急性或慢性心功能不全，并且无法通过药物治疗维持有效循环的心力衰竭患者。②为寻求进一步治疗而需要行机械性循环辅助的患者，在排除绝对禁忌证后均可行 ECMO 循环支持。ECMO 支持时机：①严重心力衰竭，预计死亡率高于 50%。②使用大量正性肌力药物仍无法维持血流动力学稳定。③心脏指数<2L/(m^2·min)。④左心房压或者肺动脉楔压>20mmHg。⑤成人平均动脉压（MAP）<60mmHg，乳酸>3mmol/L，并进行性增加，尿量<0.5ml/(kg·h) 可考虑安装 ECMO。

2. 禁忌证　对于感染性疾病患者而言，相对禁忌证主要考虑如何平衡患者的风险和获益。这些相对禁忌证包括：①终末期肿瘤患者。②不可逆的多脏器衰竭。③严重的神经系统并发症。④严重免疫抑制状态。⑤严重的出血性疾病或存在抗凝禁忌证。⑥不能接受血制品患者。⑦终末期心脏疾病但不适合移植。⑧高龄。⑨明确诊断的主动脉夹层患者，主动脉瘤，主动脉瓣中、重度关闭不全等。

（三）患者管理

1. 抗凝策略　当血液与人造物表面接触时会发生凝血，所以需要输注肝素抗凝。普通肝素为 ECMO 最常用的抗凝药物。在置入 ECMO 导管前应以冲击剂量给予肝素（50～100U/kg）。抗凝治疗前检测激活全血凝固时间（activated clotting time of whole blood，ACT）及活化部分凝血活酶时间（activated partial thromboplastin time，APTT），记录基础值。置入导丝后，应静脉注射负荷剂量肝素，ECMO 运行治疗时，根据 ACT 和 APTT 持续泵注肝素抗凝，及时调整抗凝强度，ACT 与 APTT 结果矛盾时以 APTT 为准。ECMO 期间抗凝不足时，ECMO 系统有血栓形成的风险；而抗凝过度又常引起致命的出血并发症，因此维持合适的抗凝状态尤为重要，间隔 2～3h 测定抗凝指标，随时调整肝素用量。低出血风险患者，维持 ACT 180～200s 或 APTT 60～80s（或基础值的 1.5 倍）。高出血风险患者，维持流量大于 3L/min，维持 ACT 120～160s 或 APTT 45～60s。活动性出血患者，维持流量大于 3L/min，暂停肝素抗凝，密切监测 ACT、APTT、膜肺及管道血栓和患者血栓发生的情况。应每日监测血栓弹力图，评估出凝血风险。患者对抗凝药物的个体差异导致 ACT 的安全范围变化较大，临床实际工作中应密切观察，定时检测 ACT。另外 ECMO 期间血小板消耗较为严重，辅助时间过长时，应注意补充血浆、凝血因子及血小板。血小板应维持在>50×10^9/L，低于该水平应及时补充血小板。

2. 机械通气的管理　ECMO 时机械通气的主要目标是"肺休息"，最大限度避免或减少呼吸机相关肺损伤的发生，同时促进萎陷肺泡的复张。因此其机械通气参数的调整有别于常规机械通气。

（1）潮气量：ECMO 治疗重症呼吸衰竭时，需进一步减少潮气量或吸气压，减轻肺组织的应力和应变，对肺组织实施更加严格的保护性通气策略。建议实施 ECMO 后逐渐降低吸气压或潮气量，潮气量一般<4ml/kg，维持气道峰压 20～25cmH$_2$O 以下。

（2）呼气末正压（PEEP）：随着潮气量的显著减低，肺组织可能会导致肺不张或实变，促使肺顺应性降低，增加肺泡毛细血管通透性和右心后负荷。因此，ECMO 机械通气时应该使用较高水平的 PEEP 以维持呼吸末肺容积，同时避免出现循环抑制（如低血压、肺动脉增高、急性右心衰竭等）和气压伤等并发症的发生。但具体水平目前尚无定论，推荐使用 10～20cmH$_2$O。

（3）呼吸频率：为减少由快速呼吸频率引起的肺剪切损伤的发生，建议将初始呼吸频率设置为 4～10 次/分。

（4）吸氧浓度：建议 FiO$_2$ 初始设置为 50%，然后在 ECMO 支持下尽可能地降低 FiO$_2$，以维持血氧饱和度 90%左右。

（5）通气模式：推荐使用定压型的部分通气支持模式，如压力型辅助/控制通气、压力支持通气等。

3. 镇痛、镇静问题　对 ECMO 患者实施镇痛、镇静的目标：①减轻或消除患者的疼痛和躯体不适，减少不良刺激及交感神经系统的过度兴奋。②帮助和改善患者睡眠，诱导遗忘，减少或消除在治疗期间病痛的记忆。③减轻或消除患者焦虑、躁动甚至谵妄，防止不当的身体活动和管路脱出，保护生命安全。④降低患者的代谢速率，减少其氧耗氧需，减轻各器官的代谢负担。使患者在安静、舒适的状态下顺利度过 ECMO 支持治疗期。

在 ECMO 的早期，应使用适当的镇痛、镇静联合肌松治疗，减轻氧耗，这有助于顺利实施肺保护性通气、俯卧位通气等机械通气的治疗策略。在 ECMO 中后期，实施轻-中度镇痛镇静策略。清醒 ECMO 患者有更稳定的心率和呼吸频率，有助于早期拔管，且可以降低死亡率也可以减少镇静镇痛药物使用，有助于医患交流及早期康复，但清醒状态下患者氧耗明显增加，ECMO 的支持力度调整更为精细。对于纤维化快速进展甚至已经发生气压伤的患者，则应避免过强的自主呼吸。做好镇痛、镇静与抗应激、焦虑、谵妄等的平衡，降低较大的累积药量对机体的影响。

4. 容量管理　ECMO 患者，因心肺功能严重受损，以及在 ECMO 治疗早期内环境紊乱、低氧、血液稀释、容量缺乏或过负荷、镇静药物的使用、炎症打击等各类因素，常常会发生循环波动及毛细血管渗漏。发现患者容量不足，应及时补充。如容量治疗后，患者平均动脉压仍小于 65mmHg，应积极寻找可能的原因，并考虑使用血管活性药物。输入过多液体对患者无益，将会加重全身水肿和心肺衰竭，过多的液体负荷是增加病死率的独立风险因素，此时采用限制性液体策略更为恰当。一旦血流动力学稳定，可使用利尿剂，如对利尿剂反应不佳，或者患者出现肾功能不全，可加用连续性肾脏替代治疗。连续性肾脏替代治疗可采用单独的血管通路，也可通过 ECMO 管路进行，通常在膜肺后引血、膜肺前回血。因此 ECMO 治疗期间需：①监测患者心率、血压。②动态监测尿量。③动态监测动脉血乳酸水平。④鉴于传统热稀释参数对评估 ECMO 患者血流动力学状态的准确性欠佳，推荐使用床旁超声或其他无创方式，动态综合评估患者心功能及容量状态。

5. 营养支持　在 ECMO 期间，营养支持极为重要，因患者处于高分解代谢状态，热量消耗极度增加。营养物质包括蛋白质、脂肪、糖类、维生素、电解质、微量元素和水，它们在补充患者物质消耗，增强人体对疾病的抵抗力方面有重要的作用。ECMO 中患者的营养管理方式同大多数危重患者，应重视能量的补充，早期阶段尽量通过肠外营养进行营养支持，以维持正氮平衡。ECMO 治疗前的低氧、低血压、血管活性药的使用及 ECMO 期间镇静剂和抗菌药物的使用，使患者肠道结构与功能往往会受到较大影响，因此考虑短期使用肠外营养作为 ECMO 治疗初期的营养途径。随着氧合及血流动力学的改善，应尽早开始肠内营养。启动 VV-ECMO 支持治疗的 24～36h 内开始肠内营养是安全的，并且患者耐受性良好。虽然多数 VA-ECMO 患者存在严重血流动力学障碍，但在适当的管理下肠内营养也是安全的。

6. ECMO 相关感染　ECMO 支持过程中如患者合并感染将导致 ECMO 支持时间和机械通气撤离时间延长，增加患者痛苦、延长住院时间，也影响患者的预后，甚至导致死亡。需高度重视感染的预防、诊断和治疗。加强医院感染管理，严防交叉感染，预防导管相关血流感染。

ECMO 感染部位和病原菌分布广，感染高危因素多，ECMO 置管、气管插管、中心静脉导管、导尿管、外科切口等都是感染的来源，感染的病原菌主要是革兰氏阴性菌。接受 ECMO 支持的患者年龄越大，感染发生率越高。VV-ECMO 模式支持的患者由于同时接受有创机械通气，原发病又多为呼吸道感染，所需 ECMO 支持时间较长，因而其感染的发生率高于 VA-ECMO 模式支持的患者。感染部位以血流、呼吸道、伤口、泌尿系最常见。

多方面原因导致 ECMO 相关感染的诊断困难：①患者本身存在的基础疾病，ECMO 相关操作和治疗，以及同时接受其他多种有创监测和支持，均可增加感染的风险，极难判断感染是来源于原发病或者是继发于 ECMO 及其他的操作与治疗。②因水箱和体外循环管路的因素，患者实际的体温不能反映患者的感染状态。③ECMO 系统诱发的炎症反应使诊断感染常用的体温、白细胞计数等指标在 ECMO 支持的患者中受到极大限制。④如发现脓尿、气道脓性分泌物和开放伤口引流出脓液往往是最可靠的感染证据。当患者出现低灌注或氧输送不足的变化时，往往提示感染的存在。

明确存在感染的 ECMO 患者与普通感染患者的治疗原则相同，尽早查明感染病原体，根据病原体种类及细菌药物敏感性试验结果选用抗菌药物，按照药物的抗菌作用特点及其体内过程特点选择用药。如果同时需要连续性肾脏替代治疗，则需根据患者状况对用药剂量进行调整。

第四节　外科手术

外科手术治疗感染性疾病已有数千年的历史，任何一种治疗方式都不能替代外科手术治疗，其是治疗感染性疾病的重要组成部分，且具有鲜明特点，能够将感染灶直接去除减少占位效应或者引流脓液加速感染的治愈，是非手术治疗不可替代的。祛除感染灶、通畅引流是外科手术治疗感染的基本原则，本节将从外科手术治疗感染性疾病的意义及适应证、手术时机、手术方式、影响因素及在多学科协作模式治疗复杂的感染性疾病中的应用进行阐述。

一、外科手术治疗感染性疾病的意义及适应证

通过外科手术干预，可将感染灶直接切除，清除感染部位的病原菌及坏死组织，或将致病菌引流于体外，加速治愈感染性疾病。在恰当时机，利用外科手术治疗感染性疾病，不但可以有效阻止感染进一步扩散，而且能够有效避免感染进一步加重，还可以避免相关并发症的出现以改善患者的预后。在感染性疾病中，以下几种适合选择外科手术治疗。

（一）浅部组织细菌性感染

临床上常见的浅部组织细菌性感染有疖、痈、急性蜂窝织炎、丹毒、浅部急性淋巴管炎和淋巴结炎。常发生在皮下、筋膜下、肌间隙等部位，由不同细菌引起，如金黄色葡萄球菌、溶血性链球菌等。这类疾病常急性起病，早期可药物治疗，待炎症控制到局部后，再采用外科手术的方法进行局部处理，及时切开引流，并改善患者的全身状态和维持内环境稳定，即可达到有效治疗。

（二）急性化脓性细菌感染

急性化脓性细菌感染在手部是比较常见的，如甲沟炎、脓性指头炎、手掌侧化脓性腱鞘炎等。致病菌主要是金黄色葡萄球菌，大多数由外伤后细菌入侵继发感染所致。在中枢神经系统也有因中耳炎继发颅内脓肿的发生。这类疾病往往需要静脉滴注大剂量抗菌药物，将感染灶局限。当脓肿壁形成后，抗菌药物很难透过，导致治疗效果不理想，此时就要考虑应用外科手术清除感染灶，清除致病菌，防止炎症扩散或者二次感染，同时解除占位效应。

（三）术后感染

外科手术的术后感染在管腔性器官较为多见，可能是与其与外界相通有关，如消化道、呼吸道及泌尿生殖道。这些部位一旦出现机械性阻塞，管腔内物质对管道壁的持续性压迫造成血供减少，一部分管腔壁内有常驻菌群及管腔内物质自身携带病原体，造成管道壁组织迅速缺氧，组织水肿，对病原体的清除能力下降，甚至管道壁组织失去血供形成绞窄，组织坏死后感染扩散，导致脓毒血症和感染性休克的出现，危及生命。因此，急需利用外科手术方法，及时解决阻塞，从根本上解决此类感染性疾病。

此外，对于实质性脏器也会出现一部分坏死性感染，临床特点是造成组织的广泛坏死，病情发展迅速且凶险，如果处理不当或处理不及时，会导致器官、组织彻底坏死，失去原有功能。当此类感染波及其他部位还可造成感染的快速蔓延，甚至引起死亡。此时只能在抗感染药物应用的基础上，通过手术切除坏死的一部分或全部组织器官，避免感染累及其他部位，并且在术后根据残存器官功能状态决定是否给予患者长期或临时的器官功能支持治疗。

（四）创伤性感染

开放性创伤患者继发的感染属于一类特殊类型的感染性疾病，此类疾病必须经外科手术治疗。开放性创口由于创口周围的异物、坏死性物质等需急诊手术清创治疗。通过清洗创口部位的皮肤、清除创口内部的坏死物质，同时术中应用大量的过氧化氢冲洗避免厌氧

菌在创口深部繁殖，再反复消毒争取最大限度避免创伤后感染的出现。

（五）特殊病原微生物感染

在特殊病原微生物感染中，以厌氧菌感染为主，表现为起病急、病情进展快、急需外科干预的一类疾病。其中以有芽孢的厌氧菌较多见，如破伤风杆菌和产气夹膜梭杆菌。

1. 气性坏疽　是一种厌氧菌感染，即梭状芽孢杆菌所致的肌坏死或肌炎。因此类感染发展急剧、预后不良，感染发生时致病微生物往往不是单一细菌，而是几种细菌的混合。临床表现有所差别，有的以产气为主，有的以水肿为主。由于气、水夹杂，局部急剧膨胀，局部张力迅速增加，皮肤表面可变得如"木板样"硬。筋膜下张力急剧增加，从而压迫微血管，进一步加重组织的缺血、缺氧与失活，更有利于细菌繁殖生长，形成恶性循环。由于该类疾病病情发展急剧，重在早期诊断。一经诊断，需立即开始积极治疗。其中外科清创至关重要，因为深部病变往往超过表面显示的范围，故病变区应做广泛、多处切开，术中充分显露探查，彻底清除变色、不收缩、不出血的肌肉。如整个肢体已广泛感染，应果断截肢以挽救生命。同时应用抗菌药物、高压氧、全身支持治疗。

2. 破伤风　是由破伤风梭菌引起的常与创伤相关联的一种特异性感染。创伤伤口的破伤风梭菌污染率很高，战场中污染率可达 25%～80%，但发病率只占污染者的 10%～20%。在缺氧环境中，破伤风梭菌的芽孢发育为增殖体，迅速繁殖并产生大量外毒素，主要为破伤风痉挛毒素，如果痉挛毒素被吸收至脊髓、脑干处，与神经网络中神经元突触相结合，可抑制突触释放抑制性传递介质。当感染患者受到轻微刺激时，即可发作，有时较频繁，如果呼吸机和膈肌持续痉挛，可造成呼吸骤停。患者死亡原因多为窒息、心力衰竭或肺部并发症。因此，破伤风是一种极为严重的疾病，死亡率高，尤其是新生儿和吸毒者，为此要采取积极的综合治疗措施。由于破伤风梭菌是厌氧菌，其生长繁殖必须有厌氧微环境，因此创伤后尤其在早期彻底清创，改善局部循环，是预防破伤风发生的重要措施。

二、外科手术治疗感染性疾病的时机

手术时机的选择是外科手术有效治疗感染性疾病的关键点。总的来说，当抗感染药物无法在病灶处达到有效浓度并且停留足够长的时间、致病微生物自身性质特殊、外科因素造成感染及感染部位失去功能时，须手术治疗，辅以药物治疗。感染性疾病若存在以下几种情况时，则大多数需要手术治疗。

（一）感染性病灶局限

当感染性疾病应用抗菌药物等治疗手段将病灶局限于某一部位时，无论是在身体浅表的疖、痈，还是组织深部的脓肿，均需手术治疗。相比于抗菌药物治疗等综合治疗手段，手术治疗的目标更为精确，对其他组织、器官影响较少或无影响。当脓肿周围被纤维结缔组织包裹，形成一层致密的脓肿壁时，为致病微生物提供了坚实的"护盾"，全身应用抗感染药物治疗时，常规剂量无法穿透这一层致密的包裹层，即使是增加剂量也难以彻底消灭感染灶，同时可能产生其他的副作用；另外，当机体抵抗力下降时，感染灶可能出现"死灰复燃"，此时，利用手术清除病灶是有效的治疗手段。

（二）感染性病灶占位效应

感染性疾病在治疗过程中，如果引起明显的占位效应，对周围组织结构产生压迫引起相应症状时，就需要外科手术将病灶及时清除。如在颅腔内的感染性疾病，当感染灶内积存了大量的坏死物和部分病原体并被囊壁包裹时，药物治疗的疗效会大打折扣。如果不将这些坏死物质清除，其占位效应可能引起颅内压增高，进而导致脑疝引起患者死亡。另外，感染性病灶亦可能占据组织修复的生长空间，使机体无法生长出新的修复的肉芽组织。长期使用大量抗感染药物后会造成致病微生物的耐药、二重感染，并使病情恶化，进而陷入恶性循环。此时通过外科手术将坏死物质排出体外，再辅以抗菌药物、营养支持等对症治疗，可有效控制感染灶，使患者得到有效治疗。

（三）急性感染性疾病发生早期

有些感染性疾病在发病早期就需要外科手术治疗，如破伤风、气性坏疽等，应尽早将病原体清除，为后期综合性治疗提供重要保障。另外，对于创伤继发的感染，往往是因创伤将病原菌直接带入体内，引起疾病发生。因此早期清创术能够及时清除病原菌，有效地降低感染的发生风险。

三、外科手术治疗感染性疾病的方式

感染性疾病的手术治疗中，祛除感染灶和通畅引流是外科治疗的基本原则。因手术祛除感染灶或引流的方法不同，又可分为以下几种。

（一）感染灶完整切除

当感染灶被局限后，沿着被周围组织包裹的界面完整切除，尤其邻近重要组织结构时，手术切除可避免病灶内病原菌播散至其他部位；同时，如果考虑致病微生物的扩散速度较快、毒性较强，脓肿壁较薄时，在危急情况下也可选择适当扩大切除范围，争取一次性祛除感染灶。手术时应注意以下两点。

1. 避免感染灶壁破坏　感染性疾病在大量使用抗菌药物后，可以被局限，随着用药时间增长，其包膜壁增厚，此时可以沿着包膜的边界进行完整切除，如常见的脑脓肿，如果手术引起壁部破裂会导致炎症播散；另外，有些感染性疾病的病灶包膜本身就容易破裂，一旦破裂会导致内容物播散，危害性大。如棘球蚴病，作为一种寄生虫感染性疾病，当病变累及肝脏、肺脏或颅内时，由于感染病灶的特殊性，即内囊壁较薄，并且内囊内存在大量虫卵，包囊一旦破裂，包囊内容物播散于不同部位可造成严重后果。如果其破入腹腔，可导致严重过敏反应，子囊种植产生多发囊肿；破入胆道，可引起阻塞性黄疸或反复发作的胆管炎；经横膈破入胸腔、肺可导致反复肺部感染。因此，棘球蚴病的外科手术治疗原则即为尽量完整摘除外囊，清除内囊，避免内囊中囊液外溢，防止复发；合理处理残腔，减少术后并发症的发生。

2. 彻底清除坏死性感染　坏死性感染由于致病微生物的生长及繁殖速度较快，短期内病情发展迅速且凶险。当感染后处理不当或处理不及时，可导致器官、组织彻底坏死，如整个肢体已广泛感染，应进行截肢以挽救生命。如气性坏疽，感染已部分超过关节截肢平面，其上的筋膜腔应充分敞开，术后用氧化剂冲洗、湿敷，经常更换敷料，必要时还要再次清创。

（二）感染灶切开引流

将感染病灶处的坏死物质或者病原微生物通过生理性腔隙、病理性孔道或人为创造的一条通道引至体外，是一种有效加快感染性疾病治愈的方式。目前，仍以人为创造一条病灶到体外的通路为主要手段。根据病变距离体表的深度不同，分为浅部引流和深部引流。

1. 浅部引流　浅表部位的病灶一般伴随引流前充分清创，清创后将不同类型的引流物置于创口之中，定期换药。浅表引流的方法主要包括橡胶片引流、纱布引流条引流、烟卷引流。

（1）橡胶片引流：引流物由橡胶手套裁成不同大小条状制成。主要用于创口少量渗液的引流，如腮腺炎等，也可以用于口内创口引流。橡胶片引流条的形状、长短和宽窄根据病灶部位、创口的深浅和脓液量决定。

（2）纱布引流条引流：生理盐水或抗菌药物浸渍后的纱布引流条对感染病灶内的脓汁具有稀释和吸附作用，在将抗菌药物带至感染病灶内的同时，可将病灶内的脓汁吸附在纱布上，在每次换药时将病灶内的脓汁带出体外。由于吸附脓汁的能力有限，需多次换药，换药间隔时间较短。纱布引流条引流适用于切开引流后需要湿敷的伤口，例如，痈的切除深度达到其基底部之后，在脓腔内填塞生理盐水、碘伏或凡士林纱条后，外加干纱布绷带包扎。在术后需每日或渗出物过多时更换一次敷料。油纱条具有刺激肉芽组织生长的作用，经常用于脓腔引流。

（3）烟卷引流：是指将纱布卷成长条卷状作为引流芯，然后用乳胶皮片作为外皮包裹，形似香烟。利用管芯的纱布卷起到引流作用，同时具有以上两种引流方法的优点。其引流量较大，质地适中，且表面光滑。多用于腹腔引流或肌层深部脓肿的引流。但是这种引流方法仍然存在一定弊端。既往存在放置烟卷引流不当造成肠道坏死合并肠穿孔，继发急性腹膜炎的案例。因此，放置烟卷引流条时需要注意：引流条的粗细应与伤口大小相适宜，烟卷引流直径过小时引流效果差；直径过大时可能会导致周围组织的压迫坏死，继发感染；同一部位应避免两根及以上烟卷引流条同时放置。

（4）双腔管引流：由双腔管组成，体积较为粗大。外套管与空气流通，引流物则自内管吸出。可防止由负压吸引时将管周组织吸附在引流孔而闭塞，同时又可进行冲洗，适用于引流量较大，内容物较复杂的消化道瘘等。

2. 深部引流　当感染部位较深，无法通过手术切开后开放引流治疗时，此时可通过其他方法将病灶内坏死物质引流至体外。

（1）单次穿刺引流：通过体表向病灶部位临时穿刺，穿刺成功后将病灶内坏死物质抽出或引流，同时辅以抗感染药物局部或全身应用以获得良好效果。

（2）长期置管引流：相比于单次穿刺引流，长期置管引流可避免因反复穿刺对患者局部皮肤造成的创伤，同时还可置入多条引流管，能在引流的同时向病灶内注入抗感染药物，并能通过注入生理盐水进行病灶冲洗，亦能获得病原学检测样本。长期置管引流既可以在手术切开后将引流管置入病灶内，也可以通过临时穿刺创造通道将引流管置入。

（3）Ommaya 囊引流：在神经外科感染性疾病中，Ommaya 囊置入术常被应用，其最初是用于治疗真菌性脑膜炎的一种手术治疗手段，后来 Ommaya 囊置入术还用于各种中枢神经系统肿瘤的化疗中。神经系统感染性疾病存在特殊性，位置较深且存在血-脑屏障，药物难以到达。因此，Ommaya 囊植入术在中枢神经系统感染性疾病中应用较广泛。Ommaya 囊置入后可以在局部持续给药，这种方式区别于全身用药，能够避开中枢神经系统的血-脑屏障，提高药物在局部感染灶中的浓度，提高治疗效果；并且可以通过置入Ommaya 囊对颅内空腔进行反复冲洗，彻底引流。此外，通过从 Ommaya 囊抽取腔内液体，进行化验和减压治疗，能够迅速缓解颅内压增高避免脑疝发生，挽救患者生命。与此同时，还可以利用立体定向穿刺术联合 Ommaya 囊使其精准置入脑脓肿中心，避免反复穿刺，降低治疗的危险性，减少并发症的发生。因此，立体定向脓肿抽吸联合 Ommaya 囊置入术已成为一种微创且安全有效治疗脑脓肿的方法。

在应用引流技术将体内病灶清除时，需要明确判断感染灶的内容物是否为混合性物质，有无分隔。如果感染灶内为多房，则需切开后充分将脓肿间隔之间的纤维隔破坏后，再进行引流操作。同时，无论是单次穿刺引流还是长期置管引流，穿刺前确定目标位置则是至关重要的。相比于无引导的直接穿刺，在相关导航设备引导下的穿刺更为精准，可应用于重要部位（心脏、脑），避免行穿刺术时损伤邻近的重要组织结构，较小的局限性感染性病灶亦可以准确置管；具有定位准确、安全、创伤小、避免反复穿刺的优点，可以加快疾病愈合速度，提高临床疗效，减少炎症播散等并发症。超声指导下的穿刺，具有实时显示穿刺针的尖端、病灶位置和全部穿刺过程，以及无辐射等优点，但是在胃肠道、邻近部位存在气体时对超声引导的穿刺存在一定的干扰。欧洲心脏病学会已经指出：除非危及生命的心脏压塞时，在心包穿刺前，必须进行超声心动图检查以指导心包穿刺术的穿刺部位（例如，肋间或剑突下方）。在超声的引导下穿刺引流能够有效避免穿刺过深损伤心肌等情况。

（三）感染灶早期清创

清创术是利用外科手术方法将感染灶、病原微生物及坏死物质清除的方法，能够防止炎症进一步扩散。清创术是创伤外科常用的基本技术之一。包括清洗创伤部位周围皮肤、切开伤口、扩大伤口、清除失活组织和异物、止血、引流及固定等一系列操作，而创面的清洗是清创术中的首要工作。在日常生活中交通事故伤、坠落伤、烧伤、冲击伤、穿刺伤、慢性溃疡、各种体外伤等经常发生，其中许多伤口创面大且污染严重，会继发感染，进而对患者生命造成一定程度的威胁。因此，对创面进行及时清创，将异物、细菌彻底清除并冲净，可以减少伤口感染，降低伤残率及死亡率。另外，在清创过程中，冲洗液和冲洗方法会对清创效果造成不同影响。临床实践已经表明，用生理盐水冲洗清创在减少创面或切口的细菌、宏观和微观颗粒污染及降低感染率方面是有效的。生理盐水可单独使用，也可加入聚维酮碘、氯己定、苯扎溴铵溶液、抗菌药物、肥皂液等，去除创面及切口内的碎屑、异物、凝血块，同时最大限度减少细菌在创面的数量，起到有效的治疗和预防感染性疾病发生的效果。

（四）一期组织修复

临床上有些感染性疾病需要在切除感染病灶的同时，给予一期组织修复以维持器官的重要功能，即治疗感染的同时采用外科手术的方法恢复组织器官的功能。常见的如感染性心内膜炎，是由病原微生物侵犯心脏瓣膜或心内膜后，引起一系列炎症表现的感染性疾病，是临床上严重威胁生命的心血管疾病之一。但在其并发症中，充血性心力衰竭对预后的影响最大，也是外科手术治疗最常见的指征。充血性心力衰竭通常是由于瓣膜功能不全导致瓣膜反流，进而导致心脏收缩功能不全。在切除瓣膜赘生物的同时，要将瓣膜功能保持完整，及时进行手术更换瓣膜可以阻止严重的血流动力学改变，以达到修复正常组织，恢复组织原有功能的目的。

四、外科手术治疗感染性疾病的影响因素

外科治疗在感染性疾病的治疗中有其独特性，在恰当时机选择手术治疗能起到事半功倍的作用。但由于感染性疾病的发生受到多种因素的影响，外科手术清除感染灶和引流病原菌的过程也受到多种因素影响，以下将分别介绍主要的影响因素。

（一）病原体的致病性

病原体的致病性主要取决于其毒力、数量、定位与扩散形式及变异性。首先，病原体的毒力是指病原体的侵袭力，即病原体在机体内生长、繁殖、蔓延扩散的能力。有的细菌通过产生的酶如葡萄球菌的凝固酶，链球菌的透明质酸酶，产气荚膜杆菌的胶原酶等起作用；有的通过荚膜阻止吞噬细胞的吞噬；有的通过菌毛黏附宿主组织。病原体产生内、外两种毒素，通过毒素产生杀伤作用。外毒素是多数革兰氏阳性菌和少数革兰氏阴性菌在生长繁殖过程中释放到菌体之外的蛋白质，包括神经毒素如破伤风毒素、肉毒素，细胞毒素如白喉毒素，肠毒素如霍乱毒素。内毒素是革兰氏阳性菌细胞壁的脂多糖在菌体死亡崩解后游离出来的，可致机体发热反应、中毒性休克、弥散性血管内凝血、施瓦茨曼反应等。其次，病原体侵入的数量是重要的致病条件。侵入的数量越多，传染性越强，潜伏期可能越短，病情也就越严重。再次，病原体在人体内有特异的定居部位，特异的定居部位由特异的侵入门户与传入途径所决定，特异的定居部位又决定着病原体排出途径。伤寒杆菌经口传入，定位于肠道单核巨噬细胞系统，借助粪便排出体外。白喉杆菌经鼻咽部侵入，定位于鼻咽部，借助鼻咽分泌物排出体外。最后，病原体在长期进化过程中，受各种环境的影响，当外环境改变影响遗传信息时，引起一系列代谢上的变化，其结构形态、生理特性均发生改变，这种病原体的变异性也体现了其致病力的特点。以上这些特点，在外科手术治疗感染性疾病过程中都要考虑，尽可能阻断或降低病原体的致病性。

（二）机体的防御功能

机体的防御能力对外科手术治疗感染性疾病具有重要影响，当机体的屏障和免疫功能良好时，手术清除感染灶，即便是遗留少量入侵的病原微生物也不会造成感染。抵御病原微生物的攻击，人体有三道防线：皮肤黏膜、体液中的杀菌物质及吞噬细胞和免疫器官的免疫细胞。可分为非特异性防御功能和特异性防御功能。

1. 非特异性防御功能　主要指完整的上皮组织阻止致病菌的侵入，皮肤分泌的乳酸和脂肪酸，呼吸道黏膜分泌的黏液和溶菌酶，消化道黏膜分泌的各种消化液，都有抑菌或杀菌作用；全身的淋巴结及单核巨噬细胞系统内的吞噬细胞及有粒白细胞，都能吞噬或清除异物及微生物；体液中的抗体、补体和白介素等也具有抑制或杀灭微生物的作用。

当机体受到损伤时会增加感染性疾病的发病率，受损因素包括：①创伤和手术造成感染，尤其是创伤和手术的部位在消化道、呼吸道、泌尿生殖道等处时，感染高发。②侵入性诊疗操作，住院患者中各种导管的置入均会造成皮肤或黏膜的屏障防御功能受损，如鼻胃管、导尿管、气管内插管、长期置入的静脉导管等，为细菌的侵入和定植提供了良好的条件和环境。③休克、缺血-再灌注、长期禁食或肠外营养损伤胃肠黏膜的屏障，可导致肠道源性感染。④管道性器官的阻塞性疾病造成的感染。⑤瘫痪、长期卧床的患者，因重力作用，皮肤的着力点长期受压，易出现皮肤湿疹、溃烂，进而导致感染发生。⑥麻醉药物、镇痛药物、镇静药物应用期间抑制咳嗽反射和气管黏膜的屏障作用及气管表面纤毛的定向摆动作用，此时患者易于出现误吸等情况。以上这些因素的防控对于改善外科手术治疗感染性疾病的效果有重要意义。

2. 特异性防御功能 即免疫系统通过细胞免疫及体液免疫反应，清除外来抗原性物质或病原体的防御能力。其影响外科手术治疗感染性疾病的可能机制为①吞噬功能下降：外周血中粒细胞减少是感染性疾病发生的最重要因素。患者如长期接触放射线、应用免疫抑制剂等药物会引起多形核白细胞减少；糖皮质激素可抑制炎症反应过程中趋化因子与多形核白细胞受体之间的结合，导致白细胞的吞噬能力下降。②体液免疫和细胞免疫功能低下：放射治疗、化疗和长时间使用激素药物治疗都会抑制 B 细胞和 T 细胞的功能，抗体合成减少，应答能力下降，此时患者对于化脓性细菌引起的感染缺乏抵抗能力。为控制排斥反应应用免疫抑制剂的患者，易出现较少见的病毒、真菌、原虫、支原体及细胞内细菌感染。由此可见，当机体特异性防御能力较强时，有利于辅助外科手术治疗感染性疾病。

（三）感染灶周围血运情况

丰沛的血液循环会很快修复皮肤与黏膜，增强非特异性防御功能，并且将免疫细胞源源不断运送至感染灶周围增强特异性防御功能，还可以将抗菌药物及时运至感染灶周围增强组织的抗感染能力。当感染性病灶周围的血供较差时，无论病灶体积大小，药物均无法在病灶处达到有效浓度。同时，自身机体的免疫功能无法在局部完全发挥、修复组织所需的能量匮乏等，为致病微生物的长期存活提供了生存条件，使药物治疗的难度大大增加。手术治疗感染性疾病可将局限性感染灶切除，但是同样，手术治疗也会存在无法彻底切除感染灶的情况。并且切除感染灶后会影响周围的血供，导致感染伤口愈合不佳，甚至术后感染加重，这样则会陷入进退两难的境地。单纯抗感染药物治疗无法彻底清除较大的感染灶，手术治疗能清除大部分病灶内物质，但以破坏部分血液供应作为代价。因此，可以在手术清除病灶之前取机体未感染的、血运丰富的组织（例如，背阔肌筋膜皮瓣等），在手术切除感染灶后将这处组织移植至感染灶部位。利用丰富的血液循环和机体自身免疫将无法彻底切除的感染灶完全消灭。

（四）环境及其他因素

外科手术治疗也受到患者的周围环境及其他不可预知因素的影响，如气候炎热、环境空气流通性较差这些因素都是化脓性细菌感染的危险因素。烧伤区病房、ICU 都是感染性疾病的高发地区；放化疗、激素治疗、血管阻塞性疾病、患者高龄等情况可伴随组织代谢障碍和血管反应缺陷，形成易感环境。这些因素的存在都会影响感染性疾病外科治疗的效果。

五、外科手术在复杂感染性疾病治疗中的应用

在临床治疗感染性疾病过程中，有些复杂情况是需要多学科协作完成，如复杂的中枢系统感染，抗菌药物治疗方案需要药师协助，脑脊液培养及药物敏感性试验结果的解读需要微生物专家的帮助，全身营养状态的评估及营养方案的确定需要营养医生的确认等。当将感染局限后，或者由脑室-腹腔分流术（异物植入）引起的感染，就需要利用外科手术的方式将局部脓肿切除或将异物去除后，再继续抗感染治疗，才能彻底治疗感染。由此可见，对于复杂感染更加需要多学科协作，发挥各自专业特长，在恰当时机选择外科手术，有利于尽早控制感染，达到治愈目的。

（一）耳源性脑脓肿

耳源性脑脓肿为化脓性中耳乳突炎的严重并发症，如果得不到及时治疗可危及生命。耳源性脑脓肿多发生于大脑颞叶，其次为小脑。多由于胆脂瘤型中耳炎破坏鼓室盖、鼓窦盖、乳突盖或破坏乙状窦、窦脑膜角骨板，炎症直接侵袭脑组织或循静脉进入脑组织所致。临床表现与病理过程相关，在脑脓肿的包膜未形成时，给予积极抗感染治疗，防止形成弥漫性脑炎。如果形成包膜，且体积较大导致占位效应时，就需要外科干预。将病灶直接切除或者穿刺引流，会大大缩短病程。由此可见，本病的治疗涉及神经外科、耳鼻喉科、药剂科等多学科协作，以达到对患者的精准治疗。

（二）化脓性脊柱炎

化脓性脊柱炎是一种非特异性的急性或亚急性感染性疾病，又称脊柱化脓性骨髓炎，占所有骨髓炎的 4%。化脓性脊柱炎是一种罕见、严重且有潜在生命危险的疾病，其可导致患者产生败血症及不可逆转的脊髓损伤、神经功能缺损，死亡率为 4%～29%，并可并发脊膜炎和脊髓炎。外科手术治疗的目的是清除感染灶，尽可能地减少病变引起的神经压迫，从而缓解症状，重建脊柱稳定性和矫正脊柱畸形。目前，临床对于化脓性脊柱炎患者的手术时机一直存在争议。虽然化脓性脊柱炎急性期行手术治疗与保守治疗在神经功能的改善程度及感染复发率方面差异无统计学意义，但手术治疗可使患者疼痛症状得到明显改善。

（三）坏死性软组织感染

外科手术在坏死性软组织感染患者的治疗中起着至关重要的作用，特别对于由坏死性软组织感染导致肢体缺血缺氧而不得已行截肢手术的患者来说，早期手术干预尤为重要。因此，对于此类患者应建立及早有效的治疗策略。一旦怀疑或确诊坏死性软组织感染，彻底清创和充分引流是主要原则。入院后 6～12h 内接受手术的患者，死亡率显著低于未接受手术的患者，手术切开皮肤后，可见大量灰褐色稀薄样的坏死组织，伴腥臭，无脓液流出，坏死的筋膜层容易与正常组织剥离，可用手指进行钝性分离。此方法不适用于坏死性肌炎，当出现肌炎时应考虑截肢。在切除坏死组织时，切除范围应超出坏死范围 1.5～2.0cm，至有新鲜血供的正常组织出现为止。当切口较大，切除组织较多时，可行多个切口，切口间保留皮桥，

留置橡胶管引流。取病变的筋膜组织送病理、细菌培养及药物敏感性试验检查，手术过程中，应戴双层手套；同时应注意无菌手套上的粉末可能影响坏死性软组织感染的预后。

由此可见，在临床治疗复杂感染性疾病过程中，外科手术的干预对于缩短病程，实现患者的精准治疗是至关重要的。

综上所述，外科手术治疗感染性疾病，应选择合理的适应证，在恰当时机，去除相关易感因素的前提下，选择正确的手术方式。

参 考 文 献

邓小明，郭曲练，郭向阳，等. 2016. 醋酸钠林格液临床应用专家共识. 国际麻醉学与复苏杂志，37（2）：97-101.

李兰娟. 2012. 感染微生态学. 2 版. 北京：人民卫生出版社.

李鹏飞，陈鑫，聂时南. 2019. 脓毒症合并肝功能不全诊治研究进展. 临床误诊误治，32（5）：97-100.

李晓丹，马青变. 2021. 2019～2020 年脓毒症研究领域热点回顾. 中国急救医学，41（1）：21-27.

李禹杭，王常松. 2020. 连续性肾脏替代治疗对脓毒症急性肾损伤作用的研究进展. 现代肿瘤医学，28（16）：2913-2915.

林新强，陈利群. 2020. 连续性肾脏替代治疗在脓毒症救治中的应用进展. 实用医学杂志，36（23）：3301-3304.

刘晨曦，代晓明，黄伟. 2021. 2020 国际重症医学临床研究进展. 中华危重病急救医学，33（1）：5-9.

刘蕾，郑瑞强，陈齐红. 2019. 血管加压素治疗感染性休克的临床进展. 中华危重病急救医学，31（4）：501-504.

马宇，王天龙，王英伟，等. 2018. 醋酸钠林格液围手术期临床应用专家共识. 国际麻醉学与复苏杂志，39（1）：1-5.

单清，孙安修. 2018. 质子泵抑制剂预防性应用专家共识. 中国医师杂志，20（12）：1775-1781.

王新颖. 2016. 2016 成人危重症病人营养支持治疗实施与评价指南解读. 肠外与肠内营养，23（5）：263-269.

王尚宏，王耀勇，王美霞. 2020. 人血白蛋白治疗感染性休克的研究进展. 医学综述，26（18）：3653-3657.

吴国豪. 2018. 临床营养治疗现状：挑战及对策. 中国实用外科杂志，38（1）：83-86.

吴孟超，吴在德，黄家驷. 2021. 外科学. 8 版. 北京：人民卫生出版社.

吴肇汉，秦新裕，丁强. 2017. 实用外科学. 4 版. 北京：人民卫生出版社.

第四章　脑室管膜炎的多学科协作模式治疗

脑室管膜炎（ventriculitis）是发生在脑室系统及其周围组织的炎症，是中枢神经系统感染（central nervous system infection，CNSI）中的一种特殊类型，其具有进展迅速和致残率、致死率高和预后差的特点。脑室管膜位于脑室系统的最内层，血运较差并且与脑脊液（cerebrospinal fluid，CSF）循环系统密切相关，因此当炎症发生时较易沿着脑脊液循环播散或引起循环梗阻使颅内压增高导致不良预后。另外，CNSIs 是一种较为特殊的过程，由于血-脑屏障的存在，中枢神经系统在一定程度上不易发生感染，但感染一旦出现，治疗时需考虑抗菌药物能否透过血-脑屏障达到有效治疗浓度，给药时通常剂量较大，治疗周期较长，疗效较差。与此同时，由于脑室管膜炎的新病原体及其变种不断出现，抗菌药物不规范应用及病原体耐药性增加，脑室管膜炎的治疗面临着十分严峻的挑战。因此，需要建立由神经外科、神经内科、营养科、临床药学科及检验科等学科组成的 MDT 团队进行协作治疗。

第一节　脑室管膜炎概述

脑室管膜炎的诊治是一个较为复杂的过程。首先，脑室管膜炎的早期确诊存在一定的困难，这主要是由于病原学标本（如 CSF 标本）的获取有赖于有创的脑室外引流等操作，且标本的细菌学培养阳性率不高。其次，脑室管膜炎的治疗同样是临床上的难题。目前，能够透过血-脑屏障并在 CSF 中达到较高浓度的抗菌药物种类有限，在无病原学证据支持的情况下，如何经验性应用抗菌药物是困扰临床医生的问题，加之近年在神经系统重症感染的患者中，耐药菌较为常见，这使得临床医生在选择抗菌药物时面临更多的困难。最后，脑室管膜炎的精准治疗需要多学科协作完成，增加了其治疗的复杂性。

一、脑室管膜炎的概念及流行病学

（一）脑室管膜炎的概念

脑室管膜炎又称脑室炎，是指不同病原微生物侵犯脑室管膜引起的脑室系统及其周围组织的急性或慢性炎症，通常为颅脑外伤或手术操作（特别是长期持续脑室外引流）后细菌入侵脑室所致，以脑室内 CSF 化脓性改变为主要特征。

参考《神经外科中枢神经系统感染诊治中国专家共识（2021 版）》，可将脑室管膜炎根据以下情况进行分类。

1. 病原体种类　细菌、真菌、寄生虫感染等。

2. 发病进程　急性感染（病程＜2 周）、亚急性感染（病程 2～4 周）、慢性感染（病程＞4 周）。

3. 感染的严重程度　根据感染的严重程度将脑室管膜炎分为轻、中、重度。

（1）轻度：体温>38.0℃，头痛、意识清楚、格拉斯哥昏迷量表（GCS）评分为 13～15 分或无明显的意识变化、颈项强直、CSF 浑浊、CSF 白细胞计数为（50～500）×10^6/L。

（2）中度：体温>39.0℃、意识障碍、GCS 评分为 9～12 分或较前下降 2 分、明显颈项强直、CSF 浑浊、CSF 白细胞计数为（500～1000）×10^6/L，伴全身炎症反应。

（3）重度：体温>39.0℃或<36.0℃、昏迷、GCS 评分≤8 分或较前下降 2 分及有明显的颈项强直、CSF 为脓性、CSF 白细胞计数>1000×10^6/L 及 CSF 葡萄糖<1mmol/L；头颅 CT 或磁共振成像显示脑室积脓和（或）分隔。

（二）脑室管膜炎的流行病学

在不同国家和地区、不同医疗机构，依据不同的感染诊断标准，医疗相关性脑室管膜炎的发生率存在一定差异。我国神经外科术后 CNSI 的发病率为 4.6%～25%，其中脑室管膜炎的发病率为 0.2%～4%。根据美国感染性疾病协会的统计数据，美国神经外科术后的感染率在 2.8%～14%，术后脑膜炎或脑室管膜炎的发生率为 1.5%～8.6%，病死率为 3%～33%。近期一项纳入 35 项研究的荟萃分析显示，脑室开放相关性脑室管膜炎的发病率为 11.4/1000 个导管日。事实上，相关研究发现，在神经外科各类操作引发的感染中，3.5%～21.9%的脑室引流患者和 3%～15%CSF 分流患者可发生脑室管膜炎，并且儿童较成人患者感染更为常见。

二、脑室管膜炎的病因及发病机制

（一）脑室管膜炎的病因

脑室管膜炎是由不同的病原微生物侵犯脑室系统及其周围组织引起的，感染的病原微生物主要包括以下几类：

1. 细菌 是脑室管膜炎最常见的病原体，细菌性脑室管膜炎常急性起病，患者神经功能损害较重，病死率较高，预后较差。病原菌中约 55%为革兰氏阳性菌，45%为革兰氏阴性菌。

（1）常见的革兰氏阳性菌包括以下 3 种。①金黄色葡萄球菌：也称"金葡菌"，其毒力较强，可产生凝固酶及纤维蛋白溶酶，有利于自身扩散，在脑室管膜炎中易形成化脓性病灶。②表皮葡萄球菌：为凝固酶阴性的葡萄球菌，是人体皮肤和黏膜的正常菌群，其致病力较弱，致病机制主要依靠细胞壁外黏质。表皮葡萄球菌性脑室管膜炎多继发于各类神经外科开颅术后。③肺炎链球菌：又称"肺炎球菌"，可形成荚膜，并可产生菌溶素，为其致病性的主要来源。侵入脑组织后，多引起侵袭性化脓性脑膜炎，后可进展为化脓性脑室管膜炎。胆汁溶菌试验有助于鉴别该菌。

（2）常见的革兰氏阴性菌包括以下 4 种。①铜绿假单胞菌：又称"绿脓杆菌"，可存在于正常人的皮肤、呼吸道和肠道，为机会致病菌。其致病性主要依靠内毒素；铜绿假单胞菌性脑室管膜炎常发生于开放性颅脑损伤、神经外科术后，或由腰椎穿刺、腰麻等消毒不严或器械污染所引起。②肺炎克雷伯菌：属肠杆菌科，可产生内毒素，是其致病力的主要来源，克雷伯氏菌对外界抵抗力强，对多数抗菌药物易产生耐药性。③大肠埃希菌：又称"大肠杆菌"，其致病物质为黏附素和外毒素（包括志贺毒素溶血素等），大肠埃希菌是导致新生儿脑膜炎和脑室管膜炎的主要病原体之一。④鲍曼不动杆菌：是一种条件致病菌，广泛分布于医院环境，易在患者皮肤、结膜、口腔、呼吸道、胃肠道及泌尿生殖道等部位定植，其引起的颅内感染常具有极强的耐药性，病死率高，预后较差。其他导致细菌性脑室管膜炎的病原体还包括结核分枝杆菌、脑膜炎奈瑟菌和厌氧菌等。

2. 真菌　多属于条件致病菌，事实上，中枢神经系统的真菌感染较为少见，但在一定条件下，真菌可侵入颅内引发真菌性脑室管膜炎。近年来随着临床上抗菌药物、激素及免疫抑制剂的不规范使用，真菌感染的比例呈现逐年上升趋势。颅内真菌感染多数为慢性或亚急性起病，早期症状并不明显，缺乏典型的临床症状，在感染后期，多出现颅内高压及脑膜刺激征等表现。导致真菌性脑室管膜炎的常见病原体包括以下3种。①隐球菌：属隐球菌属，菌体外周有一层肥厚的胶质样荚膜，是致病的重要物质。隐球菌是机会致病菌，初始感染灶多为肺部，后播散至中枢神经系统，引起慢性脑膜炎和脑室管膜炎，患者常预后不良。②念珠菌：又称"假丝酵母菌"，在组织内易形成芽生孢子及假菌丝。入侵中枢神经系统时可出现脑膜炎、脑室管膜炎和脑脓肿，多由其他部位的原发灶转移而来。③曲霉：可以侵犯机体许多部位，统称"曲霉病"，神经系统曲霉病相对少见，通常是由侵袭性的真菌性鼻窦炎直接蔓延所致，病死率极高，且诊断困难，通常在疾病的晚期或经过尸检才发现。其他可入侵脑室的真菌还有环孢子菌、皮炎芽生菌、副球孢子菌、申克孢子丝菌、接合菌、毛孢子菌属等。

3. 病毒　常导致病毒性脑炎，亦可进展形成病毒性脑室管膜炎。由于炎症易侵犯脑和脊髓实质的部位，多造成不同程度的神经系统后遗症，预后较差。侵入中枢神经系统常见的病毒为单纯疱疹病毒和2型脑炎病毒。①单纯疱疹病毒：是具有包膜的DNA病毒，包括单纯疱疹病毒1型和2型，前者经密切接触传播。单纯疱疹病毒侵入中枢神经系统的发病机制尚未完全阐明，通常认为病毒先潜伏于机体的外周神经节内，然后在一定条件下（免疫功能下降等）重新激活后沿神经纤维逆行入颅造成颅内感染。②乙型脑炎病毒：为具有包膜的单链RNA病毒，呈球状，经蚊虫叮咬传播，病毒可突破血-脑屏障进入中枢神经系统，使神经细胞变性坏死，导致脑实质、脑膜和脑室的炎症。严重者病死率高，幸存者常伴有不同程度的神经系统后遗症。其他可侵入脑室系统的病毒还有肠道病毒、艾滋病病毒、巨细胞病毒等。

4. 寄生虫　脑寄生虫种类丰富，可以通过机械性损害（创伤、压迫、阻塞和增殖）、分泌毒素和诱发变态反应导致脑组织损伤及全身性病症。其临床表现复杂，易误诊误治。常见的脑寄生虫病包括脑囊虫病、脑包虫病等。①脑囊虫病：是猪肉绦虫的幼虫寄生于人脑所引起的疾病，是常见的中枢神经系统寄生虫病之一，主要分布于我国华北、东北和云南等地区。②脑包虫病：又称为"脑棘球蚴病"，是细粒棘球绦虫棘球蚴引起的一种脑寄生虫病，主要流行于畜牧区，是一种人兽共患寄生虫病。细粒棘球绦虫的虫卵随狗的粪便排出后，污染牧场、蔬菜、饮水等，人在吞食虫卵后，虫卵经孵化后穿过肠壁静脉随血流到肝脏及肺中发育成包虫囊。其幼虫常易进入颅内从而导致脑包虫病。③脑弓形虫病：是由弓形虫感染引起的人畜共患病，猫科动物是最重要的传染源，其粪便内的虫卵可污染饮用水或食物，经粪-口途径传播，人感染后常于全身免疫功能低下时发病，多呈亚急性起病，常表现为脑炎，进展后可形成脑室管膜炎。其他可侵入颅内的寄生虫还有脑血吸虫、溶组织内阿米巴等。

其他可引起脑室系统感染的病原体还包括不同类型的螺旋体、立克次体、支原体、衣原体等。

（二）脑室管膜炎的发病机制

在脑室系统及周围组织的感染中，原发性感染较为少见，主要为外界病原微生物入侵所致的继发性感染。其中感染途径主要包括以下四方面：

1. 直接蔓延 脑室管膜炎常继发于其他类型的中枢神经系统感染，如化脓性脑膜炎、脑脓肿、硬膜外和硬膜下积脓等，当病情控制欠佳或脓肿破溃时，病原菌可直接侵入脑室系统。

2. 血源性播散 身体其他部位感染灶（如肺脓肿、疖、痈）的病原菌在一定条件下可经血流侵入颅内，但多发生于脑实质，少数血源性感染可见于脑室系统。

3. 颅脑外伤后细菌侵入 是引发脑室管膜炎的常见原因。开放性脑外伤时，细菌常首先污染脑脊液引发脑膜炎，进而播散导致脑室管膜炎产生，亦可直接导致脑室系统感染。

4. 医源性感染 为手术或操作导致的感染，是引发脑室管膜炎的最常见原因。如 CSF 分流术后的脑室系统感染可由多种原因所致：①术前手术器械和植入物消毒不彻底或患者抵抗力低下引发感染。②术中未严格遵守无菌操作流程导致细菌侵入。③术后分流管腹腔端新发感染灶导致分流管逆行性感染。

与此同时，外伤性和医源性脑室管膜炎统称为医疗相关性脑室管膜炎，是脑室管膜炎的主要类型。当患者存在一定危险因素时，可使得医疗相关性脑室管膜炎的发生率更高，常见的危险因素：①与 CSF 分流感染相关的危险因素，包括早产、低龄、既往 CSF 分流感染病史、继发性脑积水（化脓性脑膜炎、出血和脊髓脊膜膨出后脑积水）、术中应用神经内镜、手术时间较长、分流管位置过低（脑室-心房分流术患者导管插入第七胸椎以下）、术中 3 次及以上的分流改型。②与脑室外引流（EVD）感染相关的危险因素，包括脑室内或蛛网膜下腔出血、颅骨骨折伴 CSF 漏、导管冲洗、手术及导管留置时间长等。关于导管放置时间与感染之间的关系仍不明确，大多数人认为导管插入持续时间超过 5 天是 EVD 感染的重要危险因素。③腰椎外引流感染的危险因素，包括引流系统与外界相通、CSF 漏、体内其他部位存在感染等。④颅脑外伤及神经外科手术后脑室管膜炎的危险因素，主要包括 CSF 引流、CSF 漏和围术期类固醇激素的使用等。

三、脑室管膜炎的病理过程

脑室管膜炎是发生在脑室系统及周围组织的炎症，室管膜受病原体侵入发生炎症反应时，肉眼可见其表面粗糙、浑浊，脉络丛红肿。镜下可出现室管膜局部小动脉扩张充血，炎症细胞浸润，细胞间质水肿。形成化脓灶时，室管膜表面和脑室内存在大量脓性分泌物，渗出物可堵塞脑室系统或分流、引流管道，导致脑室系统扩张，甚至引发脑积水。脑室管膜炎可进展形成脑脓肿或经 CSF 播散导致脑膜炎、硬膜下和硬膜外脓肿。部分脑室管膜炎亦可经其他类型的中枢神经系统感染病灶转变而来，因此脑室管膜炎的病理过程并不单一，还涉及颅内感染的多种病理学改变。主要包含以下几个方面：

（一）脑（脊）膜炎

病灶主要位于双侧大脑表面及颅底，多局限于蛛网膜和软脑（脊）膜，部分患者可累及硬脑（脊）膜。肉眼可见脑膜血管高度扩张充血，少量渗出时，软脑膜略浑浊，渗出物较多时，可覆盖脑沟脑回，使局部结构模糊不清。严重的脓性渗出可导致 CSF 循环障碍，引起不同程度的脑室系统扩张。镜下可见早期局部毛细血管血管扩张、充血伴浆液性渗出，有时可见小出血点形成。后期大量炎症细胞、纤维细胞浸润，围绕血管形成"袖套样改变"。炎症进展可经神经、血管侵入脑实质，引发神经损害、血管闭塞及组织坏死。

（二）脑（脊髓）实质炎症

病灶多分布于灰质。肉眼可见脑回宽、脑沟窄，脑或脊髓实质存在细小的软化坏死灶。镜下可见神经细胞内核糖体破坏、颗粒沉积、包涵体形成和细胞分解坏死。坏死灶边缘存在淋巴细胞、单核细胞、中性粒细胞和浆细胞等浸润，伴血管扩张、充血，管腔内血流淤滞，另外可见神经胶质细胞增生。炎症波及脑室系统时，坏死组织或炎症细胞可堵塞 CSF 循环通路而产生脑积水。

（三）脓肿形成

当早期脑实质炎症未能得到有效的药物控制，同时机体自身营养状况较差，抵抗力下降时，炎症可迅速扩散至整个中枢神经系统甚至全身。病灶中心脑组织坏死、化脓并形成脑脓肿。脑脓肿形成的病理过程可分为 4 个时期：脑炎早期（1～3 天）、脑炎后期（4～9天）、包膜形成早期（10～13 天）以及包膜形成后期（≥14 天）。

（四）肉芽肿形成

脑实质炎症在局限后无法被完全吸收，中心坏死区域可产生干酪样坏死或钙化，继发的免疫反应可进一步在周围产生一厚壁包裹而形成炎性肉芽肿，使其与蛛网膜下腔和 CSF 隔离。肉芽肿周围存在脑组织水肿，并伴有胶质增生。

四、脑室管膜炎的临床表现及辅助检查

（一）脑室管膜炎的临床表现

脑室管膜炎的临床表现差异较大，这主要与致病微生物的毒力、感染进程和发病机制等相关。如凝固酶阴性葡萄球菌和痤疮双歧杆菌毒力较弱，仅在存在植入材料的情况下致病，且炎症反应较轻，因此症状不明显，但对于大多数病原体（如金黄色葡萄球菌、肺炎链球菌、铜绿假单胞菌等）所致的脑室管膜炎，通常可出现不同程度的全身炎症反应和神经功能缺损，病情危重时，甚至可能导致意识障碍或死亡。另外，当感染早期仅有导管内或导管上的生物膜形成时，可能只存在轻微的脑室管膜炎或机械性阻塞，导致没有症状或症状不典型，但当病灶进展并累及脑膜或脑组织时，即可出现相应的局灶或全身性临床表现。以下就脑室管膜炎常见的临床症状及体征进行阐述。

1. 症状　主要包括发热等全身中毒症状、颅内压增高、意识障碍及精神异常、神经系统症状。

（1）发热等全身中毒症状：表现为持续性高热，体温>38.0℃，超过 3 天，常伴有心率和呼吸增快等。部分患者还可出现头晕、疲倦、乏力、腹痛、腹泻甚至黄疸等全身感染

中毒症状，当出现血压降低或乳酸水平增高时提示预后不良。

（2）颅内压增高：急性期主要表现为头痛、恶心、呕吐。长期慢性颅内高压可出现视盘水肿。

（3）意识障碍及精神异常：常表现为进行性意识障碍或出现烦躁等精神异常表现，老年患者症状更为明显。

（4）神经系统症状：当脑室管膜炎进展累及脑实质时，可出现相应的临床症状。如额叶病灶可导致精神行为的异常，出现兴奋、躁动或情感淡漠、焦虑、抑郁等表现。颞叶病灶可导致认知功能异常、记忆力下降、计算力减退，并可导致时间和空间定向力的障碍。若病变累及皮质脊髓束等神经传导束时，患者可以出现偏侧肢体活动障碍，部分患者亦可出现癫痫发作等表现。对于分流术后脑室管膜炎的患者，颅内压增高症状则较为明显，其原因主要是继发于感染后的分流功能不全。同时，此类患者可伴随分流管远端感染表现。对于行临时外引流的患者，术后脑室管膜炎还可见引流口周围红肿、疼痛，甚至出现脓性分泌物，需注意判断感染灶位于皮下还是颅内。

2. 体征 脑室管膜炎患者体格检查可出现多种阳性体征，但这些体征在感染前的原发中枢神经系统（central nervous system，CNS）疾病中亦可出现。

（1）脑膜刺激征：为脑膜受刺激的表现，脊髓膜受到刺激并影响到脊神经根，当给予牵拉刺激时引起相应肌群（尤其是颈部伸肌）反射性痉挛，表现为颈强直、Kernig 征和 Brudzinski 征阳性。阴性表现时不能排除脑室管膜炎。

（2）其他神经系统病理反射：与脑室管膜炎病程中致病微生物累及 CNS 的部位相关。

（3）其他体征：脑室-腹腔分流术后脑室管膜炎合并分流管腹腔端的感染可出现腹膜炎体征（腹肌紧张、局部压痛、反跳痛）。当皮下潜行部位出现局部压痛时，应怀疑为分流管走行处的周围组织感染。出现分流管远端感染时，腹腔内腹膜可包裹感染灶，CSF 在囊肿内不被吸收，因此体积逐渐增大，后期在查体时可触及腹部的包块。但是，在脑室腹腔分流术后分流管腹腔段周围触及逐渐增大的囊性肿块并不能完全代表分流管远端感染，这种囊肿同样可由非感染性疾病所引起，此时囊性肿块会随着导管远端的重新植入而消失。

（二）脑室管膜炎的辅助检查

1. 影像学检查 目前临床主要依靠 CT 及磁共振成像等检查进行确认。

（1）CT：头部 CT 尤其是 CT 增强扫描在诊断脑室管膜炎和脑室积脓中具有高敏感性。脑室管膜炎的脑室管膜呈局限性或弥漫性线性强化，脑室粘连后可出现分隔。脑室积脓时，CT 平扫下双侧侧脑室内密度较正常脑组织增高。脑室-腹腔分流术后怀疑腹部分流管末端感染时可行腹部 CT 检查协助诊断分流管腹腔端情况，出现感染时 CT 常表现为腹部分流管管周被液性低密度区所包裹或出现腹水。

（2）磁共振成像（magnetic resonance imaging，MRI）：头部 MRI 检查具有更高的软组织分辨能力，能够更加清楚地显示局部解剖结构，与 CT 相比更加细致、准确、无辐射。脑室管膜炎或脑室积脓的 MRI 表现如下：①MRI 平扫，脑室管膜炎 T2 加权序列和 T2-FLAIR（液体抑制反转恢复序列）中可见脑室周围脑组织带状环绕高信号；脑室积脓显示为 T1 稍高信号，T2 稍低信号。②MRI 强化，脑室管膜炎显示脑室管膜薄层线性强化。弥散加权成像（DWI）对脑室积脓较为敏感，表现为脑室内高信号并伴有液平面，表现弥散系数（ADC）图像为低信号。

2. 实验室检查　是诊断脑室管膜炎的重要环节，主要包括外周血和 CSF 的化验、分子生物学和特殊感染标志物的检查。外周血白细胞计数、CSF 葡萄糖水平和蛋白质含量并非早期预测感染的可靠指标，CSF 培养是诊断脑室管膜炎最重要的检查。

（1）血常规：细菌性感染时外周血白细胞数＞$10.0×10^9$/L，最高可达 $20×10^9$/L 以上，中性粒细胞＞80%～90%。病毒感染时外周血以淋巴细胞增多为主。寄生虫、螺旋体感染时可出现嗜酸性粒细胞增多。

（2）CSF 化验

1）CSF 外观：早期可呈无色透明，但随病程的发展，CSF 颜色可出现改变。葡萄球菌感染后为黄色或灰色，肺炎链球菌感染后为绿色，流感嗜血杆菌感染后为灰色，铜绿假单胞菌感染后为绿色，大肠埃希菌感染后 CSF 为灰黄色并且伴有臭味。同时，CSF 的透明度可出现不同程度的下降。

2）CSF 细胞计数：CSF 细胞计数与脑室系统感染的病原微生物密切相关。如细菌化脓性感染时，急性期 CSF 白细胞计数可＞$2000×10^6$/L，中性粒细胞比例＞80%。结核性感染时，中性粒细胞、单核细胞、淋巴细胞均高于正常值。病毒性感染时，可见细胞总数增多，为 $50～500×10^6$/L。此外还应注意 CSF 的取样位置会对样本中细胞数造成一定影响，如分流术或脑脊液取样的 CSF 白细胞计数往往低于腰椎穿刺后取样的 CSF 白细胞计数。

3）CSF 中的葡萄糖和蛋白质含量：出现脑室管膜炎时，常伴随不同程度的 CSF 蛋白质含量增多，CSF 葡萄糖含量可正常或出现下降。当 CSF 中葡萄糖含量低于同期血清葡萄糖的 40% 时通常可认为存在异常（正常情况下 CSF 中葡萄糖含量高于同期血清葡萄糖含量的 2/3）。

（3）CSF 细菌涂片：是初步探明病原体的重要方法。但革兰氏染色的准确性与病原微生物的数量、种类和是否接受抗生素治疗有关。CSF 细菌涂片染色阴性不能排除感染。在 2012 年的一项医院获得性脑膜炎患者的研究中，91 例患者中仅有 65 例（71%）CSF 革兰氏染色阳性。颅内隐球菌感染时，CSF 离心沉淀后涂片做墨汁染色，检出隐球菌可确定诊断。

（4）CSF 培养：是诊断脑室管膜炎最重要的检查，是明确病原体最关键的步骤，是脑室管膜炎病原学诊断的金标准。但是与其他检查类似，存在假阴性或假阳性的情况。

（5）非特异性的实验室检查

1）乳酸：CSF 乳酸浓度在 3.5～4.2mmol/L 以上时，细菌性感染的可能性较大。但是国内对于乳酸的具体参考值，目前仍有争议。CSF 乳酸浓度以 4mmol/L 作为临界值时，对于神经外科手术后细菌性感染的诊断既敏感（88%），又高度特异（98%）。但是，2008 年 Conen 等针对 CSF 分流术相关性细菌性脑膜炎病例的回顾性研究表明：如果 CSF 乳酸的临界值为 4mmol/L，会出现一半的假阴性结果。另外，在已经接受 CSF 分流术治疗脑积水的患者中，20% 被诊断为脑积水分流术相关感染的患者的 CSF 乳酸浓度正常。

2）降钙素原（PCT）：CSF 中的 PCT 在脑膜炎发作 4h 后开始升高，6h 后达峰值，并可持续 24h 以上。在社区获得性细菌性脑膜炎患者中，血清 PCT 浓度与 C-反应蛋白、血液和 CSF 白细胞计数、CSF 蛋白质含量、CSF 乳酸浓度，以及 CSF 与血清葡萄糖含量比值相比，具有较高的特异性。但是其临界值目前仍有争议；当临界值设定为 0.5ng/ml 时，特异性为 100%，但敏感性仅为 68%。

3）（1，3）-β-D-葡聚糖和半乳甘露聚糖：若怀疑患者存在真菌性脑室管膜炎或脑膜炎时，需进一步检查 CSF 半乳甘露聚糖和（1，3）-β-D-葡聚糖。念珠菌脑膜炎 CSF 培养的敏感性很低。CSF 念珠菌甘露聚糖抗原和抗甘露聚糖抗体测定可对培养阴性的疑似念珠菌脑膜炎患者的诊断有一定作用。CSF 中半乳甘露聚糖已经在一些由曲霉菌属引起的中枢神经系统感染患者的研究中被评估，并被认为可能有助于在培养物呈阳性前确定诊断。

3. 分子生物学方法　主要包括病原体宏基因组学检测技术和聚合酶链反应。

（1）病原体宏基因组学检测技术：又称宏基因组下一代测序（mNGS）技术，是将待测样本的所有 DNA 或 RNA 混合后测序，将测序结果与病原体数据库进行对比，从而获得病原体的信息。对一些病因不明或已经接受抗感染治疗的患者，mNGS 仍有一定的阳性率。当 CSF 病原学检查结果为阴性时，可行 mNGS 检测可能的病原菌。但因 mNGS 的背景菌常常与某些细菌高度相似，需注意鉴别。

（2）聚合酶链反应（PCR）：在 2005 年 Banks 等人的一项针对 86 例疑似神经外科 CNSI 的研究中，应用 16S rRNA 聚合酶链反应在 42 例（49%）培养阴性的病例中检测到细菌。2007 年，在 Deutch 的一项针对 EVD 患者的研究中，在培养液中加入实时聚合酶链反应可提高 25% 的病原体识别能力，但逆转录-聚合酶链反应的敏感性仅为 47.1%（95%CI，39.8%～64.8%），特异性为 93.4%（95%CI，90.0%～95.8%）。这项测试对于鉴别培养困难的革兰氏阴性杆菌非常有效。

五、脑室管膜炎的诊断及鉴别诊断

（一）脑室管膜炎的诊断

参考《神经外科中枢神经系统感染诊治中国专家共识（2021 版）》，脑室管膜炎的诊断可分为临床确诊和病原学确诊。符合下列 1～4 条属于临床确诊，符合 1～5 条是病原学确诊。

1. 临床表现　主要包括全身炎症反应、意识及精神状态的改变、颅内压增高的表现、脑膜刺激征等。

（1）全身炎症反应：出现发热（体温>38.0℃）或低体温（<36.0℃），心率（>90 次/分）和呼吸频率（>20 次/分）增快等全身感染性表现。

（2）意识及精神状态的改变：出现嗜睡、昏睡甚至昏迷等进行性下降的意识障碍，以及疲乏、精神委靡、谵妄等表现。

（3）颅内压增高的表现：出现头痛、恶心呕吐、视盘水肿等颅内压增高表现。

（4）脑膜刺激征：脑膜炎患者可出现颈项强直、Kernig 征阳性和 Brudzinski 征阳性。

（5）伴随症状或体征：因感染的机制不同，患者可出现不同的伴随症状或体征，脑室管膜炎进展后引发不同的功能区受累时，可导致不同的局灶性功能缺损，同时可能会发生电解质紊乱、脑积水及垂体功能紊乱等情况。脑室-腹腔分流术后脑室管膜炎的患者出现远端感染时可伴随腹部压痛、反跳痛等腹膜炎体征，脑室-胸腔分流术的患者可出现胸膜炎体征。

2. 血液学相关检查　如细菌性感染时，血常规白细胞>10.0×10^9/L，中性粒细胞比例大于 80%。病毒性感染时淋巴细胞计数增高，寄生虫感染时嗜酸性粒细胞增高。

3. 颅内压和脑室系统中获取 CSF 的相关检查　具体如下。

（1）颅内压：多数颅内感染患者腰椎穿刺开放压＞200mmH$_2$O。

（2）CSF 外观：感染急性期 CSF 多为浑浊、黄色或呈脓性。

（3）CSF 白细胞数目及比例：白细胞总数＞100×10^6/L，中性粒细胞比例大于 70%。

（4）CSF 生化表现：CSF 中葡萄糖含量降低（＜2.2mmol/L），CSF 和血清葡萄糖含量的比值＜0.4。

4. 影像学检查　头部 CT 和 MRI 检查对诊断脑室管膜炎十分重要。脑室管膜炎头部增强 CT 可见室管膜呈局限性或弥漫性线性强化，脑室粘连后可出现分隔。出现脑室积脓时，CT 平扫下可见双侧侧脑室内密度较正常脑组织增高。脑室管膜炎或脑室积脓的 MRI 表现见上文辅助检查部分。

5. 微生物培养　CSF、植入物及引流管头的微生物培养阳性是病原学诊断的金标准，但需要排除污染和细菌定植。mNGS 技术、CSF 中 PCT 和乳酸的检测能够协助诊断。

同时，2015 年美国疾病控制和预防中心的国家医疗安全网络提出对医疗保健相关的脑室管膜炎或脑膜炎的诊断至少包括以下任一标准。

（1）CSF 培养阳性。

（2）1 岁以上儿童在排除其他原因后表现为至少 2 种以下症状：发热＞38℃；头痛、脑膜刺激征、中枢神经系统表现。

（3）1 岁以下儿童在排除其他原因后表现为至少 2 种以下症状：发热＞38℃、体温＜36℃、呼吸暂停、心动过缓、烦躁，以及下列情况之一：①CSF 中白细胞增多，蛋白质升高，葡萄糖减少；②CSF 革兰氏染色阳性；③血液培养阳性；④CSF、血液或尿液的非培养实验室诊断试验阳性；⑤诊断性单抗体滴度（IgM）增加；⑥急性期和恢复期的两份血清 IgG 增高 4 倍以上。

（二）脑室管膜炎的鉴别诊断

脑室管膜炎是中枢神经系统感染中一种较严重类型。除此之外，中枢神经系统感染还包括脑膜炎、脑炎、脑脓肿等不同层次的感染，与脑室管膜炎相比，可表现出相似的临床症状和体征，但其治疗方案和最终预后仍然存在一定的差异，因此针对脑室管膜炎和其他类型的中枢神经系统感染的鉴别诊断具有重要临床意义。此外，中枢神经系统感染引起的临床症状缺乏特异性，脑室管膜炎同样需要与其他系统的炎症相鉴别。

1. 与其他类型的中枢神经系统感染相鉴别　主要包括脑膜炎、脑炎、脑脓肿。

（1）脑膜炎：是指发生在软脑膜的弥漫性炎症，临床上脑膜炎和脑室管膜炎可相互蔓延，在症状、体征和实验室检查上较难区分，主要依赖于 CSF 的来源及影像学上的表现。

（2）脑炎：是脑实质受病原体侵袭所致的炎症，病因常为病毒感染。临床上以高热、头痛、呕吐、昏迷、惊厥等症状为特征，与脑室管膜炎相比，由于病变首先侵及脑实质，常早期伴有局限性或弥漫性神经功能缺损，包括精神症状、谵妄等意识障碍、抽搐、失语、强握、吸吮反射、偏瘫，腱反射不对称，病理反射阳性等。大多数脑炎可出现脑膜刺激征，可伴或不伴 CSF 的改变。与脑室管膜炎的影像学检查不同，脑炎在 CT 扫描下可见脑实质局部或广泛的水肿、坏死、出血等，MRI 下可见单发或多发、边界模糊的病灶，T1 像为等或低信号，T2 像为高信号。

（3）脑脓肿：是化脓性细菌引起的脑组织化脓性炎症，按病因可分为耳源性、鼻源性、血源性、隐源性和外伤性。脑脓肿与脑室管膜炎的鉴别主要表现为颅内压增高和累及脑实质所致的神经功能缺损症状，可无脑膜刺激征和 CSF 的改变。包膜成熟的脑脓肿在 CT 平扫时可见等密度的脓肿壁、低密度脓腔和外周水肿带；增强 CT 检查时可见脓肿壁强化明显，具有完整、光滑、均匀的特点。在 MRI 平扫下脓肿和其周围水肿 T1 加权序列为低信号，两者之间的脓肿壁为等信号环形间隙，脓肿和其周围水肿 T2 加权序列为高信号，脓肿壁为等信号或低信号，增强 MRI 扫描脓肿壁显著强化，脓腔不强化。另外，脓肿壁一般光滑，无结节。

2. 与其他系统引起的感染相鉴别 具体如下。

（1）以全身炎症/中毒反应为主要特点的脑室管膜炎：需要与其他部位的感染相鉴别，如肺炎、肠炎、急性肾炎、肝炎和皮肤表面感染等。

（2）以神经功能缺损为主要特点的脑室管膜炎：需要与原发性神经系统病变相鉴别，如脑肿瘤（包括脑膜瘤、胶质瘤、生殖细胞瘤等良性或恶性肿瘤）、脑出血、脑梗死等。

（3）以精神行为异常为主要特点的脑室管膜炎：需要与精神性疾病相鉴别，如精神分裂症、狂躁症、抑郁症等。

六、脑室管膜炎的治疗

脑室管膜炎的治疗主要依靠抗菌药物的治疗，由于血-脑屏障的存在，特殊的鞘内给药方式为有效的抗菌药物治疗提供重要保障；同时，结合必要的外科干预亦能够有效控制脑室管膜炎，减少并发症；在全身营养支持下保证足够的治疗时间对于脑室管膜炎的治疗具有重要意义。

（一）抗菌药物治疗

抗菌药物治疗是治疗脑室管膜炎的重要措施，主要涉及抗菌药物种类、给药途径、剂量和给药方式的选择四个方面。按照治疗原则，在未检测出病原菌时给予经验性治疗是必要的，一旦检测出病原菌要及时给予目标治疗；与此同时，要在治疗期间对疗效进行监测，及时调整治疗方案和用药时间。

1. 治疗原则 怀疑脑室管膜炎时，应在接受抗菌药物前采集 CSF 及血标本，行常规、生化、涂片、细菌培养及药物敏感性试验，然后尽早启动经验性抗菌治疗。

（1）抗菌药物的选择：首选易透过血-脑屏障的药物，如利奈唑胺等，有利于在 CSF 中达到有效抗菌浓度。常以 CSF 药物浓度的曲线下面积（AUC_{CSF}）与血清药物浓度的曲线下面积（$AUC_{血清}$）的比值作为评价抗菌药物透过血-脑屏障能力的指标，可将常用的抗菌药物进行如下分类（表 4-1）：①穿透性高，$AUC_{CSF}/AUC_{血清} > 50\%$。②穿透性中等，$AUC_{CSF}/AUC_{血清}$ 为 $5\% \sim 50\%$。③穿透性低，$AUC_{CSF}/AUC_{血清} < 5\%$。④不能穿透，微量或检测不到为不能穿透。当脑膜处于不同病理状态下时头孢菌素类药物的透过性亦不同，非炎症或轻度炎症时脑膜的透过性很低，在严重炎症时脑膜的透过率为 15%。

表 4-1　常用抗菌药的血-脑屏障穿透性分类

穿透性	药物
穿透性高（＞50%）	氯霉素、磺胺嘧啶、甲硝唑、氟康唑、伏立康唑、氟胞嘧啶、利奈唑胺、环丙沙星、莫西沙星
穿透性中等（5%～50%）	甲氧苄啶/磺胺甲噁唑、氨苄西林、哌拉西林、青霉素 G、头孢吡肟、头孢唑肟、头孢他啶、头孢噻肟、头孢曲松、头孢呋辛、氨曲南、头孢哌酮、亚胺培南、美罗培南、氧氟沙星、左氧氟沙星、万古霉素、去甲万古霉素、利福平、乙胺丁醇、氨基糖苷类、舒巴坦、阿维巴坦、磷霉素
穿透性低（＜5%）	苯唑西林、头孢唑啉、头孢西丁、多黏菌素、替加环素、达托霉素、两性霉素 B
不能穿透	替考拉宁、克林霉素、红霉素、克拉霉素、阿奇霉素、罗红霉素、伊曲康唑、棘白菌素

（2）用药剂量：参考药效动力学/药代动力学理论用药，剂量建议按说明书允许的最大剂量甚至超说明书规定剂量用药。

（3）评估：在经验性治疗 48～72h 后对治疗的反应进行临床症状、实验室检查和影像学检查综合评估。疗效不佳者，需重新考虑脑室系统感染是否成立；仍怀疑脑室管膜炎时，则需考虑调整治疗方案，如增加剂量、更换药物、联合用药、脑室内或腰穿鞘内注射药物。

（4）疗程：药物要应用足够的疗程，具体治疗时间取决于致病菌、感染程度及治疗效果。

2. 疑似脑室管膜炎患者的经验性治疗　在经验性治疗前，应考虑患者的年龄、易感因素、可能的致病菌及当地致病微生物的药物敏感性数据选择药物种类及适合剂量（表 4-2，表 4-3）。

表 4-2　脑室管膜炎常见易感因素、致病菌和起始治疗药物

易感因素	常见致病菌	起始治疗药物
神经外科术后感染	革兰氏阴性杆菌、金黄色葡萄球菌、凝固酶阴性葡萄球菌	万古霉素+头孢吡肟、头孢他啶或美罗培南
EVD 或腰池外引流术	凝固酶阴性葡萄球菌、金黄色葡萄球菌、革兰氏阴性杆菌、痤疮丙酸杆菌	万古霉素+头孢吡肟、头孢他啶或美罗培南
穿透伤	金黄色葡萄球菌、凝固酶阴性葡萄球菌、革兰氏阴性杆菌	万古霉素+头孢吡肟、头孢他啶或美罗培南
颅底骨折	肺炎链球菌、流感嗜血杆菌、A 组β型溶血性链球菌	万古霉素+三代头孢菌素
脑脓肿或硬膜下积脓	链球菌和葡萄球菌	头孢噻肟或头孢曲松+甲硝唑

表 4-3　肝肾功能正常患者抗菌药治疗推荐剂量

抗菌药物	成人每日剂量（间隔时间）	抗菌药物	成人每日剂量（间隔时间）
青霉素 G	2400 万 U（4h）	妥布霉素	5mg/kg（8h）
氨苄西林/舒巴坦	12g/6g（4h）	万古霉素	①间歇给药方案：负荷剂量 20～30mg/kg，维持剂量 30～60mg/kg（8～12）；②持续给药方案：负荷剂量 15～20mg/kg，维持剂量 30～60mg/kg（24h 持续静脉输注），作为间歇给药方案无法达到治疗目标时的替代方案
头孢曲松	4g（12～24h）	利奈唑胺	1200mg（24h）

抗菌药物	成人每日剂量 （间隔时间）	抗菌药物	成人每日剂量 （间隔时间）
头孢噻肟	8～12g（4～6h）	达托霉素	6～10mg/kg（24h）
头孢他啶	6g（8h）	磷霉素	600mg（6～8h）
头孢吡肟	6g（8h）	利福平	600mg（24h）
头孢哌酮/舒巴坦（2：1）	8g/4g（6h）	甲氧苄啶/磺胺甲噁唑	10～20mg/kg（6～12h）
舒巴坦	6～8g（6～8h）	替加环素	负荷剂量 200mg，维持剂量 200mg（12h）
氨曲南	6～8g（6～8h）	多黏菌素 B	负荷剂量 2.0～2.5mg/kg，静脉滴注 2h；维持剂量 1.5mg/kg，静脉滴注 1h（12h）
美罗培南	6g（8h）；对于最低抑菌浓度（MIC）＜32μg/ml 的革兰氏阳性菌，每次静脉应用时间超过 3h 可能提高治疗效果	两性霉素 B 脂质体	5mg/kg（24h）
环丙沙星	800～1200mg（8～12h）	氟康唑	400～800mg（24h）
莫西沙星	400mg（24h）	伏立康唑	400mg（12h）
阿米卡星	15mg/kg（8h）		

（1）与 CSF 分流和引流感染相关的较常见的致病微生物：主要包括凝固酶阴性葡萄球菌（尤其是表皮葡萄球菌）、金黄色葡萄球菌、痤疮杆菌和革兰氏阴性杆菌（包括大肠埃希菌、肠杆菌、枸橼酸杆菌、沙雷氏菌和铜绿假单胞菌）。此时经验性用药推荐万古霉素联合抗假单胞菌的头孢菌素（如头孢吡肟、头孢他啶）或碳青霉烯类（美罗培南）。万古霉素覆盖革兰氏阳性菌，如葡萄球菌、痤疮丙酸杆菌等，而头孢菌素或碳青霉烯类覆盖需氧的革兰氏阴性菌，故这两类药物联合应用能覆盖常见的革兰氏阳性和阴性菌。具体应用头孢菌素或碳青霉烯应参考当地产超广谱β-内酰胺酶细菌的流行病学数据。对β-内酰胺类抗生素过敏或有美罗培南禁忌证的患者，可使用氨曲南或环丙沙星以覆盖革兰氏阴性菌。

（2）颅内脓肿或硬膜下积脓的常见病原微生物：主要包括链球菌和葡萄球菌属，此时可给予头孢菌素（头孢噻肟、头孢曲松）进行经验性治疗。

（3）神经外科术后感染常见的病原微生物：包括革兰氏阴性菌、金黄色葡萄球菌、凝血酶阴性的葡萄球菌，因此建议给予万古霉素联合头孢菌素（如头孢吡肟、头孢他啶）或碳青霉烯类（美罗培南）进行经验性抗菌治疗。

（4）颅底骨折继发感染的常见病原微生物包括：肺炎链球菌、流感嗜血杆菌和 A 组β型溶血性链球菌。针对以上细菌可给予万古霉素联合第三代头孢菌素进行经验性治疗。在使用万古霉素治疗时，对于肾功能正常者，建议首次给药 48h 后监测血清万古霉素的谷浓度（肾功能不全者，建议首次给药 72h 后监测），使谷浓度维持在 15～20μg/ml。

3. 目标性抗菌药物治疗 一旦病原学检查明确诊断，应该根据不同病原菌和体外药物敏感性试验结果选择相应的抗菌药物。目标性抗菌药物治疗的推荐及替代方案见表 4-4。

表 4-4　脑室管膜炎的目标性抗菌药物治疗推荐及替代方案

病原菌	推荐方案	替代方案
金黄色葡萄球菌		
甲氧西林敏感	苯唑西林或氨苄西林	万古霉素、利奈唑胺、达托霉素
耐甲氧西林	万古霉素	利奈唑胺、达托霉素
凝固酶阴性葡萄球菌	万古霉素	利奈唑胺、达托霉素
脑膜炎奈瑟菌	头孢噻肟或头孢曲松	头孢吡肟、氟喹诺酮、美罗培南
肺炎链球菌		
0.06μg/ml≤青霉素 MIC≤0.12μg/ml	青霉素 G	头孢曲松、头孢噻肟
头孢噻肟或头孢曲松 MIC<1μg/ml	头孢噻肟或头孢曲松	头孢吡肟、美罗培南
头孢噻肟或头孢曲松 MIC≥1μg/ml	万古霉素联合头孢噻肟或头孢曲松	万古霉素联合莫西沙星、利福平
痤疮丙酸杆菌	青霉素 G	头孢曲松、头孢噻肟、万古霉素、利奈唑胺、达托霉素
肠球菌属		
耐药低风险	氨苄西林/舒巴坦	利奈唑胺联合利福平
耐药高风险	万古霉素	利奈唑胺联合利福平
铜绿假单胞菌	头孢他啶或头孢吡肟	环丙沙星、美罗培南
鲍曼不动杆菌	美罗培南	替加环素、多黏菌素 B、多黏菌素 E
肠杆菌科	头孢噻肟或头孢曲松	氨曲南、喹诺酮类、美罗培南
嗜麦芽窄食单胞菌	喹诺酮类	头孢哌酮/舒巴坦、替加环素、多黏菌素、磺胺类药物
产超广谱β-内酰胺酶革兰氏阴性菌	美罗培南	头孢吡肟、氟喹诺酮
念珠菌	两性霉素 B 脂质体	氟康唑、伏立康唑
曲霉菌	伏立康唑	两性霉素 B 脂质体、泊沙康唑

（1）革兰氏阳性菌感染：葡萄球菌感染后，需根据是否对甲氧西林敏感，采取不同的标准治疗和替代治疗方案。①对甲氧西林敏感的葡萄球菌感染首选苯唑西林或氨苄西林；替代治疗可选择万古霉素、利奈唑胺或达托霉素。②对于甲氧西林耐药的金黄色葡萄球菌（MRSA）引起的感染，万古霉素为一线治疗用药。万古霉素应用剂量需根据实际体重计算，对于肥胖、肾功能亢进（肌酐清除率>130ml/min）者采用 20～35mg/kg 的负荷剂量，随后每次以 15～20mg/kg 的维持剂量，每 8h 或 12h 给药 1 次，使血清谷浓度达到 15～20mg/L。如果是万古霉素 MIC≥1μg/ml 的 MRSA 菌株，可采用利奈唑胺、达托霉素或甲氧苄啶/磺胺甲噁唑作为替代治疗方案。利奈唑胺属于噁唑烷酮类抑菌剂，容易穿过血-脑屏障进入 CSF，其 $AUC_{CSF}/AUC_{血清}$接近于 1，并且抗菌谱与万古霉素相似，故已成为万古霉素的首选替代药物。脑膜炎时去甲万古霉素的 $AUC_{CSF}/AUC_{血清}$为 0.18～0.43，同样可用于革兰氏阳性脑室管膜炎的治疗。③如果分离的葡萄球菌对利福平敏感，可以考虑利福平联合其他抗菌药治疗葡萄球菌性脑室管膜炎或脑膜炎；若分离的致病微生物为凝固酶阴性的葡萄球菌，应首选万古霉素治疗，替代药物可选择利奈唑胺或达托霉素；治疗痤疮丙酸杆菌感染时，一线治疗应选用青霉素 G，替代治疗可选择第三代头孢菌素中的头孢噻肟或头孢曲松，以及头孢吡肟或氟喹诺酮类药物；当肺炎链球菌感染时，若青霉素 G 的 MIC 介于 0.06～0.12μg/ml，首选青霉素 G 治疗，备选药物为头孢菌素（头孢曲松或头孢噻肟），若头孢噻

肟或头孢曲松的 MIC<1μg/ml，首选头孢菌素（头孢曲松或头孢噻肟）治疗，备选头孢吡肟或碳青霉烯类药物美罗培南，若头孢噻肟或头孢曲松的 MIC≥1μg/ml，首选万古霉素联合头孢菌素（头孢曲松或头孢噻肟），备选万古霉素联合莫西沙星、利福平治疗。当病原微生物为假单胞菌属菌种时，建议使用头孢吡肟、头孢他啶或美罗培南，替代药物建议使用氨曲南或环丙沙星。

（2）革兰氏阴性菌感染：治疗革兰氏阴性菌感染时，第三代头孢菌素中的头孢曲松或头孢噻肟、第四代头孢菌素、氨曲南、美罗培南、磺胺类、喹诺酮类、万古霉素及利福平等药物在 CSF 中的浓度较高，可根据致病菌的敏感性选择上述药物。如产超广谱β-内酰胺酶的革兰氏阴性杆菌感染时，若对碳青霉烯类敏感，建议使用美罗培南，替代治疗选择头孢吡肟或氟喹诺酮类药物。鲍曼不动杆菌等不动杆菌属菌感染时，一线治疗应使用美罗培南。每次超过 3h 的持续输注可以提高治愈率，而亚胺培南因其可降低癫痫发作的阈值可增加癫痫的发作风险，应避免应用。对于耐碳青霉烯类菌株，推荐使用多黏菌素 E 或多黏菌素 B。对于全身用药 48～72h 后仍未取得预期疗效的耐碳青霉烯类的革兰氏阴性杆菌（特别是不动杆菌属、铜绿假单胞菌及肠杆菌）所致的脑室管膜炎，可每日行脑室内或鞘内注射 5mg（5 万 U）多黏菌素 B 或 12.5 万 U 甲磺酸多黏菌素 E（约含 4.1mg 多黏菌素 E）。替加环素是首个甘氨酰环素类抗菌药，对革兰氏阳性及阴性菌、厌氧菌等均具有抗菌活性，尤其对多重耐药菌包括产超广谱β-内酰胺酶的肠杆菌科细菌和耐碳青霉烯类的鲍曼不动杆菌具有良好的抗菌活性。但需要注意的是，替加环素、多黏菌素等抗生素在血-脑屏障处的穿透能力较弱，应静脉联合鞘内或脑室内注射给药。舒巴坦常规剂量在 CSF 中亦无法达到有效治疗浓度，但舒巴坦在体外对鲍曼不动杆菌具有较好的抗菌活性，并且在舒巴坦剂量增加的同时，CSF 中药物浓度也明显增加，因此，由碳青霉烯耐药鲍曼不动杆菌引起的脑室管膜炎可使用高剂量舒巴坦（8g/d 或更高剂量）。磷霉素是一种低分子量抗菌药物，存在较好的血-脑屏障穿透率，对多种革兰氏阴性和阳性细菌均有杀菌活性，包括多重耐药和泛耐药致病菌。值得注意的是，对于泛耐药、全耐药革兰氏阴性菌引起的感染，需联合 2 种或 3 种药物进行治疗，见表 4-5。

表 4-5 泛耐药和全耐药革兰氏阴性菌感染的联合用药方案

细菌类型	2 种药物联合	3 种药物联合
肠杆菌科	替加环素或多黏菌素+阿米卡星、美罗培南或磷霉素；替加环素+多黏菌素	替加环素+多黏菌素+美罗培南
鲍曼不动杆菌	替加环素+舒巴坦、美罗培南或多黏菌素；多黏菌素+美罗培南	舒巴坦+替加环素+美罗培南
铜绿假单胞菌	多黏菌素+抗假单胞菌β-内酰胺类、环丙沙星或利福平；抗假单胞菌β-内酰胺类+阿米卡星、环丙沙星或磷霉素	多黏菌素+抗假单胞菌β-内酰胺类+环丙沙星；多黏菌素+抗假单胞菌β-内酰胺类+磷霉素

（3）真菌感染：真菌性脑室管膜炎的治疗方案取决于病原体的种类。①念珠菌病目前推荐两性霉素B脂质制剂单用或联合氟胞嘧啶治疗。氟康唑每日400～800mg（6～12mg/kg）单用或联合氟胞嘧啶为次选方案，适用于两性霉素 B 不能耐受或病情相对较轻的患者。②对于光滑念珠菌或克柔念珠菌所致脑室管膜炎，可考虑初始治疗应用两性霉素 B 联合氟胞嘧

唑，待病情稳定后改用伏立康唑维持治疗。③若为光滑念珠菌感染，可使用氟康唑治疗。④曲霉菌感染时推荐伏立康唑作为主要治疗药物，维持 2～5μg/ml 的血清谷浓度。当患者对伏立康唑不耐受或治疗无反应时，可考虑应用两性霉素 B 脂质制剂或泊沙康唑。

（4）病毒与寄生虫感染：对于病毒性感染，可根据病原体遗传特性不同分别选用抗DNA 和 RNA 药物，前者主要包括阿昔洛韦和更昔洛韦等，后者主要为利巴韦林。其中，阿昔洛韦是治疗感染的常用药物，能够穿透血-脑脊液屏障。用法用量为：10mg/（kg·d），2 次/天，连续应用 7 天。若大剂量治疗应用 14～21 天，将明显降低病毒性感染的复发率。对于寄生虫感染，需根据不同虫体选择对应抗寄生虫药，如脑绦虫病、血吸虫病应首选吡喹酮，脑弓形虫病首选磺胺嘧啶和乙胺嘧啶，脑包虫病则以手术治疗为主。

（二）鞘内治疗

血-脑屏障可保护 CNS 免受体内各种内源性和外源性有害物质的影响，从而确保正常的生理功能。但是血-脑屏障同样会阻碍抗菌药物从血液向 CNS 进行扩散，使抗菌药物无法达到有效治疗浓度。此时通过鞘内注射治疗，药物可直接跨过血-脑屏障进入 CSF，从而快速达到并且长期维持有效治疗浓度，使抗菌药物的疗效得到提升。

1. 鞘内治疗的应用及药物选择　鞘内注入抗菌药物早期被认为与显著的毒性反应相关。事实上，国际上近几十年来已经发表了许多利用鞘内输注抗菌药物成功治疗中枢神经系统感染的报道，但是由于接受鞘内治疗的患者通常原发病情较严重，药物不良反应亦可能被原发疾病所掩盖。2017 年美国感染性疾病协会指出：抗菌药物脑室内应用尚未得到FDA 的批准，也尚无足够的证据支持普遍使用。

（1）鞘内治疗的适应证：抗菌药物鞘内注射通常应用于静脉治疗效果欠佳的脑室管膜炎患者。如静脉应用针对病原微生物敏感的抗生素 48～72h 后，药物在 CSF 中无法达到有效治疗浓度时，可以开始鞘内给药。尽管 EVD 相关的感染较为常见，但当前的指南并不支持预防性鞘内应用抗生素或在规定的时间内常规更换导管。

（2）鞘内应用抗菌药物的选择：并非所有的抗菌药物均适合鞘内应用。部分药物在鞘内应用后导致癫痫发作的可能性较大，应谨慎应用。以青霉素 G 鞘内使用后引起癫痫发作的能力作为参考（青霉素 G=1.00），在β-内酰胺类抗生素中，头孢唑啉（2.94）、头孢吡肟（1.60）、青霉素 G（1.00）和亚胺培南（0.71）的致癫痫效力相对高；氨苄西林（0.21）、头孢他啶（0.17）、美罗培南（0.16）、头孢曲松（0.12）的致癫痫效力相对稍高；哌拉西林（0.11）和头孢噻肟（0.088）相对较低。静脉给药后，一些抗感染药物因颗粒体积过大，无法在 CSF 中达到有效浓度，如万古霉素、替考拉宁、庆大霉素、妥布霉素、奈替米星、阿米卡星、链霉素、多黏菌素 E、多黏菌素 B、两性霉素 B 和卡泊芬净等。另外一些药物静脉应用时 CSF 浓度较低，增加剂量可能造成毒性反应，如替加环素，尽管其血-脑屏障渗透率较高，但是想要在 CSF 中达到有效浓度，外周注射药物的剂量会较大，患者不能耐受。因此，上述药物适合鞘内使用。

2. 鞘内治疗的药代动力学　鞘内注射根据部位的不同，可分为脑室内和腰椎管内给药，两者存在一些区别。脑室内应用抗感染药物后，药物可直接进入蛛网膜下腔，以相对较小的剂量在 CSF 中达到较高的浓度。同时，采用合适的剂型，副作用会进一步降低。在无阻塞性脑积水的患者中，脑室内给药后 CSF 的自身循环可以确保药物均匀分布于中枢神经系统各部位。然而，从腰椎管处行鞘内注射时，CSF 中的药物分布远不及脑室内给药均匀，部分位置的药物浓度甚至可能达不到治疗水平。

药物在 CSF 中的总清除率（$CL_{CSF\ out\ total}$）等于 CSF 流动清除率（$CL_{CSF\ out\ bulk}$）、逆行穿透血-脑屏障的清除率（$CL_{CSF\ out\ diff}$），以及存在外向转运系统的情况下，通过主动转运的清除率（$CL_{CSF\ out\ active}$）的总和。分子量大的亲水性药物主要通过 CSF 的流动进行清除，因此，脑室内给予分子量大的亲水性药物后，脑积水患者的药物清除速度要明显低于正常的患者。小分子量、亲脂性分子或对外排泵具有高亲和力的分子则可通过以上所有方式进行清除。由于对于大多数抗感染药物，$CL_{CSF\ out\ active}$ 可以忽略不计，因此，对于分子量较小或亲脂性类的药物，其 $CL_{CSF\ out\ total}$ 主要由 $CL_{CSF\ out\ diff}$ 决定。

向脑室内注药后，分子量（molecular weight，MW）较大的亲水分子的消除半衰期（$t_{1/2\beta CSF}$）相似。万古霉素（MW：1486g/mol）的 $t_{1/2\beta CSF}$ 为 2～20.5h，而多黏菌素 E（MW：1155g/mol）的 $t_{1/2\beta CSF}$ 为（7.8±3.2）h。庆大霉素同样属于亲水性分子，但分子量稍低（478g/mol），其 $t_{1/2\beta CSF}$ 为 6.2～6.4h。这表明，对于分子量大于 400g/mol 的亲水性分子类药物，$CL_{CSF\ out\ bulk}$ 是 $CL_{CSF\ out\ total}$ 的主要组成部分。

3. 部分抗菌药物鞘内注射的药代动力学

（1）氨基糖苷类：氨基糖苷类抗生素多为亲水性抗生素，其血-脑屏障穿透力较弱。如庆大霉素的分子量为 500g/mol，油水分配系数（log P）为-3.1。另外，氨基糖苷类抗生素静脉应用的剂量范围较窄，无法较大程度地提高使用剂量。因此，庆大霉素、妥布霉素、奈替米星及阿米卡星等氨基糖苷类抗生素经常应用于鞘内注射。鞘内应用的不良反应包括：暂时性听力丧失、癫痫发作、无菌性脑膜炎、神经根炎和 CSF 嗜酸性粒细胞增多等。其中，神经根炎常见于腰椎管内用药。氨基糖苷类药物同样会出现耐药，其中，阿米卡星的耐药率最低。

1）庆大霉素：其鞘内给药的常规频率为每日一次，剂量范围为 4～10mg，患者的耐受性通常较好，给药 24h 后，CSF 中的药物谷浓度为 20mg/L。向婴儿脑室内注射 5mg 时，脑室内药物峰浓度约为 45mg/L，给药 2h 后腰椎管内 CSF 药物浓度峰值约为 20mg/L。腰椎管内注射 5～10mg 时，腰椎管内 CSF 中庆大霉素的 $t_{1/2\beta CSF}$ 为 6h。每日鞘内给予三次 4mg 或每日鞘内给予一次 12mg 庆大霉素后，其 $t_{1/2\beta CSF}$ 为 3.8～8.0h（中位数为 5.7h）。因此庆大霉素的 $t_{1/2\beta CSF}$ 与给药剂量和频率无关。

2）妥布霉素：其药代动力学与庆大霉素类似，向婴儿脑室内注射 5mg 妥布霉素后，脑室 CSF 药物浓度峰值约为 45mg/L，给药 2h 后，腰椎管内 CSF 药物浓度峰值约为 20mg/L，$t_{1/2\beta CSF}$ 为 6.2～6.4h。腰椎管内使用 5～10mg 后，腰椎管内 CSF 药物浓度在给药后 14h 达到峰值，约为 15mg/L。腰椎管内 CSF 中药物的 $t_{1/2\beta CSF}$ 为 6h。

3）奈替米星：单次脑室注射奈替米星 3mg 后，有效杀菌浓度仅维持 8h。因此，有人建议成人接受奈替米星鞘内注射的频率应为 3 次/日，单次剂量为 3mg。事实上，当成人给予奈替米星鞘内注射 1 次/日，一次 15mg，或 2 次/日，单次 10mg 时，并未发现严重的副作用。

4）阿米卡星：对 3 例神经外科术后庆大霉素耐药菌（肺炎克雷伯菌和表皮葡萄球菌）感染引起的难治性脑膜炎患者给予阿米卡星鞘内注射治疗，剂量为每日 50～100mg 时，观察其不良反应为高音听力损伤和短暂性呕吐。

5）链霉素：目前尚无链霉素鞘内注射的药代动力学数据。由于链霉素存在严重的副作用，如耳聋、癫痫发作等，因此鞘内注射的剂量在逐渐减少。实际上，在 CNS 结核感染的患者当中，即使链霉素敏感，异烟肼和利福平耐药，鞘内应用链霉素仍非标准治疗的一部分。

（2）多黏菌素 E 和多黏菌素 B：多黏菌素 E（MW：1155g/mol；log P：-2.4）是 1959 年引入临床的一种阳离子亲水性抗菌肽。多黏菌素 E 的肠外毒性相对较高，因此开发了一种毒性较小的非活性磺甲基前体药物，即甲磺酸多黏菌素 E（MW：1750g/mol）。甲磺酸多黏菌素 E 既可以静脉注射，同时也可以脑室内注射。其前体药物通过水解可转化为多黏菌素 E。

甲磺酸多黏菌素 E 和多黏菌素 E 的血-脑屏障渗透性均较差。静脉应用多黏菌素 E 后，CSF 中的药物浓度为血浆水平的 5%～7%。而在体内，甲磺酸多黏菌素 E 的转化随着药物浓度的增加而受到抑制。当甲磺酸多黏菌素 E 的剂量每日从 5.22mg 增加到 10.44mg 时，多黏菌素 E 的 AUC_{CSF} 并没有显著增加。这意味着增加甲磺酸多黏菌素 E 的每日剂量可能并不会使 CSF 内多黏菌素 E 的浓度提高。另外，个别患者体内的甲磺酸多黏菌素 E 转化为多黏菌素 E 的情况尚不清楚，Perier 等在 2019 年的另一项研究中指出：每日单剂量 10mg 的脑室内注射和全身静脉应用多黏菌素 E 治疗可确保在下一次给药前药物谷浓度＞5mg/L。

多黏菌素 B 和多黏菌素 E 在分子结构上只有一个氨基酸的差异，两种药物的抗菌谱也类似。但脑室内给予多黏菌素 B 相比于多黏菌素 E 较少见。多黏菌素 B 脑室内注射每日 50 000U 联合静脉注射 2 剂 450 000U 同样可用于治疗多重耐药革兰氏阴性菌引起的医院内脑膜炎。

（3）达托霉素：无论患者是否存在脑膜炎，达托霉素（MW：1621g/mol；log P：-5.1；血浆蛋白结合率：90%～95%）在血-脑屏障处的透过性均不高。在怀疑脑室管膜炎或脑膜炎的患者中，平均 AUC_{CSF} 和 $AUC_{血清}$ 分别为 0.008 和 0.0 045。Denetclaw 在 2014 年报道指出：在一些多重耐药屎肠球菌和表皮葡萄球菌感染脑室管膜炎的成人患者中，每日脑室内给予一次 5～10mg 达托霉素是安全有效的。

（4）多肽类：万古霉素（MW：1449g/mol；log P：-3.1）是鞘内注射最常用的抗生素。万古霉素自身的亲水性和高分子量导致其穿透血-脑屏障能力较差。鞘内注射万古霉素的副作用较少，除过敏外，没有发现任何使用万古霉素的禁忌证。Li 等在 2017 年通过实验指出，万古霉素在不同患者中的 $t_{1/2\beta CSF}$ 不同，为 2～20.5h。根据患者脑室体积大小，每 24h 脑室内注射 10～20mg 万古霉素，可确保在整个给药间隔内浓度高于敏感病原体的 MIC。若患者同时接受 EVD 治疗，CSF 中药物浓度受 EVD CSF 量的影响，在这些患者中，鞘内联合静脉注射的患者与未接受静脉注射的患者之间 CSF 中万古霉素浓度没有差异。在新生儿中，每天鞘内注射一次 5mg 万古霉素可使其在 CSF 中的浓度达到治疗浓度并且持续超过 24h。另外，替考拉宁（MW：1880g/mol；疏水参数计算参考值[XlogP3-AA]：0.5；血浆蛋白结合率：约 95%）是一种分子大、中等亲脂性、高蛋白结合的药物，其透过血-脑屏障能力较差。

替考拉宁和万古霉素的抗菌谱类似，但是万古霉素和替考拉宁在一些情况下亦存在差别。替考拉宁脑室内给药并不常见，只有在治疗万古霉素耐药、替考拉宁敏感细菌的罕见感染时才给予鞘内给药。例如，表达 VanB 的肠球菌对万古霉素耐药，但对替考拉宁敏感。根据年龄和脑室容积，鞘内每日应用剂量为 5～20mg。

（5）奎奴普丁/达福普汀（MW：1713g/mol）：是普那霉素 I A 和普那霉素 II B 的水溶性衍生物，由两种链阳性菌素以 30：70 比例组合而成。该组合可代谢为 2：1 的奎奴普丁和达福普汀，均很难穿透血-脑屏障。1 例万古霉素耐药的屎肠球菌性脑室管膜炎患者（成年）接受了每日 2mg 的奎奴普丁/达福普汀脑室内注射治疗，注射 2mg 奎奴普丁/达福普汀（相当于 0.6mg 奎奴普丁和 1.4mg 达福普汀）后，通过测量值的对数线性回归估计 $t_{1/2\beta CSF}$，得出奎奴普丁 $t_{1/2\beta CSF}$ 为 1.2h，达福普汀 $t_{1/2\beta CSF}$ 为 0.25h。患者对奎奴普丁/达福普汀耐受性良好。但仍有接受该药物治疗后出现严重不良反应的病例报道，其中包括应用后病情恶化、出现新发的脑积水及脑梗死等。

（6）替加环素（MW：586g/mol；XlogP3-AA：1.1）：属于分子量较小、亲脂性中等的药物。静脉给药后，在正常情况下，$AUC_{CSF}/AUC_{血清}$ 为 0.11。当进入血液后，替加环素与血浆蛋白以非线性方式结合，血浆蛋白未结合部分浓度随血液中替加环素浓度增加而减少。当血浆中替加环素为 0.1mg/L、1.0mg/L 时，血浆蛋白未结合部分分别为 29% 和 11%。由于替加环素的自身分子特性，其鞘内给药后可以逆行穿透血-脑屏障，即从脑脊液中进入血液，并且替加环素从脑脊液到血液的清除率要比万古霉素或大肠埃希菌高。

（7）抗真菌药：得益于唑类抗真菌药物的进展，特别是氟康唑和伏立康唑的出现，它们能很好地透过血-脑屏障，降低两性霉素 B 鞘内给药的必要性。

1）两性霉素 B：是一种分子量相对较大的、中等亲脂的药物。静脉注射后，CSF 中的药物浓度约为 0.05mg/L，低于抗真菌活性浓度的 1/10。两性霉素 B 具有明显的神经毒性，每日鞘内注射 0.3mg 后即可引起轻度蛛网膜炎。然而，在剂量保持不变的情况下，鞘内持续输注 1h 可避免蛛网膜炎的发生。鞘内注射两性霉素 B 的另一个副作用是帕金森综合征。

2）卡泊芬净：约与 96% 的血浆蛋白相结合。静脉注射卡泊芬净因其药物性质，无法大量穿透血-脑屏障，限制了其在中枢神经系统感染中的应用。在常规静脉治疗中，无法达到治疗性药物浓度水平。目前尚无对卡泊芬净在脑室内给药后的药代动力学研究。

4. 鞘内治疗的一般建议 鞘内注射抗感染药物的剂量和治疗时间：根据《2021 年神经外科中枢神经系统感染诊治中国专家共识》鞘内治疗的药物及剂量推荐方案见表 4-6。

表 4-6 推荐成人脑室内或鞘内注射的抗菌药物种类及剂量

抗菌药的种类	推荐剂量	不良反应
庆大霉素	4～8mg/24h	暂时性听力丧失、癫痫、无菌性脑膜炎及 CSF 嗜酸性粒细胞增多
妥布霉素	5mg/24h	与庆大霉素相似
阿米卡星	30mg/24h	与庆大霉素相似
链霉素	1mg/（kg·24～48h）	暂时性听力丧失、癫痫、脊神经根炎、横断性脊髓炎、蛛网膜炎、截瘫
美罗培南	10mg/12h	高浓度时可引起癫痫发作
万古霉素	10～20mg/24h	暂时性听力丧失

续表

抗菌药的种类	推荐剂量	不良反应
多黏菌素 B	5mg/24h	脑膜刺激症状，如发热、头痛、颈部僵硬、CSF 中白细胞计数和蛋白质增高
甲磺酸多黏菌素 E	10mg/24h	脑膜炎症反应，大剂量可引起癫痫、食欲缺乏、躁动、水肿、疼痛及嗜酸性粒细胞增多
替加环素	1～10mg/12h	未见报道
达托霉素	5～10mg/24h	发热
两性霉素 B	0.1～0.5mg/24h	耳鸣、发热、颤抖、帕金森综合征
卡泊芬净	5～10mg/24h	恶心、头痛

治疗时间应根据患者自身情况和病原体的不同而高度个体化：①若为植入物感染，且病原微生物为凝固酶阴性葡萄球菌，移除植入物后，短期治疗通常是足够的。②无并发症产生时，在 CSF 培养无菌后 48～72h 可停止鞘内抗感染治疗。③对于 CSF 培养重复阳性的患者，在最后一次 CSF 培养阳性后继续治疗 10～14 天。

由于尚无随机研究来指导决策，一些注意事项来源于专家共识。根据药代动力学数据，在条件允许的情况下，首选脑室用药，次选腰椎椎管内用药。从脑室内引流管给药后，应夹闭引流管 15～60min，使药物在 CSF 中达到平衡。

脑室内给药剂量应根据 CSF 抗菌浓度调整为 MIC 的 10～20 倍。英国抗菌化疗学会神经外科感染工作组建议给药间隔时间应根据脑室容积及脑室外引流量计算。对于脑室较窄患者，推荐万古霉素的剂量为 5mg；对于脑室大小正常的患者，万古霉素的推荐剂量为 10mg；对于脑室增大的患者，万古霉素的推荐剂量为 15～20mg。氨基糖苷类的初始剂量同样根据脑室大小进行调整。

建议给药频率应根据每天 CSF 引流量确定：CSF 引流量每日＞100ml，每天给药一次；每日引流量为 50～100ml，每隔一天给药一次；每日引流量＜50ml，每隔三天给药一次。考虑到成人的 CSF 总量高于婴儿的 CSF 总量，婴儿的脑室内给药剂量需要减少 60% 以上。

另一种方法是在监测 CSF 药物浓度的基础上给药。然而，很少有研究监测 CSF 治疗药物的浓度，并且考虑抗菌药物的 CSF 清除率是可变的，因此很难确定何时获得 CSF 来测量药物的峰谷浓度。通常将第一次给药 24h 后获得的 CSF 药物浓度可推定为药物 CSF 谷浓度。

鞘内使用的药物必须符合以下药典的要求：①药物内无菌、无热原、无内毒素，基本上不含异物颗粒，不得含有其他污染物。②药物必须溶于注射用水或无菌氯化钠溶液（浓度≤0.9%）。③溶液不得含有任何添加的着色剂。④鞘内注射溶液必须不含抗菌防腐剂，并且必须装在单剂量容器中。

在美国和欧盟，目前只有甲磺酸多黏菌素 E 获准鞘内应用。在欧盟批准用于脑室内或鞘内的非抗生素药物制剂中，作为非活性成分可少量存在的物质包括氨丁三醇、钠钙 EDTA、HCl、NaCl、NaOH、乳酸钠和葡萄糖。

5. 鞘内治疗时的疗效监测　在推荐剂量下，24h 后 CSF 中药物的谷浓度通常超过完全或中度敏感的病原微生物的 MIC。由于 CSF 取样频率似乎是 EVD 相关感染的一个危险因素，在下一次脑室内给药前可以对谷浓度水平监测，并对 MIC 进行定量评估，提供谷浓度水平与 MIC 之间关系的数据。目前尚无任何其他研究表明脑室内给药后的药物浓度检测可以改善预后。当治疗失败或患者出现 EVD 大量 CSF 时，测量药物在 CSF 中的浓度有助于记录下一次给药前时的抗生素浓度，从而指导剂量或调整给药间隔。另外，由于影响颅内压的测量，并且可能是导管相关感染的一个额外危险因素，建议避免向脑室内持续输注抗生素。

6. 静脉注射联合鞘内注射　由于鞘内注射药物进入蛛网膜下腔后，硬膜内外药物存在浓度差，抗菌药物会由 CSF 排到血液中，其中以分子量小、脂溶性的药物更为明显。脑室内和静脉内同时给药可能有助于防止这种情况，从而提升治疗效果。鞘内联合静脉治疗可能比单纯脑室内治疗在 CSF 中获得更高的抗菌药物水平，对控制多耐药脑室管膜炎有一定帮助。基于这些原因，强烈建议同时使用相同的抗感染药物或另一种对感染有效的药物进行全身治疗。

通过使用三室模型（中央室、外周室和 CSF 室）来描述万古霉素静脉（990mg）和脑室（10mg）应用后的药代动力学后得出结论：CSF 中万古霉素对中央室药代动力学的影响可忽略不计；CSF 中万古霉素主要的来源是脑室内注射；在脑室内加静脉注射治疗的情况下，血-脑屏障状态和炎症指标对 CSF 中万古霉素浓度的影响很小。在分析鞘内给药后 CSF 中药物浓度时，大多数人认为药物血浆浓度对药物 CSF 药代动力学的影响可以忽略。

（三）外科干预治疗

脑室管膜炎诊断明确后，一些情况下必须考虑对感染病灶进行外科处理，如为脑室-腹腔分流管引起的感染，需先行抗感染治疗；若抗感染治疗无效，则拔除分流管，进行临时性外引流。待感染控制，CSF 培养阴性后 7～10 天再行分流术。

1. 充分引流炎性 CSF　出现脑室积脓时，可予脑室灌洗或采用脑室镜治疗。经皮下隧道 EVD 和经皮下隧道腰池外引流能减少穿刺部位 CSF 漏、引流管移位或脱出的概率，延长引流管引流时间至 2～3 周，使用长程皮下隧道经胸或腹部皮肤穿出引流管持续引流的时间可继续延长。

2. CSF 分流系统相关感染　患者因原发疾病行 CSF 分流术治疗后出现脑室管膜炎的治疗方法包括：不移除任何植入设备后应用抗菌药物治疗、移除所有设备（在患者解剖允许的情况下）后应用抗菌药物治疗，感染控制后二期重新分流、全部或部分移除分流设备，安置临时外引流同时进行抗感染治疗，二期重新行 CSF 分流术治疗、移除所有分流设备后同时更换分流设备同期给予全身抗菌药物治疗。对于患有非交通性脑积水和持续感染的儿童，建议行分流术和内镜下第三脑室造瘘术。即使造瘘失败，失败后行分流术可能比未造瘘行分流术更有效。

（1）不移除分流设备：自从应用分流术以来，在不移除分流设备的情况下对分流后感染进行处理一直在尝试。早期认为，单独静脉注射或联合脑室内抗生素治疗可避免额外手术，并在治疗期间维持 CSF 分流。但是这种方法的有效率很低，死亡率很高。此外，保留分流设备时脑室内抗菌治疗时间较长、许多病原菌可能会黏附在分流设备上，并且可能会形成包膜，抗生素无法有效穿透这层包膜，因此带来的治疗难度明显增大，不良反应的发生率会增加。

（2）移除分流设备：移除分流设备后，临时行 EVD，同时进行抗生素治疗；或移除分流设备，抗生素治疗有效后再次行分流术。

外科治疗 CSF 分流感染最常用的方法是在部分或全部移除感染分流设备后临时行 EVD，并同时行全身或鞘内抗菌药物治疗。当 CSF 细菌培养阴性，此时则可以移除临时 EVD，再次行分流术。根据目前的研究，分流设备全部移除还是部分移除的效果仍不清楚。使用这种方法，治愈率为 65%～90%，但失败率和再感染率仍然非常高。全部移除分流设备后在不立即安置引流管的条件下进行全身抗菌治疗，一段时间后重新放置新的分流设备。这种方法没有处理最初放置分流设备的病因。

重新植入导管的时机：在分流相关的感染中，当分流部件被移除后，二次分流术的最佳时机尚不清楚。再植入的时机应根据致病微生物的种类、脑室管膜炎的严重程度、CSF 相关参数的改善和抗生素疗效而定。①对于凝固酶阴性葡萄球菌引起的分流感染，但 CSF 检查结果正常的患者，引流后 48h CSF 培养阴性表明可移除分流设备，患者可在移除分流管后第三天放置新的分流管。②如果凝固酶阴性葡萄球菌感染同时伴随 CSF 分析异常（如 CSF 中多细胞增多、化学指标异常）时，则可能存在真正的感染。重复培养阴性，通常建议在分流术前再接受 7 天的抗菌治疗。但是，如果重复培养呈阳性，则继续进行抗菌治疗，直到 CSF 培养连续 7～10 天呈阴性，然后再进行新的分流。对于由痤疮杆菌引起的感染，也建议采用这种方法。③对于由金黄色葡萄球菌或革兰氏阴性杆菌引起的分流感染，在 CSF 培养阴性的基础上接受 10 天的抗生素治疗后再行二次分流术。而一些机构在革兰氏阴性杆菌感染时会考虑 21 天的疗程。在 CSF 分流后感染的患者中，无论采用何种治疗方法，CSF 分流后感染均有可能复发。Simon 在 2014 年的一项针对儿童的研究中发现：二次分流再感染的危险因素包括复杂分流（放置多个分流管或任何一个分流管同时插入多个导管）、脑室-心房分流、第一次分流感染后出现并发症（分流功能障碍、出血、CSF 漏）、CSF 培养间歇性阳性（即治疗过程中 CSF 培养阴性后复阳）。

（四）脑室管膜炎并发症的处理和全身支持治疗

脑室管膜炎的并发症包括脑积水、癫痫、脑脓肿等。为减少并发症产生并兼顾全身系统支持，治疗时可采取以下方法：

1. 控制颅内压　以引流以及渗透性脱水为主要方法。出现脑积水时，可临时行 EVD 和腰池外引流术。

2. 预防癫痫　脑室管膜炎可以引起癫痫发作，需要给予预防性使用抗癫痫药物。

3. 注意水、电解质紊乱及酸碱失衡　当病灶累及下丘脑时，可出现水钠代谢紊乱。治疗过程中应对电解质进行检测，若出现异常应及时纠正。

4. 监测激素水平　注意监测下丘脑-垂体及靶腺激素水平，出现异常应及时纠正。

5. 全身支持治疗　脑室管膜炎需要关注患者全身及营养代谢情况，给予充足能量和蛋白质，避免低蛋白血症和营养不良；可给予患者免疫调节治疗，避免免疫功能低下和抑制，维护脏器功能稳定。

（五）治疗时间和疗效评价

1. 治疗时间　脑室管膜炎药物治疗所需时间应根据培养的病原微生物决定。目前尚无比较应用不同时间的抗菌药物治疗脑室管膜炎的对照试验研究。

（1）凝血酶阴性的葡萄球菌或痤疮丙酸杆菌感染伴有 CSF 少量细胞增多，CSF 糖含量正常和临床症状或全身症状轻微，治疗应持续 10 天。

（2）凝固酶阴性的葡萄球菌或痤疮丙酸杆菌感染伴有显著 CSF 细胞增多，CSF 糖含量减低，或出现临床症状，治疗应持续 10～14 天。

（3）患者感染金黄色葡萄球菌，伴或不伴显著 CSF 细胞增多，CSF 糖含量减低，或出现临床症状，治疗应持续 10～14 天。

（4）对轻、中度中枢神经系统革兰氏阴性杆菌感染，伴或不伴显著 CSF 细胞增多，CSF 糖含量减低，或出现临床症状，我国指南建议治疗 21 天。

（5）对于经适当抗菌治疗后重复 CSF 培养阳性的患者，治疗应持续至最后一次培养阴性后 10～14 天。

（6）对重度感染推荐长程治疗，治疗时程为 4～8 周，符合临床治愈标准后继续应用抗菌药治疗 10～14 天，以防止复发。脑脓肿通常治疗 4～6 周或治疗至 CT 或 MRI 显示病灶吸收。

2. 治疗过程中疗效评价 虽然尚无证据表明监测炎症指标（如外周血白细胞计数、血沉或 C-反应蛋白）对监测疗效有用，但是仍应根据相关指标监测医疗相关性脑室管膜炎患者的疗效。对于医疗相关性脑室管膜炎患者，应多次进行 CSF 培养以监测疗效。

3. 疗效判断标准 在排除身体其他部位感染后，1～2 周内下列指标连续 3 次正常为脑室管膜炎临床治愈。①体温恢复正常。②临床感染及体征消失。③CSF 生化检查显示糖含量正常，CSF 葡萄糖含量与血清葡萄糖含量比值≥0.66。④CSF 常规白细胞数量在正常范围内。⑤CSF 细菌培养阴性。⑥血常规白细胞计数和中性粒细胞比例恢复。

（六）脑室管膜炎的预防

脑室管膜炎是临床治疗的难题，往往预后较差。因此，临床上针对脑室管膜炎采取了一系列预防措施，其中围术期预防性应用抗菌药物及外科引流管管理是预防继发性脑室管膜炎的重要手段。

1. 围术期预防性应用抗菌药物 理论上围术期预防性应用抗菌药物可降低开颅术后或 CSF 分流术后脑室管膜炎的风险，尽管这一判断尚未得到公认，但预防性应用抗菌药物已被证实可有效减少手术切口感染。神经外科术前预防性使用抗菌药物主要应针对手术中最有可能引发感染的致病菌。

（1）Ⅰ类切口手术（清洁手术）：无植入物神经外科手术，CSF 分流术，脊髓手术，有或无植入物、内固定物的脊柱手术可以在围术期预防性应用抗菌药物。虽然没有对 CSF 分流术围术期预防性应用抗菌药物的随机研究，但一些 meta 分析得出结论，这种方法可将感染率降低约 50%。针对Ⅰ类切口手术，术前可使用头孢唑啉或头孢呋辛，头孢菌素过敏者可选用克林霉素。

（2）Ⅱ类切口手术（清洁-污染手术）：例如，经鼻蝶窦入路的手术，术前可使用头孢唑啉或头孢呋辛联合甲硝唑，头孢菌素过敏者使用克林霉素联合庆大霉素或氨曲南。如手术>3h，或失血量>1500ml，术中可加用一次。然而，预防性持续使用抗菌药物并不能减少颅内感染的发生，反而可增加耐药菌株出现的风险。

（3）外伤后手术：外伤所致的 CSF 漏和脑膜炎均为脑室管膜炎的危险因素，脑外伤导致颅底骨折或 CSF 漏后脑膜炎的总感染率为 1.4%，在凹陷性颅骨骨折的患者中感染率达 10.6%。预防性药物治疗使得脑膜炎的发生率从 21% 降低到 10%。然而，Eftekhar 在 2004 年的一项针对外伤后颅内积气患者的研究中发现，应用头孢曲松似乎并未降低细菌性脑膜炎的风险。CSF 漏是脑膜炎发展的主要危险因素。大多数 CSF 漏在 7 天内自行停止，如果未停止则需要手术治疗。在颅脑外伤及出现 CSF 漏后的继发感染中，肺炎链球菌是较常见的病原体，因此尝试使用肺炎球菌疫苗预防这种微生物的感染是合理的，尽管缺乏评估这种方法有效性的临床研究。

2.外科引流管管理　外科引流管的存在为病原体的侵入、定植提供了条件，是引发脑室管膜炎的重要因素。术后不同类型的引流管管理对预防术后继发感染十分重要。

（1）术后引流管的管理和拔除：神经外科术中会根据病情，在脑室内或皮下安置引流管。术后引流管的管理需注意以下方面：①引流管应固定于床边，不可抬高或倒置引流袋，以防引流液逆向流入颅内引起感染。②保持引流管通畅，防止受压、扭曲、折角或脱出。③一般脑内、硬膜下、硬膜外或皮瓣下引流管应在 24～48h 内尽早拔除。

（2）EVD 及腰池外引流管的管理：行 EVD 及腰池外引流术应尽可能在手术室或者换药室无菌条件下进行。EVD 和腰池外引流要采用皮下隧道技术，此举可减少引流管移位、脱管、CSF 漏及感染的发生率。安置引流管后，应减少 CSF 标本采集的频率，避免不必要的采集。每日评估引流量及引流液性质，并注意引流管处皮肤的情况，及时清除局部痂皮，若发现渗液应立即处置，必要时重新缝合或拔除引流管。若病情允许尽早拔除引流管，留置时间不宜超过 2～3 周，必要时更换新的引流管。带涂层的 EVD 管能减少感染发生的概率。引流管拔除后，需要进行无菌缝合。

（3）CSF 外引流期间持续预防性应用全身抗菌药物：在 CSF 外引流期间持续性应用全身抗菌药物具有较大争议。研究指出，在 EVD 期间接受持续预防性抗菌药物治疗的患者感染率为 3.8%，仅接受围术期抗菌药物治疗的患者感染率为 4.0%。这表明，预防性应用抗菌药物在整个引流过程中并没有显著降低脑室管膜炎的发生率。并且，持续预防性使用抗生素治疗的患者，相比于仅在围术期临时预防性应用抗生素治疗的患者中，耐甲氧西林金黄色葡萄球菌和念珠菌等耐药菌感染的发生率更高、住院期间的治疗成本更高、死亡率更高。

（4）抗菌浸渍导管的应用：目前表面涂有米诺环素、克林霉素和利福平涂层的导管已经应用于 CSF 分流手术当中。但是针对使用抗菌药物涂层的 CSF 分流导管的非对照研究结果不一致。一项 Meta 分析比较了脑室-腹腔分流术中是否应用含有药物涂层的导管后患者出现 CSF 分流后感染的发生率，发现抗菌药物导管组的患者感染率在统计学上显著降低。

（5）更换引流管：与 EVD 相关的最常见并发症是继发感染。感染风险随着放置引流管的时间而增加。并且，每 5 天进行一次预防性导管更换并不能显著降低 CSF 感染的发生。2002 年，Wong 等在一项对 103 名 EVD 超过 5 天的患者进行的研究中指出，每 5 天更换一次导管组的 CSF 感染发生率为 7.8%，无变化组为 3.8%。这表明，除非 CSF 感染或导管出现引流障碍，无须在未发生导管相关污染的情况下预防性更换引流管。

本节阐述脑室管膜炎的概念及流行病学，诊断及治疗，以及如何预防脑室管膜炎的发生。实际上在临床中，遇到的脑室管膜炎患者更为复杂，常合并其他脏器的功能异常，因此更需要多学科协作来有效控制脑室系统感染，使患者获得良好的预后。

第二节　脑室管膜炎典型病例

一、诊治过程

（一）一般资料

患者，男性，48 岁，以"突发左侧肢体活动不灵伴意识不清 4h"为主诉入院。

现病史：患者于入院前 4h 无明显诱因突发左侧肢体活动不灵后意识不清，伴恶心及呕吐，呕吐物为胃内容物，被家属发现后送至医院急诊，行头部 CT 示右侧基底节区及脑室内高密度影，中线明显向左移位。急诊以"脑出血"收入神经外科病房，病程中患者无抽搐，小便失禁。

既往史：平素身体状况一般，冠心病病史 2 年，冠状动脉前降支支架植入术后 1 个月，冠状动脉回旋支支架植入术后 5 天，术后口服阿司匹林（100mg 一日一次）和替格瑞洛片（90mg 一日两次）抗凝治疗。糖尿病病史 5 年（未规律治疗，血糖控制不理想），否认高血压病史。

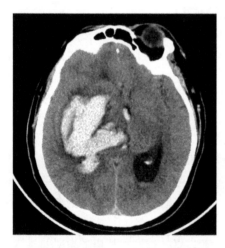

图 4-1　入院时头部 CT 图像（血肿量为
66.8ml）

入院查体：体温 36.9℃，脉搏 72 次/分，呼吸 19 次/分，血压 160/100mmHg。意识呈深昏迷，GCS 评分：4 分（E1V1M2）。查体不配合，双侧瞳孔不等大，直径左：右=5.0mm：5.5mm，双侧对光反射消失，颈项强直（+）。心肺功能未见显著异常，腹平软、无压痛及反跳痛。四肢肌力 0级，生理反射未引出，双下肢 Babinski 征未引出。

（二）辅助检查

头部 CT 示：右侧基底节区及脑室内高密度影，周围可见低密度影，邻近脑室受压，中线左移，部分脑沟裂内可见高密度影，右侧脑室受压变窄，左侧侧脑室扩张（图 4-1）。肺部 CT 示：未见明显异常。

血常规示：白细胞计数 15.24×10^9/L，中性粒细胞比例 84.64%，血小板计数 229×10^9/L，血红蛋白 111g/L。

凝血指标示：凝血酶原时间 11.10s，凝血酶原活动度 98.30%，国际标准比值 0.99，活化部分凝血活酶时间 21.50s，纤维蛋白原定量 3.30g/L，凝血酶时间 15.60s，D-二聚体定量 0.67mg/L。血糖：13.6mmol/L。

入院诊断：右侧基底节区脑出血破入脑室、脑疝、冠心病、糖尿病。

（三）治疗经过

该患者入院时呈深昏迷状态，双侧瞳孔散大，对光反射消失，考虑脑疝形成，查头部CT提示右侧基底节区大面积脑出血，需急诊开颅手术治疗。因患者既往有冠心病病史，平素口服抗凝药，急诊请心血管内科会诊做术前评估，并指导后续诊疗方案。

心血管内科专家意见：该患者1个月前因持续性心前区疼痛就诊于心血管内科。入院后行冠状动脉造影：左前降支近段起完全闭塞，右回旋支近段90%狭窄，血流心肌梗死溶栓治疗（TIMI）分级3级。诊断为冠心病、急性心肌梗死，遂急诊行"冠状动脉前降支支架植入术"，手术顺利，术后口服阿司匹林（100mg，一日一次）及替格瑞洛片（90mg，一日两次）抗凝治疗。5天前患者再次出现上述症状并行"冠状动脉回旋支支架植入术"，术后继续按原方案抗凝。今日患者突发脑出血，出血量>40ml，出现脑疝征象，符合急诊手术指征，现查凝血功能尚可，无明显手术禁忌证。建议：①立即停止口服阿司匹林、替格瑞洛片。②行心电图、心脏彩超检查。③查心肌酶、脑钠肽及凝血象。④根据脑出血手术后状态，决定是否需要继续监测心脏功能，以及何时重启抗凝治疗。

根据心血管内科医生意见，完善术前检查，与家属充分交代病情后，急诊于静吸复合麻醉下行"脑内血肿清除术+去骨瓣减压术+脑室性颅内压监测术"。手术过程顺利，术后转入ICU进一步治疗。术后查体：体温37.1℃，脉搏78次/分，呼吸20次/分，血压115/61mmHg，意识浅昏迷，GCS 8分，双侧瞳孔直径不等大，左：右=3mm：5mm，双侧对光反射消失。肺部听诊双肺下叶湿啰音，左侧肢体肌力Ⅰ级，右侧肢体肌力Ⅳ级，双侧下肢病理征阳性。术后复查头部CT显示血肿清除良好；肺部CT显示双肺炎症。

术后第1天，针对肺部炎症，暂经验性给予头孢哌酮/舒巴坦（3g/次，一日三次，静脉滴注）抗感染治疗，并予止血、脱水、补液、稳定内环境等处理。同时行痰和CSF（脑室外引流管内取CSF）细菌培养及鉴定以明确病原体，复查血常规、凝血功能、电解质等。

术后第2天，考虑患者长期昏迷且痰量较多，痰液黏稠，行"气管切开术"，辅以持续低流量吸氧及雾化吸入，余者治疗方案同前。术后第4天患者持续发热，体温最高达39.2℃，痰细菌培养结果回报阴性。该患者一般状态较差，鼻饲置管。查体：体温38.6℃，脉搏98次/分，呼吸26次/分，血压135/81mmHg，意识呈浅昏迷，GCS 8分，双侧瞳孔直径等大，左：右=3mm：3mm，双侧对光反射迟钝。肺部听诊双肺广泛湿啰音，左侧肢体肌力Ⅰ级，右侧肢体肌力Ⅳ级，双侧下肢病理征阳性。复查肺部CT示：双侧炎症伴胸腔积液（图4-2）。血常规显示：白细胞20.58×10^9/L，中性粒细胞百分比90.50%。CSF常规生化回报：细胞总数7973.00×10^6/L，白细胞总数7673.00×10^6/L，CSF蛋白质含量>300.00mg/dl，CSF葡萄糖含量<20.00mg/dl。

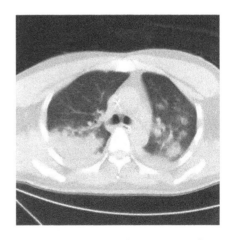

图4-2　术后肺部CT情况（右侧为著）

考虑患者肺部炎症进行性加重，当前抗感染方案疗效欠佳。另外，患者血糖水平控制欠佳（空腹血糖 17.2mmol/L，予以 500ml 生理盐水+40IU 胰岛素静脉滴注处理后，次日晨空腹血糖 9.2mmol/L），且长期卧床，营养状况较差。CSF（脑室外引流管采集）细菌培养及药物敏感性试验提示：金黄色葡萄球菌感染，万古霉素敏感。

补充诊断：双肺炎症，颅内感染（脑室管膜炎）。

由于患者病情危重，立即建立多学科协作诊疗团队（呼吸内科专家、内分泌科专家、临床营养科专家、临床药师及神经外科专家）为患者制订精准治疗方案。

呼吸内科专家意见：①该患者术后肺部 CT 示双肺炎症伴胸腔积液，已给予头孢哌酮/舒巴坦抗感染治疗 2 周，然而右肺炎症及积液仍未见明显缓解，且痰培养回报阴性，建议加用氟康唑（200mg/次，一日两次，静脉泵入）及盐酸左氧氟沙星（0.5g/次，一日一次，静脉泵入）抗感染治疗。②复查痰培养、血培养、中段尿培养及 CSF 培养，定期监测血常规、降钙素、C-反应蛋白等炎症指标。③加强营养、加强护理、翻身叩背、雾化吸入。

内分泌科专家意见：①坚持糖尿病饮食，规律使用降糖药。②当患者可以规律进餐时，建议改用皮下胰岛素降糖，治疗方案可以采取：门冬胰岛素注射液，早 6IU，午 6IU，晚 6IU，餐前皮下注射；重组甘精胰岛素 18IU 睡前皮下注射。③监测血糖及时调整降糖方案，备食预防低血糖。

临床营养科专家意见：①该患者营养风险筛查评分 4 分。②营养支持方法，建议选择低糖型配方肠内营养制剂（匀浆膳或能全素），每日 6 餐，约 3h1 次（建议时间点：6:00，9:00，12:00，15:00，18:00，21:00），每餐剂量由四分之三袋+150ml 温开水开始，1 天后达 1 袋+200ml 温开水，再过 1 天后达到 1¼袋+250ml 温开水，能量密度 1kcal/ml，另每餐补充蛋白质粉 6g 或肉泥、肝泥 40g。③营养支持过程中应观察胃肠道反应及营养指标，及时调整用法及用量，另应注意：营养液温度 35～37℃，推注速度 10～15ml/min，体位取半卧位或侧卧位。

临床药师意见：①患者当前抗菌药物方案与痰细菌药物敏感性试验结果一致，且肺部炎症逐渐好转，建议继续应用。②该患者 CSF 培养显示金黄色葡萄球菌感染，万古霉素敏感，考虑该患者年轻，肾功能正常，建议万古霉素（1.0g，一日两次）静脉输注治疗，定期复查痰培养，CSF 常规、生化及培养，定期监测抗菌药物浓度，根据结果必要时调整用药。③动态监测患者血常规、降钙素原、CRP、肝肾功能等指标，加强营养支持。

按照各科室会诊医生意见执行，术后第 15 天患者生命体征平稳，血糖水平控制良好，营养制剂耐受，无不良反应，转至神经外科普通病房继续专科治疗。查体：一般状态可，自动睁眼，刺痛可定位，球结膜无水肿，双侧瞳孔不等大，直径左：右=2.0mm：3.0mm，双侧对光反射迟钝，气管切开，高流量吸氧，口唇无发绀。双侧肺部呼吸音粗，右侧略重，闻及干湿啰音。四肢肌力Ⅱ级，生理反射减弱，双下肢 Babinski 征阳性。患者痰细菌培养提示鲍曼不动杆菌感染，药物敏感性试验显示头孢哌酮/舒巴坦敏感，尿培养和血培养结果为无细菌生长。

该患者血常规显示：白细胞 $5.58×10^9$/L，中性粒细胞百分比 70.50%。CSF 常规生化回报：细胞总数 $79.00×10^6$/L，白细胞总数 $1.00×10^6$/L，CSF 蛋白质含量 30.00mg/dl，CSF 葡萄糖含量 60.00mg/dl。

根据临床药师意见继续抗感染治疗，维持足量、足疗程。术后第 20 天，患者意识状态渐好，间断自主睁眼。CSF 常规显示：白细胞数逐渐减低、葡萄糖含量逐渐升高。痰细菌培养结果：鲍曼不动杆菌感染。术后第 25 天，患者最高体温 37℃，自动睁眼，四肢肢体肌力Ⅱ级。血常规显示：白细胞计数、中性粒细胞百分比、淋巴细胞百分比等指标正常。痰培养、CSF 培养三次结果均为阴性，肺部 CT 示较前明显好转。患者颅内及肺部感染较前好转，一般情况稳定，请康复科会诊进行康复治疗。

康复科专家意见：①患者生命体征较平稳，可早期辅助针灸、按摩治疗。②可试封管训练。③早期康复训练可促进肢体功能恢复，促醒，建议转入康复科继续治疗。

二、总结分析

脑室管膜炎的诊治较为困难，神经外科重症患者经常伴有其他脏器功能障碍，因此需要早期诊断、早期治疗。本例是典型的神经外科重症脑出血术后发生脑室管膜炎的病例。另外，随着心脑血管病发病率的增高，长期口服抗凝药物的患者越来越多（如心脏支架术后患者、急性脑梗死患者或周围血管闭塞性疾病患者），一旦发生脑出血，出血量大、病情进展迅速，即便给予积极治疗，预后通常较差，需要多学科协作诊治。在本病例中，患者因口服抗凝药，脑出血急性期须请心血管内科专家会诊评估手术风险，进一步由神经外科医生为患者进行手术治疗。在治疗过程中，患者出现术后脑室管膜炎，并伴有双肺炎症、血糖控制不良，营养状况较差，因此组建以神经外科为主导的包括呼吸内科专家、临床营养科专家、临床药师及内分泌科专家的 MDT 团队，根据专科意见精准治疗后，患者病情平稳，最后请康复科会诊进行早期康复治疗。由此病例发现针对脑室管膜炎及出现的并发症实施 MDT 模式治疗，可以做到快速有效系统治疗，给予最佳的治疗方案达到最理想的治疗效果。

参 考 文 献

神经外科中枢神经系统感染诊治中国专家共识（2021 版）.中华神经外科杂志，37（1）：2-15.

王忠诚. 2019. 神经外科学.北京：人民卫生出版社.

于春水，马林，张伟国.2019. 颅脑影像诊断学. 北京：人民卫生出版社.

中国医师协会神经外科医师分会神经重症专家委员会.北京医学会神经外科学分会神经外科危重学组. 2021.

Council of Europe. 2019. European Pharmacopoeia，10th ed. Strasbourg：Council of Europe.

Nau R，Blei C，Eiffert H. 2020.Intrathecal Antibacterial and Antifungal Therapies. Clin Microbiol Rev，33（3）：e00190-19.

Tunkel A R，Hasbun R，Bhimraj A，et al. 2017.Infectious Diseases Society of America's Clinical Practice Guidelines for Healthcare-Associated Ventriculitis and Meningitis. Clin Infect Dis，64（6）：e34-e65.

US Pharmacopeial Convention. 2010. The United States Pharmacopeia 2011：USP 34. Rockville，MD：US Pharmacopeial Convention.

第五章　感染性心内膜炎的多学科协作模式治疗

感染性心内膜炎是心血管疾病中的特殊类型。与其他慢性心血管病发病过程不同，感染性心内膜炎患者均存在感染相关病史。感染性心内膜炎的发生是一个较为复杂的过程，主要包括受损的心脏瓣膜内膜形成非细菌性心内膜炎；瓣膜内皮损伤处血小板的聚集导致赘生物的生成；菌血症时，血液中大量细菌附着于赘生物处并繁殖；病原菌与瓣膜基质分子蛋白及血小板的相互作用等。近年来，随着抗菌药物在临床的广泛应用及病原体的不断变化，本病的治疗策略也不同于以往，更加体现出包括心内科、心外科、感染科、临床药学科、影像科及检验科等学科的 MDT 模式治疗的重要性。

第一节　感染性心内膜炎概述

感染性心内膜炎的治疗原则主要是抗微生物和对症支持治疗，同时减少并发症。2015年欧洲心脏病学会公布的《感染性心内膜炎管理指南》中首次强调了感染性心内膜炎多学科协作治疗团队在患者管理中的重要作用，该团队至少包括心内科、心外科、感染科及临床药学科医师，并联合临床检验科及影像科，共同设定合理的治疗方案，优化临床评估及抗菌药物的应用。

一、感染性心内膜炎的概念及流行病学

（一）感染性心内膜炎的概念

感染性心内膜炎（infective endocarditis，IE）是一种发生在心内膜表面的疾病，为心脏内膜表面的微生物感染，多由细菌、真菌或其他病原体（如病毒、立克次体等）经循环血液途径直接感染心脏瓣膜、心室壁内膜或邻近大动脉内膜，伴赘生物的形成。赘生物为大小不等、形状不一的血小板和纤维素团块，内含大量微生物和少量炎症细胞。瓣膜为最常受累部位，也可发生在间隔缺损部位、腱索或心室壁的内膜。无结构性心脏病者发生 IE 概率近几年呈上升趋势，可能与静脉药物滥用及经血管的有创操作，如永久起搏器或植入型心律转复除颤器电极植入的操作数量增加有关。因此，2009 年欧洲心脏病学会发布的新版《感染性心内膜炎管理指南》更新了传统 IE 的分类，根据感染部位及是否存在心内异物将其分为 4 类：①左心自体瓣膜感染性心内膜炎。②左心人工瓣膜感染性心内膜炎（其中瓣膜置换术后 1 年内发生的心内膜炎称为早期人工瓣膜感染性心内膜炎，术后 1 年发生的心内膜炎称为晚期人工瓣膜感染性心内膜炎）。③右心感染性心内膜炎。④器械相关的感染性心内膜炎（包括发生在起搏器或除颤器导线上的心内膜炎，可伴有或不伴有瓣膜受累）。

心内膜炎也可根据感染来源分为社区获得性心内膜炎、医疗相关性心内膜炎（医院内感染和非医院内感染）和静脉药瘾者心内膜炎。存在以下任意 1 种情况即考虑为活动性感染性心内膜炎：①患者持续发热且多次血培养阳性。②手术时发现活动性炎症病变。③患

者仍在接受抗菌药物治疗。④存在活动性心内膜炎的组织病理学证据。

IE 再发包括两种情况：①复发，指首次发病后 6 个月内由同一微生物引起的心内膜炎再次发作。②再感染，指不同微生物引起的感染，或首次发病 6 个月后由同一微生物引起的心内膜炎再次发作。

根据病程 IE 可分为急性和亚急性。急性 IE 特征：①中毒症状明显。②病程进展迅速，数天至数周引起瓣膜破坏。③感染迁移多见。④病原体主要为金黄色葡萄球菌。亚急性 IE 特征：①中毒症状轻。②病程数周至数个月。③感染迁移少见。④病原体以草绿色链球菌多见，其次为肠球菌。根据获得途径，可分为卫生保健相关性、社区获得性、文身、静脉药物滥用等类型。

（二）感染性心内膜炎的流行病学

近年来，对于 IE 的流行病学研究有了新的亮点。1991 年 Delahaye 报道 20 世纪 90 年代早期法国的 IE 发病率约为 2.4/10 万人。IE 的发病率在城市和农村人口中存在明显差异，该病发病率在城市人口中显著高于农村，这可能与城市人口中静脉药物滥用者增多有关，也可能是由地区经济差异导致。欧美国家数据表明，IE 在老年人群中发病率较高。目前，我国尚缺乏大规模的 IE 患病率确切流行病学的相关数据。近 10 年来我国 IE 患者群体以男性占优势，各年龄段均有发病，尤以中老年居多。

在 IE 基础疾病中，国内外研究数据均显示风湿性心脏病占比逐渐下降，被退行性心脏瓣膜病变所取代，平均发病年龄的增加也可间接反映退行性心脏瓣膜病所致 IE 患者数量的增加。相对地，先天性心脏病在所有基础疾病中所占比例也相应增加，常见类型为室间隔缺损及主动脉瓣二叶式畸形。此外，心脏手术、介入治疗及相关医疗卫生保健所致的 IE 增加。近 5 年，我国的流调数据分析显示，引起 IE 基础疾病中先天性心脏病约占 26.9%，其中以室间隔缺损、主动脉瓣二叶式畸形及动脉导管未闭最为常见，这点与国外数据相似。另外，心脏瓣膜病约占 5.8%，心脏手术及介入治疗为 13.6%，梗阻性肥厚型心肌病占 1.9%。

对医疗操作引起的 IE 发生率进行分析发现，13%～21%IE 发生在人工瓣膜上；约 13% 发生在心脏植入性电子设备上；6%～7% 发生在既往 IE 患者身上；经导管主动脉瓣植入术后 IE 的发生率估计为 1.1%～1.6%。接受经导管主动脉瓣植入术的患者，如合并年龄较小、男性、糖尿病和中重度主动脉瓣关闭不全，会增加 IE 的患病风险，且有高住院病死率。每年先天性心脏病的总发病率估计为 1.3/1000，未纠正的先天性心脏病患者的 IE 患病风险约为 2/1000。

二、感染性心内膜炎的病因及发病机制

（一）感染性心内膜炎的病因

目前研究证据显示，几乎所有种类的细菌和真菌等病原微生物均能导致 IE 发生。链球菌属、葡萄球菌属和肠球菌属仍是引发 IE 的主要病原微生物。链球菌主要是草绿色链球菌，占所有类型 IE 病原体的 30%～65%，在亚急性 IE 中占 70%～80%；葡萄球菌占所有病例的 25%；第三个重要病原菌是肠球菌，多由肠道、尿道损伤或异常所致，占总体 5%～10%。依据病程分类，急性病程者多由具有较强毒性的病原体引起，如金黄色葡萄球菌，

少数由肺炎链球菌、淋球菌和流感嗜血杆菌等所致。亚急性患者常由中度或低度毒力的致病菌导致，以草绿色链球菌最常见，其次为 D 组链球菌（牛链球菌和肠球菌）、表皮葡萄球菌，其他细菌较少见。真菌、立克次体和衣原体为自体瓣膜的少见致病微生物。

年轻人多以风湿性瓣膜病为基础原因，最常见的细菌类型由链球菌转变为葡萄球菌。美国以葡萄球菌感染增长率最高。我国从病例报告来看，链球菌和葡萄球菌感染居前列。IE 的部分患者存在血培养阴性的情况，可能考虑为以下病原体导致：曲霉菌、布氏杆菌、立克次体、衣原体、HACEK 组细菌等。但我国 IE 的血培养阳性率为 46.5%～57.5%，低于国外报道的 75%～85%。

随着诊断和治疗技术的发展，尤其是心脏外科手术和介入治疗的广泛开展，IE 的基础病因和病原菌分布出现了新变化。在植入瓣膜的后期，IE 通常是社区活动性细菌所致；而凝固酶阴性的葡萄球菌常为术后第一年发生 IE 的首要病因。混合感染多见于人工瓣膜，近年自体瓣膜也常见；酵母菌或真菌性 IE 明显增多，可能与人工瓣膜置换、免疫抑制剂治疗和静脉吸毒者增加等密切相关。以下疾病或部分操作可提示致病菌线索。①牙科操作：A 组溶血性链球菌。②静脉药瘾者：金黄色葡萄糖球菌。③皮肤损伤、手术及导管操作污染：表皮葡萄球菌。④结直肠癌：粪肠球菌。⑤严重尿道感染：肠球菌。⑥静脉吸毒或免疫缺陷：白色念珠菌。⑦污染的药物或饮用水：铜绿假单胞菌属。⑧结直肠恶性肿瘤及结直肠镜并发症：梭状芽孢杆菌。⑨有基础瓣膜病患者合并静脉吸毒针头污染：HACEK 组细菌。

（二）自体瓣膜感染性心内膜炎的发病机制

1. 内皮损伤 与血流动力学有密切联系，以下 3 种情况容易导致内皮损伤，诱发非细菌性血栓性心内膜炎。①高速喷射的血流冲击心脏导致局部损伤，易于感染。②高速血流经过狭窄的瓣口。实验证实，若将细菌性气溶胶通过温特力琼脂管喷射到气流中，可形成特征性的菌落分布，即在小孔出口前方出现最大的沉淀物环，即温特力效应。③血流压力阶差作用。是否易患 IE 除与温特力效应有关外，亦与血流压力阶差有关。当血流从高压力的心腔或管道经狭窄孔道或瓣膜流向低压力的心腔和管道时，压力阶差越大，血流速度越快，喷射效应和温特力效应就越明显。

2. 非细菌性血栓性心内膜炎 研究证实心脏内膜的内皮受损，暴露出内膜下结缔组织的胶原纤维时，血小板在该处聚集伴纤维素沉积，形成血小板微血栓和纤维蛋白沉积物，成为结节样无菌性赘生物，即非细菌性血栓性心内膜炎。这是细菌定居瓣膜表面的重要因素，常见于湍流区，偶见于正常瓣膜。无菌性赘生物最常见于湍流区、瘢痕处（如 IE 后）和心外因素所致的内膜受损区，偶发生于正常心脏瓣膜。

3. 细菌黏附 细菌黏附到非细菌性血栓性的赘生物上，是细菌定植到瓣膜的先决条件。体外研究证实，细菌可黏附到血小板-纤维素沉积物上，细菌黏附力是其在瓣膜上定植的主要因素。链球菌产生葡聚糖，较不产生葡聚糖的病原菌更易引起 IE。链球菌表面的葡聚糖介导其黏附于血小板-纤维素沉积物上，并损伤瓣膜引起心瓣膜炎。

4. 细菌感染无菌性赘生物 取决于发生菌血症的频度、循环血液中细菌的数量和细菌黏附于无菌性赘生物的能力。草绿色链球菌从口腔进入循环血液的机会频繁、黏附性强，成为亚急性 IE 的最常见致病菌。而大肠埃希菌的黏附性差，虽然其发生菌血症常见，但较少导致心内膜炎。

5. 非细菌性血栓性心内膜炎转换为 IE　菌血症是促发细菌性血栓性心内膜炎的主要因素。众所周知，正常人可有短暂性的菌血症，细菌主要来自口腔、呼吸道、泌尿系、胃肠道或其他途径。通常状态下，侵入血流的细菌或病原体能够被机体防御系统随时消灭，不易引起 IE。菌血症的频度和程度与特殊的黏膜表面和皮肤、集落化细菌密度、机体的状态及局部创伤的范围有关。

6. 免疫抑制的作用　IE 发生的免疫病理机制已引起关注，反复的暂时性菌血症使机体产生特异性抗体，而该抗体具有促使病原微生物聚集、黏附于心内膜或瓣膜损伤处的作用，增强病原体的侵入能力。血清中的抗原刺激免疫系统引起非特异型高 γ 球蛋白血症，抗原-抗体免疫复合物促进类风湿因子、抗核因子、抗心肌抗体等生成。72%病程超过 6 周的 IE 患者存在类风湿因子水平升高。某些情况下，如草绿色链球菌、变异链球菌和念珠菌的菌血症可出现特异性抗体。血清中非特异性抗体可引起 IgG、IgM、冷球蛋白和巨球蛋白浓度增加。

（三）急性感染性心内膜炎的发病机制

急性 IE 主要累及正常心瓣膜，主动脉瓣常受累。病原菌来自皮肤、肌肉、骨骼或肺等部位的活动性病灶，循环系统的细菌量大、毒力强，具有高度侵袭性和黏附于内膜的能力，常见金黄色葡萄球菌感染。体外研究证实，金黄色葡萄球菌可侵入培养的内皮细胞并繁殖，黏连蛋白能通过分子间的桥接作用增强细菌黏附内皮细胞的能力。金黄色葡萄球菌表面带有黏连蛋白的结合蛋白，内皮细胞可结合黏连蛋白，桥连细菌和内皮细胞。而菌血症引起一系列细胞因子和整合素分泌，使得这种桥接作用更为紧密。

（四）人工瓣膜心内膜炎的发病机制

人工瓣膜心内膜炎是瓣膜置换术后的严重并发症。一般分为早期和晚期人工瓣膜心内膜炎两种类型，既往的时间界限以 60 天为界。现在根据感染途径不同，把早期人工瓣膜心内膜炎定为术后 12 个月内；晚期是指发生于术后 1 年以后。前者的死亡率明显高于后者。

1. 早期人工瓣膜心内膜炎　感染来源决定于多种因素，如手术创伤，心内异物如手术缝线、补片和人工瓣膜等，其较易为 IE 提供感染部位。患者的全身情况、手术组人员消毒、抗菌药物的预防性应用及潜在慢性感染灶也是心内膜炎的影响因素。

2. 晚期人工瓣膜心内膜炎　感染大多数来自远处的感染灶或各种手术技术操作。如牙科手术，泌尿生殖系统、胃肠系统器械检查或小手术，经泌尿系统或皮肤感染均易引起心内膜炎。

三、感染性心内膜炎的病理生理过程

（一）感染性心内膜炎的严重程度

从轻微感染到具有致命性的感染都可以发生。感染性赘生物呈小疣状结节或菜花状及息肉样，较小者直径不足 1mm，表现为无组织损害的感染性赘生物；较大者尤其在二尖瓣者，可引起功能性瓣膜狭窄和血流动力学紊乱。侵入性感染能够引起瓣膜变形、破损、穿孔或腱索断裂，导致瓣膜关闭不全，这在主动脉瓣的赘生物中常见，也可引起室间隔穿孔和化脓性心包炎。心内膜炎的炎症可侵犯瓣叶周围组织，形成瓣周脓肿，以主动脉瓣环或人工瓣环感染时多见，可引起进行性充血性心力衰竭。IE 也可导致急性心肌梗死的发生，主要由冠状动脉栓塞所致，以主动脉瓣感染时多见。少见为冠状动脉内血栓形成或细菌性动脉瘤，累及主动脉的并发症比累及二尖瓣者进展更快。

（二）赘生物碎片脱落致器官栓塞

11%~43%的心内膜炎患者因赘生物碎片脱落产生感染或栓塞症状，而尸检病理学结果证实的栓子则多达 45%~65%，其中 66%~75%是患有三尖瓣感染性心内膜炎的静脉药物滥用者。这类患者常伴有肺栓塞，栓子通常为化脓性。化脓性栓子栓塞动脉的滋养血管引起管壁坏死，或栓塞动脉管腔直接破坏动脉壁，导致细菌性动脉瘤。赘生物脱落可引起栓塞，特别是较大的赘生物更易发生栓塞。急性 IE 栓塞较亚急性 IE 多见，常发生于中晚期，也可为首发症状，或在 IE 控制后数周至数月发生。栓塞可发生于全身任何部位，以脑、心、脾、肾、肠系膜和四肢常见，导致组织器官梗死或形成脓肿。脑栓塞主要见于大脑中动脉及其分支，易出现头晕、睡眠障碍、记忆力减退等症状。在此基础上引起一过性脑缺血发作，患者出现晕厥、失语、偏瘫等症状。

（三）迁移性感染

无论是否合并化脓性栓子，IE 患者持续菌血症可导致器官或组织的迁移性感染。这些感染的面积不一，小的为粟粒状，大的可形成脓肿。在治疗期感染的表现可为局部感染性症状或持续性发热。毒力强的细菌，特别是金黄色葡萄球菌比毒力弱的细菌如草绿色链球菌更易引起迁移性感染。迁移性脓肿通常较小，呈粟粒状。

（四）免疫系统激活

持续菌血症刺激细胞和体液介导的免疫系统，形成免疫复合物或抗体-补体沉积物，再与组织中的抗原相互作用引起损伤。血液循环中的免疫复合物经过肾小球时，在肾小球基底膜上沉积导致肾小球肾炎。免疫复合物经过脾脏血窦时，单核巨噬细胞系统被激活，部分复合物被吞噬，长期的免疫反应可导致脾大。免疫复合物还能引起关节炎、腱鞘炎、心包炎和微血管炎。

四、感染性心内膜炎的临床表现及辅助检查

（一）感染性心内膜炎的临床表现

IE 临床表现复杂多样，感染能够造成瓣叶溃疡或穿孔，导致瓣膜关闭不全，还可影响瓣叶的韧性，形成朝向血流方向的瘤样膨出。感染向邻近组织蔓延可产生瓣环脓肿。主动脉瓣根部脓肿压迫冠状动脉可导致心绞痛或心肌梗死。二尖瓣瓣环脓肿可蔓延至左心房壁、房间隔或左心室，甚至更远。病原体在血液中繁殖可引起菌血症或败血症，细菌繁殖产生抗体引起免疫介导的疾病，如小血管炎、局灶型或系统性肾小球肾炎、关节炎、心包炎等。赘生物脱落后形成的栓子，经肺循环或体循环到达肺、脑、心、肾和脾等，引起相

应器官缺血或梗死。IE 临床表现差异大，患者最常见的表现是发热，伴寒战、食欲减退和消瘦等；其次为心脏杂音；其他表现包括血管和免疫学异常，如脑、肺或脾栓塞等。

1. IE 的主要症状和体征　IE 的主要表现为发热、心脏杂音等，但临床表现差异较大，需要临床医生仔细甄别。

（1）发热：是 IE 最常见的症状，除部分老年或心、肾衰竭重症患者外，几乎所有患者均有发热。亚急性者起病隐匿，可有全身不适、乏力、食欲缺乏和体重减轻等非特异性症状。部分患者表现为弛张热，常伴头痛、背痛和肌肉关节痛。急性者呈暴发性败血症过程，可有高热、寒战、突发心力衰竭等。任何患者不明原因发热超过 1 周都要考虑 IE 的可能，特别是有过拔牙、静脉输液、导管检查或妇科检查病史的患者。

（2）心脏杂音：高达 85% 自体瓣膜 IE 的患者可闻及心脏杂音，由基础心脏病和（或）心内膜炎导致瓣膜损害所致，尤其是出现二尖瓣反流和主动脉反流的杂音。但三尖瓣 IE 的患者，很少能听到杂音。急性者要比亚急性者更易出现杂音强度和性质的变化，或出现新的杂音。瓣膜损害所致的新的或增强的杂音主要为关闭不全的杂音，尤以主动脉瓣关闭不全多见。

（3）不明原因的心力衰竭：对于缺乏心脏病史的中青年患者，一旦出现心力衰竭的临床表现应当考虑 IE，特别是出现发热、心脏杂音、外周栓塞等典型临床表现的患者。及时完善经胸心脏超声检查，必要时应做经食管超声检查，有助于心内膜炎的诊断和鉴别诊断。心内膜炎时患者血沉加快至 60～100mm/h，但心力衰竭时血沉很少超过 50mm/h。

（4）心包炎：是部分 IE 患者的主要临床表现。以脓肿的形式从瓣环侵犯到邻近的心肌形成瘘管，脓肿的发生使感染难以清除，有时侵犯到邻近的解剖区域造成化脓性心包炎。这种情况下患者会出现严重的胸痛、高热、白细胞升高和病情的加剧变化。如果窦道使心内的血液流入心包腔，患者会发生急性心脏压塞。IE 累及心包时可增加死亡风险。

（5）周围体征：多为非特异性，近年不多见，包括①瘀点，可出现于任何部位，以锁骨以上皮肤、口腔黏膜和睑结膜常见，病程长者较多见。②指和趾甲下线状出血。③Roth斑，为视网膜的卵圆形出血斑，其中心呈白色，多见于亚急性感染。④Osler 结节，为指和趾垫出现的豌豆大的红或紫色痛性结节，较常见于急性者。⑤Janeway 损害，为手掌和足底处直径 1～4mm 的无痛性出血红斑，主要见于急性患者。引起这些周围体征的原因可能是微血管炎或微栓塞。

（6）动脉栓塞：赘生物引起的动脉栓塞占 20%～40%，尸检检出的亚临床型栓塞更多。栓塞可发生在机体的任何部位，脑、心脏、脾、肾、肠系膜和四肢为临床所见的体循环动脉栓塞部位。脑栓塞的发生率为 15%～20%。在由左向右分流的先天性心血管病或右心内膜炎中，肺循环栓塞常见。如三尖瓣赘生物脱落引起肺栓塞，可突然出现咳嗽、呼吸困难、咯血或胸痛。肺梗死能够发展为肺坏死、空洞，甚至脓气胸。

（7）感染的非特异性症状：脾大占 10%～40%，病程 >6 周的患者多见，急性者少见。贫血多见于亚急性者，有苍白无力和多汗表现，多为轻、中度贫血，晚期患者有重度贫血。

2. 严重 IE 的特殊症状和体征　严重 IE 主要表现为败血症及关节痛和关节炎。

（1）败血症：急性 IE 常累及左心瓣膜，通常由毒力很强的病原体所致，如金黄色葡萄球菌、β型链球菌及革兰氏阴性菌。起病急、进展快，全身毒血症状明显，常出现伴高热的严重败血症、寒战、僵直、外周性瘀斑、体循环栓塞、嗜睡，甚至休克、心功能迅速恶化。急性主动脉瓣反流的体征与慢性主动脉瓣反流不同，其虽然存在严重的瓣膜反流，但脉压会相应降低。

（2）关节痛和关节炎：是亚急性细菌性心内膜炎患者早期的常见症状。部分研究提示，超过40%IE患者早期会出现肌肉骨骼疾病的表现。症状轻微者出现腰痛和肌痛，严重者出现化脓性关节炎，通常是由细菌栓塞感染所致。

（二）感染性心内膜炎的辅助检查

1. 实验室检查 血培养对 IE 的诊断及治疗意义重大，其他检查如血液检查、尿液检查也有一定临床价值。

（1）血培养：是诊断 IE 的重要方法，也是药物敏感性试验的基础。临床上大多数 IE 患者的血培养可检测到病原菌。研究显示，对 IE 患者进行两次血培养可诊断78%的病例，四次复查血培养诊断率可达90%以上。根据血培养结果，链球菌和葡萄球菌分别占自体瓣膜心内膜炎病原微生物的65%和25%。金黄色葡萄球菌感染是急性 IE 的主要病因，草绿色链球菌是亚急性 IE 常见的病原菌。赘生物中的病原微生物可能定植于表面，或在纤维蛋白层下、深埋在赘生物中。

近期未接受过抗菌药物治疗的患者血培养阳性率可高达95%以上，其中90%以上患者的阳性结果获自入院后第一日采取的标本。对于未经治疗的亚急性患者，应在第一日间隔1h采血1次，共3次。如次日未见细菌生长，重复采血3次后开始抗菌药物治疗。已用过抗菌药物者，停药2～7天后采血。急性患者应在入院后3h内，每隔1h一次，共取3个血标本后开始治疗。本病菌血症为持续性，无须在体温升高时采血。每次取静脉血10～20ml进行需氧和厌氧培养，至少应培养3周，并周期性进行革兰氏染色涂片培养。必要时应于检验科进行讨论，准备特殊培养基或采用特殊培养技术，以发现特殊病原体。

血培养存在假阳性，即使在可疑 IE 患者血液中发现了微生物也不能完全确诊。导致假阳性结果最常见的原因是，在培养或穿刺抽取血标本前皮肤消毒不当、产生菌群污染，或通过植入静脉导管抽血而导致细菌污染。人工瓣膜心内膜炎血培养最主要的病原菌是凝固酶阴性葡萄球菌，而该细菌是引起假阳性的最常见病原微生物。血样本在抗菌药物治疗开始前在严格无菌操作下采集，应进行皮肤的充分消毒，减少表皮菌群的污染。

据统计患者血培养阴性时，假阴性 IE 发生率为 2.5%～31%，常延误诊断和治疗，并对预后造成重大影响。最常见的原因是血培养前应用抗菌药物，建议停用抗菌药物并复查血培养。另一类常见的原因是病原体为苛养微生物等非典型病原体，这易见于人工瓣膜、留置静脉导管、置入起搏器、肾衰竭或免疫抑制状态的患者。血培养阴性时应调整检测方法（表5-1）。

表 5-1 IE 血培养阴性时的调整

病原体	诊断步骤
布鲁菌属	血培养；血清学检查；外科术中取出组织培养、免疫组化及 PCR 检测
伯纳特立克次体	血清学检查；外科术中取出组织培养、免疫组化及 PCR 检测
巴尔通体菌属	血培养；血清学检查；外科术中取出组织培养、免疫组化及 PCR 检测
惠普尔养障体	外科术中取出组织培养、免疫细化及 PCR 检测
霉浆菌属	血清学检查；外科术中取出组织培养、免疫组化及 PCR 检测
军团菌属	血培养；血清学检查；外科术中取出组织培养、免疫组化及 PCR 检测

（2）特殊病原微生物的血培养：目前血培养系统的选择较多，任何单个培养系统或培养基质都不能检测到 IE 患者血液中所有可能存在的微生物。一般建议接种一种以上的血培养基以提高微生物检出率。厌氧培养在检测专性厌氧菌方面有优势，如拟杆菌属或梭状芽孢杆菌属等少见引起心瓣膜感染的细菌，在厌氧培养中检出阳性率较高。建议同时做厌氧培养，但不需要做到每份血培养都进行厌氧培养。疑似厌氧菌感染的 IE 患者抽取 2 次血培养时，4 个标本瓶中至少包括 1～2 瓶厌氧瓶。若考虑患者为亚急性 IE，在 3 次血培养的 6 瓶标本中应包括 2～3 瓶厌氧瓶。这种做法有利于发现引起 IE 的常见厌氧微生物，且提高链球菌和其他兼性厌氧菌的检出概率，也可检测出由专性厌氧菌引起的罕见 IE。

HACEK 组细菌等苛养菌在标准常规使用的培养基上孵育足够时间即能生长。其他胞内菌如贝氏柯克斯体和巴尔通体菌属，要求特殊的培养方法如组织培养。对于这些菌属，培养切下的瓣膜组织尤为重要，这可能与瓣膜组织中存在大量细菌有关。对于 HACEK 组细菌，如嗜血杆菌属、放线杆菌属、心杆菌属、艾肯菌属和巴尔通体菌属，血培养的平均时间为 3～5 天（表 5-2）。

表 5-2　罕见病原体检查

病原体	诊断方法
布鲁菌属	血培养；血清学检查；组织培养、免疫组化及 PCR 检测
伯纳特立克次体	血清学检查；组织培养、免疫组化及 PCR 检测
巴尔通体菌属	血培养；血清学检查；组织培养、免疫组化及 PCR 检测
惠普尔养障体	组织培养、免疫细化及 PCR 检测
霉浆菌属	血清学检查；组织培养、免疫组化及 PCR 检测
军团菌属	血培养；血清学检查；组织培养、免疫组化及 PCR 检测
真菌	血培养；血清学检查；外科组织的 PCR 检测

如遇到真菌性心内膜炎时，其临床诊断是比较困难的，其可能与长期血管内插管、抗菌药物长期应用、透析、高营养、免疫抑制及心血管有创治疗术有关。另外，麻醉药物依赖者增加是造成真菌性 IE 发病率升高的一个重要原因。真菌性 IE 主要是类酵母菌和真菌（丝状真菌）引起的，其中以类酵母菌更为常见。为提高真菌性 IE 诊断率，采用支持酵母菌生长的真菌血培养基，其对于念珠菌引起的心内膜炎培养检出率可达 83%～95%。如果上述方法仍不能检测到真菌，可通过外科手术切除瓣膜赘生物或血管内血栓组织进行检测。部分研究报道，可直接使用 DNA 探针（如 AccuProbe）快速诊断切除的瓣膜组织中的胞浆菌。

（3）常用的药物敏感性试验方法：①定性测定的纸片扩散法，即 K-B 法，是 WHO 推荐的标准检测方法。②定量测定的稀释法。③E-test 法，结合扩散法和稀释法各自的优点，结果准确、重复性好，但价格昂贵。④全自动药敏仪法。

（4）血液检查：血常规结果能提示 IE 继发性贫血，多为正色素性正常细胞性贫血，白细胞计数可增高或正常，中性粒细胞可有升高。多数患者红细胞沉降率增快。80%患者血液中免疫复合物浓度增加，50%慢性患者可见血清类风湿因子水平增加。部分患者晚期可出现肝肾功能异常。

（5）尿液检查：半数以上患者可出现蛋白尿或血尿；肉眼血尿提示肾梗死，红细胞管型和大量蛋白尿提示弥漫性肾小球肾炎。

（6）血清学检查和核酸扩增：14%IE 患者血培养为阴性，这部分患者可进行血清学检查，检测相应抗体，该技术对检出贝氏柯克斯体和巴尔通体感染尤其具有临床意义。血清降钙素原增高在 IE 诊断中具有一定临床价值，其敏感性为 81%，特异性为 85%。分子生物学技术可用于 IE 诊断，最有价值的是聚合酶链反应（PCR），其提高了较难培养和不能培养致病菌的检出率。PCR 辅以基因测序，能从患者血液和组织样本中确定致病微生物。《2015 年欧洲心脏病学会关于感染性心内膜炎诊断及治疗指南的解读》中指出 C-反应蛋白水平及终末器官功能障碍指标如乳酸和胆红素升高、血小板减少症等可提示败血症的严重性，可作为辅助指标判断 IE 的病情严重程度。

2. 影像学检查　影像学技术尤其是超声心动图，在 IE 的诊断和治疗中起着关键性作用，有助于对 IE 预后进行评价，也可用于治疗期间及手术时和手术后的随访，其对栓塞风险最初评价和决策的制订也具有重要意义。经食管超声心动图检查（trans-esophageal echocardiography，TEE）在术前和术中均起着重要作用。但 IE 患者的评估不应局限于传统超声心动图，其他多种影像学技术，如多层螺旋 CT（multislice spiral computed tomography，MSCT）、MRI、^{18}F-脱氧葡萄糖（fluorodeoxyglucose，^{18}F-FDG）正电子发射断层显像（positron emission tomography，PET）或 CT、其他功能成像方法也可用于 IE 患者的评估。

（1）超声心动图：经胸超声心动图（transthoracic echocardiography，TTE）或 TEE 是诊断 IE 的关键技术，在 IE 治疗和监测中起到重要作用。其诊断的敏感性分别为 40%～63% 和 90%～100%。主要诊断赘生物、脓肿及新出现的人工瓣膜瓣周漏。

临床只要遇到疑似 IE 者，应尽快进行超声心动图检查。当高度怀疑 IE 而 TTE 结果阴性且 TTE 图像质量较差时，必须进行 TEE 检查。TTE 阳性患者，为排除局部并发症也应进行 TEE 检查。金黄色葡萄球菌菌血症患者发生 IE 的概率高，一旦确立心内感染，由于金黄色葡萄球菌的毒力强大并具有毁灭性后果，故行超声心动图检查是合理的。应依据患者个体风险和金黄色葡萄球菌菌血症阳性情况，考虑行 TTE 或 TEE 检查。

疑似 IE 患者，推荐 TTE 为一线影像学检查方法。对临床疑似 IE 但 TTE 阴性或 TTE 不能诊断的所有患者推荐 TEE 检查。临床疑似 IE 患者，置入人工心脏瓣膜或心内装置时，推荐行 TEE 检查。起初检查阴性但临床仍高度疑似 IE 时，推荐 5～7 天内重复 TTE 和（或）TEE 检查。疑似 IE 患者应考虑 TEE 检查，除非单纯右侧自身瓣膜 IE，并且 TTE 检查质量良好及超声心动图检查结果明确，否则 TTE 阳性患者也应考虑行 TEE 检查。一旦疑似 IE 新发并发症（出现新的杂音、栓塞、持续发热、心力衰竭、脓肿及房室传导阻滞）推荐反复进行 TTE 和（或）TEE 检查。无并发症 IE 患者的随访，应考虑反复行 TTE 和（或）TEE 检查，以便检查有无新发的无症状并发症，监测赘生物的大小。需要手术治疗的所有 IE 病例，推荐行术中超声心动图检查。抗菌药物治疗结束时，推荐行 TTE 检查，评价心脏和瓣膜形态和功能（表 5-3）。

表 5-3　对于 IE 诊断的超声心动图选择

超声心动图	推荐级别	证据水平
诊断		
疑似 IE 患者，首选 TTE	I	B
高度疑似 IE 但 TTE 正常者，推荐 TTE	I	B
TTE 或 TEE 首次检查阴性，但临床认为是疑似者，建议 7～10 天复查	I	B
对瓣周脓肿、赘生物大小评估，推荐 TTE，可作为疑似 IE 者的重要检查	IIa	C
TTE 图像显示清楚及 IE 低度风险，不推荐 TEE	III	C
治疗随访		
疑有 IE 并发症如杂音、栓塞、持续发热等，建议复查 TTE 或 TEE	I	B
定期随访 TEE 及 TTE，以及时发现无症状并发症和评估赘生物	IIa	B
术中检查		
所有需手术的 IE 患者，术中应用超声心动图检查	I	C
治疗后随访		
抗菌药物治疗后应用 TTE 对心脏及瓣膜功能随访评价	I	C

　　3 种超声心动图表现，包括赘生物、脓肿或假性动脉瘤和人工瓣膜新的关闭不全是 IE 诊断的主要标准（表 5-4）。现在 TTE 诊断自身瓣膜和人工瓣膜赘生物的敏感性分别为 70% 和 50%，TEE 分别为 96% 和 92%。相关研究结果显示，TTE 和 TEE 的特异性均为 90% 左右。既往存在瓣膜损害（二尖瓣脱垂、退行性钙化病变）、人工瓣膜、小赘生物（<2～3mm）、近期栓塞和无赘生物的 IE，赘生物可能难以识别。有心内装置的 IE 患者，即使行 TEE 检查，其诊断可能仍难以明确。

表 5-4　IE 病变的解剖和超声心动图表现

项目	手术或尸检表现	超声心动图表现
赘生物	感染的团块附着于心内膜结构	瓣膜、其他内膜结构或心内置入装置表面的腔内团块
脓肿	有坏死和脓性物的瓣周腔	增厚、非均匀的瓣周区影像回声密集或无回声
假性血管瘤	与心血管腔连通的瓣周腔	彩色多普勒探测到血液流动的瓣周无回声区
穿孔	心内膜组织连续性中断	心内膜组织中断区有彩色血流通过
瘘管	连通 2 个相邻腔的 1 个孔道	通过 1 个孔道连通 2 个邻近腔的彩色多普勒血流
瓣膜瘤	瓣膜组织呈囊状向外突出	瓣膜组织囊状膨出
人工瓣膜开裂	人工瓣膜开裂	TTE 或 TEE 显示瓣周漏，伴或不伴人工瓣膜摇摆运动

　　某些情况下，很难区分赘生物、血栓、瓣膜脱垂、腱索断裂、瓣膜弹力纤维瘤、退行性或黏液性瓣膜病、腱索肌小梁、系统性红斑狼疮损害（疣状心内膜炎）、原发抗磷脂综合征、风湿性病变或非细菌性血栓性心内膜炎，因而 IE 诊断可能发生假阳性。故解读超声心动图图像时须谨慎，综合考虑患者的临床表现和 IE 的可能性。

　　实时三维 TEE 可进行心脏结构任何平面的三维容积分析。最新研究结果显示，传统

TEE 检查会低估赘生物的大小，而三维 TEE 分析赘生物形态和大小的效果良好，可克服传统 TEE 缺点，更准确预测 IE 栓塞风险。三维 TEE 尤其适用于感染瓣周扩散、人工瓣膜开裂和瓣膜穿孔者的评价。

（2）MSCT：由于存在赘生物栓塞和血流动力学失代偿的潜在风险，需要冠状动脉造影进行评价的某些 IE 患者，建议考虑将 MSCT 冠状动脉造影作为一种替代检查。

MSCT 可用于检查脓肿或假性血管瘤，诊断的准确性与 TEE 相似；其对相关病变瓣周扩散程度和后果提供更多信息，对假性血管瘤、脓肿和瘘管解剖形态的诊断可能优于 TEE。对主动脉瓣 IE，CT 还可明确主动脉瓣、主动脉根部，以及升主动脉的大小、结构和是否钙化，这可能对制订手术方案有帮助。对肺循环或右心 IE，CT 可显示合并的肺部疾病（如脓肿或梗死）。研究提示，MSCT 对人工瓣膜相关赘生物、脓肿、假性血管瘤和瓣周开裂的检查效果等同于或优于超声心动图，但是尚无两种检查技术的大规模对照研究，临床多先完成超声心动图检查。

众所周知，检测脑部病变时 MRI 敏感性较 CT 更高，此情况在 IE 检查中得以证实。MSCT 血管造影可观察到树枝状的颅内血管，与常规数字减影血管造影相比，其产生的造影剂负担较低、永久性神经损伤风险低，敏感性和特异性分别为 90% 和 80%。造影剂增强 MSCT 对诊断脾脏脓肿和其他脓肿具有高的敏感性和特异性，但与梗死鉴别诊断的敏感性和特异性并不高。MSCT 血管造影可提供全身动脉血管床快速、全面的影像，详尽的多平面和三维造影剂增强血管造影重建，可显示整体血管影像，并可识别与展现 IE 周围血管并发症的特征，可用于随访。

（3）MRI：在 IE 脑部并发症的检查方面，较 CT 有更好的敏感性。急性 IE 进行系统性脑 MRI 检查的研究结果显示，脑损害发生于 60%～80% 的患者。无论患者神经系统症状如何，50%～80% 患者出现缺血性病变，且多为较小缺血性梗死病灶。其他病变为脑出血或蛛网膜下腔出血、脓肿或霉菌性动脉瘤。系统性脑 MRI 对 IE 诊断具有一定价值，为无神经系统症状但有脑损害的患者增加了 1 项次要的 Duke 诊断标准。近年欧美国家临床数据显示，25% 患者最初不能明确诊断 IE，而脑 MRI 检查结果改进了 IE 诊断，可早期明确诊断。

（4）核素显像：随着传统核医学技术和 PET 技术相结合的设备的引进，核素分子影像技术逐步成为疑似 IE 者和诊断困难者的重要检查方法。单光子发射计算机断层显像（SPECT）借助于单光子核素标记药物来实现体内功能和代谢显像；^{18}F-FDG 被体内活化的白细胞、单核巨噬细胞和 CD4$^+$T 淋巴细胞主动摄取，聚集于感染部位，故 PET 一般在 ^{18}F-FDG 注入后单一时间点（通常注入后 1h）采集。

多项研究结果显示，放射性核素标记白细胞的 SPECT 和 ^{18}F-FDG PET 对 IE 的诊断效果令人满意。使用以上技术主要的补充价值在于：①降低 IE 误诊率。②为 Duke 诊断标准范畴的"可能 IE"提供诊断线索。③检出外周血管栓塞和转移灶感染事件。由于 ^{18}F-FDG 在大脑皮质具有较高的生理吸收性，可发现大脑皮质 <5mm 的转移性感染灶，故 ^{18}F-FDG PET 的局限性是脓毒性栓子在脑部的定位。

由于术后炎症反应可能导致术后早期非特异性 ^{18}F-FDG 摄入，故解释接受心脏手术患者的 ^{18}F-FDG PET 结果时，必须谨慎。许多病例可能类似于 IE，如活动性血栓、动脉粥样硬化非钙化斑块、血管炎、原发性心脏肿瘤、非心脏肿瘤的心脏转移、术后炎症和异物反应等，出现典型局部 ^{18}F-FDG 摄取增加，应当引起注意。放射性核素标记白细胞 SPECT

对 IE 和感染灶的检出特异性较 ^{18}F-FDG PET 更高，所以需要保证特异性检出时首先推荐 SPECT。对于确诊为 IE 的患者，^{18}F-FDG PET 可用于监测抗菌药物的治疗效果。

（5）X 线检查：胸部 X 线检查可用于评估疑似 IE 患者是否合并肺淤血及肺水肿等。右心感染性心内膜炎肺栓塞时，可见肺部多处斑片状浸润影。随着病情发展，部分患者在数日后可发生浸润影扩大、融合，形成空洞，出现气液平面，有时与支气管连接，这些征象均提示多发、反复细菌性栓子所致肺栓塞或转移性肺炎。

3. 其他检查　主要包括心电图。通过心电图可发现 P-R 间期延长、房室或室内传导阻滞，提示瓣环尤其是主动脉瓣环或室间隔脓肿。

五、感染性心内膜炎的诊断及鉴别诊断

（一）IE 的诊断

除在瓣膜手术后获得病理学诊断外，临床实践中通常依据感染综合征和近期心内膜受累的关联性做出判断。以上是各种诊断标准的基石，但 IE 诊断可能仍会存在困难。因此，欧洲心脏病学会 2000 年推荐修订的 Duke 诊断标准用于 IE 的分类诊断。Duke 诊断标准基于临床症状、超声心动图和生物学检查结果、血培养和血清学检查结果制订，在流行病学研究随访结束时的评价中发现，该标准总体敏感度为 80%。影像学技术的进步改善了心内膜受累感染和 IE 心外并发症诊断的准确性，最新的研究结果显示，心脏（或全身）CT 扫描、头颅 MRI、^{18}F-FDG PET/CT 和放射性核素标记白细胞 SPECT/CT 可能提高无症状血管并发症（如栓塞事件或感染性动脉瘤）以及心内膜病变的检出率。上述新型影像学技术可提高 Duke 诊断标准对 IE 疑难病例诊断的敏感度。

1. 修订后的 Duke 诊断标准　可分为明确 IE、可能 IE、排除 IE。

（1）明确 IE：①病理诊断标准，赘生物、栓塞后赘生物或心内脓肿标本的培养或组织学检测发现微生物；组织学检查明确的病变、赘生物或心内脓肿显示活动性心内膜炎。②临床诊断标准，符合 2 项主要标准，或 1 项主要标准合并 3 项次要标准，或 5 项次要标准。

2 项主要标准为①血培养阳性；②心内膜感染证据，如心脏超声提示赘生物、脓肿或新出现的人工瓣膜开裂及新出现的瓣膜反流。5 项次要标准为①易发因素：易于患病的心脏状况、静脉药瘾者；②发热：体温大于 38℃；③血管表现：重要动脉栓塞、脓毒性脑梗死、霉菌性动脉瘤、颅内出血、结膜出血或 Janeway 损害；④免疫学表现：肾小球肾炎、Osler 结节、Roth 斑或类风湿因子阳性；⑤微生物学证据：血培养阳性但不符合主要标准或缺乏 IE 病原体感染的血清学证据。

（2）可能 IE：1 项主要标准合并 1 项次要标准，或 3 项次要标准。

（3）排除 IE：其他疾病诊断明确，或抗菌药物治疗≤4 天时手术或尸检无 IE 的病理学证据，或不符合上述可能 IE 诊断标准。

鉴于最新研究结果，建议诊断标准中添加另外 3 项要点：①心脏 CT 发现的瓣周病变应考虑为主要标准。②疑似人工瓣膜心内膜炎时，^{18}F-FDG PET/CT 或放射性核素标记白细胞 SPECT/CT 检查显示植入物周围炎症异常活跃，应该考虑为主要标准。③仅通过影像学检查发现的近期栓塞事件或感染性动脉瘤，应该考虑为次要标准。

2. 2015 年欧洲心脏病学会修订的 IE 诊断标准 包括主要诊断标准及次要诊断标准。

（1）主要诊断标准：根据血培养及影像学检查结果分类如下。

1）血培养阳性 IE：①不同时间 2 次取样血培养，发现 IE 的典型致病微生物，如草绿色链球菌、牛链球菌、HACEK 组微生物、金黄色葡萄球菌，或无原发病灶时发现社区获得性肠球菌。②IE 的致病微生物持续血培养阳性，取样间隔大于 12h 且 ≥2 次血培养阳性，或所有 3 或 4 次不同采样时间的血培养为阳性（首次和最后 1 次抽血取样间隔 ≥1h）。③单次血培养伯纳特立克次体阳性或逆相 IgG 抗体滴度 >1∶800。

2）影像学阳性 IE：①超声心动图结果阳性 IE，包括赘生物、脓肿、假性动脉瘤、心内瘘管、心脏瓣膜穿孔或动脉瘤、新出现的人工瓣膜开裂。②^{18}F-FDG PET/CT（仅适用于人工瓣膜植入 3 个月以上）或放射性核素标记白细胞 SPECT/CT 结果显示人工瓣膜炎症反应异常活跃（修订部分）。③心脏 CT 显示明确的瓣膜周部病变（修订部分）。

（2）次要诊断标准：①易患因素，如易患心脏病或静脉药瘾者。②体温 >38℃ 的发热。③血管表现（包括仅通过影像学检查出的血管病变），如重要动脉栓塞、脓毒性肺梗死、感染性动脉瘤、颅内出血、结膜出血、Janeway 损害。④免疫表现，如出现肾小球肾炎、Osler 结节、Roth 斑和类风湿因子。⑤微生物学证据，如血培养阳性但不符合上述主要标准，或血清学证据提示 IE 病原体的活动性感染。

目前，IE 的诊断仍然是基于 Duke 诊断标准，超声心动图和血培养具有重要作用。当诊断不确定甚至排除 IE，但临床仍然高度疑似时，应反复进行超声心动图检查或血培养，并使用其他影像学技术（心脏 CT、^{18}F-FDG PET/CT 或放射性核素标记白细胞 SPECT/CT）以明确心脏是否受感染，或应用影像学技术检查是否存在栓塞事件。以上新型影像学技术整合于 2015 年欧洲心脏病学会修订的诊断标准中。已证明 ^{18}F-FDG PET/CT 或放射性核素标记白细胞 SPECT/CT 在心血管电子置入装置的 IE 诊断中具有价值，但资料不足以使其成为起搏器或除颤器电极 IE 的具体诊断标准。

总之，超声心动图、血培养及临床特征仍然是 IE 诊断的基础。血培养阴性者，需要进一步行微生物学检查。影像学检查（MRI、CT、PET/CT）可提高 Duke 诊断标准的敏感度，当 TTE/TEE 检查结果阴性或可疑阳性时，影像学检查可明确诊断栓塞事件和心脏感染情况。虽然这些诊断标准有效，但其不能替代临床多学科协作的判断。

（二）IE 的鉴别诊断

IE 既是心脏本身的感染性病变，又是始发于菌血症的全身疾病，临床表现变化多，与多种其他系统疾病的临床表现及实验室检查结果有很多重叠，故鉴别诊断极其复杂。临床工作中应注意与系统性红斑狼疮、血栓性血小板减少性紫癜、中枢神经疾病、原发肺部感染及肺血栓栓塞症、原发性急性肾小球肾炎、心房黏液瘤、冠状动脉粥样硬化性心脏病等进行鉴别诊断。

六、感染性心内膜炎的治疗

（一）抗菌药物治疗

IE 治疗的成功与否取决于抗菌药物对病原微生物的作用情况，手术可协助微生物的根除。抗菌药物治疗的目标是消灭赘生物中的病原菌，减少并发症和复发，降低发病率和死亡率。但部分微生物生长于赘生物内部，吞噬细胞难以进入组织内部，很难完全消除。此外，营养缺乏的赘生物中细菌的新陈代谢较慢，易产生抗菌药物抵抗。抗菌药物应该在赘生物内部达到杀菌浓度并维持较长时间，因此要求 IE 抗菌药物治疗必须做到给予足够的抗菌药物剂量和治疗时间。根据感染严重程度、受累瓣膜的类型、有无少见或耐药菌感染危险因素等，分为自体瓣膜心内膜炎（native valve endocarditis，NVE）及人工瓣膜心内膜炎（prosthetic valve endocarditis，PVE）。

1. 抗菌药物治疗原则　IE 治疗的药物种类和剂量选择依赖于体外药物敏感性试验结果。最重要的依据为血培养药物敏感性结果，其可直接指导临床抗菌药物治疗方案。评估抗菌药物杀灭致病菌能力的指标包括最低抑菌浓度和最低杀菌浓度，两者还可用于鉴别微生物的耐药性。

（1）主要的用药原则：①早期应用。②联合应用两种具有协同作用的抗菌药物。③大剂量用药以使感染部位达到有效药物浓度。④静脉给药。⑤长疗程给药，一般为 4～6 周，如进行人工瓣膜修复术，用药 6～8 周或更长。

（2）特殊用药选择：氨基糖苷类抗菌药物与细菌胞壁抑制剂具有协同杀菌作用，可缩短治疗时间。抗菌药物可抑制耐药菌生长，但当治疗停止后耐药菌会恢复生长。缓慢生长和休眠的微生物对多数抗菌药物显示出耐药表型，其出现在赘生物和人工瓣膜上则提示需要延长治疗时间（需 6 周）。人工瓣膜心内膜炎的药物治疗时间应该较自体瓣膜心内膜炎更长。葡萄球菌感染人工瓣膜心内膜炎治疗方案应包括利福平。抗菌药物治疗期间，需要人工瓣膜置换的自体瓣膜心内膜炎者，术后抗菌药物治疗方案应该按自体瓣膜心内膜炎推荐方案给予。无论自体瓣膜心内膜炎还是人工瓣膜心内膜炎，治疗持续时间应从有效抗菌药物治疗的第 1 日而非手术日算起。瓣膜培养阳性者需重新开始疗程，选择何种抗菌药物应依据最新感染菌株的敏感性而定。氨基糖苷类抗菌药物不推荐用于葡萄球菌感染自体瓣膜心内膜炎的治疗，其用量为一日一次，以减少肾毒性。达托霉素和磷霉素推荐用于葡萄球菌性心内膜炎的治疗；奈替米星为治疗青霉素敏感的口腔和消化链球菌感染的备选方案。达托霉素必须给予高剂量并联合第 2 种抗菌药物；对葡萄球菌性心内膜炎的最佳治疗和经验性治疗方案仍然存在争议。一旦重症感染的相关并发症得到控制，可考虑门诊静脉抗菌药物巩固治疗。

2. 经验性抗菌药物治疗　在没有明确的病原微生物和药物敏感性试验结果时，为了早期对抗感染采取的治疗即经验性抗菌药物治疗，一般是短时间应用直至血培养和药物敏感性试验结果明确。

（1）适应证：①急性 IE。②严重的中毒症状或出现败血症休克现象。③存在心力衰竭的症状和体征。④近期需要外科手术治疗。⑤超声心动图（尤其是经食管超声心动图）显示心脏广泛受累的证据（赘生物较大、明显瓣膜功能不全、瓣叶穿孔、瓣周脓肿等）。

（2）用药原则：①一般在血培养出现阳性结果前采用经验性治疗，适用于疑似 IE、病情较重且不稳定者。②根据感染严重程度，受累心瓣膜类型、有无少见或耐药菌感染等制订经验性治疗方案。③治疗应覆盖 IE 常见致病菌（表 5-5）。

表 5-5 感染性心内膜炎的经验性治疗

病种及抗菌药物	剂量及给药途经	备注
自体瓣膜心内膜炎，轻症患者		
阿莫西林	2g，1 次/4h 静脉滴注	如患者病情稳定，等待血培养结果
氨苄西林	3g，1 次/6h 静脉滴注	对肠球菌和许多 HACEK 组微生物的抗菌性优于青霉素
青霉素	1200 万～1800 万 U/d，4～6 次	如青霉素过敏，选用头孢曲松 2g/d 静脉滴注
联合庆大霉素	1mg/kg 实际体重静脉滴注	在获知培养结果前，庆大霉素的作用存在争论
自体瓣膜心内膜炎，严重脓毒症（无肠杆菌科细菌、铜绿假单胞菌感染危险因素）		
万古霉素	15～20mg/kg，1 次/12h 静脉滴注	需覆盖葡萄球菌属（包括甲氧西林耐药菌株）
联合庆大霉素	1mg/kg 理想体重静脉滴注	如担心肾毒性或急性肾损伤，改为环丙沙星
自体瓣膜心内膜炎，严重脓毒症，有多重耐药肠杆菌科细菌、铜绿假单胞菌感染危险因素		
万古霉素	15～20mg/kg，1 次/12h 静脉滴注	需覆盖葡萄球菌属（包括甲氧西林耐药菌株）、链球菌属、肠球菌属、HACEK 组微生物和铜绿假单胞菌
联合美罗培南	1g，1 次/8h 静脉滴注	
人工瓣膜心内膜炎，等待血培养结果或血培养阴性		
万古霉素	1g，1 次/12h 静脉滴注	在严重肾损伤者中使用小剂量利福平
联合庆大霉素和利福平	庆大霉素 1mg/kg，1 次/12h 静脉滴注，利福平 300～600mg、1 次/12h 口服或静脉滴注	

（3）急性重症患者经验性治疗建议的方案总结：社区获得性自体瓣膜心内膜炎或晚期人工瓣膜心内膜炎（术后≥12 个月）选择氨苄西林联合氯唑西林或苯唑西林及庆大霉素；青霉素过敏者应用万古霉素联合庆大霉素。早期人工瓣膜心内膜炎（术后＜12 个月）或医院和非医院内医疗相关 IE 应用万古霉素联合庆大霉素和利福平（利福平仅用于人工瓣膜心内膜炎），当甲氧西林耐药金黄色葡萄球菌感染率＞5%时，医疗相关 IE 应用氯唑西林联合万古霉素，直到最后鉴定识别为金黄色葡萄球菌。自体瓣膜心内膜炎和晚期人工瓣膜心内膜炎的治疗方案应覆盖葡萄球菌、链球菌和肠球菌，早期人工瓣膜心内膜炎或医疗相关 IE 的治疗方案应覆盖耐甲氧西林葡萄球菌、肠球菌，最好包括非 HACEK 革兰氏阴性菌。

3. 不同类型微生物感染的抗菌药物治疗 根据培养结果进行目标针对性治疗。

（1）口腔链球菌和牛链球菌组：可使用青霉素 G、阿莫西林或头孢曲松进行治疗，自体瓣膜心内膜炎治疗时间为 4 周，而人工瓣膜心内膜炎治疗时间为 6 周；无并发症自体瓣膜心内膜炎联合庆大霉素或奈替米星治疗时，疗程可缩短至 2 周。β-内酰胺类抗菌药物过敏者可使用万古霉素，并可选择替考拉宁作为替代治疗药物。耐青霉素口腔链球菌的抗菌药物选择与前文所述大致相似，应用氨基糖苷类抗菌药物的时间至少 2 周，部分患者可单独使用克林霉素或氨基糖苷类抗菌药物。

（2）甲氧西林敏感葡萄球菌：建议使用（氟）氯唑西林或苯唑西林，但人工瓣膜心内膜炎者还要联合应用庆大霉素（庆大霉素通常使用 2 周）和利福平。青霉素过敏或耐甲氧西林葡萄球菌建议使用万古霉素；青霉素过敏但药敏提示甲氧西林敏感而无头孢过敏者，可使用头孢菌素类抗菌药物，替代治疗可选择达托霉素，建议联合氯唑西林或磷霉素。金黄色葡萄球菌自体瓣膜心内膜炎的替代治疗为复方磺胺甲噁唑联合克林霉素。青霉素过敏或耐甲氧西林葡萄球菌人工瓣膜心内膜炎患者可选用万古霉素联合利福平和庆大霉素。

（3）耐甲氧西林金黄色葡萄球菌：可使用万古霉素与达托霉素，但达托霉素需要给予合适的剂量并应联合使用其他抗菌药物。耐万古霉素金黄色葡萄球菌感染的自体瓣膜心内膜炎患者可选用达托霉素联合β-内酰胺类或磷霉素，耐万古霉素金黄色葡萄球菌感染的人工瓣膜心内膜炎患者可联合使用庆大霉素和利福平。其他方法包括应用磷霉素联合亚胺培南，与 PBP2a 亲和力比较好的新型β-内酰胺类抗菌药物如头孢洛林，奎奴普丁/达福普汀联合和不联合β-内酰胺类抗菌药物，β-内酰胺类+唑烷酮（利奈唑胺），β-内酰胺类抗菌药物联合万古霉素。

（4）肠球菌 IE 感染：该类患者治疗需要 2 种细胞壁抑制剂联合应用（如氨苄西林加头孢曲松钠，抑制青霉素结合蛋白互补而协同）或 1 种细胞壁抑制剂与氨基糖苷类抗菌药物联合长时间使用，或万古霉素联合庆大霉素（庆大霉素耐药用链霉素替代）。β-内酰胺类抗菌药物耐药用氨苄西林/舒巴坦替代氨苄西林或用阿莫西林/克拉维酸替代阿莫西林，或使用以万古霉素为基础的治疗方案。其可能对多种药物耐药，包括氨基糖苷类（高水平氨基糖苷类耐药）、β-内酰胺类抗菌药物和万古霉素；推荐治疗为达托霉素联合氨苄西林、利奈唑胺、喹奴普丁/达福普汀或其他用药（如达托霉素联合厄他培南或头孢洛林）。

（5）血培养阴性 IE 的推荐治疗：①布鲁菌感染则给予多西环素联合复方磺胺甲噁唑和利福平持续口服≥3 个月。②对伯纳特立克次体感染使用多西环素联合羟氯喹口服＞18 个月。③巴尔通体治疗则使用多西环素口服持续 4 周，联合庆大霉素 2 周。④军团菌持续使用左氧氟沙星≥6 周或克拉霉素静脉滴注 2 周，然后口服 4 周联合利福平。⑤支原体属使用左氧氟沙星（或莫西沙星、环丙沙星）≥6 月。⑥惠普尔养障体感染则使用多西环素联合羟氯喹口服持续≥18 个月；中枢神经系统受累的病例在给予多西环素治疗的基础上必须加用磺胺嘧啶；1 种替代治疗为头孢曲松持续 2～4 周或青霉素 G 联合链霉素 2～4 周，随后口服复方磺胺甲噁唑，应用该药长期治疗（＞1 年）可获得成功。

（6）真菌性心内膜炎治疗：真菌感染常见于人工瓣膜置换、静脉药瘾者和免疫力低下的患者，其中白色念珠菌和曲霉菌是常见致病真菌。真菌性心内膜炎预后极差，死亡率高达 50%以上，其临床表现和细菌性心内膜炎相似。但真菌性心内膜炎赘生物较大、质脆易脱落，容易并发大血管栓塞。两性霉素 B 仍是目前的首选药物，疗程一般不少于 8 周。也有部分研究推荐两性霉素 B 联合氟胞嘧啶。肾功能不全患者，在不能应用两性霉素 B 时，可选用氟康唑或两性霉素 B 脂质体。在抗真菌治疗的同时，应请心脏外科医生会诊共同决定患者是否需手术干预及手术的时机和方案。曲霉菌心内膜炎：初始治疗首选伏立康唑，疗程 4 周以上。治疗中需监测血药浓度，保证达到足够血药浓度；不能耐受或伏立康唑耐药者，可选用两性霉素 B 脂质体。

4. IE 外科术后的抗菌药物治疗　IE 术后抗菌药物治疗的目的是既要消除 IE，也要根治原发病灶和转移病灶。一般情况下，无论术前抗菌药物治疗时间长短，术后均应给予足够疗程的抗菌药物治疗。人工瓣膜心内膜炎患者切除的赘生物有细菌时，在术后应进行充分抗菌药物治疗。

5. 抗菌药物治疗的监测　近年来，抗菌药物的血药浓度监测技术逐渐成熟，临床应用日趋广泛，其对于 IE 的精准化治疗具有指导意义。

（1）药物浓度调整：在 IE 治疗中患者长期大剂量应用抗菌药物，药物毒副作用的发生也相应增加，因此要检测抗菌药物的浓度和效果，尤其患者合并肾功能不全时。应用氨基糖苷类抗菌药物要求监测血药浓度的峰值（一般在注射后 1～2h）和波谷。

（2）血清杀菌滴度：指患者在治疗期间的血清杀灭试管内 99.9%标准接种感染细菌的最大稀释度，用以评估抗菌治疗的效力。但部分研究显示，血清杀菌滴度与治疗效果的相关性并不理想，其原因可能与试验方法的非标准化和并发症等有关。

（3）药物不良反应：长期大剂量应用抗菌药物容易产生不良反应，如皮疹、血细胞减少、肝肾功能损害等。因此，密切监测上述指标有助于减少并发症。应用氨基糖苷类和万古霉素时应常规每隔 3～4 天做血清肌酐监测、间断性尿常规，以观察有无白细胞或颗粒管型。应用氨基糖苷类和万古霉素类时，常规每隔 3～4 天做肾功能复查。氨基糖苷类还可引起耳毒性，发生率为 10%～20%。

（二）外科治疗

术前用美国胸外科协会心内膜炎计分系统和 De Feo 计分系统预测活动性 IE 手术死亡率。依据指南或具体临床情况，通过冠状动脉造影或高分辨 CT 评价冠状动脉疾病，及早根除 IE 的原发病灶。TEE 可用于术中指导手术操作、评价结果及术后早期随访。

1. 外科治疗指征及推荐　根据患者病情是否需要急诊处理，将 IE 手术指征进行分级：①瓣膜急性反流或阻塞致顽固性肺水肿或休克行急诊手术。②瘘入心腔或休克者行急诊手术。③瓣膜急性反流或阻塞致心力衰竭或血流动力学紊乱者行急诊手术。④局灶性不易控制感染者行亚急诊手术。⑤持续发热后血培养结果阳性大于 7～10 天者行亚急诊手术。⑥抗感染治疗后赘生物仍增大，出现 1 次或以上栓塞事件者行亚急诊手术。⑦赘生物直径>10mm 并伴有其他危险因素者行亚急诊手术。⑧孤立性赘生物直径>15mm 者行亚急诊手术。

2. 外科手术的选择　外科手术的两个主要目的是完全切除感染组织和心脏形态学重建（包括受累瓣膜的修复和置换）。只要感染局限于瓣尖或瓣叶，便可进行瓣膜修复或置换，应尽可能行瓣膜修复。为了避免复杂病例局部感染失控发生瓣周漏，在彻底清除感染后进行瓣膜置换或相应缺损的修补，确保瓣膜稳固。小脓肿可直接缝合，但较大孔洞应引流至心包或血液循环系统。由经验丰富团队进行二尖瓣 IE 手术，80%患者可获得成功修复的瓣膜。早期手术修复率达 61%～80%，并可改善住院和长期生存率，如果患者未合并心力衰竭同时感染得到控制，可延期手术。如果清除感染后需要人工瓣膜置换，应确保对瓣环组织重建或加固。由于二尖瓣同种移植物或肺动脉自体移植物（Ross Ⅱ手术）修复的可用性差、手术技术难度大，故其应用受到了限制。主动脉瓣 IE 者可选择机械或生物主动脉瓣置换技术。

3. 外科术后并发症　IE 手术病死率在 5%～15%，抗菌药物治疗 1 周以内行手术治疗的患者，院内病死率为 15%，再发感染的发生率为 12%，术后瓣膜功能障碍发生率为 7%。病变仅局限于瓣膜结构，术中可完整清除感染组织的患者，手术病死率与常规瓣膜手术接近。二尖瓣成形术死亡率低至 2.3%，术后远期再感染率仅为 1.8%，明显优于二尖瓣置换。

（三）并发症治疗

1. 充血性心力衰竭　最常见的并发症，也是患者的主要死亡原因。IE 患者发生心力衰竭的主要原因是感染导致瓣膜功能不全，最常见于主动脉瓣病变，发生率可达 75%；二尖瓣和三尖瓣病变分别为 50% 和 44%。心力衰竭通常不发生在 IE 早期，其发生主要与瓣膜的破坏、穿孔，以及乳头肌、腱索的受损，发生瓣膜功能不全，或原有瓣膜功能不全加重有关。此外，瓣膜赘生物脱落栓塞冠状动脉所导致的急性心肌梗死；感染影响心肌；炎症、心肌局部脓肿或大量微栓子脱入心肌血管；大的赘生物造成心脏血管的功能性狭窄，均可导致心力衰竭的发生。IE 合并充血性心力衰竭的早期表现是静息状态下窦性心动过速。

（1）外科手术干预：IE 累及主动脉瓣者在早期病情相对稳定，但随后可能会出现突发的肺水肿或急性心力衰竭，进而需要外科手术瓣膜修复或置换。IE 累及二尖瓣者，当出现一条或多条腱索断裂之后可能发生充血性心力衰竭，对于这些患者也需经心外科会诊，确定手术指征后，进行瓣膜置换手术，完成外科矫正治疗。当患者在 24h 药物治疗没有效果后，应及时接受外科手术治疗。而由金黄色葡萄球菌感染引起主动脉瓣反流，并存在心力衰竭的患者，建议尽早手术。

（2）其他科室的综合诊疗：如果患者出现心力衰竭后，应密切关注神经系统、肾脏疾病及血液功能的检测结果，必要时请相关科室会诊，避免并发症发生。

2. 心律失常　IE 累及心肌、侵犯传导系统时可导致心律失常。多数患者表现为室性期前收缩，少数患者发生心房颤动。IE 累及主动脉瓣或发生在主动脉窦的真菌性动脉瘤，可侵袭到房室束或压迫心室间隔，引起房室传导阻滞和束支传导阻滞，其发生率为 1.5%～4%。

人工瓣膜心内膜炎、肠球菌或表皮葡萄球菌感染性心内膜炎是发生心脏传导阻滞的危险因素；伴有瓣周脓肿的主动脉瓣 IE 是发生心脏传导阻滞的高危因素。IE 患者发生心脏传导阻滞以一度房室传导阻滞和室内传导阻滞中的右束支传导阻滞最为常见。对于上述患者可酌情给予抗心律失常药物。主动脉瓣瓣周脓肿是发生心脏传导阻滞的高危因素。此外，心脏传导阻滞也可能与脓肿压迫周围传导束或冠状动脉有关。考虑发生心脏传导阻滞的危险因素，对伴有瓣周脓肿的主动脉瓣心内膜炎和人工瓣膜心内膜炎患者应进行心电监护，警惕心脏传导阻滞，尤其是三度房室传导阻滞的发生。此时，应考虑植入临时起搏器或永久起搏器。

3. 栓塞　仅次于心力衰竭的常见临床并发症，发生率为 15%～35%。研究发现，受损瓣膜上的赘生物由内皮覆盖需要 6 个月，因此血管栓塞可在数月内随时发生。病程早期出现的栓塞大多起病急、病情重。全身各处动脉都可发生栓塞，最常见的部位是脑、肾、脾和冠状动脉。

（1）神经系统栓塞：是栓塞并发症中最常见，也是最严重的。IE 患者 20%～40%发生神经系统并发症。其好发于大脑中动脉及其分支，一侧肢体偏瘫最常见。而急性细菌性心内膜炎患者发生的出血性脑卒中常是致命的。

临床表现包括缺血性或出血性脑卒中、短暂性脑供血不足、无症状性脑栓塞、感染性动脉瘤、脑脓肿、脑膜炎、中毒性脑病及癫痫。金黄色葡萄球菌性 IE 易出现神经系统并发症；无症状性脑栓塞或短暂性脑缺血发作术后病情恶化者少见，存在手术指征时应及时手术治疗；缺血性脑卒中并非手术禁忌证，但最佳手术时机存在争议。颅内动脉瘤若有增大或破裂迹象，应考虑外科手术或血管内介入治疗。

（2）脾栓塞：较大的脾栓塞可引起患者突发左上腹或季肋部的疼痛，触诊可发现脾大，伴有发热和脾区摩擦音。偶有患者可因脾破裂引起腹腔内出血、腹膜炎和膈下脓肿。左心 IE 患者脾梗死发生率约为 40%，仅 5%脾梗死患者会进展为脾脓肿。腹部 CT 及 MRI 诊断脾脓肿的敏感性及特异性可达 90%～95%。抗菌药物治疗效果不佳的巨大脾脓肿或脓肿破裂，考虑脾切除。外科手术风险较高者，考虑经皮脓肿引流术替代治疗。

（3）其他器官栓塞：肾栓塞的患者可有腰痛或腹痛、血尿或细菌尿；较小的栓塞不一定引起临床表现，尿液检查变化不显著，易被漏诊。肺栓塞多见于右侧心内膜炎。冠状动脉栓塞可引起突发胸痛、心力衰竭、严重的心律失常、休克甚至猝死。四肢动脉栓塞可出现肢体疼痛、无力、苍白、发绀甚至坏死。中心视网膜动脉栓塞可出现突然失明。

（4）处理原则：主要为对症处置，反复栓塞宜手术消除栓塞源。目前尚未有明确证据证实溶栓药物对 IE 引起的血管栓塞治疗有效，暂不推荐溶栓治疗。

4. 真菌性动脉瘤　发生于主动脉窦、脑动脉、已结扎的动脉导管、腹部血管、肺动脉及冠状动脉等。未造成邻近组织压迫的动脉瘤本身不会引起明显症状，但瘤体破裂后可出现临床表现。

颅内真菌性动脉瘤可累及大脑中动脉、前动脉和后动脉，以大脑中动脉最常见，占 3/4。血管造影仍是检测和评估真菌性动脉瘤最好的诊断技术，还可帮助评估外科手术的获益程度。当患者有持续的局部性头痛或脑神经麻痹时，可能预示着动脉瘤的进展，存在破裂的可能。

5. 心肌脓肿　常见于金黄色葡萄球菌和肠球菌感染，特别是凝固酶阳性的葡萄球菌，可为多发性或单个大脓肿。心肌脓肿的直接播散可引发瓣周脓肿或主动脉瓣环脓肿，脓肿破入心包可引起化脓性心包炎、心肌瘘管或心脏穿孔。经手术治疗的瓣周脓肿患者死亡率可超过 75%。当邻近的组织包括传导纤维发生炎症或因感染被直接破坏时，瓣周脓肿会引发不同形式的心脏传导阻滞。

6. 转移性脓肿　IE 患者可能发生转移性脓肿，理论上可累及任何器官及组织。大多数脾脏脓肿患者无腹痛或脾大，但会出现持续性发热。一旦 IE 患者发生上述表现，应立即进行严格的临床和影像学检查，如 CT 或放射性核素标记的白细胞 spECT。人工关节置换的 IE 患者特别容易发生人工关节部位的转移性脓肿，这些患者早期症状并不明显，但随着病情变化，会出现典型的关节感染表现。

7. 肾脏并发症　可见于任何类型 IE，最常见于金黄色葡萄球菌性心内膜炎，40%～50%的葡萄球菌心内膜炎患者存在血尿、肾小球肾炎或肾梗死，其发生可能与栓塞和免疫介导有关。肾梗死、急性肾小球肾炎和肾皮质坏死是最常见的病理学表现。除了肾小球肾炎外，急性心力衰竭、急性间质性肾炎、肾多发栓塞、药物肾毒性也可导致急性肾功能不全。在临床诊断时应考虑多种可能性，以免漏诊误诊。对于 IE 引起的弥漫性肾炎，特别是新月体肾炎的治疗，糖皮质激素或细胞毒性药物的使用没有完全统一的用药方案推荐。应请相关科室会诊，如肾内科、临床药剂科等，共同讨论病情，根据患者病情考虑糖皮质激素或免疫抑制剂治疗。

8. 不可控制的感染和耐药菌感染　在没有其他并发症的情况下，真菌性心内膜炎或对常规抗菌药物耐药的细菌引起的 IE 是早期手术的相对适应证。真菌性心内膜炎很少能通过内科治疗痊愈，大多数患者应进行瓣膜置换术。另外，某些特殊细菌感染的患者，可能要早期进行手术治疗，如对万古霉素或庆大霉素耐药的肠球菌或耐甲氧西林的金黄色葡萄球菌感染。

9. 静脉药瘾者的 IE 复发 在静脉药瘾者中，IE 复发是常见的并发症。对于有瓣膜置换术适应证的静脉药瘾合并 IE 患者，常有多次心内膜炎发作。尤其是已经接受过人工瓣膜置换的患者，术前应召集心内科、心外科、感染科及药剂科等专家进行讨论，决定是否实施瓣膜手术。建议所有静脉药瘾合并 IE 患者都应在术前进行戒断治疗。

（四）疗效判定

1. 抗菌药物治疗的效果判定 大约75%IE 患者在有效抗菌药物治疗1周后体温可恢复正常，90%患者在治疗 2 周后无发热。治疗期间体温持续不降低，常提示有金黄色葡萄球菌、铜绿假单胞菌等引起的感染或存在感染及并发症，这均可增加死亡风险。33%～45%患者持续发热与心脏内部的并发症有关，多数患者需进行手术治疗。对于持续发热患者应复查血培养，寻找持续菌血症的致病微生物，重新评价致病菌对抗菌药物的敏感性和用药剂量。

IE 复发常发生于停用抗菌药物治疗的 2 个月内。按标准治疗方案进行治疗的青霉素敏感草绿色链球菌引起的自体瓣膜心内膜炎患者，复发率仅为 2%；肠球菌心内膜炎患者的复发率为 8%～20%；人工瓣膜心内膜炎患者复发率在 10%以上；金黄色葡萄球菌 IE 患者的复发率高于 4%。

2. 外科手术治疗的效果判定 尽管广谱有效的抗菌药物已广泛应用于临床，但 IE 内科保守治疗的病死率依然很高。外科手术已成为治疗疑难 IE 病例的重要环节，急诊手术可显著降低病死率。外科手术治疗最关键的是掌握手术指征，寻找合适的手术时机，使患者最大获益、预后更好。合并神经系统并发症的患者，依然存在手术指征，不能完全回避手术。一般来说，患者术后神经系统并发症加重的可能性比较小。当患者手术指征明确时（如出现心力衰竭、难以控制的感染、局部脓肿及反复栓塞风险等），推荐尽早手术。对合并神经症状患者进行充分评估和处理后，可通过监测各项功能指标和头部 CT 等评价治疗效果。除常规术后处理外，还要注意抗菌药物的应用及其他生命支持治疗，用药期间加强肝肾功能的支持，避免应用加重其功能损害的药物。

外科手术的效果受很多因素影响。患者术前一般状态、抗菌药物的治疗方案、手术时机、围术期处理、手术方式、术后维护和随访等，每个环节都能够影响患者的临床预后。临床上面临越来越多的 IE 相关疑难杂症，如慢性血液透析的患者发展成医源性心内膜炎等，这类危重患者死亡率高，但部分患者的确可从合适的外科治疗中获益。

（五）转归随访

1. 门诊治疗 对于一些需要长期使用非口服药物又不必需住院治疗的慢性患者，如低危 IE 患者、无频繁发作的心力衰竭及体动脉栓塞者，可建议门诊使用抗菌药物治疗。在此期间，严格观察患者的各项指标，且进行详细问诊和查体，多学科协作判断患者病情。

2. 治疗结束后随访 无论是门诊患者还是住院患者，在经过恰当的内科治疗和必要的手术治疗后是可痊愈的。在治疗结束前，应当对患者进行 TTE 检查并建立心脏和瓣膜的新基线值。对静脉药瘾者要进行药物康复治疗，对特定的口腔/外科/侵袭性操作进行抗菌药物预防性应用；患者要及时拔除静脉插管。

（六）预后评估

1. 入院后的预后评估 IE 院内死亡率在 9.6%~26%，尽快确认高危患者有助于密切监测和积极治疗。影响预后的主要因素有患者的临床基础状态、是否存在并发症及感染的微生物种类。

（1）临床基础状态：既往存在心脏病、瓣膜置换术后、心腔存在置入性装置、胰岛素依赖糖尿病、肾脏疾病和肺部疾病、老年、自身免疫性疾病、肿瘤，常规抗菌药物治疗后仍持续发热及血培养阳性持续 10 天以上者预后差。

（2）并发症：伴心力衰竭、心脏局部结构毁损、肾衰竭、脑卒中、多器官栓塞、细菌性动脉瘤、菌血症性休克、局部无法控制的感染及巨大的赘生物（>10mm）等，患者预后不良。

（3）病原微生物类型：如金黄色葡萄球菌、霉菌、革兰氏阴性杆菌、血培养不易发现的某些少见微生物、人类免疫缺陷病毒（HIV）等感染往往病情严重，预后差。

如果在上述 3 个方面各有 1 个以上危险因子，死亡或致残的风险高达 70% 以上。

2. 出院后的预后评估 患者出院后的转归与是否出现晚期并发症有关。主要并发症包括感染再发、心力衰竭、需行心瓣膜手术及死亡等。

（1）感染再发：概率为 2.7%~22.5%，分为复发和再感染。增加复发率的相关因素：①抗感染治疗不恰当（抗菌药物类型、剂量和疗程）。②耐药菌的种类，如布鲁菌、军团菌、衣原体、支原体、结核分枝杆菌及真菌。③静脉药瘾者多重微生物感染。④培养阴性行经验性抗感染治疗。⑤感染的瓣周损伤。⑥人工瓣膜心内膜炎。⑦持续出现感染转移灶。⑧常规抗感染方案抵抗。⑨瓣膜培养阳性。如复发是由疗程不足或抗菌药物选择不佳所致，应根据致病菌和药物敏感性试验结果选择抗菌药物，并需额外延长抗感染时间 4~6 周。再感染多见于静脉吸毒者、人工瓣膜心内膜炎、持续血液透析患者及有 IE 发生的多个危险因素者。

（2）心力衰竭及需行心瓣膜手术：感染得到控制的患者，如果由心瓣膜破坏导致心力衰竭进行性加重，手术指征和传统瓣膜病相同。

（3）长期死亡率：出院后长期死亡率的主要决定因素包括年龄、合并症和心力衰竭，尤其是未手术患者，以上因素对死亡率的影响甚于感染本身。晚期死亡患者中仅 6.5% 是由于感染再发。

（4）随访：应教育患者了解 IE 的相关症状和体征。如出现发热、寒战及其他感染征象时，要考虑到 IE 复发可能，需及时就诊。抗感染前进行血培养。对高危患者需采取预防措施。为了监测心力衰竭的发生，需要在抗感染完成后进行临床心功能评估和经胸超声心动图检查，并定期随访，尤其在第一年随访期内。

3. 新型 IE 预后预测因素研究进展 除了 2015 年欧洲心脏病学会发表的《感染性心内膜炎管理指南》列举出的预后不良预测因素以外，近期的研究让学术界重新认识了一些常见的临床指标如炎症标志物水平、血小板减少等对 IE 预后评估的重要价值，此外一些新型的生物标志物如中性粒细胞微囊泡水平的增高也被发现和 IE 患者死亡率相关。

（1）炎症标志物水平：入院前三天的 C-反应蛋白（CRP）水平是 IE 患者发生早期不良事件很强的预测因子。当白细胞 $\geq 10\,535/mm^3$，$CRP \geq 185ml$，降钙素原 $\geq 0.4ng/ml$ 时，患者住院死亡率要比未达到上述阈值的患者高 27 倍。除了临床常用的炎症标志物以外，研究发现部分炎症细胞因子对 IE 的早期预后评估也有重要意义。

（2）血小板减少：被认为是脓毒血症休克的常见表现之一，而一项前瞻性研究发现，血小板减少是 IE 高死亡风险的独立预测因子。

（3）中性粒细胞微囊泡水平：微囊泡是一种由处于激活、受损或凋亡状态的细胞释放出来的直径大小为 100～1000nm 的囊泡，与某些疾病的免疫炎症反应有关。研究认为，入院时中性粒细胞微囊泡的水平可以作为 IE 患者死亡率的单独预测因子。

（4）心脏瓣膜 ^{18}F-FDG 摄取强度：^{18}F-FDG PET/CT 对人工瓣膜心内膜炎的诊断有非常重要的作用。将 ^{18}F-FDG PET/CT 检测到人工瓣膜植入部位周围异常活动纳入主要诊断标准后，可以将修订后的 Duke 诊断标准的诊断敏感性从 70%提高到 97%。除此之外，近期研究还发现 ^{18}F-FDG PET/CT 对于人工瓣膜心内膜炎的预后具有良好的预测价值。

（5）IE 预后预测模型：主要包括三个模型，Hasbun R 模型、Sy RW 模型及 Park LP 模型。

第二节　感染性心内膜炎典型病例

一、诊治过程

（一）一般资料

患者，男性，32 岁，以"间断性发热 2 个月，活动后胸闷、气短 2 周"首诊于发热门诊。

2 个月前，该患者无明显诱因出现发热，体温最高 39.2℃，无特殊热型。伴有后背部及四肢的肌肉酸痛，偶有咳嗽，无咳痰，无腹痛、腹泻，无尿频、尿急、尿痛，曾多次就诊于当地医院，给予"头孢类抗菌药物（具体药名不详）"静脉滴注后体温恢复正常。此后间断出现发热，给予抗菌药物仍可退热，但停药后再次发热，体温在 38.0～39.5℃波动。在此期间未进行系统诊疗。约 2 周前出现活动后胸闷、气短，每次持续十几分钟至半小时不等，休息后可缓解，无胸痛及放射痛。上述症状逐渐加重，3 天前于睡眠中突然出现喘憋，呈端坐位后约 20min 缓解，于当地医院检查血常规示白细胞 $13.6 \times 10^9/L$，中性粒细胞比例为 88%，血红蛋白 85g/L。

既往无心脏疾病病史，吸烟史十余年，每天约 15 支。追问是否长期接受颈静脉治疗、静脉注射麻醉药成瘾、有引起免疫功能低下的疾病、接受过人工瓣膜置换术或心脏起搏器安装等，患者均予以否认。

入院查体：一般状态欠佳，神情语明，贫血貌。体温 38.8℃，脉搏 112 次/分，呼吸 22 次/分，血压 132/65mmHg。端坐体位，颈静脉无怒张，甲状腺肿大，浅表淋巴结无肿大。双肺呼吸音粗，双肺底可闻及少量肺湿啰音，未闻及干啰音，无胸膜摩擦音。心界向左下扩大，心率 112 次/分，律齐，胸骨左缘第三肋间可闻及 3/6 级舒张期吹风样杂音，心尖部收缩期 3/6 级杂音。未闻及心包摩擦音。腹部平软，无包块，肝脏未触及，脾脏肋下 3cm，轻压痛。肠鸣音正常。四肢皮肤黏膜未见出血点及皮疹。双下肢轻度凹陷性水肿，无杵状指趾。神经系统检查未见异常。

（二）辅助检查

血常规示：白细胞 $17.8×10^9$/L，中性粒细胞比例为 89%，红细胞 $2.8×10^{12}$/L，血红蛋白 82g/L，血小板 $260×10^9$/L。

心脏彩超结果回报：右心室内径 20mm，左心房内径 45mm，左心室舒张末期内径 66mm，左心室射血分数 50%。主动脉瓣先天性二叶瓣畸形，见大量反流；主动脉瓣多发赘生物，最大为 4.5mm×5mm；二尖瓣少量反流。

该病例的诊断：先天性主动脉瓣二叶瓣畸形，感染性心内膜炎，主动脉瓣大量反流，心功能Ⅳ级。

（三）治疗过程

根据该患者的一般状况，考虑已出现心功能不全且存在瓣膜赘生物，随时有脱落造成栓塞的风险，转入心内科监护病房进行相关治疗。入院后连续 3 天每日均抽取血液标本，抽取时间以患者寒战或体温骤升时为最佳，皮肤严格消毒，遵循无菌操作。根据抗菌药物经验性治疗方案，给予头孢西丁钠（2g/次，一日三次）静脉滴注，同时完善其他相关检查。此外，给予呋塞米（20mg/次，一日两次）静脉注射，去乙酰毛花苷注射液（0.2mg/次，一日一次）静脉注射，冻干重组人脑利钠肽（5ml/h，持续）静脉滴注等改善心功能，给予口服抗凝药物防止血栓形成等对症支持治疗。治疗 3 天后，患者体温维持在 36.3～37.0℃，复查血常规示：白细胞 $10.35×10^9$/L，中性粒细胞比例为 74%，血红蛋白 102g/L，血小板 $260×10^9$/L，上述指标提示感染得到一定控制。患者胸闷症状逐渐缓解、肺部啰音消失。连续 3 次血培养结果均回报"甲（α）型溶血性链球菌生长-口腔链球菌"，药物敏感性试验结果显示青霉素阳性。遂请微生物专家和临床药师会诊。

微生物专家意见：①α 型溶血性链球菌所致感染性心内膜炎，应尽可能鉴定到种水平。因为引起感染性心内膜炎的链球菌不同，预后结局存在差异。如颗粒链球菌和乏氧菌属所致慢性感染病程，并发症和瓣膜置换率均较高。口腔链球菌为目前血培养链球菌中分离最常见的致病菌。②目前口腔链球菌对青霉素的敏感性仍较好，对于青霉素耐药株，须联合氨基糖苷类抗菌药物至少 2 周，不推荐短期治疗方案。

临床药师意见：①对于感染性心内膜炎患者，及时开始有效的抗菌药物治疗，可有效降低并发症和发展至需要手术的风险。一般来说，感染性心内膜炎的抗菌药物治疗应针对血培养分离出的病原体。②该患者血培养 3 次均为口腔链球菌，基本可确定其为该患者的致病菌，对于草绿色链球菌的治疗，如对青霉素敏感，青霉素 G 为首选治疗药物，剂量可根据 MIC 进行调整，也可联合氨基糖苷类药物庆大霉素进行治疗，起到协同作用。头孢菌素类药物如头孢曲松也可作为备选方案。对于该患者，其入院后选用头霉素类药物头孢西丁进行抗感染治疗，患者治疗反应良好，3 天后患者体温基本正常，血气分析的指标明显好转，可继续使用目前方案治疗。

患者入院治疗 9 天后，体温基本正常，心功能不全的症状相对减轻，复查心脏彩超示左心室射血分数为 51%，没有新的瓣膜赘生物。入院后第 18 天，患者突发左侧下肢活动受限，查体：血压 140/90mmHg，意识清楚，语言流利，左侧下肢肌力 0 级，左侧病理征阳性。立即请神经内科会诊，建议立即行头部 CT 和 CT 血管造影检查。头部 CT 示：右侧基底节区类圆形高密度影及周围低密度影；头部 CT 血管造影示：脑动脉未见明显异常。请神经外科医生会诊。

神经外科医生意见：①年轻男性患者，突发左侧肢体活动不灵，头部 CT 示右侧基底节区高密度影及周围低密度，CT 血管造影未见明显异常；有口服抗凝及抗血小板药物史，否认高血压病史。初步诊断：右侧基底节区脑出血。②对该患者给予第一时间行头部 CT 检查明确疾病诊断，同时行头部 CT 血管造影检查排除其他血管病，对于疾病的后期治疗十分有价值，结合患者既往病史，此次考虑供应基底节区小动脉破裂出血。③该患者头部出血量较小，形态较稳定，但发病时间短，建议立即停用抗凝药，嘱其绝对卧床，床头抬高 30°，给予心理辅导缓解紧张情绪，禁食水 24h，给予止血药，严密观察生命体征及意识变化，必要时及时复查头部 CT。

遵照会诊意见，停用抗凝药物，给予氨甲苯酸等药物对症治疗，加强功能锻炼，患者肢体功能逐渐恢复。在此期间，患者体温维持在正常范围，偶有胸闷、气短等表现，多在运动耐量增加时发生，夜间可平卧保持睡眠。

在入院 4 周后再次复查心脏超声，右心室内径为 21mm，左心房内径 47mm，左心室舒张末期内径 69mm，左心室射血分数为 51%；主动脉先天性二叶瓣畸形，可见大量反流，主动脉瓣多发赘生物，最大者 4.5mm×6.5mm，二尖瓣少量反流。此次超声结果与上次比对发现，患者心功能虽然未恶化，但瓣膜赘生物的体积较之前增大。请心外科医生会诊。

心外科医生意见：①本身患有心脏瓣膜先天性疾病合并 IE 时，建议进行外科手术，以及时清除感染组织、恢复瓣膜功能，或置换人工瓣膜，以减少并发症。考虑该患者有先天性主动脉瓣二叶瓣畸形，同时主动脉瓣多发赘生物，在充分控制感染后应行外科手术治疗，彻底清除感染赘生物并置换瓣膜，以预防栓塞、心力衰竭加重及再发 IE。②需要行急诊手术的 IE 指征有：心力衰竭、感染无法控制、预防体循环栓塞，该患者入院后心力衰竭症状经过药物治疗好转，感染在抗菌药物治疗下较稳定，但是在抗菌药物治疗过程中出现了脑出血，外科手术至少延迟 4 周为宜。③该患者在经上述治疗病情稳定后，可转入心外科治疗，心外科择期对该患者进行主动脉瓣感染病灶清除术及机械瓣置换术。

根据心外科意见，该患者转入心外科进一步治疗。转科时，一般状态尚可，血压 100/50mmHg，双肺呼吸音清，未闻及干湿啰音，心率为 88 次/分，律齐，心尖部收缩期杂音 2/6 级，主动脉瓣第二听诊区舒张期杂音 4/6 级。复查头部 CT，出血已吸收。此后，心外科行主动脉瓣置换术，手术过程较为顺利。术后继续应用抗菌药物 2 周，病情稳定，再次复查血培养阴性后，准予出院。

出院嘱咐患者在日常生活中，注意个人卫生，减少病原微生物经皮肤黏膜破裂再次进入体内形成菌血症的可能性。出院后门诊定期随访，复查心脏彩超，监测置换瓣膜形态等。同时，对患者进行健康教育，如实告知其今后仍有 IE 复发的可能。如果出现发热、寒战或感染的其他表现，应尽早到医院门诊随诊，以便及时评估病情。随访该患者术后一年，行血常规、C-反应蛋白检查及复查血培养，血液指标水平正常，心脏超声示人工瓣膜功能良好。

二、总结分析

实际临床工作中，IE 的误诊率较高，因多数患者早期无心脏相关症状，干扰临床诊断思路。该患者发病初期有 2 个月发热病史，无心脏相关症状体征，一直以发热待查进行诊治。后期心脏超声示主动脉瓣多发赘生物，联合血培养结果，结合病史可诊断为 IE。根据药物敏感结果选择敏感抗菌药物治疗。此外，该患者突发颅内出血，排除栓塞及细菌性动脉瘤形成后，给予内科保守治疗。再次复查心脏彩超发现大量赘生物，及时转入心外科进行赘生物的切除及瓣膜置换术。该病例通过心内科、心外科、神经外科、神经内科、微生物科、临床药学科等多科室会诊，确保了患者预后良好。针对 IE 患者实施 MDT 模式治疗，可以优化临床评估、抗菌药物治疗和外科治疗。

参 考 文 献

李立新，黄峻，杨杰孚，等. 2014. 成人感染性心内膜炎预防、诊断和治疗专家共识. 中华心血管杂志，42（10）：806-816.

熊长明. 2011. 感染性心内膜炎. 北京：人民卫生出版社.

Baddour L M，Wilson W R，Bayer A S，et al. 2015. Infective endocarditis in adults：diagnosis，antimicrobial therapy，and management of complications：A scientific statement for healthcare professionals from the American Heart Association. Circulation，132（15）：1435-1486.

Bernard J，Daniel C，Scott A，et al. 2020. Infective endocarditis：a contemporary review. Mayo Clin Proc，95（5）：982-997.

Habib G，Lancellotti P，Antunes M J，et al. 2016. 2015 ESC Guidelines for the management of infective endocarditis.Rev Esp Cardiol（Engl Ed），69（1）：69.

第六章　医院获得性肺炎的多学科协作模式治疗

医院获得性肺炎（hospital-acquired pneumonia，HAP）是我国最常见的医院获得性感染性疾病，诊断和治疗较为困难，病死率高。我国于 1999 年发表了《医院获得性肺炎诊断和治疗指南（草案）》，随后国内外发表了多个 HAP 相关指南。HAP 的定义在不断发生变化，流行病学、临床诊断和治疗等方面也在逐步完善。我国 HAP 在病原学分布和耐药率方面不断变化，即使应用强力的抗菌药物，HAP 病死率也并未进一步降低，甚至有所上升。

HAP 患者一般年龄大，病情重，住院周期长，诊治过程中要注意心脑血管并发症及其他并存疾病的治疗和管理，多学科协作诊治可以为患者提供综合治疗方案，降低医疗费用，改善预后，延长患者生命。

第一节　医院获得性肺炎概述

传统上医学界将肺炎分为社区获得性肺炎（community acquired pneumonia，CAP）和医疗机构相关性肺炎（health care-associated pneumonia，HCAP）。HCAP 又可分为医院获得性肺炎和呼吸机相关性肺炎（ventilator-associated pneumonia，VAP）。HCAP 在流行病学和临床诊治上与 CAP 显著不同。本节从 HAP 的特点出发，对临床处理提出指导，以期提高 HAP 的诊断水平，促进抗生素合理应用，减少耐药菌产生，改善预后。

一、医院获得性肺炎的概念及流行病学

（一）概念

医院获得性肺炎亦称医院内肺炎（nosocomial pneumonia），指患者入院时不存在，也不处于病原感染的潜伏期，而于入院 48h 后在医院（包括养老院、康复机构）内发生的肺炎。呼吸机相关性肺炎是指气管插管或气管切开患者，接受机械通气 48h 后发生的肺炎，机械通气撤机、拔管后 48h 内出现的肺炎也属于 VAP。

HAP 早期定义为任何发生在医院内的、由医院环境中存在的病原菌引起的肺实质感染。1999 年我国《医院获得性肺炎诊断和治疗指南（草案）》中 HAP 的定义包括了建立人工气道和机械通气后发生的肺炎。2005 年美国感染性疾病协会（IDSA）/美国胸科协会（ATS）制定的《成人院内获得性和呼吸机相关性肺炎指南》中将原有的广义 HAP 区分为狭义的 HAP 与 VAP 两大类型。2016 年在对该指南更新时特别强调 HAP 仅指住院后发生的，没有气管插管，与机械通气无关的肺炎，而 VAP 则为气管插管及机械通气后发生的肺炎，两者为完全不同的定义。由于地域与认识之间的差异，我国仍然认为 VAP 是 HAP 的特殊类型。

（二）流行病学

《中国成人医院获得性肺炎与呼吸机相关性肺炎诊断和治疗指南（2018 年版）》中对我国大规模医院感染的横断面调查结果指出，住院患者中医院获得性感染的发生率为 3.22%～5.22%，其中医院获得性下呼吸道感染的发病率为 1.76%～1.94%。美国住院患者中医院获得性感染的发生率为 4.0%，其中 HAP 占医院获得性感染的 21.8%，居医院获得性感染构成比之首。气管插管和机械通气是 HAP 的最主要发病危险因素。所有死于 HAP 的病例中直接死因为感染的病例只占 1/3～1/2，但由它引起的一系列并发症所致的病死率可高达 70%。

发生 HAP 的时间也是一个重要的流行病学参数。早期 HAP 是指住院 4 天以内发生的肺炎，通常由敏感菌引起，预后好；晚期 HAP 是指住院 5 天或 5 天以后发生的肺炎，致病菌常是多重耐药的细菌，病死率高。HAP 病死率为 30%～70%，VAP 病死率为 33%～50%，病死率的增加与菌血症、耐药菌（如铜绿假单胞菌和不动杆菌属）感染、并发严重内科疾病及不合理使用抗菌药物治疗等因素相关。

二、医院获得性肺炎的病因及发病机制

（一）病因

正常的呼吸道免疫防御机制（支气管内黏液-纤毛运载系统、肺泡巨噬细胞等细胞防御的完整性等）使下呼吸道免除于细菌等致病菌感染。HAP/VAP 的发生涉及各个方面，主要分为患者自身和医疗环境两方面，主要危险因素见下表（表 6-1）。患者往往多种因素同时存在，导致 HAP/VAP 发生。

表 6-1 医院获得性肺炎危险因素

分类	危险因素
患者自身因素	高龄
	误吸
	基础疾病（慢性肺部疾病、糖尿病、恶性肿瘤、心功能不全等）
	免疫功能受损
	意识障碍、精神状态异常
	颅脑等严重创伤
	电解质紊乱、贫血、营养不良或低蛋白血症
	长期卧床、肥胖、吸烟、酗酒等
医疗环境因素	ICU 滞留时间、有创机械通气时间
	侵袭性操作，特别是呼吸道侵袭性操作
	使用提高胃液 pH 的药物（H_2 受体阻断剂、质子泵抑制剂）
	使用镇静剂、麻醉药物
	头颈部、胸部或上腹部手术
	留置胃管
	平卧位
	交叉感染（呼吸器械及手卫生）
	输血

1. 患者自身因素　高龄者患 HAP 的可能性增加，往往与患者的营养状态差、患有慢性肺部疾病、心功能不全和免疫抑制等因素有关。此外，意识障碍增加了误吸的危险，进而增加了 HAP 感染的风险。

2. 医疗环境因素　入住 ICU、气管插管机械通气是发生 HAP 的重要危险因素。其他重要因素有：呼吸道侵袭性操作、H_2 受体阻断剂及抑酸药的应用、胸腹部手术、留置胃管及呼吸器械或手卫生不良导致的交叉感染等。研究表明，危重患者发生医院内感染与输血、输注的血液成分及输血量等有关。其原因是输血导致白介素-6 和其他炎症介质前体增加，储存的红细胞中亦含有大量的炎症介质前体；此外，献血者的白细胞可成为外来抗原并改变 T 细胞的功能，造成"输血相关性免疫抑制"。因此，输血亦是发生 HAP 的重要相关因素。

（二）发病机制

呼吸系统感染的发生有赖于数量多、致病力强的病原菌进入下呼吸道并破坏宿主防御机制，进而发生肺炎。

1. HAP 发病机制　HAP 的发病机制是病原体到达支气管远端和肺泡，突破宿主的防御机制，从而在肺部滋生繁殖，引起肺泡毛细血管充血、水肿，肺泡内纤维蛋白渗出及细胞浸润，导致肺炎的发生。

致病微生物主要通过以下途径进入呼吸道：①误吸：住院患者在抗菌药物暴露、使用抑酸药或留置胃管等危险因素作用下，口腔正常菌群发生变化，口咽部或胃肠道的定植菌通过会厌或气管插管进入下呼吸道，此为内源性致病微生物导致感染的主要途径。②吸入：致病微生物以气溶胶或凝胶颗粒等形式通过吸入方式进入下呼吸道，这是导致医院内感染暴发的主要原因，其致病微生物多为外源性，如结核分枝杆菌、曲霉、病毒等。此外，还有其他感染途径，如感染病原体经血行播散至肺部、邻近组织直接播散或污染器械操作直接感染等。

2. VAP 的发病机制　VAP 的发病机制与 HAP 略有不同，气管插管使原来相对无菌的下呼吸道直接暴露于外界，同时增加了口腔清洁的困难，口咽部定植菌大量繁殖，含有大量定植菌的口腔分泌物在各种因素（气囊放气、压力不足、体位变动等）作用下通过气囊与气管壁的缝隙进入下呼吸道；气管插管的存在使患者无法进行有效咳嗽，干扰了纤毛清除功能，降低了气道的保护能力，使 VAP 的发生风险明显增加；气管插管还会造成内皮细胞损伤，使细菌在气管壁上产生菌膜，导致 VAP 的发生。此外，为缓解患者气管插管的不耐受和抵抗，应用镇静药物导致咳嗽能力受到抑制，增加了吸入性肺炎的发生率，从而增加了 VAP 的发生风险。

HAP/VAP 可从肺部的局部感染逐步发展到脓毒症，甚至感染性休克。其主要机制是致病微生物进入血液引起机体失控的炎症反应，累及循环、泌尿、神经和凝血系统等，导致多个器官衰竭。

（三）常见病原体

在非免疫缺陷患者中，HAP 通常由细菌感染引起，多为多种细菌所致的混合感染，而由真菌和病毒引起的感染较为少见。常见的致病菌有：需氧革兰氏阴性杆菌，包括铜绿假单胞菌、大肠埃希菌、肺炎克雷伯菌和不动杆菌。金黄色葡萄球菌感染常在糖尿病、头部创伤和入住 ICU 的患者中发生。口咽部的定植菌（化脓性链球菌、凝固酶阴性葡萄球菌、奈瑟菌、棒状杆菌属）的过量生长可以造成免疫缺陷者和部分免疫正常者发生 HAP。无气管插管的住院患者发生 HAP，常见病原体为厌氧菌。

实际上，我国大规模的 HAP 流行病学资料非常少，HAP 的病原学资料主要来自对 VAP 的研究。但目前认为没有进行机械通气的患者与进行机械通气的患者，其病原学差异不大，其中鲍曼不动杆菌所占比例最高，占 16.2%～35.8%，铜绿假单胞菌占 16.9%～22.0%，金黄色葡萄球菌占 8.9%～16.0%，肺炎克雷伯菌占 8.3%～15.4%。二级医院铜绿假单胞菌和鲍曼不动杆菌的比例略低于三级医院，而肺炎克雷伯菌比例高于三级医院。≥65 岁的患者是 HAP 的主要群体，约占 70%；致病菌中铜绿假单胞菌所占比例高，鲍曼不动杆菌比例稍低。我国 VAP 患者主要见于 ICU。VAP 病原谱与 HAP 略有不同，其中鲍曼不动杆菌分离率高达 35.7%～50.0%，其次为铜绿假单胞菌和金黄色葡萄球菌，两者比例相当。

近年来，细菌耐药导致 HAP/VAP 的治疗面临严峻挑战。临床上的多重耐药（multidrug resistant，MDR）是指对 3 种或 3 种以上抗菌药物（除天然耐药的抗菌药物）耐药，广泛耐药（extensive drug resistant，XDR）为仅对 1～2 类抗菌药物敏感而对其他抗菌药物耐药，全耐药（pan-drug resistant，PDR）是指对能得到的、在常规抗菌谱范围内的药物均耐药。

HAP/VAP 常见的耐药细菌包括碳青霉烯类耐药的鲍曼不动杆菌（carbapenem-resistant *Acinetobacter baumannii*，CRAB）、碳青霉烯类耐药的铜绿假单胞菌（carbapenem-resistant *Pseudomonas aeruginosa*，CRPA）、产超广谱β-内酰胺酶的肠杆菌科细菌、甲氧西林耐药的金黄色葡萄球菌及碳青霉烯类耐药的肠杆菌科细菌（carbapenem-resistant Enterobacteriaceae，CRE）等。导致 HAP 的 MDR 细菌的种类受到多种因素的影响，如入住所在的医院（三级医院还是二级及以下医院）、基础疾病、是否接受过抗菌药物治疗、外科还是内科患者；另外，MDR 细菌还随着时间而改变。因此要了解 MDR 细菌，当地实时的、动态的病原学监测非常重要，尽量参考当地医院微生物学的资料来判断。

三、医院获得性肺炎的临床表现及辅助检查

（一）临床表现

1. 症状　一般病情重、进展快，会迅速转为重症肺炎。临床症状不典型，当出现精神委靡、发热、不能解释的呼吸困难加重、呼吸道脓性分泌物增加时，应考虑 HAP 可能，尽早行胸部 X 线检查。典型的高热、寒战、胸痛等急性感染症状不常见。

2. 体征　早期肺部体征无明显异常，重症者可有呼吸频率增快、鼻翼扇动、发绀。肺实变时有典型的体征，如叩诊呈浊音、语音震颤增强和出现支气管呼吸音等，也可闻及湿啰音。并发中到大量胸腔积液者，患侧胸部叩诊呈实音，语音震颤减弱，听诊时呼吸音减弱，积液量少时可闻及胸膜摩擦音。

（二）辅助检查

1. 血液检查　包括外周血细胞常规检查及感染相关生物标志物检查。

（1）外周血细胞常规检查：细菌性肺炎外周血白细胞计数常升高，中性粒细胞百分比

多在80%以上，并伴有核左移，中性粒细胞的胞质中可见中毒颗粒。老年体弱、酗酒、免疫功能低下者白细胞计数可不增高，但中性粒细胞的百分比可高于正常值。

（2）感染相关生物标志物检查：C-反应蛋白（CRP）和降钙素原（PCT）是临床上最常用的判断感染有无的生物标志物。机体感染时 CRP 明显升高，但特异性较低，可作为辅助诊断的参考。对于细菌感染和脓毒症，PCT 是比 CRP 更特异的细菌性感染指标。PCT数值越高，提示细菌感染越严重，存在细菌性 VAP 及脓毒症的可能性越大。在病程中动态监测 PCT 水平，还有利于指导抗菌药物的疗程。

2. 胸部影像学检查 胸部 X 线或胸部 CT 显示新出现或进展性的浸润影、实变影、磨玻璃影或间质性改变，伴或不伴胸腔积液。随病情的发展，病灶密度可以增高或融合，或形成小空洞，积液量亦可随之增多。

3. 病原学检查 临床疑诊 HAP/VAP 时，应尽快留取标本行微生物学检查，但应注意以下事项：①HAP 特别是机械通气患者的痰标本（包括下呼吸道标本）病原学检查存在假阳性的问题，因此培养结果意义的判断需参考细菌浓度。②在免疫损害宿主应重视特殊病原体（真菌、卡氏肺孢子菌、分枝杆菌、病毒）的检查。③为减少上呼吸道菌群污染，条件允许可采用侵袭性下呼吸道防污染采样技术。④在 ICU 内 HAP 患者应进行连续性病原学和耐药性监测，指导临床治疗。

目前常用的方法有以下几种。

（1）痰液检查：痰液采集方便，是最常用的下呼吸道标本。采集后在室温下 2h 内送检。先直接涂片，光镜下观察细胞数量，如每低倍视野鳞状上皮细胞<10 个，白细胞>20个，或鳞状上皮细胞：白细胞<1∶2.5，可作为污染相对较少的"合格"标本接种培养。痰定量培养分离的致病菌或条件致病菌浓度≥10^7CFU/ml，可以认为是肺部感染的致病菌；≤10^4CFU/ml 则为污染菌；介于两者之间建议重复痰培养；如连续分离到相同细菌，10^5～10^6CFU/ml 连续两次以上，也可认为是致病菌。

（2）经支气管镜或人工气道吸引（endotracheal aspiration，ETA）法：吸引物细菌培养浓度≥10^5CFU/ml，可将该细菌认为是致病菌，低于此浓度则多为污染菌。

（3）防污染样本毛刷（protected specimen brush，PSB）法：细菌培养浓度≥10^3CFU/ml，可认为是致病菌。

（4）支气管肺泡灌洗液（bronchoalveolar lavage fluid，BALF）法：细菌培养浓度≥10^4CFU/ml，或经防污染支气管肺泡标本细菌≥10^3CFU/ml，可认为是致病菌。

（5）血培养：是诊断菌血症的重要方法。成人每次应采集 2～3 套血液标本，每套从不同穿刺点进行采集。从同一穿刺点采集的血液标本分别注入需氧和厌氧培养瓶，每瓶采集量为 8～10ml，以提高阳性率。采血应在寒战或发热初起时进行，抗菌药物应用之前采集最佳。

（6）胸腔积液检查：HAP/VAP 合并胸腔积液时，可行胸膜腔穿刺抽液送常规、生化、涂片（革兰氏染色、抗酸染色等）、培养等检测。

（7）尿抗原试验：包括军团菌和肺炎链球菌尿抗原检测，其特异性及敏感性均很高。

（8）血清学或免疫学检测：G 试验 [（1，3）-β-D-葡聚糖试验] 通过检测真菌表面的（1，3）-β-D-葡聚糖抗原，区分真菌和细菌感染；GM 试验（半乳甘露聚糖试验）通过检测曲霉特异的半乳甘露聚糖抗原，鉴别曲霉感染。通过检测针对各种病原体（病毒、肺炎支原体、结核分枝杆菌、真菌等）的血清抗体或通过 PCR 检测病原基因来确定病原体。

4. 组织学检查　包括经皮细针吸检或通过活检枪行肺活检、经纤维支气管镜或胸腔镜肺活检、开胸肺活检等方法，标本至少留取 2 份，分别送组织病理学检查和培养。组织病理学检查是诊断肺真菌病的主要方法之一，肺真菌病的基本病变有化脓性炎症、非化脓性炎症、增殖形成肉芽肿、凝固性坏死和血管炎等，某些真菌病可无炎症反应，上述这些病变对其无确诊价值，确诊需要在病变组织中发现真菌。组织学活检的敏感性及特异性均很好，但由于是创伤性检查，容易引起并发症，如气胸、出血等，临床一般用于对抗菌药物经验性治疗无效或其他检查不能确定者。

5. 高通量测序等分子生物学检查　这项检查技术基于测序技术的临床宏基因组学，通过分析临床标本中微生物的 DNA 或 RNA 含量与丰度判断致病菌，显著提高了病原检测的敏感度，缩短了检测时间，对罕见病原菌感染的诊断具有优势，可审慎地用于现有成熟检测技术不能确定病原体的患者，或经恰当与规范抗感染治疗无效的患者，但检测结果需结合流行病学和临床特征综合评估是否为致病菌。该技术应用于临床尚需解决许多问题，包括标本中人类基因组的干扰、生物信息学分析、结果判读和解释等，特别是呼吸道本身并非无菌状态，大量定植菌核酸的存在给临床结果的判读增加了困难。

四、医院获得性肺炎的诊断及鉴别诊断

（一）临床诊断

HAP 的临床表现及病情严重程度不同，从单一的肺炎到快速进展的重症肺炎伴脓毒症、感染性休克均可发生，尚无临床诊断的"金标准"。目前 HAP 的诊断标准与 CAP 相同，即胸部 X 线或 CT 检查出现新的或进展的肺部浸润影、实变影或磨玻璃影，加上下列 3 个临床表现中 2 个或以上，可建立临床诊断：①发热，体温＞38.0℃。②脓性气道分泌物。③外周血白细胞计数＞10×10^9/L 或＜4×10^9/L。肺炎相关的临床表现符合得越多，临床诊断的准确性越高。

（二）病情严重程度评估

病情严重程度的评估对于经验性选择抗菌药物及判断预后有重要意义，但目前尚无统一的标准。目前常用的病情严重程度评分系统有序贯器官衰竭评分（sequential organ failure assessment，SOFA，表 6-2）及急性生理与慢性健康评估（acute physiology and chronic health evaluation，APACHE）Ⅱ等。各评分系统预测死亡的效力相当，病死率随着分值的升高而升高。其中，SOFA 共 6 项，取 6 项评分指标的总和，每日评估时取每日最差值。有学者建议可使用快速 SOFA（quick SOFA，qSOFA）作为判断病情危重程度的标准之一。对于非 ICU 患者，qSOFA 简单方便，预测住院病死率的效能优于 SOFA。qSOFA 由意识状态改变、收缩压≥100mmHg 和呼吸频率≥22 次/分构成，每项各一分，当 qSOFA≥2 分时，应警惕危重症的发生。

《中国成人医院获得性肺炎与呼吸机相关性肺炎诊断和治疗指南（2018 年版）》认为，HAP 患者若符合下列任一项标准，考虑存在高死亡风险，视为危重症患者：①需要气管插管机械通气治疗。②感染性休克经积极液体复苏后仍需要血管活性药物治疗。其他与病

情危重相关的指标还有：①入住 ICU。②影像学进展迅速，多叶肺炎或肺浸润性空洞。③严重的低血压性脓毒症和（或）晚期脏器衰竭。④休克（收缩压＜90mmHg，或舒张压＜60mmHg）。⑤需用升压药＞4h。⑥尿量＜20ml/h 或 4h 内尿量＜80ml。⑦需要血液透析的急性肾衰竭。

表 6-2　序贯器官衰竭评分的预测指标与评分标准

病变部位	预测指标	评分标准				
		0	1	2	3	4
呼吸系统	氧合指数（mmHg）	≥400	300～399	200～299	100～199 呼吸支持	＜100 呼吸支持
凝血系统	血小板计数（10⁹/L）	＞150	101～150	51～100	21～50	＜21
肝脏系统	胆红素（μmol/L）	＜20	20～32	33～101	102～204	＞204
心血管系统	平均动脉压（mmHg）	≥70	＜70			
	儿茶酚胺类药物剂量［μg/（kg·min）］			多巴胺≤5 或多巴酚丁胺（任何剂量）	多巴胺＞5 或肾上腺素≤0.1 或去甲肾上腺素≤0.1	多巴胺＞15 或肾上腺素＞0.1 或去甲肾上腺素＞0.1
中枢神经系统	GCS 评分	15	13～14	10～12	6～9	＜6
肾脏	肌酐（μmol/L）	＜110	110～170	171～299	300～440	＞440
	24h 尿量（ml）				201～500	＜200

（三）病原学诊断

在临床诊断的基础上，若同时满足以下任一项，可进行病原学诊断。

（1）合格的下呼吸道分泌物（痰或气道吸引物）、经支气管镜防污染样本毛刷（PSB）所获样本、支气管肺泡灌洗液（BALF）、肺组织或无菌体液中培养出致病菌，且细菌浓度达到诊断阈值以上：如痰定量培养的细菌浓度≥10^7CFU/ml、经 ETA 培养细菌浓度≥10^5CFU/ml、经 BALF 培养细菌浓度≥10^4CFU/ml 或经 PSB 所取样本培养的细菌浓度≥10^3CFU/ml。致病菌感染需与临床表现相符。

（2）肺组织标本病理学、细胞病理学或直接镜检见到真菌并有组织损害的相关证据。

（3）非典型病原体或病毒的血清 IgM 抗体由阴转阳或急性期和恢复期双份血清特异性 IgG 抗体滴度呈 4 倍或 4 倍以上变化。呼吸道病毒流行期间且有流行病学接触史，呼吸道分泌物相应病毒抗原、核酸检测或病毒培养阳性。

（四）鉴别诊断

HAP 的临床表现和影像学特征缺乏特异性，需要与住院后发生的其他发热伴有肺部阴影的疾病相鉴别，包括感染性和非感染性疾病。

1. 其他累及肺部的感染性疾病　①系统性感染累及肺部：如导管相关性血流感染、感染性心内膜炎，可继发多个肺脓肿。②局灶性感染累及肺：如膈下脓肿、肝脓肿。鉴别要点是注意病史询问和体格检查，寻找肺外感染病灶及针对性进行病原学检查。

2. 非感染性疾病　①急性肺血栓栓塞症伴肺梗死。②肺不张。③急性呼吸窘迫综合征（acute respiratory distress syndrome，ARDS）。④肺水肿。⑤其他疾病：如肿瘤、支气管扩张、药物性肺损伤、结缔组织病（如肺出血-肾炎综合征）及神经源性发热等。主要鉴别要点见表 6-3。

表 6-3　医院获得性肺炎的鉴别诊断

疾病	病因或基础疾病	临床表现	影像学检查	其他
急性肺血栓栓塞症伴肺梗死	常有血栓性静脉炎、心肺疾病、外伤、腹部或骨科手术、长期卧床和肿瘤病史，具有深静脉血栓形成的高危因素	突发剧烈胸痛、咯血、呼吸困难、意识障碍	胸部 X 线示区域性肺纹理减少，典型改变为尖端指向肺门的楔形阴影	动脉血气分析示低氧血症和低碳酸血症。D-二聚体、CT 肺动脉造影、放射性核素肺通气/灌注扫描和 MRI 等检查有助于诊断
肺不张	多为肿瘤或痰栓阻塞或者肿大淋巴结压迫支气管管腔	肺不张缓慢发生或面积小时，症状不明显，痰栓阻塞通常发病急，突发胸闷、气急、呼吸困难。合并感染也可出现咳嗽、脓痰、发热、咯血，与肺炎相似	胸部 X 线示密度增高，体积缩小，尖端指向肺门扇形、三角形影，患肺体积缩小，纵隔向患侧移位，有时见原发肿瘤	纤维支气管镜对肺不张有较大的诊断价值
ARDS	有 ARDS 的高危因素：直接肺损伤因素（严重感染、肺挫伤、吸入毒气、溺水等）和间接肺损伤因素（严重的非胸部创伤、重症胰腺炎、大量输血、体外循环等）	表现为急性起病、呼吸频率增快，呼吸窘迫，严重发绀	胸部 X 线示两肺浸润阴影	低氧血症，PaO₂/FiO₂ ≤ 300mmHg 是诊断 ARDS 的必要条件
肺水肿	多有高血压、冠心病、风湿性心脏病的病史	突发严重呼吸困难、端坐位、发绀、大汗、咳出粉红色泡沫痰，两肺闻及广泛的湿啰音和哮鸣音，左心界扩大、心率增快、心尖部闻及奔马律	胸部 X 线示心界增大，肺门呈蝴蝶状，两肺大片融合的阴影	强心、利尿、扩血管等积极治疗能快速缓解
肺出血-肾炎综合征	以肺弥漫性出血、肺泡内纤维素沉着和肾小球肾炎为特征	表现为咳嗽、咯血和气急，常伴有贫血、血尿、蛋白尿	胸部 X 线示弥散性点状浸润阴影，从肺门向周围扩散，肺尖常清晰	血清抗肾小球基底膜（GBM）抗体常为阳性
药物性肺损伤	有使用细胞毒性药物、抗心律失常药物（胺碘酮）、非甾体抗炎药、抗生素（呋喃妥因）等药物的病史	临床表现差异大，且不典型。肺部听诊两肺底及 velcro 啰音对诊断有帮助	胸部 X 线示磨玻璃样阴影，并逐渐形成两肺弥漫分布结节状、网状阴影	肺功能呈限制性通气功能障碍和弥散功能下降。肺活检病理检查有确诊意义

（五）诊断步骤

第 1 步：依据症状、体征和影像学表现确定 HAP 的临床诊断是否成立，与其他发热伴肺部阴影的疾病进行鉴别，并评估病情严重程度（是否合并脓毒症）、可能的病原菌及其有无耐药危险因素。

第 2 步：尽快采集呼吸道分泌物和血液标本送病原微生物及感染相关生物标志物检测，并立即开始经验性抗感染治疗，确定选用药物的种类、单药还是联合、负荷剂量和维持剂量。

第 3 步：48～72h 后对实验室检测结果和初始抗菌药物治疗反应进行再评估，按不同情况分别处理。①临床显示早发性治疗反应，病原菌培养获得有意义的阳性结果时，改为目标治疗（降阶梯）。②临床病情稳定、无脓毒症或病原菌培养阴性时，停用抗菌药物进行观察。③临床病情无改善，病原菌培养阳性时，应仔细评估阳性结果的临床意义（是否为致病菌，有无多重菌感染）、是否有并发症或其他部位感染，从而调整抗菌药物的治疗方案（根据抗菌谱是否覆盖、有无耐药、体内疗效与体外敏感性是否一致、抗菌药物的 PK/PD 等因素）。④临床病情无改善、病原菌培养结果为阴性，需要拓宽诊断思路，进一步完善病原学检测和非感染性病因的检查。

第 4 步：继续动态监测病情，观察感染相关生物标志物水平的变化，评估第 3 步中不同情况的处理结果，并确定抗菌药物的疗程和其他后续处理。

五、医院获得性肺炎的治疗

HAP 治疗包括抗菌药物治疗、非抗菌药物治疗、呼吸支持及器官功能支持等综合措施，涉及多学科协作诊治，其中抗菌药物治疗是最主要的治疗方式，包括经验性抗菌药物治疗和抗病原体治疗。

（一）抗菌药物治疗

抗菌药物治疗是 HAP 治疗的关键环节，包括经验性抗菌药物治疗和抗病原体治疗。前者主要根据本地区、当地医疗机构的病原体流行病学资料，选择可能覆盖病原体的抗菌药物，后者则是根据细菌培养的结果来选择抗菌药物，而这在临床工作中往往很难办到，大部分情况都是首先依靠经验用药。确诊 HAP 后根据疾病严重程度、发病时间、是否有危险因素等给予相应的抗菌药物。一旦有了培养结果，应当及时调整。

1. 经验性抗菌药物治疗　HAP 的经验性抗菌药物治疗，应在确诊 HAP/VAP 临床诊断并完善病原学检查后尽早进行，延迟治疗可导致 HAP/VAP 病死率增加及住院时间延长。另外，在选用抗菌药物前，还应重点评估有无 MDR 菌感染的危险因素（表 6-4，表 6-5），从而选用合适的抗菌药物，待病原学结果回报后再予以调整。

表 6-4　HAP 和 VAP 中 MDR 菌感染的危险因素

分类	MDR 菌感染的危险因素
证据充分的耐药危险因素	
HAP	前 90 天内曾经静脉使用过抗菌药物
VAP	前 90 天内曾经静脉使用过抗菌药物
	住院 5 天以上发生的 VAP
	病情危重，合并感染性休克
	发生 VAP 之前有 ARDS
	接受连续性肾脏替代治疗等
可能的耐药危险因素	
HAP/VAP	有 MDR 菌感染或定植病史
	反复或长期住院病史

续表

分类	MDR 菌感染的危险因素
	入住 ICU
	存在结构性肺病
	重度肺功能减退
	接受糖皮质激素或免疫抑制剂治疗，或存在免疫功能障碍
	在耐药菌高发的医疗机构住院
	皮肤黏膜损坏（如气管插管、留置胃管或中心静脉导管等）

表 6-5　常见 MDR 菌感染相对特定的危险因素

常见耐药菌类别	耐药菌感染相对特定的危险因素
产 ESBLs 肠杆菌科细菌	有产 ESBLs 细菌感染或定植史，近 90 天内曾经使用过第三代头孢菌素
耐甲氧西林金黄色葡萄球菌（MRSA）	呼吸道存在 MRSA 定植，所在医疗机构 MRSA 分离率高
铜绿假单胞菌	皮肤黏膜屏障破坏，结构性肺病，重度肺功能减退，免疫功能低下等
鲍曼不动杆菌	严重基础疾病，有鲍曼不动杆菌定植史
碳青霉烯类耐药肠杆菌科细菌（CRE）	CRE 定植史，近 90 天内使用过碳青霉烯类药物，高龄，病情危重，外科手术等

（1）初始经验性抗菌药物治疗：HAP/VAP 初始经验性抗菌药物治疗的策略见图 6-1 和图 6-2。抗菌药物的选择取决于以下几个因素：①患者疾病的严重程度。②所在医疗机构常见的病原菌及其耐药情况。③有无 MDR 菌感染的危险因素。④患者的临床特征，如年龄、是否妊娠或哺乳等。⑤患者的基础疾病、既往用药情况和药物过敏史。⑥患者器官功能状态，是否有肝肾功能不全。⑦药物的 PK/PD 特性、毒副作用及价格高低。综合以上因素，选用合适的抗菌药物。

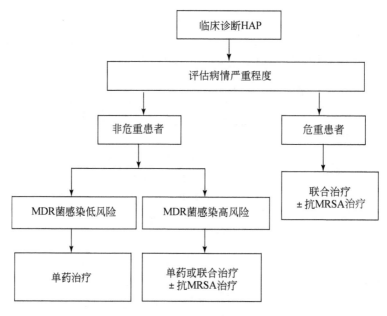

图 6-1　HAP 经验性抗菌药物治疗

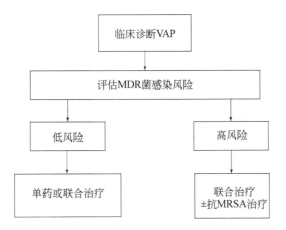

图 6-2　VAP 经验性抗菌药物治疗

1）轻、中症 HAP（非 VAP）患者的经验性抗菌药物治疗。①MDR 菌感染低风险患者：可使用抗铜绿假单胞菌的青霉素（如哌拉西林等）、β-内酰胺酶抑制剂合剂（阿莫西林/克拉维酸、哌拉西林/他唑巴坦、头孢哌酮/舒巴坦等）、第四代头孢菌素（头孢吡肟、头孢噻利等）、氧头孢烯类（拉氧头孢、氟氧头孢等）或喹诺酮类（左氧氟沙星、环丙沙星、莫西沙星等）。②MDR 菌感染高风险患者：常用抗铜绿假单胞菌的β-内酰胺酶抑制剂合剂（哌拉西林/他唑巴坦、头孢哌酮/舒巴坦等）、抗铜绿假单胞菌的第三及第四代头孢菌素（头孢他啶、头孢吡肟、头孢噻利等）或抗铜绿假单胞菌的碳青霉烯类（比阿培南、美罗培南、亚胺培南等），可联合抗铜绿假单胞菌的喹诺酮类（左氧氟沙星、环丙沙星等）或者氨基糖苷类（阿米卡星、异帕米星等）。如怀疑有 MRSA 感染可联合应用糖肽类（万古霉素、去甲万古霉素、替考拉宁等）或利奈唑胺。

2）重症 HAP（非 VAP）患者经验性抗菌药物治疗。可使用抗铜绿假单胞菌的β-内酰胺酶抑制剂合剂（哌拉西林/他唑巴坦、头孢哌酮/舒巴坦等）或者抗铜绿假单胞菌的碳青霉烯类（比阿培南、美罗培南、亚胺培南等）联合抗铜绿假单胞菌的喹诺酮类（左氧氟沙星、环丙沙星等）或者氨基糖苷类（阿米卡星、异帕米星等）。如怀疑有 XDR 阴性杆菌感染，可联合应用多黏菌素（多黏菌素 B、多黏菌素 E 等）或替加环素。如怀疑有 MRSA 感染可联合应用糖肽类（万古霉素、去甲万古霉素、替考拉宁等）或利奈唑胺。

3）VAP 患者的初始经验性抗菌药物治疗。①MDR 菌感染低风险患者：可使用抗铜绿假单胞菌的青霉素类（哌拉西林等）、抗铜绿假单胞菌的第三及第四代头孢菌素（头孢他啶、头孢吡肟、头孢噻利等）、抗铜绿假单胞菌的碳青霉烯类（比阿培南、美罗培南、亚胺培南等）或喹诺酮类（环丙沙星、左氧氟沙星等）中的任何一种，或联合应用氨基糖苷类（阿米卡星、异帕米星等）。②MDR 菌感染高风险患者：常用抗铜绿假单胞菌β-内酰胺酶抑制剂合剂（哌拉西林/他唑巴坦、头孢哌酮/舒巴坦等）、抗铜绿假单胞菌的第三及第四代头孢菌素（头孢他啶、头孢吡肟、头孢噻利等）、氨曲南、抗铜绿假单胞菌碳青霉烯类（比阿培南、美罗培南、亚胺培南等）的任何一种联合氨基糖苷类（阿米卡星、异帕米星等），如怀疑有 XDR 阴性杆菌感染时，可联合应用多黏菌素（多黏菌素 B、多黏菌素 E 等）或替加环素，如怀疑有 MRSA 感染，可联合应用糖肽类（万古霉素、去甲万古霉素、替考拉宁等）或利奈唑胺（表 6-6）。

表 6-6　VAP 患者的初始经验性抗菌药物治疗

MDR 菌感染低风险	MDR 菌感染高风险
单药或联合治疗	联合治疗
抗铜绿假单胞菌青霉素类（哌拉西林等）或	抗铜绿假单胞菌β-内酰胺酶抑制剂合剂（哌拉西林/他唑巴坦、头孢哌酮/舒巴坦等）或
抗铜绿假单胞菌的第三、第四代头孢菌素（头孢他啶、头孢吡肟、头孢噻利等）或	抗铜绿假单胞菌的第三、第四代头孢菌素（头孢他啶、头孢吡肟、头孢噻利等）或
抗铜绿假单胞菌碳青霉烯类（比阿培南、美罗培南、亚胺培南等）或	氨曲南或
喹诺酮类（环丙沙星、左氧氟沙星等）或	抗铜绿假单胞菌碳青霉烯类（比阿培南、美罗培南、亚胺培南等）或
氨基糖苷类（阿米卡星、异帕米星等）	抗铜绿假单胞菌喹诺酮类（环丙沙星、左氧氟沙星等）或
	氨基糖苷类（阿米卡星、异帕米星等）
	有 XDR 阴性菌感染风险时可联合下列药物：
	多黏菌素（多黏菌素 B、多黏菌素 E 等）或
	替加环素
	有 MRSA 感染风险时可联合：
	糖肽类（万古霉素、去甲万古霉素、替考拉宁等）或
	利奈唑胺

不同地区、不同等级医院的病原体及其耐药性差别较大，所以上述推荐治疗药物仅仅是原则性的，需要结合患者具体情况进行选择：①经验性治疗方案应依据所在医院 HAP/VAP 病原菌谱及药物敏感性试验结果制订，临床工作中应密切关注所在医院的细菌流行病学情况。②若患者呼吸道存在 MRSA 定植或住在 MRSA 分离率高的医疗机构，可经验性覆盖 MRSA。③具有 MDR 铜绿假单胞菌和其他 MDR 革兰氏阴性杆菌感染的危险因素或死亡风险较高的 HAP/VAP 患者，常联合使用两种不同类别的抗菌药物；对于非危重、无 MDR 菌感染危险因素的 HAP/VAP 患者，经验性治疗时可单药治疗。④多黏菌素和替加环素仅用于具有 XDR 革兰氏阴性杆菌感染风险的患者。⑤在伴有脓毒症的 HAP/VAP 患者，需要根据抗菌药物的理化特性、PK/PD 特点和器官（特别是肾脏和肝脏）功能障碍程度调整药物的负荷剂量与维持剂量。

（2）特殊患者 HAP 的经验性抗菌药物治疗

1）免疫抑制患者：随着肿瘤放化疗技术的进步、器官移植的发展、HIV 感染的增多，细胞毒性药物、免疫抑制剂和激素广泛应用，免疫抑制患者明显增加。肺脏是免疫抑制患者最常见的感染靶器官，其肺部感染诊断和治疗极为困难，不同的免疫抑制患者，抗菌药物治疗方案亦有所不同。

中性粒细胞减少症患者，中性粒细胞数在 $500\sim1000/\mu l$，可使用第三、第四代头孢菌素；$<500/\mu l$ 时，常用伊曲康唑联合以下一种抗菌药物治疗：第四代头孢菌素、碳青霉烯类药物、第三代头孢菌素联合氨基糖苷类抗菌药物。

体液免疫抑制患者，大部分肺炎的病原体是流感嗜血杆菌、肺炎链球菌，10%流感嗜血杆菌产β-内酰胺酶，50%肺炎链球菌对青霉素不敏感；如 IgG<500mg/dl，可使用免疫球蛋白联合以下一种抗菌药物：第三、第四代头孢菌素或碳青霉烯类药物。

细胞免疫抑制患者如果发生 HAP，病原体各有不同，经验性抗感染需考虑常见细菌、肺孢子菌、军团菌等感染的可能性，CD4+T 淋巴细胞在 $200\sim500/\mu l$（CD4+T 淋巴细胞正常值为 850~1600/μl），常使用第三、第四代头孢菌素；CD4$^+$T 淋巴细胞<200/μl 或者双肺浸润阴影和（或）PaO$_2$<70mmHg 时，常选用以下方案之一：复方磺胺甲噁唑片 12 片/天+氟喹诺酮+伊曲康唑+第三代头孢菌素、复方磺胺甲噁唑片 12 片/天+氟喹诺酮+伊曲康唑+第四代头孢菌素、复方磺胺甲噁唑片 12 片/天+氟喹诺酮+伊曲康唑+碳青霉烯类药物。

除经验性抗菌药物治疗以外，还可应用免疫调节剂，改善患者的免疫功能，减少侵袭性操作，选用层流病房降低感染风险，重视病原学诊断，由呼吸内科、血液内科、ICU 等多个学科协同诊疗，调整抗感染方案。

2）吸入性肺炎：多见于有神经系统疾病，包括脑血管疾病（急性和慢性恢复期）、帕金森病、意识障碍（昏迷、酒精中毒、镇静剂或麻醉剂过量）；长期卧床；患有口腔疾病、胃和食管疾病，包括食管憩室病、食管运动异常（食管失弛缓、进行性系统性硬化）、食管肿瘤、食管反流、胃切除术后（胃全切或大部分切除）等。吸入性肺炎以老年人多见，多有基础疾病，肺炎严重程度以中、重症居多。常用的抗菌药物为：青霉素、β-内酰胺酶抑制剂、碳青霉烯类、第三与第四代头孢菌素，可联合克林霉素。

除抗感染治疗外，还需要高浓度吸氧治疗，配合插管吸出肺内异物或痰液，必要时转入 ICU 气管插管、气管切开和重症监护，通畅气道。治疗方案还包括去除诱发因素：为避免呛咳及误吸，给予鼻胃管饮食，同时针对病因治疗，如神经内科患者应用改善脑循环的药物，口腔科指导加强口腔护理，外科手术治疗等。

3）呼吸机相关性肺炎（VAP）：是呼吸机使用过程中常见并发症之一，随应用机械通气治疗时间的延长而发生率增加。VAP 的发生导致了通气时间的延长，并可增加病死率。

经验性抗菌药物治疗方案如下：①轻、中症 VAP，常见病原体有肠杆菌科细菌、流感嗜血杆菌、肺炎链球菌、甲氧西林敏感金黄色葡萄球菌（MSSA），常用的抗菌药物包括第一与第二代头孢菌素（不包括具有抗铜绿假单胞菌活性的药物）、β-内酰胺类或β-内酰胺酶抑制剂；青霉素过敏者，可使用氟喹诺酮类或克林霉素，可联合大环内酯类。②重症 VAP，常见病原体有铜绿假单胞菌、MRSA、不动杆菌、肠杆菌科细菌、厌氧菌等，可选用具有抗假单胞菌作用的青霉素类（如哌拉西林）、第三、四代头孢菌素（头孢他啶、头孢吡肟等）、β-内酰胺酶抑制合剂（如头孢哌酮/舒巴坦等）、碳青霉烯类（如亚胺培南、美罗培南等），可联合氟喹诺酮类或氨基糖苷类，如怀疑有 MRSA 感染可联合万古霉素等，如怀疑真菌感染，可联合抗真菌药物。

VAP 多见于入住 ICU 的患者，除抗菌药物治疗以外，还包括以下治疗措施。①原发疾病的治疗：内科系统疾病由对应科室会诊、讨论，以调整药物治疗为主，而外科系统疾病则需手术科室、麻醉科医生及 ICU 医生综合评估患者病情，择期或限期手术治疗。②基础护理：抬高床头 30°~45°，加强口腔护理。③呼吸机器械的管理：预期机械通气时间超过 48~72h 的患者，使用带有声门下分泌物吸引的气管导管，气管导管气囊的充盈压应保持不低于 25cmH$_2$O，加强呼吸机内外管道的清洁消毒，当管路破损、污染或有故障时应及时更换。④患者的管理：尽早脱机或拔管，避免不必要的深度麻醉。⑤医护人员：进行与气道相关的操作时应遵守无菌技术操作规程。⑥并发症的处置：预防应激性溃疡和深静脉血栓，康复科指导患者尽早开展康复训练。

2. 明确病原体后的抗菌治疗　根据病原学检查获得的病原菌及药物敏感性试验结果，在初始经验性治疗效果评估的基础上酌情调整抗菌药物治疗方案。

（1）铜绿假单胞菌

1）单药治疗：非 MDR 轻症且无基础疾病患者，常选用除氨基糖苷类药物外的具有抗铜绿假单胞菌活性的抗菌药物中的一种。

2）联合治疗：如为 MDR 菌，可选用抗铜绿假单胞菌的β-内酰胺类联合氨基糖苷类、喹诺酮类、磷霉素中的一种，或多黏菌素联合β-内酰胺类、环丙沙星、磷霉素中的一种，或氨基糖苷类联合环丙沙星或左氧氟沙星。

3）若为广泛耐药的铜绿假单胞菌感染，常选用以下方案：多黏菌素及β-内酰胺类联合环丙沙星或磷霉素中的一种、双β-内酰胺类联用（头孢他啶、氨曲南联合哌拉西林/他唑巴坦，头孢他啶联合头孢哌酮/舒巴坦，头孢他啶、头孢吡肟联合氨曲南）；对于 XDR 或 PDR 菌引起的肺炎，可在静脉用药的基础上，雾化吸入氨基糖苷类（如妥布霉素、阿米卡星）或多黏菌素 E。

4）对碳青霉烯类耐药的铜绿假单胞菌：可使用多黏菌素单药治疗或多黏菌素联合β-内酰胺类、环丙沙星、磷霉素、碳青霉烯类中的任何一种，或β-内酰胺类联合氨基糖苷类、磷霉素，或氨基糖苷类联合环丙沙星、左氧氟沙星。

（2）金黄色葡萄球菌

1）MSSA：常使用青霉素类（如苯唑西林或氯唑西林）或含β-内酰胺酶抑制剂的青霉素、第一代头孢菌素或氟喹诺酮类。

2）MRSA：糖肽类（万古霉素、去甲万古霉素、替考拉宁）或利奈唑胺。

3）VRE（耐万古霉素肠球菌）：利奈唑胺或替考拉宁。

（3）肠杆菌科细菌：抗菌药物的选择应结合药物敏感性试验结果及个体因素。

1）产 ESBLs 肠杆菌科细菌：对于轻、中度感染，可使用头霉素类（如头孢西丁、头孢美唑等）；中、重度感染者，可单独使用碳青霉烯类（如亚胺培南、美罗培南、比阿培南等）或碳青霉烯类联合喹诺酮类、氨基糖苷类，或β-内酰胺类联合喹诺酮类、氨基糖苷类。

2）CRE：主要是产碳青霉烯酶的肺炎克雷伯菌，抗菌药物应以早期、足量、联合为原则。常用的治疗方案分两种：含碳青霉烯类方案（碳青霉烯类+多黏菌素±替加环素）和不含碳青霉烯类方案（替加环素联合氨基糖苷类、磷霉素，或多黏菌素联合替加环素、磷霉素，或氨基糖苷类联合磷霉素、氨曲南）。

（4）鲍曼不动杆菌

1）非 MDR 菌感染：可选用β-内酰胺类抗菌药物。

2）对于 XDR 或 PDR 菌感染：常使用联合治疗方案，舒巴坦及其复合制剂（头孢哌酮/舒巴坦、氨苄西林/舒巴坦）联合多黏菌素、替加环素、多西环素、碳青霉烯类中任何一种，或多黏菌素联合碳青霉烯类，或替加环素联合碳青霉烯类、多黏菌素，或舒巴坦及其复合制剂联合碳青霉烯类及替加环素、多西环素，或亚胺培南/西司他丁联合利福平及多黏菌素或妥布霉素。

3）对碳青霉烯类耐药的鲍曼不动杆菌：常用的方案是多黏菌素联合舒巴坦及其合剂、碳青霉烯类、利福平、氨基糖苷类或替加环素。

（5）嗜麦芽窄食单胞菌：该菌对碳青霉烯类药物天然耐药，替加环素的临床使用经验有限。常使用联合治疗：①甲氧苄啶/磺胺甲噁唑联合替卡西林/克拉维酸、头孢哌酮/舒巴坦、氟喹诺酮类、四环素类或头孢菌素（头孢他啶、头孢吡肟）中的一种。②氟喹诺酮类或多黏菌素联合替卡西林/克拉维酸、头孢哌酮/舒巴坦或头孢他啶。

（6）肺炎链球菌：首选青霉素。对青霉素过敏者，或感染耐青霉素菌株者，可以选用氟喹诺酮类、头孢噻肟或头孢曲松等；若感染 MDR 菌株，可选用万古霉素、替考拉宁或利奈唑胺。

（7）流感嗜血杆菌：推荐选用的药物有第二及第三代头孢菌素、β-内酰胺类/β-内酰胺酶抑制剂、氟喹诺酮类、新大环内酯类等。

（8）厌氧菌：常用甲硝唑等咪唑类衍生物、β-内酰胺酶抑制剂、碳青霉烯类药物、克林霉素等。

（9）军团菌：临床上可以应用大环内酯类、氟喹诺酮类。

（10）真菌：患有严重中性粒细胞减少，伴有发热，抗菌药物治疗无效，怀疑有侵袭性曲霉菌感染时，可以应用如下药物。①两性霉素 B。②伊曲康唑。③伏立康唑：适用于免疫抑制患者的严重真菌感染、急性侵袭性曲霉病、由氟康唑耐药的念珠菌引起的侵袭性感染等。④卡泊芬净：适用于发热性中性粒细胞减少患者疑似真菌感染的经验性治疗，并用于治疗侵袭性念珠菌病、念珠菌血症和其他疗法难控制或不能耐受的侵袭性曲霉菌病。另外，酵母菌（新型隐球菌）、酵母样菌（念珠菌属）和荚膜组织胞浆菌大多对氟康唑敏感，可将氟康唑作为首选用药。

（11）肺孢子菌肺炎（pneumocystis pneumonia，PCP）：是机会性感染疾病，首选甲氨苄啶/磺胺甲噁唑治疗，棘白菌素类抗真菌药（如卡泊芬净、米卡芬净等）对 PCP 也有良好的疗效。此外，糖皮质激素可抑制 PCP 的炎症反应，降低病死率，对于 $PaO_2 \leqslant 70mmHg$ 者，应尽早使用泼尼松。

（12）巨细胞病毒：推荐应用更昔洛韦单药或联合静脉用免疫球蛋白或巨细胞病毒高免疫球蛋白治疗。

（二）抗菌药物治疗的疗效评价和处理

经验性治疗 48～72h 后应进行疗效评估。

1. 初步疗效的判断　需结合患者的临床症状和体征、影像学改变、感染相关标志物水平等综合判断，部分患者对治疗的反应相对较慢，只要临床表现无恶化，可以继续观察，不必急于更换抗感染药物。经治疗后达到临床稳定，可以认定初始治疗有效。临床稳定标准需要符合下列所有五项指标：①体温≤37.8℃；②心率≤100 次/分；③呼吸频率≤24 次/分；④收缩压≥90mmHg；⑤氧饱和度≥90%（或 $PaO_2 \geqslant 60mmHg$，吸空气条件下）。对达到临床稳定或已获得明确的病原学结果的患者，应尽早转为目标治疗或降阶梯治疗。如治疗无效且病原学不明，需进一步行病原学检查，并重新评估病原学，调整治疗药物。

2. 治疗无反应的原因及处理

（1）初始抗菌药物治疗无效可能有以下几种原因。①诊断错误：非感染性疾病误诊为 HAP。②宿主因素：如高龄（年龄＞60 岁）、机械通气时间长、呼吸衰竭、潜在致死性疾病、慢性肺疾病病史、抗菌药物治疗史。③病原菌因素：初始治疗未覆盖某些耐药菌，如铜绿假单胞菌、不动杆菌属或其他少见病原体，如结核分枝杆菌、真菌、呼吸道病毒等。④出现并发症：静脉导管相关感染、假膜性肠炎、泌尿系感染等。⑤药物热。

（2）治疗无反应的处理：对于初始治疗无效的患者，首先需要扩大鉴别诊断的范围，反复留取下呼吸道分泌物行细菌培养。如果发现耐药菌或少见致病菌，可以根据药物敏感性试验结果调整抗菌药物。如细菌培养阴性，应考虑是否存在并发症或非感染因素。必要时需要更换深静脉插管，同时完善导管末端、导管血培养，以及尿培养。影像学检查可以帮助发现治疗失败的原因，如胸部正侧位 X 线、CT、B 超等检查，可以发现胸腔积液，进而通过胸腔积液的检查可以明确是否合并脓胸，腹部 CT 可以帮助发现腹腔内感染，鼻窦 CT 发现鼻窦的气液平面，利于鼻窦炎的诊断，特别要警惕肺栓塞的可能。如上述检查均未发现异常，可以考虑行纤维支气管镜检查，如纤维支气管镜也无阳性发现时，可以先经验性更换抗菌药物治疗，若仍无效果，可以考虑肺活检术（经皮肺活检或开胸肺活检）。

3. 抗感染治疗的疗程　HAP/VAP 抗感染疗程应个体化，其长短取决于感染的病原体、严重程度、基础疾病及临床治疗反应等。一般建议疗程如下：流感嗜血杆菌 10～14 天，肠杆菌科细菌、鲍曼不动杆菌 14～21 天；铜绿假单胞菌、金黄色葡萄球菌、肺炎克雷伯菌或厌氧菌等容易导致肺组织坏死，抗菌药物疗程可延长至 21～28 天，MRSA 可适当延长疗程。卡氏肺孢子菌 14～21 天，军团菌 14～21 天。

4. 抗菌药物治疗的停药指征　根据患者的临床症状和体征、影像学和实验室检查（尤其是 PCT 水平）等决定停药时机。

（三）其他药物治疗

1. 糖皮质激素　在 HAP/VAP 的治疗中是一把双刃剑，它具有多种药理机制，除抗炎、抗内毒素释放外，还能抑制细胞因子的释放，从而对全身炎症反应起到早期治疗作用。同时，激素又能抑制机体的炎症防御机制，在感染未受到控制的情况下，可导致感染加重。大剂量使用激素还可引起消化道出血、继发真菌感染等严重并发症。使用糖皮质激素的时机、种类、剂量及疗程，目前尚无达成共识。临床应用时可借鉴 2018 年版《中国成人医院获得性肺炎与呼吸机相关性肺炎诊断和治疗指南》，对于合并血流动力学不稳定的重症HAP/VAP 患者，酌情使用糖皮质激素治疗。

2. 免疫球蛋白　目前缺乏临床循证医学证据，HAP/VAP 患者应用免疫球蛋白治疗尚有争议。重症 HAP/VAP 患者在抗感染基础上，酌情应用免疫球蛋白 $[0.5\sim1.0g/(kg \cdot d)]$，可能有助于控制炎症反应。

（四）辅助支持治疗

HAP/VAP 患者除经验性和目标性抗病原体治疗以外，营养支持、呼吸支持及器官功能支持等综合治疗措施也同样重要，尤其对重症感染患者往往可决定其预后，使患者获益。

1. 营养支持　HAP/VAP 作为一种感染性疾病，患者机体存在全身炎症反应和高代谢状态，严重时可合并脓毒症或感染性休克，常出现体重下降、贫血甚至营养不良等。因此，加强全身营养支持治疗对于机械通气患者，尤其是 VAP 患者十分重要。能正常进食者，给予少量多餐，清淡、易消化，富含蛋白质、高维生素的饮食；不能进食者，给予胃肠外营养支持，静脉输注各种营养物质或启动肠内营养治疗，注意保持水、电解质和酸碱平衡。

2. 呼吸支持

（1）引流气道分泌物：及时有效地引流气道分泌物，维持呼吸道通畅是 HAP/VAP 抗感染治疗的首要措施，尤其是合并肺脓肿、脓胸或呼吸道清除能力差的重症患者；对于卧床患者应定时翻身叩背，积极体位引流，避免误吸及呛咳，积极进行呼吸功能锻炼。对于排痰能力差或不能自主咳痰的患者，可应用排痰机震动排痰、经口鼻或人工气道给予刺激咳嗽措施及吸痰，必要时经支气管镜吸痰。

（2）氧疗：对低氧血症及重症 HAP 患者应及时进行氧疗，保持动脉血氧饱和度（SaO_2）＞90%。Ⅰ型呼吸衰竭可给予较高浓度吸氧，吸入气氧浓度（FiO_2）≥35%，使 PaO_2≥60mmHg 或 SaO_2≥90%。Ⅱ型呼吸衰竭应常规给予低浓度（FiO_2＜35%）持续吸氧，维持 PaO_2≥60mmHg 或 SaO_2≥90%，如出现 PaO_2 显著升高或 PaO_2 不能改善时应考虑其他氧疗方式。氧疗有多种方法，包括传统氧疗（经鼻导管和面罩吸氧）和经鼻高流量氧疗（high-flow nasal oxygen，HFNO）。对于重症 HAP，HFNO 吸入气体量大，湿化好，并且可产生一定水平的呼气末正压，已逐渐成为重要的氧疗手段，同时作为患者脱机拔管后的序贯治疗方式，具有良好的有效性和安全性。

（3）机械通气：对于呼吸频率异常（如＞30 次/分或＜12 次/分）、自主呼吸减弱或消失、呼吸节律严重异常伴有意识障碍、使用辅助呼吸肌或胸腹矛盾运动的 HAP 患者，在应用 HFNO 后仍不能纠正低氧血症时，应及时考虑机械通气。

（4）体外膜氧合（ECMO）：如果充分给予常规机械通气仍不能有效改善病情，无法纠正低氧血症时，应尽早考虑使用 ECMO。

3. 器官功能支持

（1）血流动力学监测及液体管理：重症 HAP/VAP 患者早期可能因为发热，食欲差、炎症反应等，导致有效循环血量不足，严重者可合并感染性休克，应适时动态评估血流动力学状态，及时进行液体复苏，必要时给予血管活性药物治疗。

（2）控制血糖：血糖控制的目标是≤10mmol/L。

（3）预防应激性溃疡：一般不推荐常规使用抑酸药预防应激性溃疡，但如果患者存在应激性溃疡和消化道出血的危险因素时，则需要使用胃黏膜保护剂和抑酸药，首选质子泵抑制剂，其次也可选用 H_2 受体拮抗剂，但应用抑酸剂可增加 HAP/VAP 的发病率。

（4）连续性肾脏替代治疗：当 HAP/VAP 患者合并感染性休克、急性肾功能障碍时可考虑进行连续性肾脏替代治疗，有助于清除机体代谢产物、管理液体容量、纠正水电解质酸碱平衡紊乱、营养支持和清除部分炎症介质。

医院获得性肺炎的临床表现变化大，患者多高龄，存在基础疾病，情况复杂，病情进展快，会迅速转化为重症肺炎，部分患者可并发急性肾衰竭、败血症、感染中毒性休克、弥散性血管内凝血等，或诱发原有基础疾病加重，需多个学科（如 ICU、心血管内科及血液内科等）协作，使患者得到合理、规范地治疗，进而改善患者预后。

第二节　医院获得性肺炎典型病例

一、诊治过程

（一）一般资料

患者，女性，63 岁，以"左下肢深静脉血栓溶栓术后 20 天，发热伴寒战 12 天"首诊于急诊内科。

20天前患者因左下肢肿胀、疼痛就诊于当地医院，行双下肢血管彩超示左下肢深静脉血栓形成，于当地医院予以溶栓治疗（具体用药不详），术后口服利伐沙班片（10mg/次一日一次）抗凝治疗。12天前该患者无明显诱因出现发热，体温最高39.5℃，无特殊热型。伴有寒战、咳嗽、咳痰，痰量大且痰中带血丝，无胸痛、喘憋，无夜间端坐呼吸，无腹痛、腹泻，无尿频、尿急、尿痛，于当地医院给予"美罗培南""莫西沙星""利奈唑胺"抗感染治疗，体温未见明显下降，反而较前升高，发热间隔明显缩短。自带当地医院的血常规报告示白细胞 $3.6×10^9$/L，中性粒细胞百分比为80%，血红蛋白85g/L。自带外院肺部CT示右肺上叶及下叶炎性病变，右侧胸腔少量积液。

既往左下肢静脉曲张病史3年。无高血压病、糖尿病及心脏疾病病史。追问是否有服用激素或免疫抑制剂的用药史，是否有引起免疫功能低下的疾病，以上患者均予以否认。无吸烟饮酒史。无药物过敏史。

入院查体：体温38.0℃，脉搏85次/分，呼吸20次/分，血压134/86mmHg。一般状态欠佳，神清，急性病容，贫血貌，呼吸急促，平卧位，双眼球结膜无水肿充血，睑结膜苍白，口唇轻度发绀，双侧颈静脉无充盈怒张，甲状腺无肿大，浅表淋巴结无肿大。右下肺叩诊呈浊音，右肺听诊呼吸音粗，右肺可闻及湿啰音，左肺听诊呼吸音正常，左肺未闻及啰音，无胸膜摩擦音。心脏听诊心率85次/分，节律规整，各瓣膜区未闻及病理性杂音，未闻及心包摩擦音。腹部平软，无包块，肝脾肋下未触及，肠鸣音正常。双下肢无水肿。神经系统检查未见异常。

（二）辅助检查

复查血常规示白细胞 $1.74×10^9$/L，中性粒细胞百分比为74.1%，红细胞 $2.36×10^{12}$/L，血红蛋白75g/L，血小板 $128×10^9$/L。血气分析：pH 7.35，PaO_2 70.9mmHg，$PaCO_2$ 29.6mmHg，血氧饱和度 SaO_2 95.6%。降钙素原：0.48ng/ml。生化指标：白蛋白23g/L，钾离子3.34mmol/L，钠离子132mmol/L，氯离子94.8mmol/L，肌酐正常。血浆D-二聚体：5.87mg/L。

门诊肺部16层螺旋CT结果回报：右肺上叶、下叶炎性病变，右侧胸腔少量积液。肺动脉256层螺旋CT血管成像：肺动脉CT成像未见异常。双下肢静脉彩超示双下肢静脉未见明显异常。心脏彩超：左心房内径41mm，主动脉瓣窦部及升主动脉增宽，左心室射血分数62%；二尖瓣、三尖瓣少量反流，心包少量积液。肝胆脾胰腺、泌尿系彩超：未见明显异常。

该病例诊断为重症医院获得性肺炎，右侧胸腔积液，低蛋白血症，低钾、低钠、低氯血症，贫血，粒细胞减少症，左下肢静脉曲张，左下肢静脉血栓溶栓术后。

（三）治疗过程

追溯病史：患者溶栓治疗前，行血常规及肺CT未见明显异常（资料已丢失）。根据患者提供的病史，该患者于当地医院行左下肢深静脉溶栓治疗期间出现发热，结合外院肺部CT，考虑医院获得性肺炎诊断，转入呼吸内科病房进行相关治疗。基于HAP常见病原体包括鲍曼不动杆菌、铜绿假单胞菌、肺炎克雷伯菌、大肠埃希菌、金黄色葡萄球菌等，在留取微生物标本后，呼吸内科医生给予经验性抗菌治疗，使用亚胺培南/西司他丁钠（1g/次，一日三次）联合左氧氟沙星（0.5g/次，一日一次）静脉滴注，同时完善其他相关检查，以便明确病原体及寻找贫血、粒细胞缺乏原因。入院后连续3天每日均抽取外周血送检血培养，抽取时间为患者寒战或体温≥38.5℃时，同时多次留取污染相对较少的"合格"痰标本进行细菌、真菌培养。完善电子支气管镜检查，获取肺泡灌洗液进行病原体宏基因组检测。此外，给予人血白蛋白（50ml/次，一日一次）静脉滴注补充白蛋白，口服补钾药物纠正离子紊乱，口服地榆升白片（0.4g/次，一日三次）升高白细胞，口服利伐沙班片（10mg/次，一日一次）抗凝治疗，预防血栓形成。

经上述治疗3天后，患者仍有发热，体温维持在37.2～38.5℃，复查血常规示白细胞 $1.44×10^9$/L，中性粒细胞比例为80.54%，血红蛋白77.2g/L，血小板 $133.4×10^9$/L。降钙素原：0.32ng/ml。其他辅助检查结果回报：G试验、GM试验均为阴性；EB病毒抗体、EB病毒基因定量均为阴性。血液系统相关检查：血清铁3.87μmol/L（9～30μmol/L），总铁结合力 49.38μmol/L（50～77μmol/L），铁蛋白 745ng/ml（30～400ng/ml）；网织红细胞计数正常。肿瘤标志物阴性，库氏试验阴性，抗核抗体系列阴性，粪便隐血试验阴性。

经验性抗感染3天后，患者体温未降至正常，结合血常规及PCT检查，提示初始经验性抗感染治疗失败。血培养及痰培养均未查到致病菌。入院后第4天，肺泡灌洗液的病原体宏基因组检测到一种疑似的致病性细菌——溶血性葡萄球菌，耐药检测结果为阴性（图6-3）。请微生物专家和临床药师会诊协助调整抗感染方案，另请血液内科医生明确粒细胞减少及贫血原因。

本样本共检测到	1	种疑似致病性细菌，包括	溶血性葡萄球菌
	0	种疑似致病性真菌，包括	
	0	种疑似致病性病毒，包括	
	0	种寄生虫，包括	

耐药检测结果			
菌种	药物分类	药敏结果	结果解释
未检出			

图6-3　病原体宏基因组检测结果

微生物专家意见：①溶血性葡萄球菌是一种革兰氏阳性球菌，属于葡萄球菌属，是最常见的化脓性球菌之一。溶血性葡萄球菌除引起肺炎以外，也会引起败血症、脓毒血症等全身感染的情况。根据药物敏感性试验结果，使用敏感抗生素治疗是可以治愈的。②溶血性葡萄球菌可以分泌杀白细胞素，能杀死人的多形核粒细胞和巨噬细胞，导致粒细胞减少，进而合并革兰氏阴性杆菌感染，抗菌药物应选择能够覆盖革兰氏阳性杆菌和革兰氏阴性菌的广谱抗生素，疗程至少2周，不推荐短期治疗方案。

临床药师意见：①对于溶血性葡萄球菌性肺炎的患者，及时开始有效的抗菌药物治疗，可有效降低并发症和发展至危及生命的风险。②一般来说，抗菌药物治疗应针对分离出的病原体进行选择。该患者肺泡灌洗液的病原体宏基因组检测出溶血性葡萄球菌，可确定为致病菌。初始抗感染治疗无效，多重耐药菌感染风险极高，如肠杆菌科细菌、流感嗜血杆菌、高度耐药的革兰氏阴性杆菌（铜绿假单胞菌和不动杆菌）及耐甲氧西林金黄色葡萄球菌（MRSA）。抗感染治疗应选择覆盖上述细菌的广谱抗菌药物，停用左氧氟沙星，建议亚胺培南/西司他丁钠（泰能）联合万古霉素（1.0g/次，一日两次）抗感染治疗。③万古霉素具有一定的耳毒性、肾毒性，用药期间应定期复查血尿常规、肾功能，监测血药浓度，注意听力变化，必要时监测听力。

血液内科医生意见：①该患者因重症肺炎入院，血常规示白细胞及血红蛋白指标均下降，考虑为重症感染引起造血功能异常的可能性大，为排除其他疾病的可能，建议行骨髓穿刺术，完善骨髓、外周血细胞形态分析等检查。②患者白细胞数少，可继续口服地榆升白片对症治疗，待排除血液系统疾病后，可给予皮下注射重组人粒细胞刺激因子（特尔津）（200μg/次，一日一次）升白细胞治疗。③患者贫血，铁蛋白升高，不除外慢性炎症相关性贫血，治疗以抗感染为主，监测血常规，必要时皮下注射重组人促红素（益比奥）（10 000 IU/次，隔日一次）治疗。

根据上述会诊意见，调整抗感染方案，停用左氧氟沙星，加用万古霉素，进行骨髓穿刺术，完善骨髓、外周血细胞形态分析等检查。入院后第 6 天，患者出现右眼视力障碍，中心视觉缺失，边缘可有视觉。查体：血压 120/80mmHg，意识清楚，语言流利，右眼鼻侧视野缺损，双侧瞳孔等大，对光反射存在，四肢肌力肌张力正常。病理征阴性。立即请神经内科及眼科会诊。神经内科建议立即行头部 CT 检查。眼科建议完善眼部 B 超、视野及双眼底照相。头部 CT 示腔隙性脑梗死。眼部 B 超示双眼玻璃体混浊、后脱离，右眼视网膜脱离（图 6-4）。眼底照相示右眼视网膜脱离，左眼视网膜片状出血。再次请神经内科及眼科医生会诊。患者近期口服抗凝药物，目前存在视网膜出血，复查双下肢血管彩超示左下肢肌间静脉血栓形成（完全型），请血管外科会诊。

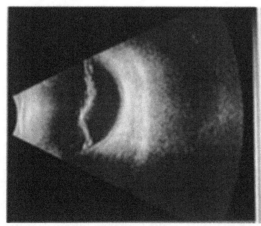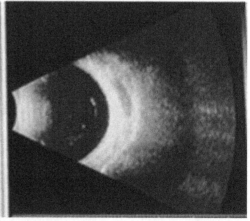

图 6-4 眼部 B 超检查

神经内科医生意见：①追溯病史，患者出现右眼视物模糊已 3 日，无其他神经系统症状及体征，头 CT 示腔隙性脑梗死，考虑右眼视力障碍与神经内科疾病无关，建议眼科会诊。②针对腔隙性脑梗死，治疗上应给予抗血小板、调脂及改善循环等治疗，但患者存在左眼视网膜出血，不宜应用抗血小板药物及改善循环药物，仅予以口服阿托伐他汀片（20mg/次，睡前）调脂治疗。

眼科医生意见：①老年女性，无高血压病、糖尿病等基础疾病，短期内出现单眼视力下降，为视网膜脱离所致。结合眼部检查结果，视网膜脱离的原因是玻璃体液化、分离，进入到视网膜下所致。目前患者视力下降已影响生活质量，非手术不能治愈，但考虑患者肺部感染尚未控制，建议择期手术。②患者口服抗凝药物过程中出现左侧眼底出血，近期拟进行右眼视网膜脱离手术，建议血管外科会诊，调整抗凝方案。

血管外科医生意见：①患者左下肢静脉血栓溶栓术后，口服利伐沙班抗凝治疗已两周，目前左下肢深静脉内仍有血栓，为预防脑卒中和肺栓塞，根据 2016 年美国胸科医师学会第 10 版《静脉血栓栓塞疾病抗栓治疗指南》，抗凝疗程至少三个月，但患者近期出现眼底出血，若继续抗凝可出现或加重眼底出血，严重时可导致失明，治疗存在矛盾，与患方商议并权衡出血风险与抗凝获益，考虑目前左侧眼底出血量少，且为非活动性出血，患者存在血栓形成的危险因素，建议维持目前抗凝药物剂量；嘱咐患者卧床一周，下地配穿医疗弹力袜，必要时放置下腔静脉滤器，避免血栓掉落游走。②患者拟行眼科手术，为降低手术的出血风险，术前必须停止抗凝治疗，建议术前 24h 前开始停止使用利伐沙班，以降低出血风险。经与患方沟通上述会诊意见，患者同意继续抗凝，继续原抗凝策略，加用口服阿托伐他汀片调脂治疗。入院后第 9 天，患者体温降至正常，咳嗽咳痰症状亦相应减轻。复查血常规示白细胞 $1.48×10^9$/L，中性粒细胞比例为 68.24%，血红蛋白 71.2g/L，血小板 $114.4×10^9$/L，PCT 0.27ng/ml。骨髓细胞形态学检查示骨髓红系增生，可见少量巨幼红细胞，部分粒细胞感染性改变，未见异常细胞。血细胞形态学检查示成熟红细胞大小不等，部分细胞中心淡染区扩大，白细胞少，部分中性粒细胞胞质可见粗大颗粒和空泡，淋巴细胞比例增高，可见成簇的血小板。请血液内科会诊。

血液内科医生意见：①根据患者病史，以及历次血常规及骨髓、外周血细胞形态检查结果，初步诊断为继发性中性粒细胞缺乏症、慢性病继发性贫血。该患者粒细胞缺乏考虑为重症感染导致造血前体细胞生成减少、中性粒细胞消耗增多，以及长期使用抗菌药物导致骨髓抑制所致。②该患者临床症状体征略有好转，目前不宜停用抗菌药物，为缩短中性粒细胞恢复时间，降低感染的复发与二次感染，给予特尔津升白治疗；同时，为促进造血，给予益比奥治疗，严密监测血常规，待中性粒细胞数达到 $5.0×10^9$/L 时，停止给药。遵照上述会诊意见，予以皮下注射特尔津（200μg/次，一日一次）、益比奥（10 000 IU/次，隔日一次）治疗，每三日复查一次血常规，在此期间，患者体温维持在正常范围，无明显咳嗽咳痰。入院第 12 天，患者胸背部、下腹部、右上肢出现散在红斑、丘疹，部分融合成片，伴有瘙痒。请皮肤科会诊。

皮肤科医生意见：该患者于应用抗生素过程中突然发病，体温正常，皮疹部位瘙痒，皮疹颜色鲜艳，分布在全身多处，病毒相关检查为阴性，考虑皮疹为药疹的可能性大，建议口服依巴斯汀抗过敏治疗，外用炉甘石洗剂止痒。如病情允许，建议更换抗菌药物，避免继续使用可疑致敏药物。

依据上述会诊意见，给予口服依巴斯汀（10mg/次，一日两次），联合外用炉甘石洗剂涂抹皮疹部位。予以复查肺部 CT、血常规及 PCT。复查血常规示白细胞 $2.86×10^9$/L，中性粒细胞绝对值 $2.28×10^9$/L，血红蛋白 80g/L，血小板 $211.0×10^9$/L。PCT 0.14ng/ml。肺部 CT 示双肺炎症伴右肺下叶实变。与之前肺部 CT 对比，右肺下叶病变吸收不佳，考虑为痰液引流不畅所致，予以加强体位排痰。患者临床症状好转，中性粒细胞数较前升高，提示感染已得到一定控制，可简化治疗。根据皮疹出现的时间，与应用万古霉素时间相近，首先停用万古霉素，若皮疹未见消退，再停用泰能。根据之前血液内科会诊意见，停用特尔津及益比奥。

停用万古霉素后，患者体温正常，皮疹逐步消退，瘙痒感消失，继续应用亚胺培南/西司他丁钠（泰能）治疗。入院后第 2 周，患者再次出现发热，体温在 37.2～38.0℃。两日后，患者体温升至 39.0℃，查体双肺背部少量湿啰音。复查血常规示白细胞 $1.70×10^9$/L，中性粒细胞绝对值为 $1.23×10^9$/L，血红蛋白 76g/L，血小板 $232.0×10^9$/L，PCT 0.28ng/ml。从患者症状及血常规指标分析，反复发热原因与停用万古霉素有关，予以再次加用万古霉素静脉滴注，3 天后体温逐步降至正常，期间未出现新的皮疹。复查血常规示白细胞 $3.60×10^9$/L，中性粒细胞绝对值为 $2.0×10^9$/L，血红蛋白 80g/L，血小板 $190.0×10^9$/L，PCT 0.09ng/ml。

更换抗感染药物后，患者临床情况改善，白细胞数及中性粒细胞数略有改善，予以降阶梯治疗。该患者存在明确的致病菌——溶血性葡萄球菌，鉴于上述治疗经过，考虑该菌对万古霉素敏感，泰能对其无效，遂停用泰能，选用既能覆盖上述致病菌又能覆盖大多数革兰氏阴性杆菌的抗生素——哌拉西林钠他唑巴坦（4.5g/次，一日三次）静脉滴注。

入院后第 3 周，患者临床症状明显改善，复查肺部 CT 示双肺炎症。与上次肺部 CT 比较，右肺病变吸收缓慢，为促进炎症的吸收，予以小剂量的糖皮质激素（甲泼尼龙）（40mg/次，一日一次），同时予以抑酸药、钙片预防激素相关不良反应，期间患者无新增不适。入院后第 4 周，复查肺 CT 示双肺炎症。经与上次肺 CT 比较，右肺病变较前明显吸收，停用甲泼尼龙、抑酸药及钙片。

患者状态明显改善，根据眼科会诊意见，转入眼科病房行手术治疗，术前一日停用抗凝药物。转科时，患者一般状态尚可，神清，口唇无发绀，双肺呼吸音清，右下肺可闻及湿啰音，心脏及腹部查体未见明显异常。此后，于眼科行右眼后入路玻璃体切割术，手术过程顺利。术后转回呼吸内科，病情稳定，准予出院。

患者抗感染治疗已月余，肺部仍有炎症病灶，目前病情平稳，出院嘱咐患者继续抗感染巩固治疗一周，门诊定期复查血常规及肺 CT，以观察病灶吸收情况。在日常生活中，保持良好的生活习惯，避免熬夜劳累，避免受凉感冒，适当运动，营养饮食，增强自身的免疫力和抵抗力，避免呼吸道感染复发。如果出现肺炎相关的临床表现，应尽早到医院门诊随诊，及时评估患者病情。依据血管外科意见，继续口服抗凝药，一个月后门诊复查双下肢静脉彩超，服药期间若出现明显的视力下降，及时至眼科门诊进行眼底检查，以观察眼底出血情况。

二、总结分析

医院获得性肺炎是医院感染中发病率最高的一种疾病，诊断及治疗较为困难，病死率高。该患者于医院内住院期间发病，以发热为主要表现，肺部 CT 显示新出现的浸润影、实变影，基于以上几点，医院获得性肺炎诊断明确。治疗初期缺乏病原学结果，初始经验性治疗无效。在获得病原学结果后，针对已经明确的感染致病菌，制订相应的抗菌药物治疗方案，患者临床情况改善，治疗有效。该患者反复出现粒细胞减少及贫血，在排除血液系统疾病后，给予药物对症治疗。此外，该患者突然出现视网膜脱离，排除继发性病因后，及时转入眼科进行手术治疗，有效地改善了患者的预后。

该病例通过血液内科、眼科、血管外科、神经内科、微生物科、临床药学科等多科室协作，确保了患者预后良好。针对医院获得性肺炎患者实施 MDT 模式治疗，有利于整合医疗资源，加强科室间紧密协作，推动多学科交叉发展。

参 考 文 献

中华医学会呼吸病学分会. 1999. 医院获得性肺炎诊断和治疗指南（草案）. 中华结核和呼吸杂志, 22（4）: 201-203.

中华医学会呼吸病学分会感染学组. 2018. 中国成人医院获得性肺炎与呼吸机相关性肺炎诊断和治疗指南. 中华结核和呼吸杂志, 41（4）: 255-280.

中华医学会重症医学分会. 2013. 呼吸机相关性肺炎诊断、预防和治疗指南（2013）.中华内科杂志, 52（6）: 20.

American Thoracic Society，Infectious Diseases Society of America. 2005. Guidelines for the management of adults with hospital-acquired，ventilator-associated，and healthcare-associated pneumonia. Am J Respir Crit Care Med，171: 388-416.

Kalil A C，Metersky M L，Michael K，et al. 2016. Management of Adults With Hospital-acquired and Ventilator-associated Pneumonia: 2016 Clinical Practice Guidelines by the Infectious Diseases Society of America and the American Thoracic Society. Clinical Infectious Diseases，63（5）: e61-e111.

第七章　急性胰腺炎的多学科协作模式治疗

第一节　急性胰腺炎概述

急性胰腺炎（acute pancreatitis, AP）作为普外科最常见急腹症之一，其病因复杂，病情多变，极易与其他常见急腹症混淆，如何明确诊断并进行有效治疗为医生带来巨大挑战。随着生活水平提高、生活方式改变，AP 发病率呈现逐年升高的趋势。近年来对 APV 发病机制的研究不断加深，对其病因学有了更深刻的了解，在治疗方式等方面也取得了巨大的突破，其并发症发生率与死亡率明显下降，但其仍然对人们的生命健康构成相当大的威胁。此外，AP 的治疗需要消耗大量医疗资源，给患者及家属带来沉重的负担，如何有效治愈该病并降低治疗费用具有一定的卫生经济学意义。本章将从 AP 的流行病学特征着手，系统阐明该病特点、发病机制、病因及分型等，深入探讨 AP 的 MDT 治疗模式，为临床医生提供参考。

一、急性胰腺炎的概念及流行病学

（一）急性胰腺炎流行趋势

AP 的死亡率仍高达 20%~30%，不同地区及国家的发病率和疾病特点大不相同。目前国内关于急性胰腺炎病因学的大样本研究数据显示，AP 的年发病率约为 18.6 /10 万；其中，男性发病率显著高于女性，且随着年龄增加，其发病率也逐渐增高，不同年龄患者死亡率基本相同。从病因学角度来看，约有 55%患者发病与饮酒密切相关，而与胆道疾病相关者约为 27%。我国 AP 的主要病因是胆道系统疾病。目前认为国内胆道系统疾病与高脂血症分别位列 AP 病因的前两位，针对上述病因的预防与治疗，是目前 AP 诊治领域需要关注的热点与焦点。

（二）性别与年龄特征

在一些国家中，男性 AP 患者以酒精性 AP 为主，其可能与大量酗酒密切相关。对于胆源性 AP，男女的发病率并无差异；但对于酒精性 AP，男性发病率显著高于女性。有研究分析年龄与 AP 的关系，AP 平均的发病年龄是（53.7±20.3）岁，发病最高的年龄段是 61~70 岁。

（三）严重程度与死亡率

早期有效评估 AP 严重程度并采取行之有效的治疗策略对于改善预后具有重要临床意义。参照 2012 年《急性胰腺炎亚特兰大分类标准（修订版）》，重症急性胰腺炎（severe acute pancreatitis, SAP）的主要临床特征为合并脏器衰竭且持续 48h 以上。早期评估急性胰腺炎是否会发展为轻症或重症主要侧重于评估是否伴有持续48h以上的全身炎症反应综合征和初始治疗后的全身炎症反应是否改善。此外，众多国内外关于AP的诊治指南均推荐采用改良Marshall评分实现对脏器功能进行有效评估。总体来说，AP死亡率不足1%，但SAP死亡率仍较高，为20%～30%。

我国AP主要病因为胆道系统疾病，其总体死亡率约为11.8%，并且，无证据显示该病的死亡率与年龄呈正相关。影响我国AP病死率的因素主要包括以下两个方面：一方面对于AP的认识不断提高、早期诊断、液体复苏、并发症处理及后期感染处理技术的成熟，使得AP死亡率明显下降；另一方面部分SAP患者由于经济等原因放弃治疗，使得我国AP的实际死亡率高于统计结果。综上所述，为了进一步降低该病的死亡率，仍需进一步深入了解该病的病理生理学特征、发病机制及对于不同类型及时期的AP采取个体化治疗手段；另外，还需要考虑选择合适的时机处理SAP所致的感染、坏死等并发症，借助消化内镜、微创手术甚至外科手术等技术手段，解决早期出现的液体积聚、后期合并的感染坏死等。

（四）与急性胰腺炎严重程度相关的临床因素

1. 体重指数与血浆三酰甘油水平　肥胖是影响重症急性胆源性胰腺炎和酒精性胰腺炎预后的独立危险因素；此外，体重指数（body mass index，BMI）与AP患者住院时间及并发症发生率呈显著正相关。高三酰甘油血症为AP的重要诱因，其水平还与AP相关并发症的发生显著相关。因此，对于目前人们生活水平大幅提高的形势下，如何控制血脂水平，尤其是血浆三酰甘油水平，对于降低AP发生率具有一定意义。

2. 年龄与性别的影响　高龄已被证实与AP预后密切相关，对于SAP患者，年龄≥70岁是影响其预后的独立危险因素。而对于性别来说，约有19.7%男性和35.4%的女性确诊为胆源性胰腺炎，7.1%男性和2.1%女性诊断为酒精性胰腺炎。

3. 病因的影响　AP的病因在不同国家、不同地区各不相同。西班牙的一项研究显示，男性患者中，酒精性胰腺炎发病率约为96.8%；而在女性患者中，胆源性胰腺炎的发病率约为63.5%。瑞典一项研究报道，AP总体发病率为38.2/10万，最主要的类型则为酒精性AP。此外，随着新药的不断研发与应用，药物相关因素成为诱发AP的一个不可忽视的因素，其发生率为0.1%～2%。然而，药物相关胰腺炎以轻症胰腺炎为主。硫唑嘌呤、丙戊酸钠、氨基水杨酸盐、雌激素、胆碱酯酶抑制剂等被证实具有诱发AP的风险。肿瘤免疫治疗在多种难治性肿瘤中显示出良好的疗效，但已有研究发现部分免疫检查点抑制剂，如抗PD-1单抗等，具有诱发AP的风险。然而，药物诱导的胰腺炎一般并不随群体发病率的增加而变化。关于AP死亡率，其在各种类型之间并无显著差异，因此，影响AP预后的主要因素并不是疾病类型，而是其严重程度及并发症等。

4. 不同国家、地区和民族的影响　对于不同国家、地区，AP的病因略有差异，不同病因导致的AP预后存在差异。在欧洲地区，其北方地区AP发病率高于南方地区，从病因学来看，以酒精性AP为主；在中东地区，胆道系统结石所致的AP占首位。在亚洲地区，AP发病人群在不同族裔之间存在较大差异，酒精性AP是印度裔最主要的病因；而对于马来西亚裔与华裔，胆源性AP是其最主要的病因。总体来看，各国AP病因略有不同，但是不同病因对于疾病的死亡率影响差异不大，因此，从世界范围来看，不同国家和民族的 AP 发病率、死亡率基本相同。

二、急性胰腺炎的病因及发病机制

AP 是多种病因导致胰酶在胰腺内被激活后引起胰腺组织自身消化、水肿、出血甚至坏死的炎症反应。临床以急性上腹痛、恶心、呕吐、发热和血淀粉酶增高等为特点。AP 的发病机制主要包括胆道系统疾病如胆道系统结石，大量饮酒导致的腺泡细胞损伤，高脂血症所致的腺泡细胞破坏，以及其他少见或者不明原因所致等。其他被认为与该病相关的因素还包括肥胖、吸烟、特殊药物使用等。

（一）胆道系统疾病

1. 胆道系统结石　包括胆道微石症，尤其是胆总管结石是我国 AP 最常见的病因，占总数 40%～70%。已知的可能因素包括：①胆道结石通过壶腹时，引起壶腹部短暂的阻塞，胆汁顺势逆流进入胰管，进而激活胰酶导致腺泡细胞损伤。②由于细小的结石通过壶腹，继发壶腹部炎症、水肿，进而继发壶腹部阻塞，胆汁逆行进入胰管导致胰酶局部激活。

2. 胆道梗阻　常见引起胆道梗阻的主要原因包括胆道与壶腹肿瘤、胰腺肿瘤、胆道蛔虫病及壶腹周围憩室等。一方面，梗阻导致胆汁逆流、胰酶激活；另一方面，梗阻也会导致胰液排出不畅，胰管内高压。因此，对于 AP 患者，尤其怀疑可能有胆道系统肿瘤的患者，一定要完善检查，切忌漏诊。

3. 胆汁淤积　对于胆源性 AP 的患者，胆汁淤积或胆泥患者占总数 20%～40%。此类患者常伴有轻度肝功能异常，如胆红素或氨基转移酶一过性升高等。一项探讨胆囊功能与 AP 关系的研究发现 AP 患者的胆囊运动性强于无并发症状的胆囊结石患者；与有症状的胆囊结石患者相比，AP 患者更易出现胆汁淤积。此外，另有研究发现，胆源性急性胰腺炎患者的胆囊结石更容易产生且速度更快，其原因可能是该类患者胆汁中黏蛋白浓度较高。上述研究也为如何改善胆汁淤积、降低胆汁浓度从而达到减少 AP 复发率提供了一定的思路与方向。

（二）乙醇源性

对于不同国家与地区，酒精性 AP 的发病率各不相同。在美国酒精性 AP 占该病总数的 25%～35%，且很多患者长期酗酒最后发展成为慢性胰腺炎（chronic pancreatitis，CP）。有研究认为乙醇主要通过促进腺泡细胞合成酶释放进而增加消化酶和溶酶体酶合成，这些酶直接参与 AP 发生。乙醇上调胰腺组织中脂肪酶的含量、胰蛋白酶原和胰凝乳蛋白酶原水平；同时，增加溶酶体酶组织蛋白酶 B 水平，这些均与该病的发生有一定的相关性。关于酒精性 AP 与慢性胰腺炎的关系仍存在争议，乙醇已被明确证实为 CP 的最主要因素，但是酒精性 AP 是否存在转化为 CP 的可能仍不清楚。

（三）高三酰甘油血症

高三酰甘油血症（hypertriglyceridemia，HTG）与 AP 发生密切相关，且较低的三酰甘油水平也会导致 AP 发生。然而，当血浆三酰甘油水平＞11.3mmol/L 时，被认为是 AP 的极高危因素。根据中华医学会外科学分会胰腺外科学组制定的《急性胰腺炎诊治指南（2014

版）》，符合 AP 的诊断标准，同时伴有静脉乳糜血或血清三酰甘油＞11.3mmol/L，可诊断为高脂血症性急性胰腺炎（hyperlipidemic acute pancreatitis，HLAP）。

HLAP 占所有 AP 的 14%左右，但对于妊娠期女性，其发病率占 AP 的 56%。高三酰甘油血症诱导 AP 发生的主要原因在于：三酰甘油经胰脂肪酶分解为有毒的游离脂肪酸（free fatty acids，FFA），胰腺及胰周产生的大量 FFA，直接损伤胰腺的腺泡和血管内皮细胞，导致胰腺的局部缺血，毛细血管内皮细胞受损，诱导大量血小板聚集及血管收缩；同时，血液黏稠度增加，高浓度的乳糜微粒阻塞毛细血管，进一步加重腺泡细胞的炎症、水肿和坏死。HLAP 患者疾病的严重程度与血脂水平无相关性，其主要取决于 AP 本身的炎症反应及三酰甘油水解引起的脂毒性损伤。

HTG 与 AP 器官衰竭存在一定的联系。在一项关于 AP 患者的队列研究中，HTG 的 AP 患者与三酰甘油水平正常的患者相比，HTG 患者更容易出现持续性器官衰竭（40% vs. 17%）。目前认为，三酰甘油水平与 AP 的严重程度有一定的相关性。另外，HTG 程度决定了 AP 并发单个或多个器官衰竭及持续性全身炎症反应综合征的发生。因此，对于 HLAP 患者的治疗，首要任务是在短时间内迅速降低血脂水平，减少 HTG 对于胰腺的持续性损伤，进一步采取其他有效措施，控制 AP 进展。

（四）内镜逆行胰胆管造影术

内镜逆行胰胆管造影（endoscopic retrograde cholangiopancreatography，ERCP）广泛应用于胰腺与胆道疾病的诊断与治疗，然而，其主要并发症包括 AP、胆管炎、脓血症、出血和穿孔等。ERCP 术后急性胰腺炎（post-ERCP pancreatitis，PEP）是 ERCP 术后最严重也是最常见的并发症。PEP 可分为轻度、中度及重度。轻度：血清淀粉酶在手术后 24h 内至少 3 次均正常，需要入院或延长计划入院时间至 2～3 天。中度：需住院 4～10 天。重度：因出血性胰腺炎或假性囊肿，需住院 10 天以上，或需要经皮引流或手术等干预。

PEP 的主要机制：①胰腺括约肌或近端主胰导管的机械损伤。②胰导管系统的静水高压。③胰腺细菌的污染。此外，影响 PEP 发生的危险因素还包括医院相关因素，如培训不足、缺乏经验。这些因素能够相互叠加，PEP 发生率则上升至约为 40%。

（五）药物因素

药源性胰腺炎（drug-induced pancreatitis，DIP）一词最早出现在 20 世纪 50 年代，由于很多药物毒理作用不明，在早期该类 AP 诊断率较低，但随着药物毒理学研究的不断深入，越来越多的药物被发现可能导致 AP 的发生。DIP 的诊断标准：①符合 AP 诊断中的临床特征及影像学与血清学标准。②在用药期间出现 AP。③排除其他可能导致 AP 的病因。④服药后发病的时间与多数文献报告的潜伏期一致。⑤停药后 AP 症状缓解及胰酶水平下降。⑥再次使用怀疑的药物后症状复发（激发试验阳性）。

1. 引起 DIP 的药物证据等级分类　迄今为止，超过 260 种药物被证实与 AP 发生密切相关，根据用药后的潜伏期、病例数、激发试验及排除其他 AP 病因，Badalov 等将引发 DIP 的药物分为 4 类（Ⅰ～Ⅳ），其中Ⅰ类又分为Ⅰa 和Ⅰb 两个亚组。Ⅰa 类药物：至少有 1 个病例报告激发试验阳性，且排除了其他能够导致 AP 的病因。Ⅰb 类药物：至少有 1 个病例报告激发试验阳性，但不能排除其他可能因素。Ⅱ类药物：至少有 4 例临床报道，且这些病例的发病潜伏期一致（≥75%的病例一致）。Ⅲ类药物：至少有 2 个临床病例被报道，且病例之间没有一致的潜伏期，激发试验阴性。Ⅳ类药物：既往尚未报道过的药物，单个病例报道且激发试验阴性。

2. DIP 相关药物的作用机制 ①直接毒性作用：多数 DIP 是由药物本身的细胞毒性所致，药物通过抑制蛋白质的合成，最终导致胰腺腺泡细胞坏死。②过敏反应：某些药物如硫唑嘌呤等通过释放组胺等激活胰酶，导致胰腺充血、水肿而引发 DIP。③特异体质的药物反应：少数患者因对于某一类药物较为敏感，有可能直接导致 DIP 发生。④其他：其他少见原因包括药物引起的胰腺微循环障碍、胆系疾病和毒性代谢产物蓄积等，最终导致 DIP 发生。因此，在实际工作中，临床医生需要与临床药师紧密配合，注意识别可能导致 DIP 发生的药物；同时，还需要考虑到患者的个体因素，如年龄、性别、基础疾病等对 DIP 发生的影响。

3. DIP 相关药物 根据药物类型、作用机制等，将 DIP 相关药物分为以下几类：

（1）抗菌药物：①头孢曲松，可能导致胆汁淤积、胆结石形成，增加胆源性 AP 发生的风险。②大环内酯类抗生素，如红霉素，通过其促动力作用和诱发 Oddi 括约肌痉挛，导致胆汁反流至胰管激活胰酶引起 DIP。③异烟肼，是引起 DIP 的Ⅰa 类药物，其可导致 DIP 反复发作。④四环素类药物，如替加环素和米诺环素等，其机制尚未阐明。⑤磺胺类药物，如磺胺甲噁唑、柳氮磺吡啶等继发的过敏反应，增加了 DIP 发生的风险。

（2）糖皮质激素类：其引起药源性胰腺炎的发病机制目前尚不清楚。可能的机制包括：①糖皮质激素增加胰液黏稠度，导致胰管中大量固态物质形成，进而阻塞胰管，引起 DIP。②长期应用糖皮质激素导致脂质代谢异常，进而继发高脂血症，乳糜微粒导致胰酶激活，直接造成腺泡损害。

（3）抗肿瘤药：①L-门冬酰胺酶，最为常见，其主要通过直接毒性作用引发 DIP，发病率高达 7.5%。②硫唑嘌呤及其衍生物，如 6-巯嘌呤可引起出血坏死性胰腺炎，发生率约为 3.3%，可能的机制为药物的细胞毒性作用。③异环磷酰胺、紫杉醇、长春瑞滨、顺铂、阿糖胞苷等细胞毒性化疗药物这些药物均可引起 DIP，其机制尚不明确。④酪氨酸激酶抑制剂，有个案报道在应用帕唑帕尼治疗皮肤血管瘤时出现 DIP。⑤免疫检查点抑制剂，如抗 PD-1 单抗，有报道肺癌患者应用 PD-1 抑制剂时出现 DIP。

（4）利尿剂：其引起 DIP 的发生率为 7%～14%。相关药物主要包括：①呋塞米，根据 Badalov 分类，属于Ⅰa 类药物，呋塞米的药物毒性可直接引起腺泡细胞损伤，导致 DIP 发生。②噻嗪类，如氯噻嗪、氢氯噻嗪等诱发 DIP 十分常见；根据 Badalov 分类，应属于Ⅱ类和Ⅲ类药物，其可能的机制为噻嗪类药物所致的高钙血症和高脂血症；除此之外，氢氯噻嗪还能够继发甲状旁腺功能亢进症，其可能也与 DIP 发生有关。③其他利尿剂如氯噻酮、依他尼酸等。

（5）他汀类药物：既往研究已明确证实，他汀类药物（成分主要为羟甲基戊二酸辅酶 A 还原酶抑制剂）能够导致 DIP 发生，其机制可能与该药物对胰腺的直接毒性及相关的毒性代谢产物蓄积密切相关。

（6）血管紧张素转换酶抑制剂：目前已知能够引起 DIP 的血管紧张素转换酶抑制剂主要为贝那普利、卡托普利、依那普利、赖诺普利、喹那普利、雷米普利等。根据 Badalov 的分类方法，这些药物属于Ⅰa 类、Ⅲ类和Ⅳ类药物。

（7）非甾体抗炎药：主要包括乙酰水杨酸（阿司匹林）及其他非甾体抗炎药等。乙酰水杨酸可促进胰液分泌、增加胰管渗透性，导致 DIP 发生。而其他非甾体抗炎药，如布洛芬、塞来昔布、舒林酸、吲哚美辛、对乙酰氨基酚、吡罗昔康、甲氯芬那酸等，能够引起毛细胆管损伤、壶腹部乳头水肿、胆汁排泄受阻和继发胆管压力增加等，具有诱发 DIP 的风险。

（8）抗逆转录病毒药物：主要包括蛋白酶抑制剂和核苷逆转录酶抑制剂。根据 Badalov 分类，拉米夫定和奈非那韦属于 I b 类，去羟肌苷为 II 类，利托纳韦为IV类。抗逆转录病毒药物引起 AP 的机制可能包括以下三方面：①药物对胰腺的毒性。②病毒感染本身也可引起胰腺损伤。③蛋白酶抑制剂类药物可继发代谢紊乱，如胰岛素抵抗、高血糖和高三酰甘油血症等，增加了 DIP 发生的风险。

（9）氨基水杨酸类药物：此类药物主要包括美沙拉嗪（5-氨基水杨酸）、柳氮磺胺吡啶等。目前研究证实，该类药物导致 DIP 的发生率较高，其可能的致病原因主要为美沙拉嗪中的水杨酸成分。一方面，水杨酸通过与体内某些蛋白内分子结合，形成免疫复合物而引起过敏反应，最终造成胰腺组织损伤；另一方面，美沙拉嗪的胰腺毒性增加了 DIP 发生的风险。

（10）抗癫痫药物：通过细胞毒性导致胰腺细胞损伤。2000 年 FDA 在丙戊酸钠的使用说明书中补充了其能够导致 AP 风险的内容。

（11）口服避孕药及雌激素：口服避孕药（包括雌激素与孕激素）与 AP 密切相关。雌激素可能导致患者三酰甘油代谢异常，导致 DIP 发生。

（12）维生素 D 及钙制剂：已被证实能够引起 DIP，其可能的机制为维生素 D 或钙制剂导致高钙血症，大量钙盐在胰腺内沉积，形成类似结石样物质最终堵塞胰管，继发 DIP。

（13）抑酸药：主要包括质子泵抑制剂与组胺 H_2 受体拮抗剂等。1978 年 *Lancet* 杂志首次报道了西咪替丁可能引起 AP 的个案，随后有多个病例报道证明西咪替丁和雷尼替丁均可导致 DIP。因此，对于 AP 患者在抑酸治疗时，切忌选用西咪替丁。

（14）中药制剂：有报道，过量使用活血化瘀药物如地龙、水蛭等，易导致内脏多处出血及 DIP 发生。

（六）遗传因素

多数遗传性胰腺炎是由 *PRSS1* 基因（丝氨酸蛋白酶 1 基因）突变导致。该病呈常染色体显性遗传，在儿童和成人中均可引发急性复发性和慢性胰腺炎。其他病例是由 *SPINK1* 基因（丝氨酸蛋白酶抑制剂 *Kazal 1* 型基因）或其他基因突变导致，有时是由多个遗传因素所致。

AP 主要包括三种不同的遗传模式，患者常可伴有胰腺炎的家族史。①常染色体显性胰腺炎：患者 7q35 的染色体上丝氨酸蛋白酶 1 基因存在突变，该基因能够编码胰蛋白酶-1（阳离子胰蛋白酶原），进而参与 AP 的发生。②常染色体隐性胰腺炎：主要与合并胰腺囊性纤维化的慢性胰腺炎关系最为密切，丝氨酸蛋白酶抑制剂 *Kazal 1* 型基因，又称胰腺分泌胰蛋白酶抑制剂基因，该基因的突变主要以常染色体隐性遗传的形式存在。③复杂的遗传性胰腺炎：对于此类型胰腺炎，多个家庭或者家族成员常患有与遗传和环境因素相关的复发性急性或慢性胰腺炎，患者常伴有杂合 *SPINK1* 基因突变。对于临床中无明显诱因的反复发作的 AP，可以考虑通过特定基因的测序寻找其可能的突变，为疾病的明确诊断提供方向。

（七）其他罕见的原因

1. 感染和毒素　AP 与以下 4 种感染性疾病密切相关。①病毒感染：病毒性腮腺炎、柯萨奇病毒感染、乙型肝炎病毒感染等。②细菌感染：军团菌及沙门菌感染等。③真菌感染：曲霉菌感染等。④寄生虫感染：弓形虫、隐孢子虫、蛔虫。

2. 高钙血症　血浆钙离子水平被认为是评估 AP 严重程度的主要预测指标。血浆大量钙离子导致的结石在胰管内沉积，进而导致胰管阻塞及 AP 发生；钙离子还能够促进胰蛋白酶原转化为胰蛋白酶，进一步触发 AP 的级联反应。

3. 血管性疾病　胰腺组织缺血是临床上急性胰腺炎的少见病因，能够引起 AP 的缺血性疾病主要包括：血管炎（如系统性红斑狼疮和结节性大动脉炎）、动脉粥样硬化、术中低血压及失血性休克等。在心脏压塞引起的心源性休克猪模型中发现，胰腺血管痉挛是导致胰腺缺血的最主要原因，其能够显著增加 AP 的发病率。

术前肾功能不全、术后低血压和围术期应用氯化钙等是导致 AP 发生的重要因素。与肾脏类似，胰腺极易发生缺血性坏死，其可表现为长时间的高淀粉酶血症，极少患者出现 AP 的症状与体征。对于低血糖休克后死亡的患者进行尸检显示，对不伴有急性肾小管坏死的患者，胰腺损伤的发生率约为 9%，而伴有肾小管坏死的患者，AP 发生率约为 50%。另外，在因非低血糖性休克死亡的患者中，12% 患者虽然未合并急性肾小管坏死，但是可出现严重的胰腺损伤，而对于伴有急性肾小管坏死患者，35% 的患者则出现胰腺缺血性损伤。此外，目前研究认为由组织缺血导致的 AP（包括胆源性、酒精性 AP 等），其缺血程度与组织坏死水平显著相关。

4. 解剖或生理性胰腺异常　胆总管囊肿可能诱发 AP 发生，其原因可能与共同通道的异常（胰、胆管畸形）导致胰管高压力有关。其他胆道或胰腺内部解剖结构异常，如胆管畸形、壶腹憩室和环状胰腺等，其所致的壶腹部机械性梗阻增加了 AP 发生风险。

5. 特发性　在 25%～30% 的 AP 患者中，无法通过病史、实验室检查和影像学检查等确定 AP 的病因。借助磁共振成像/磁共振胰胆管造影术、内镜超声检查、内镜逆行胰胆管造影术、微胆结石胆汁分析和 Oddi 括约肌测压分析等一系列技术，最终发现有 15%～25% 的 AP 属于特发性 AP。

6. 胰腺肿瘤　胰腺癌可诱发 AP 发生，其发生率低于 3%。对于确诊 AP 的患者，仍需排除胰腺肿瘤的相关风险，避免漏诊、误诊。胰腺肿瘤继发 AP 的主要原因包括：①肿瘤导致的胰管阻塞使胰液排出受阻。②肿瘤快速生长导致胰腺局部出现坏死。③当患者合并高脂血症、胆囊结石及饮酒病因时，可诱发 AP。最新研究认为，免疫细胞激活、胰腺腺泡细胞自噬等均为 AP、CP 及胰腺癌的危险因素。Andersen 等认为"胰腺炎、糖尿病、胰腺癌"相互影响，最终发生胰腺癌。深入探讨胰腺炎、糖尿病及胰腺癌三者之间的内在联系，并阐明其可能的相互调控机制，可为早期诊断胰腺癌及合并 AP 的胰腺癌的诊断提供参考。

7. 甲状旁腺功能亢进　AP 是原发性甲状旁腺功能亢进（甲旁亢）最重要的并发症之一。"无症状"的甲旁亢患者甲状旁腺功能亢进程度轻，其轻重程度与 AP 轻重的关系尚不明确。甲旁亢并发 AP 的主要机制包括：①高钙血症导致胰管内形成结石，阻塞胰管。②高钙血症激活胰蛋白酶，进而引起胰酶对胰腺自身的消化。③甲旁亢发生时，甲状旁腺分泌大量甲状旁腺素等对胰腺产生毒性作用。饮酒是 AP 的重要病因，对于原发性甲旁亢并发胰腺炎患者，饮酒增加其罹患 AP 的风险。综上所述，甲旁亢并发 AP 可能是多个因素的叠加作用。

8. 妊娠期脂肪肝　妊娠期合并 AP 在临床中较为常见，其发病率为 1/3000～1/1000，主要原因与非妊娠期 AP 的病因极为相似。其可能的机制主要包括以下几方面：①妊娠期雌激素水平升高，继而导致血脂升高。②妊娠期孕激素水平增加，导致脂肪酶与胰蛋白酶水平升高，进而导致 Oddi 括约肌痉挛和胰管压力升高。③免疫因素。

9. 产后 AP　产后 AP 可能与下列 3 种因素有关。①饮食：一般认为高蛋白饮食、高脂饮食，以及暴饮、暴食等均可引起该病。②疼痛：分娩时宫缩引起的剧烈疼痛造成自主神经功能紊乱，诱发 Oddi 括约肌痉挛，胰液排出不畅，导致 AP 发生。③免疫反应：分娩时胎盘血液中的某种抗原进入母体，形成抗原-抗体复合物，该复合物能够作用于胰腺血管及组织引起免疫反应，进而导致 AP 发生。

三、急性胰腺炎的临床表现及辅助检查

AP 具有众多表现，主要包括腹痛、腹胀、恶心、呕吐等；主要的临床体征包括腹部压痛、反跳痛及肌紧张等。目前，AP 的诊断主要依赖于两方面：①实验室检查，如血、尿淀粉酶等。②影像学手段，如增强 CT 等。此外，仍要借助多种诊断方式，共同探寻 AP 的潜在病因，寻找最佳治疗策略。

（一）急性胰腺炎的临床表现

AP 主要表现为持续性上腹部疼痛，对于部分患者，腹痛可能局限在右上腹，或者左上腹及向其他部位放射。对于胆源性胰腺炎，疼痛容易定位且发作较快；而对于遗传、代谢或乙醇原因导致的 AP 患者中，疼痛一般不是突然发生的，并且疼痛可能难以局限。

1. 临床症状　包括腹痛、恶心、呕吐、发热、低血压及休克等。

（1）腹痛：上腹部痛，以腹正中或左上腹最为常见。胰腺的大量炎症物质渗出导致腹膜炎，造成下腹部或者全腹疼痛。

（2）恶心、呕吐：90%患者发病时即伴有恶心、呕吐，呕吐频率较高，可持续数小时，呕吐物多为胃内容物、胆汁或咖啡样液体，呕吐后腹痛无明显缓解。呕吐可能为炎症对胃后壁的刺激所致，也可能由肠道胀气、麻痹性肠梗阻或急性弥漫性腹膜炎所致。

（3）发热：AP、胰腺坏死组织继发细菌或真菌感染常引起发热，发热且同时伴有黄疸者，多考虑为胆源性胰腺炎。一般来说，发热与 AP 严重程度有一定的关系，轻症 AP 仅有轻度发热，一般持续3～5 日，SAP 一般发热温度较高且持续不退。

（4）低血压及休克：SAP 常发生低血压或休克，患者表现为烦躁不安、皮肤苍白、湿冷及脉搏细弱。SAP 所致休克主要原因为有效循环血量不足，主要由以下因素引起：①炎症所致的血管通透性增加，血浆大量渗出。②频繁呕吐导致大量体液与电解质丢失。③血中缓激肽水平增加，引起血管扩张和血管通透性增加。④炎症或应激并发消化道出血。

2. 体征　AP 体征与病情的严重程度呈正相关，轻症 AP 腹部体征较轻，往往与腹痛主

诉一致。而对于 SAP 患者，几乎所有患者存在腹部压痛、肌紧张，以及显著的腹胀、肠鸣音减弱或消失。当患者合并 AP 时，则伴有全腹压痛、反跳痛，而胰腺实质或者胰周出现大片坏死伴有炎性液体渗出时，则可能出现移动性浊音。除此之外，当炎症所致的胰头肿大压迫胆总管时，可造成暂时性的黄疸，如果黄疸持续不退且颜色逐渐加深，则提示可能存在胆总管或壶腹部结石嵌顿的可能。

3. 相关并发症　包括局部并发症和全身并发症。

（1）局部并发症主要有胰周液体积聚、胰腺感染性液体积聚等。①胰周液体积聚：多发生在 AP 早期，一般发病 2 周后即可出现，影像学检查提示胰腺周围可有大量液性暗区，患者可由于压迫等出现腹胀等临床表现，少量积聚的液体可以自行吸收；但是当液体量较大时，则需要采取外科措施进行干预，如果积聚在胰腺周围的液体无法有效排出或者吸收，后期则会形成感染或者包裹。②胰腺感染性液体积聚：多发生在 AP 的 4 周后。脓肿多在胰腺液化、坏死或假性囊肿基础上发生，较胰腺坏死感染发生迟。感染的组织一般边界不清、影像学表现为混杂密度及散在气泡。患者可出现反复高热、白细胞持续升高、腹痛加重和高淀粉酶血症，同时腹腔引流液培养可发现细菌。③胰腺假性囊肿：AP 远期并发症，主要发生在 AP 并发感染坏死的患者，此外，胰腺外伤、CP 等患者也可能出现。④胰腺坏死感染：20%～50% 胰腺坏死并发感染，影像学表现为混杂密度，其中可见气泡，此并发症主要在发病 2 周后出现，当患者确诊为 SAP 时，如果发现该并发症，则需及时采取有效措施控制其进展。

（2）全身并发症主要有急性呼吸窘迫综合征、急性肾衰竭等。①急性呼吸窘迫综合征：表现为突发的进行性呼吸窘迫，发绀、烦躁、大汗等严重低氧血症症状，吸氧无法缓解。②急性肾衰竭：SAP 患者并发急性肾衰竭的死亡率高达 80%。患者早期表现为少尿、蛋白尿、血尿或管型尿，血尿素氮呈进行性增高。随着病情进展，患者可迅速进展为急性肾衰竭，主要由低血容量及微循环障碍致肾脏灌注不足。③心律失常和心力衰竭：SAP 常并发心包积液、心律失常与心力衰竭。④消化道出血：主要包括上消化道出血和下消化道出血。⑤水电解质、酸碱平衡紊乱：AP 早期可出现不同程度的脱水，对于频繁呕吐者，可有代谢性碱中毒；SAP 多有明显脱水和代谢性酸中毒。30%～50% SAP 患者伴有低钙血症，为大量脂肪坏死分解出的脂肪酸与钙结合成脂肪酸钙，以及甲状腺分泌降钙素所致。⑥败血症：当胰腺局部感染扩散至全身时，表现为全身感染的症状或者形成败血症。⑦高血糖：AP 导致的胰岛细胞损伤、胰高糖素释放，部分患者可出现暂时性高血糖，少部分可出现糖尿病酮症酸中毒或高渗性昏迷。⑧凝血异常：SAP 患者血液呈高凝状态，极易发生血栓，造成循环障碍，同时，也可因炎症导致弥散性血管内凝血。⑨中枢神经系统异常：SAP 患者可出现定向障碍、躁狂伴有幻觉和妄想、昏迷。起病早期可出现意识障碍，为胰性脑病，后期可出现迟发性意识障碍，主要原因为长时间禁食造成维生素 B 族缺乏，丙酮酸脱氢酶活性下降，从而导致大脑功能受损。

（二）急性胰腺炎的辅助检查

1. 实验室检查　主要包括淀粉酶、脂肪酶等。

（1）淀粉酶：包括血淀粉酶和尿淀粉酶，淀粉酶是诊断 AP 最常用指标。因为血清淀粉酶 55%～60% 来源于唾液腺，所以检测胰淀粉酶可以提高诊断率，其敏感性约为 92%，特异性约为 92%。由于检测方便、价格低廉，其可作为首选方式。

（2）血清脂肪酶：通常在起病 24h 内开始升高，持续时间较长，达 7～10 天。一般来讲，超过正常值上限 3 倍才有诊断意义，其敏感性与特异性与淀粉酶基本相同，当血清淀粉酶水平降至正常，或其他原因导致的血清淀粉酶水平增高时，脂肪酶则有一定的互补作用。

（3）其他标志物：其他血清标志物，如胰腺相关蛋白（PAP）、降钙素原（PCT）、胰腺特异蛋白（PSP）和尿胰蛋白酶原活性肽（TAP）等，可以在 AP 时增高；有些血清非特异性标志物对 AP 的病情判断有一定的价值。

（4）血生化检查：白细胞水平升高、中性粒细胞核左移；体液丢失可致血细胞比容增高；空腹血糖升高，AP 患者在发病 48～72h 内伴有空腹血糖升高和相对低胰岛素血症。随着炎症的逐渐恢复，其变化可逐渐好转，恢复到正常水平大约需要 15 天。

2. 影像学检查

（1）腹部 X 线：可排除胃肠穿孔、肠梗阻等急腹症，同时为 AP 诊断提供间接证据。

（2）胸部 X 线：可发现肺部炎症、胸腔积液、肺不张及心力衰竭等。

（3）彩色多普勒超声检查：腹部彩超作为常规初筛检查，可在入院 24h 内进行。主要能够发现：①胰腺肿大，弥漫性胰腺低回声。②胰腺钙化、胰管扩张。③胆囊结石、胆管扩张。④腹水。⑤胰腺坏死或假性囊肿。彩超检查受肠胀气影响大，诊断价值有限。

（4）CT 扫描：CT 作为 AP 诊断和鉴别诊断、病情严重程度评估的最重要检查，可发现胰腺肿大、边缘不规则、胰腺内或者周围低密度区炎症改变、胰周液体积聚，甚至有"气泡征"出现。CT 检查受肠道脂肪和气体影响较小且分辨率较好。

（5）MRI 与磁共振胰胆管成像（MRCP）：MRI 作为更敏感的扫描手段，可有效分辨出不同软组织，虽无法对结石进行直接显示，但对于胰腺周围渗液、胰腺形态改变等具有更高的敏感性且无其他损伤。

四、急性胰腺炎的诊断及相关分级分期

1992 年，国际急性胰腺炎专题研讨会在美国亚特兰大召开，并制定了 AP 的分类及诊断标准，20 年来，该标准被广泛应用于 AP 的诊治中，其在疾病的定义、严重程度评估及治疗等方面显示出独特的优越性。如今，随着临床医生对 AP 病理生理学特点的深入认识，以及对器官衰竭处理手段的提高，加上液体复苏与 ICU 辅助治疗等多学科综合理念的普及，使得 AP 尤其是 SAP 的治疗变得更加精准化，SAP 患者的预后也有了显著提高。在临床工作中，医务人员逐步认识到"亚特兰大标准"在 AP 严重程度与器官衰竭评估中存在的不足，同时，其在评估相关并发症，如胰周液体积聚等方面存在较多不完善之处。2012 年，国际胰腺病协会完成了一项针对全球胰腺疾病专家的网络调查，根据调查结果，制订了全新的 AP 的诊治草案，经过来自 11 个国家专家的三轮修订，2012 年《急性胰腺炎亚特兰大分类标准（修订版）》产生。"修订版"在延续《急性胰腺炎亚特兰大分类标准》精髓的基础上，也在以下几个方面予以革新：①将 AP 分为间质水肿性和坏死性。②按严重程度分为三类，并制定相应的评估指标。③根据病程，分为早期和晚期。④重新定义了 AP 的局部并发症与全身并发症。⑤着重强调全身炎症反应综合征与器官衰竭在评估 AP 严重程度及患者预后中的临床价值。"修订版"的意义在于，系统阐释了 AP 诊治的全新理

念,强化了其在对于疾病严重程度评估及治疗方式选择等方面的优势,同时也为胰腺外科、消化内科、介入科、影像学科、重症医学科及病理科等多个学科之间的交流协作,提高疾病的诊治水平搭建了一个共同的平台。

(一)急性胰腺炎的诊断

AP 的诊断应满足以下标准中 2 条或以上:①腹痛,AP 多以急性起病,80%~85%患者可出现腹痛症状,疼痛以上腹部为主,常伴有肩、背部等放射痛。②血清淀粉酶或脂肪酶活性升高,一般来说其水平大于参考值上限三倍具有参考意义。③CT 或增强 CT 异常,也有学者建议采用磁共振或彩色多普勒超声辅助该病的诊断。但无论从诊断的准确性,还是操作的实用性、简便性及经济性来说,CT 均表现出其无可替代的优势。

(二)急性胰腺炎的分类

基于 AP 影像学表现,主要将其分为两大类,即间质水肿性胰腺炎和坏死性胰腺炎。

1. 间质水肿性胰腺炎　多出现在发病 1 周以内,主要病理学改变为胰腺实质和胰周组织的急性炎症,此时胰腺常伴有弥漫性肿胀,但无坏死组织形成。增强 CT 主要表现为胰腺间质的均匀强化,当炎症累及胰周脂肪时,胰腺边缘可呈现为毛糙或模糊,部分患者伴有胰周液体积聚。

2. 坏死性胰腺炎　多表现为胰腺实质或胰周组织坏死,单纯胰腺或胰周组织坏死者较少见,坏死组织可呈液性或含固体成分。坏死性胰腺炎分为无菌性和感染性,无菌性坏死多出现在起病初期,而感染性坏死多出现在 1 周后。胰腺灌注损伤主要在发病前 4 天。早期行胰腺增强 CT 对于判断坏死部位具有重要意义。

(三)急性胰腺炎的分期

AP 的病情变化具有动态性,其在起病的初期和后期分别有两个死亡率高峰。

1. 早期　一般指发病 1 周内,AP 早期的病理学变化主要表现为大量细胞因子瀑布式释放,胰腺或胰周炎性水肿、出血,形成液化或坏死,甚至出现全身炎症反应综合征。早期阶段,主要依靠器官衰竭的持续时间(以 48h 为界限)评估急性胰腺炎严重程度,如器官衰竭持续时间<48h,称为短暂性器官衰竭;如持续时间>48h,则称为持续性器官衰竭。当多个器官同时或序贯性出现衰竭时,称为多器官衰竭。

2. 后期　指发病 1 周持续到数周甚至数月。一般为发生全身炎症反应综合征或局部并发症的患者,常见于中度重症胰腺炎或 SAP 患者。局部并发症的评估主要依赖影像学检查,但胰腺及其周围组织的形态学改变与器官衰竭程度及 AP 的严重程度不成正比。有学者认为,早期全身炎症反应综合征是可逆的,应早期采取有效措施遏制其进入后期,但抗炎反应综合征可能加重感染风险,因此,需要权衡利弊,避免对患者造成更大影响。

(四)急性胰腺炎严重程度分级

2012 年《急性联腺炎亚特兰大分类标准(修订版)》提出评估 AP 严重程度的主要因素包括:短暂性器官衰竭、持续性器官衰竭及局部或全身并发症。因此,将 AP 严重程度分为三级,即轻症急性胰腺炎(mild acute pancreatitis,MAP)、中等重症急性胰腺炎(moderate severe acute pancreatitis，MSAP）和重症急性胰腺炎（severe acute pancreatitis，SAP）。

1. 轻症急性胰腺炎　表现为既无器官衰竭，也无局部并发症或全身并发症，此类患者一般早期即可痊愈，死亡率低。

2. 中等重症急性胰腺炎　可有短暂性器官衰竭，或局部并发症、全身并发症，患者可有腹痛、腹胀、发热等症状，白细胞及淀粉酶水平升高，死亡率远低于重症急性胰腺炎。

3. 重症急性胰腺炎　通常表现为持续性器官衰竭，早期由于炎症因子大量释放产生全身炎症反应综合征，继而引发全身器官衰竭。持续性器官衰竭常累及一个或多个器官，并伴有局部并发症，死亡率为 36%～50%，当合并感染性坏死时，死亡率则更高（表 7-1）。

表 7-1　急性胰腺炎严重程度的评估

临床表现	轻症	中等重症	重症
器官衰竭	无	短暂性	持续性（单个或多个）
局部或全身并发症	无	或（和）有	有/无

注：全身并发症特指与急性胰腺炎有关的基础共存疾病（冠状动脉疾病或慢性肺部疾病）加重。

MAP 一般无器官衰竭，入院 24h 内出现器官衰竭时，由于无法证实其为短暂性还是持续性，因此难以通过该标准评估病情的严重程度。如起病 48h 内，器官衰竭得以纠正，则被认为是 MSAP，否则属于 SAP 范畴。另外，评估 AP 严重程度，可依据患者在 24h、48h 和 7 天三个时间点的病情辅以影像学变化，进行综合判断。

（五）急性胰腺炎的并发症

AP 并发症主要包括局部并发症和全身并发症，其中以全身并发症对预后影响最大。

1. 全身并发症　主要包括器官衰竭、全身炎症反应综合征、全身感染、腹腔内高压或腹腔间室综合征、胰性脑病，其中以器官衰竭最为突出。

AP 严重程度主要取决于器官衰竭的出现及持续时间（是否超过 48h）。器官衰竭以呼吸衰竭、循环衰竭和肾衰竭为主。依据 Marshall 评分系统，三项中任何一个评分≥2 分则可认为存在器官衰竭。Marshall 标准修订版对 AP 严重程度的评估更加简便和客观且优于 SOFA 评分，具有较高的重复性和实用性（表 7-2）。

表 7-2　Marshall 标准修订版

器官	评分				
	0	1	2	3	4
呼吸系统：氧合指数（mmHg）	>400	301～400	201～300	101～200	≤101
肾脏：血清肌酐（mg/dl）	≤1.4	1.4～1.8	1.9～3.6	3.6～4.9	>4.9
心血管系统：收缩压（mmHg）	>90	<90	<90	<90	<90
		补液后可纠正	补液不能纠正	pH<7.3	pH<7.2

注：评分≥2 分提示器官衰竭，持续时间<48h 指短暂衰竭，≥48h 指持续衰竭。

2. 局部并发症　随着 AP 病理生理学研究的深入，人们开始逐步认识到胰周液体积聚与胰腺感染坏死形成的固体或液体成分积聚在胰周是截然不同的两种病理形态。因此，根据 2012 年《急性胰腺炎亚特兰大分类标准（修订版）》制订的局部并发症的定义，主要将其分为急性胰周液体积聚（acute peripancreatic fluid collection，APFC）、胰腺假性囊肿（pancreatic pseudocyst，PPC）、急性坏死性液体积聚（acute necrotic pancreatitis，ANC）和包裹性坏死（walled-off necrosis，WON）等。

此外，AP 其他局部并发症还包括消化功能紊乱、脾静脉或门静脉血栓、结肠坏死等。当患者出现持续性或复发性腹痛、血清淀粉酶急剧升高、器官功能紊乱及脓毒血症时高度警惕局部并发症的发生。

（六）急性胰腺炎严重程度预测

1. 临床评估　包括评估患者年龄、肥胖与否、是否出现器官衰竭等。

（1）年龄：是影响预后的重要因素，不同研究中对于年龄的截止值并不相同。

（2）肥胖：BMI＞30 kg/m^2 是影响 SAP 预后的独立危险因素。

（3）器官衰竭：持续性器官衰竭是影响住院时间和死亡率的重要指标。持续性器官衰竭还可用于系统评价持续性器官衰竭和预测感染性胰腺坏死。此外，血尿素氮、降钙素原等可用于预测 SAP 患者入院 48h 后是否发生持续性器官衰竭。

2. 实验室检测和影像学检查

（1）血细胞比容：AP 导致毛细血管通透性增加，血液出现浓缩和血细胞比容增加。目前研究认为，入院 24h 内的正常或低血细胞比容提示患者预后较好。

（2）C-反应蛋白：C-反应蛋白水平高于 150mg/L 可用于评估 SAP 严重程度及预示合并感染性坏死的风险，目前，推荐应用 C-反应蛋白预测 AP 的严重程度。

（3）血尿素氮：连续血尿素氮（blood urea nitrogen，BUN）水平是预测 AP 死亡率的重要指标。

（4）血清肌酐：发病 48h 内血清肌酐水平升高可用于预测胰腺感染性坏死的发生。

（5）其他血清标志物：其他可用于评估 AP 严重程度的标志物包括尿胰蛋白酶原激活肽、降钙素原、多形核弹性蛋白酶、胰腺相关蛋白、血小板活化因子、白介素-6、肿瘤坏死因子-α（TNF-α）及血管生成素-2 等。

（6）CT 扫描：CT 或增强 CT 不仅可以明确诊断 AP，还可用于评估胰腺坏死程度。

（7）MRI 和 MRCP：MRI 和 MRCP 越来越多地用于诊断 AP 并评估其严重程度。MRI在评估胰腺坏死和液体积聚方面与 CT 效果一致。

（七）急性胰腺炎严重程度评分系统

目前已有多个评分系统应用在 AP 严重程度评估中，但是每种评分系统均具有其局限性，有些评分系统缺乏敏感性和特异性。此外，一些评分系统因具有有创性，应用价值有限。

1. Ranson 评分　是最早的评分系统之一，其主要包括 11 个因素。其中 5 个因素需要在入院时评估，6 个因素需要在起病 48h 内评估。当评分＜3 分时，死亡率为 0～3%，当评分在 3～6 分时，死亡率为 11%～15%，当评分≥6 分时，死亡率为 40%。目前研究认为，Ranson 评分是严重程度的预测因子，见表 7-3。

2. APACHE Ⅱ评分　最初是为重症监护室的危重患者开发的，目前广泛应用于 AP 的严重程度评估，主要包含 14 项指标。研究表明，评分＜8 分时，死亡率低于 4%，评分＞8

分时死亡率升高至 11%～18%。APACHE Ⅱ评分的局限性在于其操作烦琐，难以区分间质水肿性与坏死性胰腺炎，也无法区分无菌性和感染性坏死；另外，其在起病 24h 内的预测性较差。在一项研究中发现，与常规 APACHE Ⅱ评分相比，APACHE O 评分为在 APACHE Ⅱ评分中增加了 BMI 评分，当 BMI>25～30kg/m^2 时加 1 分，当 BMI>30kg/m^2 时加 2 分，该方式大大提高了对 SAP 严重程度的预测能力。Ranson、APACHE Ⅱ评分标准见表 7-3。

表 7-3　Ranson、APACHE Ⅱ评分标准

评分指标	Ranson（入院时至入院48h）	APACHE Ⅱ（入院时及后续每日）
年龄（岁）	>55	+
白细胞（1×10^9/L）	>16	+
血糖（mmol/L）	>11.1	
AST（U/L）	>250	
LDH（U/L）	>350	
尿素氮（mmol/L）	升高>1.8	满足肾衰竭标准
血钙（mmol/L）	<2	
血清白蛋白		
PaO$_2$（mmHg）	<60	≤60
碱剩余（mmol/L）	>4	动脉 pH
估计失液量（ml）	>6000	—*
血细胞比容	下降>0.1	+
血钠		+
血钾		+
体温		+
平均动脉压（mmHg）		<90（休克）
心率		+
呼吸频率		+
GCS 评分		+
指标数目	11	14
SAP 诊断界限	≥3 项	≥8 项

注：AST 为天冬氨酸氨基转移酶；LDH 为乳酸脱氢酶；+（0～4，正常到异常）；APACHE Ⅱ评分满分 71 分；*估计失液量不单独作为 APACHE Ⅱ 评分的指标，但因其与器官功能衰竭密切相关，故需要考虑其作为评估器官功能衰竭的关键参考因素。

3. 床旁急性胰腺炎严重度评分（bedside index for severity in acute pancreatitis，BISAP）　可以用来评估 AP 的严重程度，根据住院死亡风险的不同，确定了 5 个预测住院病死率的变量：血尿素氮、意识障碍、全身炎症反应综合征、年龄、胸腔积液，根据这 5 个变量的首字母命名为 BISAP 评分，并规定 BISAP 评分≥3 分则可诊断 SAP，见表 7-4。Georgios 等对 BISAP、Ranson、APACHE Ⅱ及 CT 严重指数（CTSI）评分进行对比，发现 BISAP 评估预测的价值与其他评分相似，其最大优点在于简便易行，5 项变量中唯一的主观性指标即 GCS 评分，只要出现定向力下降或其他精神行为异常即为阳性。另外，可以在病程中多次利用 BISAP，动态监测病情变化。

4. 指南推荐　①2013 年国际胰腺病协会（IAP）/美国胰腺协会（APA）发布的《急性胰腺炎治疗的循证性指南》推荐采用全身炎症反应综合征预测入院时的严重程度。入院时，

建议采用三维方法预测 AP 的严重程度，即结合患者危险因素（如年龄、并发症及 BMI）、临床危险分层和初始治疗反应的结果（如血尿素氮、肌酐等）。②2013 年美国胃肠病学会发布的《急性胰腺炎治疗指南》推荐用于评估 AP 严重程度的临床指标包括：年龄＞55 岁、BMI＞30 kg/m^2、心理状态、其他合并症及存在全身炎症反应综合征。当存在以下特征中的两条时即可诊断为 SAP：脉搏＞90 次/分、呼吸＞20 次/分或 $PaCO_2$＜32mmHg、体温＞38℃或＜36℃、白细胞计数＞$1.2×10^9$/L 或＜$4.0×10^9$/L 或未成熟中性粒细胞比例＞10%；实验室检查发现，血尿素氮＞20 mg/dl、血细胞比容＞44%、肌酐水平升高；影像学表现，胸腔积液、肺部炎症浸润、胰周液体积聚、器官衰竭和（或）胰腺坏死。

表 7-4 床旁急性胰腺炎严重度评分

指标	标准
血尿素氮（1 分）	＞25 mg/dl
意识障碍（1 分）	GCS 评分＜15 分
全身炎症反应综合征（1 分）	体温＜36 ℃或＞38 ℃
	呼吸频率＞20 次/分或 $PaCO_2$＜32 mm Hg
	脉搏＞90 次/分
	白细胞＜$4×10^9$/L 或＞$12×10^9$/L 或杆状核＞10%
年龄（1 分）	＞60 岁
胸腔积液（1 分）	影像学检查可见胸腔积液

2012 年《急性胰腺炎亚特兰大分类标准（修订版）》对临床医师认识 AP 的病程演进、病情变化的多样性及严重程度的评估具有重要意义，尤其在急性液体积聚及感染坏死性液体积聚等诊治方面，其显示出巨大的优越性。在发病早期，全身炎症反应综合征和器官衰竭被认为是判断 AP 严重程度、评估其预后的风向标。明确诊断 AP 并发症，进行有针对性的治疗并联合多学科手段，进一步提高其治疗效果。

五、急性胰腺炎的治疗

（一）微创介入治疗

1. 经皮穿刺置管引流术 1998 年，Freeny 等首次应用 CT 引导下经皮穿刺置管引流（percutaneous catheter drainage，PCD）治疗急性坏死性胰腺炎继发的腹腔感染，该研究发现 PCD 能够降低患者死亡率。PCD 是在 CT 或彩色超声引导下，经皮穿刺置入 12～14F 引流管，达到将胰腺感染性液体及胰周坏死组织引流的目的，该方式可使部分患者免于外科手术。PCD 穿刺路径包括经腹腔途径和经腹膜后途径，其中经腹膜后途径一般从肾前筋膜的前方、结肠后和（或）十二指肠后方进针，可降低腹腔感染、胃肠道损伤的概率。总体上讲，PCD 具有定位准确、创伤小、并发症少的优点，可作为危重患者向手术过渡的治疗或确定性治疗，更为后续手术提供了"隧道"，如果 PCD 无法完全引流坏死组织，后期可采用"顺藤摸瓜"的手法，为外科手术提供重要的路径。PCD 目前已成为坏死性急性胰腺炎的首选治疗方式，主要适用于一般情况较差、坏死灶较局限、液化充分、固态坏死物较少及术后残余脓肿的患者。然而，PCD 最大的缺点在于引流管极易被坏死物堵塞，难以保证引流充分。对于分隔或分散的坏死组织，为保证治疗效果往往需要较大口径的引流管或多根、多次穿刺治疗。

PCD 作为创伤递升式分阶段治疗的第一步，可使 25%～55% 的 IPN 患者免于后续清创处理，PCD 干预是治疗胰周积液及胰周感染的重要步骤。不同于相对明确的外科干预时机，PCD 的干预时间尚无统一标准，建议：PCD 干预的指征应适当放宽，除了明确的胰腺坏死继发感染，对倾向或疑似感染的患者应尽早行 PCD 干预。过去 5 年间，笔者所在中心 PCD 建立的中位时间为发病后 12 天，其作为微创化的干预方式未增加操作相关并发症，并可限制局部炎症蔓延，为后续微创坏死组织清除术"开路架桥"，并利于将外科清创时机延迟至理想时段，甚至免于后续外科处理。PCD 的干预时机应结合患者实际情况进行个体化考虑，笔者所在中心的部分转诊患者，虽病程超过 4 周且已形成包裹性坏死合并感染，但在行 PCD 治疗后病情也可明显好转。PCD 干预是否合理不仅关系到感染性胰腺坏死的引流效果及病情转归，还关乎后续坏死组织清除的效率。

2. 内镜下胰腺坏死组织引流及清创术　早在 1996 年，Baron 和 Thaggard 成功应用内镜下引流术治疗无菌性或感染性胰腺炎。然而其并发症发生率高达 45%，包括大出血和消化道穿孔。1999 年，Baron 和 Morgan 对上述方法进行了改进，将 PEG 管置入患者体内，继而行胰腺坏死组织清除和灌洗，该研究共成功治疗 2 例患者。随着内镜技术的逐渐成熟，其在 NP 治疗中的优势越来越突出，内镜引流具有损伤小、引流效果好等优点。目前，多项前瞻性研究旨在探讨内镜引流与 PCD 在治疗坏死性胰腺炎中的差异，相信随着研究的不断深入、技术的逐渐成熟，内镜引流在坏死性急性胰腺炎治疗中将占据不可或缺的位置，但是该方式缺点在于技术要求高，仅能够在较大的治疗中心完成，不利于广泛推广。

3. 针对胆道系统疾病的内镜治疗　在我国，每年新发的 SAP 中以胆源性胰腺炎占较高的比例。针对这一类患者，发病早期建议行内镜逆行胰胆管造影（ERCP）。术中可根据 ERCP 及其他影像学检查结果判断具体病因，并选择性实施内镜下乳头括约肌切开（endoscopic sphincterotomy，EST）取石术、放置支架或鼻胆管引流术（endoscopic nasobiliary drainage，ENBD）等。相关内镜操作可清除胆道内结石，尽管不能完全逆转 SAP 的发生，但可改善患者病情，提高其治疗的成功率。ERCP 在治疗过程中凭借创伤小、并发症少等优势已备受关注，并在临床中广泛应用。但与此同时，也应注意该操作的局限性：首先，ERCP 仅适用于胆源性 SAP 的早期治疗，且梗阻位置为低位胆道；其次，其对于胆道多发性结石患者的处理效果常不理想，易导致术后复发。此外，EST 操作本身可加重 AP 严重程度，并可增加消化道穿孔等其他并发症的发生率。值得一提的是，并非所有患者都可耐受 ERCP 操作给机体带来的"打击"。近年来，经自然孔道内镜技术发展迅速，并开始逐渐应用于 SAP 患者的治疗中。内镜技术在胆源性胰腺炎治疗中拥有较明显的优势，这些都使得内镜技术成为 SAP 治疗中的重要组成部分。但在临床治疗中，也要注意到该操作的局限性，并严格按照适应证筛选合适的患者进行相关治疗。另外，由于相关操作的器械、技术以及患者接受程度等客观因素的限制，内镜技术并不能在临床得以全面、广泛地开展，且尚需要大量的随机、对照研究来确定其在 AP 治疗中的安全性和有效性。

（二）外科手术治疗

SAP 病情发展迅猛，临床转归多样，病死率高达 20%。随着 SAP 研究的不断深入，诊治理念不断更新,对外科干预的意义和价值的认识也更趋理性。现代 SAP 的治疗以创伤递升式分阶段治疗理念为指引,治疗观念上强调以微创为先导的综合治疗模式。外科干预在 SAP 治疗中的作用仍不可忽视,其关键在于如何正确把握外科干预的指征与时机并选择恰当的干预方式,避免外科干预不足或干预过度。

1. 外科干预指征

(1)腹腔间室综合征(abdominal compartment syndrome,ACS):在 AP 早期,全身炎症反应综合征可引发胰腺及周围器官水肿、胰周积液及肠麻痹,如给予不恰当的液体复苏,可发生腹腔高压甚至 ACS,继而影响多个器官血液灌注直至导致器官衰竭。当非手术治疗不能有效逆转腹内压力升高及 ACS 时,有创干预进行减压势在必行。然而,SAP 早期以减压为目的的外科干预的可行性仍存在争议,鉴于 SAP 早期外科干预的巨大风险,宜将在影像学引导下 PCD 作为首选有创干预手段;对多次微创干预均效果不佳、并发 ACS 或多器官衰竭等经积极治疗无效的 SAP 早期患者,外科手术不失为一种有益的尝试。

(2)胆源性胰腺炎:胆源性胰腺炎约占 AP 患者的 60%,是否手术治疗需评估有无胆管阻塞。临床研究结果显示,胆道感染或胆管阻塞的持续时间常与胰腺及胰周坏死程度成正比,若能尽早控制感染并解除胆管阻塞可阻止病情恶化。对于胆管的处理,国际上一致认为对于合并胆管炎的胆源性胰腺炎患者应尽早行 ERCP,而对不合并胆管炎的胆源性胰腺炎患者应行磁共振胰胆管造影或内镜超声检查以明确胆管情况。随着内镜技术的不断发展,ERCP 碎石、取石和内镜下括约肌切开术的成功率大幅提升并已成为处理胆管阻塞的首选方式。合并胆囊结石的 SAP 患者如不及时接受胆囊切除会存在较高的胆源性胰腺炎复发率。关于胆囊切除的时机,目前指南中均建议对于轻症胆源性胰腺炎患者在同次住院期间首选腹腔镜胆囊切除术切除胆囊。而重症胆源性胰腺炎患者手术应延迟至局部炎症消退或 6 周以后。

(3)感染性胰腺坏死(infectious pancreatic necrosis,IPN):参见胰腺炎相关诊治指南,SAP 并发感染的定义为 SAP 病程中,胰腺实质、胰周脂肪组织坏死及胰周积液的继发性感染。40%～70% 的 SAP 患者可于疾病后期并发 IPN,是 SAP 患者的病死率居高不下的原因之一。SAP 患者多可经非手术治疗痊愈,但出现 IPN 时,外科干预依然是国际公认的最有效手段。临床确诊 SAP 并发感染的金标准为局部病变样本细菌培养阳性,高分辨率 CT 检查图像显示气泡征则为确诊的重要依据,此时患者多已出现明显的感染性症状。细针穿刺活检是在有创干预前获取局部病变样本并进行细菌培养的唯一方式,但其假阴性率较高,目前指南并不推荐常规行细针穿刺活检。早期甄别是否存在感染是治疗的关键,胰腺外科医师应从多角度分析:准确阅读腹部 CT 片,动态观察胰腺实质坏死及胰周积液的改变,结合其他阳性症状、体征及实验室检查结果;还应分析患者病情考虑是否合并其他系统感染。

2. 外科干预时机

(1)延迟手术时机的把握:SAP 发病早期,胰腺坏死多为弥漫性的固体和(或)半固态的炎性包块,与正常胰腺组织界限不清,外科干预应以引流减压为主,常需做多部位引流,再次或多次手术率较高。将手术推迟到发病 4 周以后,待坏死灶液化完全,周围纤维囊壁形成,外科干预才能取得理想效果。SAP 并发感染的外科干预虽难统一,但均应遵循基本理念与原则,即"3D"原则(delay、drain、debride):外科干预时机应延迟至 SAP 发病后 4 周左右，待感染性坏死充分液化并覆以外周完整包裹时；手术以引流减压为主，若引流效果不佳则施行坏死组织清除术。各国指南也推荐发病后 4 周左右再行手术干预，以利于坏死灶液化形成包裹。但 SAP 并发感染时病情复杂多变，"治疗窗"很窄，不可一味地强调延期而致病情延误。

（2）预测外科清创的必要性：创伤递升式分阶段治疗 SAP 并发感染的过程中，单纯行 PCD 可治愈约 1/3 的患者，余下的患者则需外科清创。因此，早期预测是否需要外科清创尤为重要。不同研究的结果不尽相同，但多器官功能障碍和囊实混合性病灶是相对公认的两项预测因素。此外，患者对于 PCD 疗效的反应亦可作为预测因素，PCD 后 1 周内脓毒症逆转、PCD 时 APACHEⅡ评分或发病后 1 周内出现多器官功能障碍综合征是预测外科清创必要性的早期独立因素；荷兰急性胰腺炎研究小组分析结果显示，男性、多器官功能障碍、CT 检查见大面积胰腺坏死及坏死区呈混杂密度是需要由 PCD 转为外科清创的独立预测因素。

3. 外科干预方式 与"3D"原则相得益彰的创伤递升式分阶段治疗理念，是目前 SAP 外科干预的主流理念，但不是唯一的，外科干预"不应一个模式"。各种微创技术各具优势，但也存在局限性，应根据术者技术特长、患者情况合理选择，重视治疗手段的多元化与患者的个体化，不可一味依赖某一种技术。笔者所在中心于 2007 年提出创伤递升式分阶段处理技术治疗 SAP，近年来已得到多项指南的认同并获得推广。创伤递升式分阶段治疗 SAP 可表现为不同的形式与组合：第一阶段可选择 PCD 或内镜下经自然腔道引流等，效果不佳则升级为第二阶段干预，包括小切口腹膜后入路清创、微创小网膜囊清除术或经胃透壁性清创等。一项针对 1980 例坏死性胰腺炎患者的研究结果显示，无论内镜还是微创外科组的"创伤递升模式"，其病死率均低于传统开腹手术。另一项多中心随机对照临床研究又将内镜与微创外科的"创伤递升模式"进行比较，提示两者在主要并发症发生率和病死率方面无明显差异。若上述治疗效果仍不佳则进一步升级为各型开放性胰腺坏死组织切除术（open pancreatic necrosectomy，OPN）。笔者认为，在微创时代干预方式多元化的背景下，微创方式并不能治疗所有 IPN，OPN 仍占有一席之地，是其他干预无效后的唯一选择。相较于传统的早期开放性清创，创伤递升式分阶段治疗序列中的 OPN 是在合理地把握外科干预指征及时机下开展的，安全性和有效性更高。此外，鉴于笔者所在中心常接收复杂转诊的患者，这部分患者常未能在疾病前期接受规范的创伤递升式分阶段治疗，机体常消耗严重，此时因势利导，果断行 OPN 更为有效，过度循规蹈矩往往导致病情迁延。针对残余感染灶的处理，尚需兼顾损伤控制、创伤递升式分阶段原则。在持续引流的同时可借助软质内镜经引流管进行窦道下的清创，液化较好而内镜无法到达的残留灶则行 PCD，对于残留固态坏死组织、位置较深且范围广泛经内镜清创及持续负压冲洗引流仍无明显改善者，则进一步升级为开放清创手术。

目前，关于 SAP 患者的学科归属问题不应再存在争议，SAP 的治疗也不应再强调某一学科的地位与作用，应打破单一学科诊断与治疗的"垄断"局面，形成"互利共赢"的协作治疗模式。SAP 的治疗应由多学科协作团队共同负责，通过多学科联合治疗以克服某一单项治疗手段的不足与局限，建立以疾病为中心的平台。外科干预作为其中的重要一环应贯穿始终，将不同时期的干预侧重点与创伤递升模式下的不同干预方式相结合，以获得最佳治疗效果。

（三）器官功能支持治疗

器官功能支持治疗多应用于 AP 初期、MAP 及未合并感染的患者，主要包括以下几个方面。①严密观察和监测：监测神志、血压、脉搏、呼吸、尿量及体温等。测定血淀粉酶、尿淀粉酶、血电解质、血糖、血白细胞计数及血气分析等。必要时行 B 超、CT 等检查。密切观察有无器官功能障碍发生，如休克，心、肺、肾衰竭等。②抑制胰腺的分泌：禁食水和胃肠减压，以减少胃酸分泌；留置胃管，减少胰液分泌并减轻腹胀；应用抗胆碱药物，如阿托品、西咪替丁、雷尼替丁等抑制胃酸及胰液分泌；应用生长抑素，如奥曲肽等，有效抑制胰腺外分泌功能。③抗休克、补充液体、加强营养支持：维持水、电解质平衡。④抗菌药物应用：如合并感染时，首先根据经验，采取广谱抗菌药物，待得到细菌培养结果回报时，根据药物敏感性试验，采取敏感抗生素治疗。⑤解痉止痛：在诊断明确后，可给予哌替啶止痛，但应同时给解痉剂（山莨菪碱、阿托品）。切忌应用吗啡，其可引起 Oddi 括约肌痉挛，加重病情。

（四）药物治疗

大部分 AP 患者采取药物治疗均可治愈，主要包括早期液体治疗、抗感染治疗、抑酸与抑酶治疗及营养治疗，通过改善微循环、控制细菌感染、减少胰酶分泌，促进炎症的自我修复。

1. 液体治疗　液体治疗是指通过补充或限制某些液体进而维持体内液体平衡和内环境稳态的一种治疗方法。常用的液体有等渗含钠电解质溶液，如生理盐水、平衡盐溶液等及非电解质溶液如 5%葡萄糖等。给予静脉营养液、胶体液、血浆等也属于广义的液体治疗的范畴。

目前，临床上常用的液体主要有晶体液和胶体液。常用的晶体液包括生理盐水、平衡盐溶液及高渗盐水等，胶体液主要包括低分子右旋糖酐、羟乙基淀粉、人血白蛋白及血浆等。晶体液是目前最常用的静脉溶液，对于 AP 患者来说，补充晶体液可充分纠正呕吐所致的大量体液丢失，迅速增加血容量，稀释炎症因子，改善胰腺的微循环，部分晶体液还有潜在的抗氧化作用，可使胰腺的水肿和坏死得以减缓。胶体液是指人血浆衍生物（如白蛋白、新鲜冰冻血浆）或者半合成制品（如羟乙基淀粉）。胶体液可以维持血管内的胶体渗透压，降低第三间隙的液体潴留，抑制炎症因子产生，缓解 AP 进展。胶体液可以溶于等张盐溶液或与血浆浓度相似的缓冲盐溶液中。

对于目前 AP 液体治疗的选择，观点尚不统一，有学者建议 AP 液体复苏需要补充大量胶体液。但一项德国的研究发现，在液体复苏中应用胶体液与晶体液的患者在并发症及器官衰竭发生方面并无显著差异；虽然晶体液与胶体液各有优缺点，在临床工作中，应根据患者的实际情况，选择合适的溶液对患者进行补液支持，同时仍需更多的循证医学证据评估两者在不同时期、不同阶段对于 AP 补液的疗效。

2. 抗感染治疗　AP 患者胰腺液体积聚易发生胰腺坏死和（或）继发感染，大约 1/3 胰腺坏死患者会合并感染，其坏死程度和感染之间无明显相关性。感染可发生在坏死性胰腺炎的早期，但主要以病程后期最为常见，感染是导致 SAP 高死亡率的主要原因。约有 20%的患者会出现胰腺外感染，如败血症、肺炎和泌尿系感染等，其可显著增加患者的死亡率。

（1）预防感染：早期预测 AP 并发感染具有较大难度，其与急性期肠道缺氧、细菌移位有关，且胰周积液范围越大出现感染的概率越高。前期研究证实，预防性应用抗菌药物不能显著降低 AP 病死率，也不能减少胰外感染率及外科手术率，并容易导致耐药菌出现与二重感染。因此，对于非胆源性 AP 不推荐预防性使用抗菌药物。

（2）感染治疗：AP 并发感染（75%）以肠源性微生物感染为主。对于胰腺或胰腺外组织坏死的患者，若经过 7～10 天的治疗后病情恶化或未见改善，临床病情不稳定或出现脓毒血症表现、白细胞计数上升或发热等，应考虑感染性坏死。影像学表现为坏死区内存在气体，此时可在无细菌培养结果的情况下予以抗菌药物治疗。经验性抗菌药物治疗时，应使用能够渗透至胰腺坏死组织的药物，如碳青霉烯类、喹诺酮类、头孢他啶、头孢吡肟联合抗厌氧菌药物等。对于未能改善的患者，可采用外科方式对胰腺坏死物进行清创。但对于病情稳定的患者，考虑持续应用抗菌药物治疗 4 周，尽量推迟坏死组织清除术手术的时间。

2013 年美国胃肠病学会提出了 AP 患者应用抗菌药物的指征：①有证据表明存在胰腺或胰腺外的感染。②对于怀疑存在感染性坏死的 AP 患者，可对引流液进行细菌培养，或在获取必要的感染物后，依据药物敏感结果改用敏感抗菌药物。③在等待培养结果的同时，可谨慎使用广谱抗菌药物，若培养结果为阴性则及时停药。《中国急性胰腺炎多学科诊治（MDT）共识意见（草案）》则提出，抗菌药物的应用应遵循"降阶梯"策略，选择抗菌谱为针对革兰氏阴性菌和厌氧菌为主及脂溶性较强的药物。推荐方案为碳青霉烯类、青霉素+β-内酰胺酶抑制剂、第三代头孢菌素+β-内酰胺酶抑制剂+抗厌氧菌药物或喹诺酮类。针对耐药球菌感染可选用万古霉素、替考拉宁、利奈唑胺、替加环素等药物，一般使用疗程为 7～14 天，特殊情况下可延长应用时间。要注意真菌感染的诊断，临床上无法用细菌感染解释发热等表现时，应考虑到真菌感染的可能，可经验性应用抗真菌药物，同时进行血液或体液真菌培养。伴有难以控制的腹泻时要怀疑艰难梭菌感染，可予以口服万古霉素或甲硝唑，条件允许时可考虑行粪菌移植（fecal microbiota transplantation，FMT）治疗。

3. 营养治疗　大多数 AP 患者处于高代谢、高分解状态，糖和脂肪的异常代谢与应激状态下分解类激素分泌增加密切相关。分解类激素分泌增加直接影响胰岛 B 细胞功能，引起糖代谢障碍、糖异生增加，造成葡萄糖不耐受或胰岛素抵抗。胰岛素抵抗不仅能诱发病理性高血糖，还会引起机体肌蛋白分解、负氮平衡、高脂血症及增加感染发生的机会，影响机体内环境稳定。此外，AP 患者在自身糖原耗竭、无外源性葡萄糖供给的状态下，将加速肌肉蛋白的分解，且分解大于合成，处于负氮平衡状态。由于 AP 患者存在葡萄糖氧化缺陷，机体代偿机制会利用肌蛋白中的支链氨基酸供给能量，即将其作为糖异生的原料。胰周感染同样会导致血浆支链氨基酸水平下降，芳香族氨基酸水平升高等。

（1）急性胰腺炎的营养治疗方式：对于症状较轻的 AP 患者采用静脉营养，当消化道症状逐渐改善后可逐渐恢复经口进食，但对于病情严重者，胃肠道功能严重受损并伴有感染等并发症时，肠内营养开始的时间则会显著推迟。但目前研究证实，与未使用营养支持的 AP 患者进行比较，使用过肠外或肠内营养支持的患者的死亡风险降低了 70%。

营养支持方式主要包括肠内营养（EN）和肠外营养（PN），可根据 AP 患者疾病严重程度、实验室检查指标、营养状况，合理及时地选择肠内或肠外营养支持方式。急性胰腺炎早期患者需要胃肠减压、禁食、应用抑制胰腺分泌的药物，而肠外营养在一定程度上能减少胰酶分泌及蛋白水解酶的释放，进而减轻胰腺的自身消化，所以肠外营养为 AP 患者早期营养治疗的首选。

肠内营养能满足机体正常生理需要，营养底物安全有效。在对比肠外营养和肠内营养的前瞻性研究中证实了肠内营养的益处，且肠内营养能够降低 AP 患者的感染率、脏器衰竭的发病率和病死率。肠内营养能缓解 AP 患者的代谢紊乱，减少肌肉蛋白的分解并在一定程度上调节急性应激反应。由于全营养混合液（total nutrient admixture，TNA）在一定程度上能够增强抗性激素的调节反应并促进全身产生炎症细胞因子，影响机体代谢。而当 AP 患者处于禁食或完全肠外营养（TPN）状态时，极易出现肝脏脂肪浸润、胆汁淤积、肠黏膜上皮绒毛萎缩及导管相关性感染。因此，逐渐过渡到肠内营养能够预防 AP 患者肠道绒毛病变的发生，并遏制肠道屏障障碍增强，促进肠道免疫物质生成，调节机体免疫功能。

（2）急性胰腺炎营养治疗原则：AP 治疗的基本原则是既不刺激胰腺的外分泌，又可达到营养支持的目的，甚至起到营养药理学作用。起病初期的原则是补充体液、维持水电解质平衡及满足基础能量代谢，通过肠内或肠外营养支持降低感染相关并发症的发病率。急性期的治疗重点是抗休克、维持内环境稳定和防止器官功能受损，以补充水电解质、纠正代谢紊乱为主。当胃肠功能尚未恢复或出现感染相关合并症时，应首先考虑肠外营养，纠正高血糖、高血脂、低蛋白血症、低钙血症和低钾血症等代谢紊乱，一旦胃肠功能开始恢复，应及时、合理地给予 AP 患者肠内营养，建立肠内营养通路。肠内营养是 AP 患者后期营养支持、加速康复最重要的方式。

1）初期禁食禁水：AP 初期应禁食、禁水。通过静脉营养补充葡萄糖、水及电解质，以保障机体基础代谢、纠正电解质紊乱、维持酸碱平衡。如发病 5～7 天，患者消化道功能仍未恢复，无法开始进食，则需进行 TPN 以免发生营养不良。

2）肠外营养到肠内营养的过渡：根据 AP 患者病情的转归，通常在发病 3～5 天后，AP 患者临床症状减轻、各项实验室检查指标趋向正常。此时应逐渐由肠外营养向肠内营养过渡。可从无脂纯碳水化合物开始，如果患者能够耐受，可逐渐过渡到低脂型短肽或氨基酸配方的肠内营养制剂，而后到低脂型整蛋白配方肠内制剂。采用逐渐替代的方式，逐渐减少肠外营养量，增加肠内营养量，两者相加的量应满足患者全天所需各种营养素的量，直至完全采用肠内营养。

3）肠内营养向普食的过渡：如患者症状进一步好转，则可以考虑向天然食物过渡。无脂流食、低脂流食、低脂少渣半流食、低脂少渣软食、低脂软食、低脂膳食、普食。

4）注意事项：①在 AP 患者急性发作期，碳水化合物是热能的主要来源，要限制蛋白质的摄入量。②忌易造成胃液及胰液分泌增加的食物。③控制进食速度、忌暴饮暴食。④少量多餐。

（3）急性胰腺炎营养治疗的实施：临床上首先需要对确诊 AP 患者进行严重程度和营养状况的评估。MAP 患者常无明显局部并发症及器官衰竭，通过禁食禁水、药物治疗及静脉营养对症处理后，短期内就可恢复经口摄食，一般预后良好。SAP 患者一般 7 天内无法进食，常规治疗包括：禁食水、胃肠减压、液体复苏等。此时患者处于高代谢、肌蛋白高分解的状态，营养物质迅速消耗，极易出现急性营养不良。2004 年中华医学会外科学分会营养支持学组建议，对 AP 患者的营养支持评估包括：患者的营养状况、禁食时间，以及对病情、病程、预后的分析等，根据风险筛查提供个体化营养支持方案。

4. 生长抑素及其类似物　多种病因导致胰酶在胰腺内被激活后引起胰腺组织自身消化、水肿、出血甚至坏死的炎症反应。抑制胰腺外分泌和抑制胰酶活性对 AP 治疗具有积极意义。生长抑素及其类似物可以通过直接抑制胰腺外分泌发挥作用，对于预防 PEP 也有积极作用。生长抑素及其类似物还有改善微循环，降低炎症因子水平等作用。

5. 质子泵抑制剂　抑酸药可通过抑制胃酸分泌而间接抑制胰腺分泌，还可以预防应激性溃疡的发生。蛋白酶抑制剂可以广泛抑制与 AP 发展有关胰蛋白酶、弹性蛋白酶等的释放及活性，亦能够稳定溶酶体膜，改善胰腺微循环，减少 AP 并发症，目前推荐其在 SAP 治疗时常规应用。

6. 中药治疗　中药在 AP 治疗中具有悠久的历史，AP 作为典型的阳明腑实证，采用具有清热解毒利湿、疏肝解郁、活血化瘀、理气止痛、通里攻下等功用的中药予以治疗。中药对 AP 胃肠功能障碍的治疗作用逐渐得到认可，但必须认识到中药治疗同样也存在不足。中药的泻下作用虽能通过导泻恢复胃肠功能、减轻炎症反应，但也可能会出现相关的并发症。另外，中药的研究多停留在疾病防治上，其有效性、安全性的研究相对较少，不良反应不明，仍需大量研究明确其疗效、阐明其机制及副作用等。

7. 微生态治疗　AP 病程中存在肠屏障功能障碍，肠黏膜通透性增加，导致细菌移位及内毒血症，诱发机体二次感染，成为胰腺炎死亡的重要原因。益生菌通过调节肠道免疫功能和纠正肠道内菌群失调，改善肠道微循环，减少肠源性毒素的产生和吸收，但目前对 AP 患者是否应该常规使用益生菌治疗尚存争议。《中国急性胰腺炎多学科诊治共识意见（2015 年）》建议对于出现肠功能障碍、肠道菌群失调（如粪便球杆菌比例失调）的 MSAP 患者酌情给予益生菌类药物。但发表在 *Lancet* 上的一项针对多菌种益生菌制剂和安慰剂的多中心、双盲、随机安慰剂对照试验显示，益生菌并未降低 AP 患者后期出现感染性坏死的风险，且增加了由肠系膜缺血而导致的死亡风险。因此，不推荐将其应用于 SAP 患者。另有研究显示，早期使用益生菌、蛋白酶抑制剂或外科清创手术对减少感染性胰腺坏死并无意义，早期肠内营养和微生态制剂辅助治疗重症 AP 能够有效改善患者的营养状况，缩短住院时间，减少消化道出血、感染等并发症发生率，降低死亡率。然而，我国目前大部分研究均集中在动物模型研究，因此，仍需大量的前瞻性临床研究，探究其在 AP、SAP 患者治疗中的临床价值。

第二节　急性胰腺炎典型病例

一、诊治过程

（一）一般资料

患者，男性，38 岁，主因"上腹疼痛伴发热 20 天，加重 1 周余"急诊收入院。

现病史：患者于 20 天前无明显诱因出现上腹部疼痛不适，以中腹部为主，呈持续性钝痛，不伴肩背部放射，偶有一过性发热，体温最高达 38.1℃，遂于当地医院治疗，确诊为"急性胰腺炎"，入院后予以抑酸、抑酶和营养支持等治疗后症状逐渐缓解。1 周前患者开始出现间断性发热，体温最高达 39℃，伴有寒战，胰腺平扫 CT 示胰周大量混杂密度影，考虑感染形成，为求进一步诊治急诊转院，患者入院诊断为"重症急性胰腺炎继发感染"。

既往病史：胆囊结石病史 2 年，肾结石病史 5 年，高血压病病史 4 年，自述血压控制欠佳，2 型糖尿病病史 3 年，口服二甲双胍控制较好。

入院查体：体温 37.2℃，脉搏 95 次/分，呼吸 24 次/分，血压 125/94mmHg，患者一般状态欠佳，营养状态差，痛苦面容，呼吸略急促，皮肤巩膜无黄染。腹部触诊，上腹部可触及巨大肿块，以脐周为主，移动度差，上腹部轻压痛，无反跳痛，Murphy 征阴性，移动性浊音阴性，肠鸣音 5 次/分，双下肢无水肿。

（二）辅助检查

实验室检查：白细胞 $10.8×10^9$/L，血红蛋白 97g/L，空腹血糖 8.67mmol/L，血淀粉酶 30U/L，尿淀粉酶 204U/L，总胆红素 10μmol/L，降钙素原 1.53ng/L，CRP165mg/L，总胆固醇 1.88mmol/L，三酰甘油 1.19mmol/L。

影像学检查：胰腺平扫 CT 示胰腺形态不规则，略肿胀，胰腺体尾部可见混杂密度影，可见明显气泡影，胰周可见多个低密度液性暗区；肝周、膈下均可见积液。胸腔彩超检查：双侧胸腔积液。腹部彩超检查：脂肪肝，胰腺周围大量液性暗区，腹腔少量积液。

初步诊断：重症急性胰腺炎，胰周感染性液体积聚，胆囊结石，高血压病，2 型糖尿病。

（三）治疗过程

患者急诊入院后予以禁食、禁水、抑酸、抑酶、肠外营养治疗。经过与彩超医生沟通后，遂行超声引导下腹腔穿刺置管引流术和胸腔穿刺置管引流术。术后可见：胸腔引流袋内引流出淡红色血性液体约 200ml，腹腔引流管引流出大量浓稠状、棕色液体约 500ml。自第 2 天起，胸腔、腹腔引流量均逐渐减少，但患者仍存在间断性发热，体温最高达 39℃，经临床药师会诊后给予亚胺培南 1.0g，每 8h 一次，静脉滴注抗感染治疗，但患者症状仍未见明显好转。

与家属充分沟通后，患者于入院第 7 天行"腹腔镜下胰腺坏死组织清创引流术"。术中情况：于胃下缘打开脓腔壁，可见大量脓汁喷出，逐步扩大切口，术中共计引出脓液约 1500ml，采用大量生理盐水冲洗腹腔，脓腔内留置引流管 2 枚。术后第一日患者体温最高 38.2℃，白细胞计数 $12.22×10^9$/L，血红蛋白 96g/L，血糖 10.98mmol/L，继续予以抗感染、营养治疗、控制血糖。术后对腹腔引流管予以持续低流量负压冲吸；术中脓汁培养在术后第 3 天回报，提示屎肠球菌感染，药物敏感性试验提示：氨苄西林耐药，万古霉素、利奈唑胺及替加环素敏感。根据细菌培养及药物敏感性试验结果，予以利奈唑胺注射液 600 mg，每 12h 1 次，静脉滴注治疗。患者术后第 5 天体温降至正常，逐步予以流质食物，耐受性良好，遂逐步增加进食量，术后第 18 天复查全腹 CT 示：胰腺周围可见条索状阴影，腹腔引流管位于脓腔内，无移位。患者于术后第 20 天出院。

胰腺外科医生会诊：在本例患者的治疗中，采用了腹腔镜下胰腺坏死组织清除引流术，该术式目前广泛应用于 SAP 并发感染性坏死的治疗，其具有损伤小、恢复快、术后并发症发生率低、病死率低等优点。在腹腔镜的辅助下,一方面能够清晰显示坏死病灶位置、范围及与邻近组织的关系,避免手术过程中造成副损伤;另一方面,在腹腔镜的协助下,外科医生可以直视下实现对胰腺坏死病灶的有效清除,手术安全且恰到好处。术后,在脓腔内留置多根"黎式引流管",通过术后的冲洗,有助于坏死组织的排出,起到了立竿见影的治疗效果。腹腔镜手术一般可经胃结肠韧带、肝胃韧带、横结肠系膜或后腹膜等清除坏死组织,一般在胰周、小网膜囊等位置留置引流管,通过一次手术,实现对腹腔内多个区域的脓腔进行探查与引流。此外,还可根据探查情况完成针对性病因治疗,如行腹腔镜胆囊切除术、胆总管切开取石术、T形管引流等。

超声科医生会诊:当SAP并发胰周液体积聚或者胰周感染性坏死物积聚时,超声引导下PCD为感染性物质的引流与后续的外科手术带来了一定的便利性。一方面PCD能够实现对积聚的液体或者坏死物质的充分引流,使部分患者免于做外科手术;另一方面,如果引流效果不充分或者坏死物质难以排出时,PCD也为外科医生的手术提供了一定的指引。在PCD引流管的指导下,外科医生采用"顺藤摸瓜"的手法,沿PCD引流管的方向与路径入路,不仅可以避免对周围器官的干扰与损伤,还可直达病灶,使手术入路更加清晰与明确。

临床药师会诊:由于抗菌药物的广泛应用,对于β-内酰胺类、氨基糖苷类敏感的肠球菌耐药性的产生逐渐增加。针对肠球菌感染的治疗,主要根据其是否对万古霉素耐药进行选择。比如,①万古霉素敏感肠球菌感染的菌群:粪肠球菌可根据感染部位选用替加环素、万古霉素、替考拉宁、利奈唑胺等;粪肠球菌对万古霉素、替考拉宁敏感性好;屎肠球菌可根据感染部位选用替加环素、达托霉素、利奈唑胺、磷霉素等进行抗感染治疗,屎肠球菌对利奈唑胺敏感性好。②耐万古霉素肠球菌感染的菌群:耐万古霉素肠球菌主要定植在肠道,严重的耐万古霉素肠球菌感染主要出现在抵抗力低下的患者,且常伴有严重的基础疾病。因此,通过药物敏感性试验选择敏感性抗菌药物,有助于患者获益。

ICU医生会诊:近年来,HLAP的发病率日渐升高。HLAP患者具有起病急、基础疾病多等特点,部分SAP患者发病早期即可出现全身炎症反应综合征,导致其预后较差,因此,早期采取有效的干预手段降低三酰甘油水平、清除炎症介质、实现有效的器官功能保护,对于该病的治疗尤为重要。连续性肾脏替代治疗(CRRT)是目前有效、迅速降低血浆三酰甘油水平的重要手段,有研究表明单次的血液净化可使血浆三酰甘油水平降低49%~80%。此外其还能够清除血液中的炎症因子,进而减少胰腺损伤。目前,CRRT已逐渐成为HLAP的一种有效的治疗手段,通过与胰岛素、肝素等联合应用,能够减轻患者炎症反应,保护器官功能,改善患者预后。

二、总结分析

随着人们生活水平的提高,饮食、代谢异常等导致HLAP发病率逐年升高,高脂血症已成为继胆道系统疾病之后AP的第二大病因。针对病因的降脂治疗涉及血液净化,应用胰岛素、肝素及其他降脂药物等诸多手段,而如何采用上述治疗方法将是HLAP治疗的关键部分,当AP并发感染与坏死时,超声引导下采取行之有效的外科手术,实现坏死组织的有效引流与清除。通过MDT合理选择有效的治疗手段及药物,可最大限度降低该病并发症发生率,改善患者预后。

参 考 文 献

曹成亮，孙备，王刚. 2016. 药物性胰腺炎研究进展. 中国实用外科杂志，36（12）：1345-1347.

孙备，李乐. 2014. 急性胰腺炎诊治理念更新与进展. 中国实用外科杂志，34（3）：235-239.

王淑君，钱加鸣. 2014. 药物性胰腺炎诊治与防范. 浙江医学，36（18）：1507-1508.

王兴鹏，李兆申，袁耀宗，等. 2013. 中国急性胰腺炎诊治指南（2013年，上海）. 胃肠病学，29（7）：656-660.

中国医师协会急诊医师分会. 2013. 2013 中国急诊急性胰腺炎临床实践指南. 中国急救医学，33（12）：1057-1071.

中国医师协会胰腺病学专业委员会. 2015. 中国急性胰腺炎多学科诊治共识意见. 临床肝胆病杂志，31（11）：1770-1775.

中国医师协会胰腺病专业委员会慢性胰腺炎专委会. 2019. 胰腺外分泌功能不全诊治规范（2018，广州）. 临床肝胆病杂志，35（2）：294-298.

中华医学会外科学分会胰腺外科学组. 2014. 急性胰腺炎诊治指南（2014）. 临床肝胆病杂志，31（1）：7-20.

第八章　尿路感染的多学科协作模式治疗

尿路感染（urinary tract infection，UTI）又称泌尿系感染，是指病原体侵犯尿路黏膜或组织引起的尿路炎症。多种病原体如细菌、真菌、支原体、衣原体、病毒、寄生虫等均可引起尿路感染。尿路感染的病因多种多样，易感人群分布广泛且易复发，常常需要多学科协作治疗，方可起效。本章将介绍尿路感染的相关诊治内容及多学科协作治疗在尿路感染治疗中的应用，为临床提供参考。

第一节　尿路感染概述

尿路感染是肾内科常见病和多发病，可发生于各年龄段，女性尤其是妊娠期女性发病率更高，男性则好发于肾移植受者和尿路有功能性或器质性异常的患者。其可引起全身症状，包括发热、头痛、乏力、腰痛、水肿、高血压等。反复发作的尿路感染还会影响精卵活力，降低受孕成功率，严重尿路感染可引发败血症、感染性休克等并发症，少数迁延不愈可导致肾衰竭。尿路感染严重影响患者的工作、生活，给患者带来痛苦。因此，及时判定、诊断和治疗尿路感染，对于该病的预后具有极其重要的意义。

一、尿路感染的概念及流行病学

（一）尿路感染的概念

尿路感染简称尿感，又称泌尿系感染，是指各种病原微生物在尿路中生长、繁殖而引起的尿路感染性疾病。多见于育龄期妇女、老年人、免疫力低下及尿路畸形者。此外，导尿或留置导尿管、膀胱镜和输尿管镜检查等医源性操作如果将细菌带入尿道，也易引发尿路感染。根据临床症状的有或无，尿路感染可分为有症状尿路感染和无症状细菌尿；根据感染发生的部位，可分为上尿路感染和下尿路感染；根据病情的进展，可分为急性尿路感染和慢性尿路感染；根据有无尿路功能或解剖的异常，可分为复杂性尿路感染和非复杂性尿路感染；根据发作次数，可分为初发尿路感染和再发性尿路感染。

（二）尿路感染的流行病学

尿路感染是仅次于呼吸道感染的第二大类感染性疾病。女性尿路感染的发病率明显高于男性。有研究表明女性尿路感染的发病率为男性的 8 倍，未婚女性尿路感染的发病率为 1%～3%，已婚女性发病率更高，约为 5%。成年男性由于尿道较长及尿道环境干燥，很少发生单纯的尿路感染，多半是由前列腺炎等其他疾病引起的并发感染。因此随着年龄的增长，男性患前列腺炎的概率增加，其尿路感染的发病率也呈上升趋势，50 岁以后男性尿路感染的发病率约为 7%。

二、尿路感染的病因及发病机制

(一)尿路感染的病因

尿路感染是由病原微生物通过各种方式侵入尿路而造成的感染性疾病,其主要病原微生物包括细菌、病毒、真菌、衣原体和支原体。

非复杂性尿路感染中约95%由革兰氏阴性杆菌所致,其中以大肠埃希菌最为常见,占全部尿路感染的80%～90%,其次为副大肠埃希菌、变形杆菌、克雷伯菌、产气杆菌、产碱杆菌和铜绿假单胞菌。5%～10%的尿路感染由革兰氏阳性菌引起,主要是粪肠球菌和腐生葡萄球菌。厌氧菌所致的尿路感染罕见,多发生于长期留置导尿管、肾移植及身体抵抗力极差的患者。结核杆菌尿路感染多继发于肾外结核病灶,膀胱刺激症状明显,常有结核中毒症状。真菌性尿路感染较少见,致病真菌多为念珠菌和酵母菌,以前者为主。沙眼衣原体尿路感染常发生于有不洁性交史的患者,尿常规多有脓尿。病毒如麻疹病毒、腮腺炎病毒、柯萨奇病毒等也可引起尿路感染,但临床罕见,多发生于免疫功能低下患者,通常无临床症状。腺病毒可以在儿童和年轻人中引起急性出血性膀胱炎,甚至可以引起流行。此外,寄生虫如滴虫、丝虫、吸虫、阿米巴等可引起下尿路感染。

(二)尿路感染的发病机制

1.感染途径 尿路感染的感染途径包括上行感染、血行感染、直接感染和淋巴道感染。

(1)上行感染:病原菌经由尿道上行至膀胱,甚至输尿管、肾盂肾盏引起的感染称为上行感染,此类感染约占尿路感染的95%。

(2)血行感染:指病原菌从体内的感染灶通过血流达到肾脏和尿路等部位引起的感染。此类感染途径非常少见,不足3%。致病菌毒力相对较强,主要是金黄色葡萄球菌种、沙门菌种、铜绿假单胞菌种和念珠菌种。血行感染多发生于慢性疾病或接受免疫抑制剂治疗的患者。

(3)直接感染:泌尿系统周围器官、组织发生感染时,病原菌偶尔可侵犯泌尿系统,造成直接感染。

(4)淋巴道感染:盆腔和下腹部的器官感染时,病原菌可从淋巴系统感染泌尿系统,但此类感染方式亦很少见。

2.机体的防御功能 正常情况下,进入膀胱的细菌会很快被清除,是否会发生尿路感染,除了与细菌的数量、毒力有关以外,还取决于机体的防御功能。当机体处于健康状态,机体的防御机制发挥作用时,尿路感染的发生概率很小,一旦机体处于疾病或异常状态,机体的平衡打破,机体的自我防御机制就会失去功能,细菌入侵而造成感染。

3.引起尿路感染的基础疾病及易感因素 前文提到的机体防御功能,是一种机体的自我保护机制,但某些疾病影响下,机体的防御功能就会失效。下文将介绍哪些情况会让机体更易发生尿路感染。

(1)尿路梗阻:是指各种因素造成的尿液自由流出障碍,如结石、肿瘤、狭窄、畸形及前列腺增生等,均可造成尿液流出不畅,进而导致尿液的蓄积,抑制尿液冲刷细菌的功能,导致细菌在局部大量繁殖而引起感染。

（2）膀胱输尿管反流：尿液由肾脏生成，经输尿管、膀胱由尿道排出，这是尿液正常的流动顺序。膀胱输尿管反流（vesicoureteral reflux，VUR）是指排尿时尿液从膀胱反流至输尿管和肾盂，导致细菌在局部定植，发生感染。

（3）神经源性膀胱：控制排尿功能的中枢神经系统或周围神经受到损害而引起的膀胱尿道功能障碍称为神经源性膀胱。很多疾病包括脑血管意外、脊髓损伤、糖尿病、多发性硬化等都会引起支配膀胱的神经功能障碍，进而造成尿不畅或尿潴留，由此可引起泌尿系感染。

（4）泌尿系统结构异常：肾脏发育不良、肾盂及输尿管畸形、肾移植、多囊肾、海绵肾、马蹄肾、肾下垂、游走肾、肾囊肿、膀胱憩室等均可增加尿路感染的发生率。

（5）免疫抑制：人体自身具有强大的免疫系统，可以抵御外来细菌、病毒的侵害。然而在某些情况下，如移植术后、自身免疫系统疾病、艾滋病、胸腺缺失、营养不良等会使机体的免疫力下降。在药物或疾病因素导致机体免疫抑制的情况下，尿路感染的发生率会大幅度提高。

（6）妊娠：2%～8%的妊娠女性会发生尿路感染，妊娠期间体内多种激素的变化，会引起尿路平滑肌松弛，随着妊娠的周数越来越大，子宫不断增大，压迫膀胱，易引起排尿不畅及输尿管的尿液反流。另外，孕妇尿中的生化成分改变，其中部分成分有利于细菌滋生；同时孕妇的会阴部酸碱度也会发生变化、机体局部抵抗力降低，使细菌更易侵入。

（7）医源性因素：导尿或留置导尿管、膀胱镜及输尿管镜检查、逆行性尿路造影等医源性操作可能会导致尿路黏膜损伤，将细菌带入尿路，进而引发尿路感染。

（8）性生活：性生活活跃的青年女性中，尿路感染的发生及严重程度与近期性生活史密切相关。性生活可促进致病菌从尿道周围区域上行进入膀胱从而诱发感染，可改变阴道菌群。此外杀精剂可杀灭阴道正常的乳酸杆菌群，减少过氧化氢的产生，使阴道的 pH 升高以更适合致病菌繁殖。

（9）遗传因素：许多证据表明，宿主的基因影响尿路感染的易感性。反复发作尿路感染的妇女，其尿路感染的家族史明显多于对照组。

（10）其他不利因素：①任何慢性肾脏病均易于并发尿路感染，且较常发生肾盂肾炎。②尿道内或尿道口周围有炎症病灶，如女性尿道旁腺炎、尿道异物、外阴炎、妇科炎症、男性包茎、细菌性前列腺炎等均易引起尿路感染。③代谢因素如慢性失钾导致肾小管病变而易继发感染；高尿酸血症和高钙血症可引起尿酸或钙质在肾脏沉着而易发生尿路感染；糖尿病患者无症状细菌尿的发生率约为 20%，且易出现并发症如肾脓肿、肾周脓肿及急性肾乳头坏死等。

4. 细菌的致病力与尿路感染之间的关系　细菌进入尿路后，能否引起感染，与其致病力有很大的关系，细菌的致病力主要体现在以下几个方面：

（1）细菌黏附的方式：能在尿路上皮固定、繁殖的细菌才能引起尿路感染，尿路感染发病的第一步是细菌黏附于尿路上皮。

（2）细菌菌毛：细菌的菌毛有 7 种，而大肠埃希菌的菌毛主要有 I 菌毛、P 菌毛和 S 菌毛。I 菌毛与急性单纯性膀胱炎的发病相关；P 菌毛主要与肾盂肾炎的发病密切相关，尿路上皮细胞上具有 P 菌毛大肠埃希菌的受体越多，越易发生肾盂肾炎。

（3）细菌抗原：细菌的抗原成分也是细菌的重要致病因素。细菌荚膜（K）抗原具有抵抗多核白细胞的吞噬作用和血清的杀菌作用，可促进尿路感染的发生、发展。富含 K 抗原的大肠埃希菌易引起肾盂肾炎。

（4）其他毒力因子：致病性大肠埃希菌还可以产生溶血素、铁载体等对人体杀菌作用具有抵抗能力的物质，以逃避机体的防御机制，引发尿路感染。

5. 机体免疫反应与尿路感染之间的关系　尿路感染尤其是肾盂肾炎的病程中，常有局部或全身免疫反应参与。

（1）体液免疫：在实验性及人类肾盂肾炎的肾组织中可检出抗致病菌的抗体，如抗大肠埃希菌 O 抗原、K 抗原的抗体。在炎症细胞浸润部位可见 IgG、IgM、IgA 等的沉积。同时急性肾盂肾炎患者血清 THP 抗体滴度显著升高，提示存在体液免疫的参与。

（2）细胞免疫：严重联合免疫缺陷型、无胸腺型或 T 细胞受体缺陷性小鼠尿路感染的易感性较免疫正常小鼠显著增加，提示 T 淋巴细胞可能在尿路感染中发挥保护作用。大肠埃希菌引起的小鼠尿路感染可激活脾脏高表达 $CD4^+$ T 淋巴细胞和 $CD8^+$ T 淋巴细胞，提示细胞免疫参与尿路感染的免疫应答。

（3）自身免疫：肾组织与某些大肠埃希菌具有共同抗原性，大肠埃希菌进入血流后，机体产生抗大肠埃希菌的抗体，这种抗体也抗肾组织抗原，从而引起肾损害。

三、尿路感染的临床表现及辅助检查

（一）尿路感染的临床表现

1. 膀胱炎　属于下尿路感染，在成年人尿路感染中最为常见，占尿路感染的 60% 以上。膀胱炎常发生于性交后，也可见于妇科手术、月经后。主要表现为尿频、尿急、尿痛、排尿不适、下腹疼痛等，部分患者可能迅速出现排尿困难。患者尿液浑浊并伴有异味，约 30%的患者可出现肉眼血尿。膀胱炎患者一般无全身感染症状，少数患者可出现腰痛、发热，但体温通常不超过 38℃。膀胱炎一般可分为急性单纯性膀胱炎和反复发作的膀胱炎。致病菌多为大肠埃希菌，占 75% 以上。约 30% 以上的膀胱炎为自限性，可在 7～10 天内自愈。

2. 肾盂肾炎　肾盂是由肾大盏合并成的漏斗状扁囊，位于肾窦内，出肾门后移行于输尿管。成人肾盂的容积为 3～10ml（平均 7.5ml）。尿道逆行感染易引起该部位感染导致肾盂肾炎。肾盂肾炎主要感染途径是上行感染，即致病菌由尿道上行入膀胱引起膀胱炎，继而沿输尿管向上蔓延至肾脏，导致肾盂肾炎。大多为革兰氏阴性杆菌感染所致，分为急性肾盂肾炎和慢性肾盂肾炎两种类型。

（1）急性肾盂肾炎：可发生于各年龄段，以育龄期女性最多见。临床表现与感染程度有关，通常起病较急。

1）全身感染症状：寒战、发热、食欲缺乏、恶心、呕吐，伴头痛、全身酸痛，体温多在 38～39℃，也可达 40℃，多为弛张热，也可呈稽留热或间歇热，热退时大汗等，10%～30%的患者可出现菌血症。常伴有血白细胞计数、C-反应蛋白及降钙素升高和血沉增快。

2）泌尿系统症状：患者会有尿频、尿急、尿痛、排尿困难等膀胱刺激症状，此外还会伴有下腹疼痛、腰痛等，腰痛的程度不一，多为钝痛或酸痛，少数有腹部绞痛，沿输尿管向膀胱方向放射。值得注意的是部分患者尿路症状可不明显或缺如，血源性感染者先有发热等全身症状，后有膀胱刺激症状。

3）体格检查：除发热、心动过速和全身肌肉压痛外，还可发现一侧或两侧肋脊角或输尿管点压痛和（或）肾区叩击痛。

（2）慢性肾盂肾炎：临床表现通常较复杂，病程隐匿，全身及泌尿系统局部表现均可不典型，一半以上的患者有急性肾盂肾炎病史，急性发作时，患者症状明显，类似于急性肾盂肾炎。主要有以下两方面。①尿路感染表现：很不明显，一般平时没有表现，少数患者可间歇发生症状性肾盂肾炎，但更为常见的表现为间歇性无症状细菌尿和（或）间歇性尿急、尿频等下尿路感染症状，腰腹不适和（或）间歇性低热。②慢性间质性肾炎表现：如高血压，尿浓缩能力损害，出现多尿、夜尿，易于发生脱水；肾小管重吸收钠的能力差而致低钠；也可发生低血钾或高血钾、肾小管酸中毒。肾小管功能损害往往比肾小球功能损害更为突出。复杂性肾盂肾炎易反复发作，病变迁延不愈并逐渐进展，直至晚期成为慢性肾衰竭。慢性肾盂肾炎也可导致肾性高血压的产生，这可能与患者高肾素血症、血管活性物质异常、血管硬化狭窄等因素有关。

（3）无症状细菌尿：又称隐匿性细菌尿，是一种隐匿性尿路感染，即指患者有真性细菌尿而无任何尿路感染的临床症状，可由症状性尿路感染演变而来或无急性尿路感染病史。在女性糖尿病、接受血液透析、老年及长时间留置导尿管的患者中发生率可高达75%～90%。致病菌多为大肠埃希菌，患者可长期无症状，且尿常规可无明显异常，但尿细菌培养可见真性细菌尿，也可在病程中出现急性尿路感染的症状。

（4）并发症：尿路感染如能及时治疗，并发症很少。但在伴有糖尿病和（或）存在复杂因素的肾盂肾炎未及时治疗或治疗不当时，可出现一系列并发症。

1）肾乳头坏死：指肾乳头及其邻近肾髓质缺血性坏死，常发生于严重肾盂肾炎伴有糖尿病或尿路梗阻及妊娠期肾盂肾炎患者，为严重并发症。主要表现为寒战、高热、剧烈腰痛或腹痛、血尿等，可同时伴发革兰氏阴性杆菌败血症和（或）急性肾衰竭。当有坏死的肾组织脱落从尿中排出，阻塞输尿管时，可发生肾绞痛。

2）肾皮质、皮髓质脓肿和肾周围脓肿：为严重肾盂肾炎直接进展而致，患者多有糖尿病、尿路结石等易感因素。除原有肾盂肾炎症状加剧外，常出现持续发热、寒战、明显的单侧腰痛和压痛，且在向健侧弯腰时，疼痛加剧。超声、X线腹部平片、CT等检查有助于诊断。

3）肾盂肾炎并发感染性结石：变形杆菌等分解尿素的细菌所致的肾盂肾炎常可引起结石，称为感染性结石，这种结石的成分以磷酸铵镁为主，常呈大鹿角形，多为双侧性，结石的小裂隙内常藏有致病菌。因抗生素不易到达该处，易导致尿路感染治疗失败。感染加上尿路梗阻，易加快肾实质的破坏，导致肾功能损害。

4）革兰氏阴性杆菌败血症：多发于急性尿路感染，特别是使用膀胱镜检查或使用导尿管后。严重的复杂性尿路感染，特别是并发急性肾乳头坏死者也易发生败血症。革兰氏阴性杆菌败血症来势凶险，突然寒战、高热，常引起休克，死亡率高达50%。影响预后的独立危险因素包括：年龄大于65岁、败血症休克、久病体弱者及应用免疫抑制剂。

（二）尿路感染的辅助检查

1. 尿液检查　尿路感染的患者，其尿液多呈浑浊状并伴有腐败气味，5%左右的患者可有肉眼血尿。常见的实验室检查如下。

（1）尿常规检查：可见白细胞尿、血尿、蛋白尿。离心后尿沉渣镜检白细胞＞5 个/HFP 称为白细胞尿。临床医生初步诊断尿路感染的依据就是临床症状和白细胞尿，几乎所有急性尿路感染的女性均有白细胞尿，其对尿路感染的特异性和敏感性约为 75%；40%～60% 的尿路感染患者存在镜下血尿，尿沉渣镜检红细胞数多为 3～10 个/HFP，呈均一性红细胞尿，极少数急性膀胱炎患者可出现肉眼血尿；蛋白尿多为阴性或微量。此外，部分肾盂肾炎患者尿中可见白细胞管型。

（2）尿白细胞排泄率：1h 尿细胞计数法，是较准确简便检测白细胞尿的方法。具体方法为准确收集患者 2h 或 3h 的全部尿液，立即做白细胞计数，所得白细胞数按 1h 折算。正常人白细胞＜20 万/h，白细胞＞30 万/h 为阳性，20 万～30 万/h 者为可疑，应结合临床判断。白细胞排泄率较尿沉渣涂片镜检更准确，诊断白细胞尿的阳性率为 88.1%。

（3）尿细菌学检查：包括尿涂片细菌检查、尿细菌培养等。

1）尿涂片细菌检查：取清洁中段尿沉渣涂片，革兰氏染色用油镜或不染色用高倍镜检查，计算 10 个视野的细菌数，取其平均值，若每个视野下可见 1 个或多个细菌，则提示尿路感染。该操作检出率达 80%～90%，并可初步判断感染的细菌类型，对及时选择有效的抗生素具有重要的参考价值。

2）尿细菌培养：样本包括清洁中段尿、导尿尿液及膀胱穿刺尿三种。清洁中段尿标本易被前尿道和尿道周围寄生的细菌污染，导尿时可将前尿道的细菌送进膀胱，故只做定性培养结果不可靠。用膀胱穿刺取尿进行细菌定性培养结果最为可靠，但该方法由于对人体存在一定的创伤，故不常用于尿细菌培养。目前比较常用的方法为取清洁中段尿进行细菌定量培养。清洁中段尿细菌定量培养≥10^5/ml，称为真性细菌尿，可确诊尿路感染；清洁中段尿细菌定量培养 10^4～10^5/ml，为可疑阳性，需再次取样复查；如培养结果＜10^4/ml，则可能为污染；若培养出的细菌为革兰氏阳性球菌，则培养结果＞10^3/ml 即有诊断意义。

值得注意的是尿细菌定量培养可出现假阳性或假阴性的结果。假阳性结果主要见于：①清洁中段尿收集不规范，尿液被粪便、白带等污染。②标本在室温下存放超过 1h 才进行接种。③接种和检验技术不正确等。假阴性结果主要原因：①患者近 7 天内使用过抗生素。②尿液在膀胱内停留时间不足 6h，细菌没有足够的时间繁殖。③收集清洁中段尿时，消毒药物混入尿标本内。④饮水过多，尿液被稀释。⑤感染灶与尿路不通，如血源性肾盂肾炎的早期或尿路梗阻时，这种情况罕见。⑥感染灶排菌呈间歇性。⑦某些特殊细菌，如腐生寄生菌等引起的尿路感染，尿含菌量可＜10^5/ml。

3）尿亚硝酸盐还原试验：又称 Griess 试验，大肠埃希菌、副大肠埃希菌感染多数为阳性，变形杆菌半数为阳性，球菌感染及结核杆菌感染则为阴性。此法诊断尿路感染的敏感性在 70% 以上，特异性在 90% 以上。假阳性结果较少出现，当出血、尿胆原阳性，服用非那吡啶，摄入甜菜等可使尿液变为红色的物质时出现假阳性。该方法可作为尿路感染的筛查性试验。

4）其他检查：急性肾盂肾炎可出现肾小管上皮细胞受累，使尿中 N-乙酰-β-D-氨基葡萄糖苷酶（NAG）升高。慢性肾盂肾炎可有肾小管和（或）肾小球功能异常，表现为尿相对密度和尿渗透压下降，甚至肾性糖尿、肾小管酸中毒等，但多缺乏特异性，仅供参考。

2. 血液及肾功能检查 同所有的感染一样，尿路感染会引起血液成分的一些变化。

（1）血常规检查：急性肾盂肾炎时，血液中白细胞可轻度或中度增加，中性粒细胞增多，核左移。C-反应蛋白和降钙素原可升高，红细胞沉降率可增快。

（2）肾功能检查：①肾小球功能检查，如血清肌酐检查、估算肾小球滤过率、血清胱抑素检查等。②近端肾小管重吸收功能检查，如尿 α_1- 微球蛋白、β_2- 微球蛋白（β_2-microglobulin，β_2-MG）、视黄醇结合蛋白检查等。③远端肾小管浓缩功能检查，如禁水 12h 尿渗透压检查等。④尿酸化功能检查，可发现肾小管酸中毒。复杂性慢性肾盂肾炎可导致肾功能异常，并且肾小管功能损伤常发生在先，并且更为突出。

3. 影像学检查　包括超声、X 线腹部平片、静脉肾盂造影（intravenous pyelography，IVP）、排尿期膀胱输尿管反流造影、逆行性肾盂造影等，目的是了解尿路情况，及时发现有无尿路结石、梗阻、反流、畸形等导致尿路感染反复发作的因素。螺旋 CT 扫描具有较高的分辨率和敏感性，更适用于评估复杂性尿路感染，必要时可进行增强扫描。

四、尿路感染的诊断及鉴别诊断

（一）尿路感染的诊断

典型的尿路感染存在尿路刺激征、感染中毒症状、腰部不适等，结合尿液的改变及尿液细菌学检查，尿路感染的诊断并不难。凡是真性细菌尿的患者，均可诊断为尿路感染。真性细菌尿是指：①膀胱穿刺尿定性培养有细菌生长。②导尿细菌定量培养 $\geq 10^5$/ml。③清洁中段尿定量培养 $\geq 10^5$/ml（成人导尿相关尿路感染为 $\geq 10^3$/ml）。临床上无尿路感染症状，则要求做两次清洁中段尿培养，如果两次培养的结果为同一菌种，且细菌数均 $\geq 10^5$/ml，才能确定为真性细菌尿。1985 年中华医学会肾脏病学会第二届全国学术会议讨论通过的尿路感染诊断标准：①正规清洁中段尿（要求尿停留在膀胱中 4～6h 以上）细菌定量培养，菌落数 $\geq 10^5$/ml。②参考清洁离心中段尿沉淀白细胞数＞10 个/HFP，或有尿路感染症状者。具备上述①②可以确诊。如无②则应再做尿细菌计数复查，如仍 $\geq 10^5$/ml，且两次的细菌相同者，可以确诊。或③做膀胱穿刺尿培养，如细菌阳性（不论菌数多少），亦可确诊。④没有条件做尿细菌培养计数的单位，可用治疗前清晨清洁中段尿（尿停留在膀胱中 4～6h 以上）离心尿沉渣革兰氏染色找细菌，如细菌＞1 个/油镜视野，结合临床尿路感染症状，亦可确诊。⑤尿细菌数在 10^4～10^5/ml 者，应复查，如仍为 10^4～10^5/ml，需结合临床表现或做膀胱穿刺尿培养来确诊。当女性存在明显的尿频、尿急、尿痛，尿中白细胞增多，尿细菌定量培养 $\geq 10^2$/ml，且菌种为常见致病菌时，可拟诊断为尿路感染，并进行持续观察。

（二）尿路感染的定位诊断

真性细菌尿的存在即可诊断尿路感染，但是并不能判断尿路感染的位置，判定尿路感染的位置对于评估尿路感染的严重程度及治疗方案的确定尤为重要。尿路感染的诊断不仅需要判定疾病，更需要明确感染的位置，即需要判定是上尿路感染还是下尿路感染。具体可按如下原则进行判定：

1. 根据临床表现定位　上尿路感染常伴有发热、寒战，甚至出现败血症症状，并伴有明显的腰痛，输尿管点和（或）肋脊点压痛、肾区叩击痛等。而下尿路感染常以膀胱刺激征为突出表现，一般少有发热、腰痛等。此外，临床治愈后重新感染者常为膀胱炎，复发者则常为肾盂肾炎。

2. 根据实验室检查结果定位　主要包括膀胱冲洗后尿培养法、尿沉渣检查等。

（1）膀胱冲洗后尿培养法：膀胱冲洗后尿细菌培养是 1967 年由 Fairley 提出的。具体操作为排尿后，用三腔导管插入膀胱，向膀胱内注入无菌生理盐水（内含庆大霉素 4 万 U，链激酶 12.5 万 U），保留 30～45min 后，排空膀胱内尿液，再用无菌生理盐水 2000ml 反复冲洗膀胱，最后一次冲洗液留数毫升作为标本①，以后每隔 10min 留尿一次，共 4 次，作为标本②、③、④、⑤，每份标本作细菌培养和菌落计数。如细菌培养为阴性，则为下尿路感染；若细菌培养为阳性，则为上尿路感染。据统计，确诊为肾盂肾炎的患者，此试验的符合率为 84.8%，膀胱炎的患者符合率为 66.6%。此方法简单易行，创伤小，患者易接受，临床较为常用。但其缺点是比较耗费时间，对于上尿路感染来说，不能分辨是哪一侧肾脏感染；另外肾脏排菌为间歇性时，会存在假阴性；对保留导尿管后尿路感染的患者，本试验难以做出定位诊断，因为导尿管会加重膀胱黏膜水肿、出血的症状，使感染加重，细菌在膀胱黏膜里很难被清除，导致下尿路感染易误判为上尿路感染。

（2）尿沉渣检查：尿沉渣镜检有白细胞管型，并排除间质性肾炎、狼疮性肾炎等疾病。白细胞管型指管型内含有白细胞，由退化变性坏死的白细胞聚集而成，可单独存在，或与上皮细胞管型、红细胞管型并存。尿沉渣中有白细胞管型提示肾脏有细菌性炎症，见于急性肾盂肾炎、间质性肾炎、肾病综合征等。若由白细胞变成脓细胞，称为脓细胞管型，提示肾脏内存在化脓性炎症。

（3）尿 N-乙酰-β-D-氨基葡萄糖苷酶（NAG）升高、尿β$_2$-微球蛋白（β$_2$-MG）升高：NAG 是肾脏受损和病变活动的临床指标。各种继发性肾病出现早期肾小管损伤时，尿 NAG 可明显增高，测定尿 NAG 可以在尿路感染早期即对感染进行定位诊断，并对肾损害进行评价。正常人β$_2$-MG 的合成速度和细胞膜释放的量是非常恒定的，从而使β$_2$-MG 含量保持稳定水平，当尿中β$_2$-MG 升高时，即提示肾小管功能障碍。

需要注意的是，无论是 NAG 还是β$_2$-MG 都只能作为尿路感染的定位诊断指标，并不能作为尿路感染的特异性诊断指标。除尿路感染以外，NAG 升高尚可见于慢性肾衰竭、狼疮性肾炎、肾病综合征、肾移植术后排斥反应、中毒性肾病、流行性出血热、肝硬化晚期等；恶性肿瘤、自身免疫性疾病肾损害、重金属中毒肾损害、肾移植术后排斥反应及糖尿病、高血压早期由于肾脏损害，则可见到β$_2$-MG 升高。

（4）尿渗透压降低：反映远端小管的浓缩功能减退，提示上尿路病变。

3. 慢性肾盂肾炎的诊断　对于慢性肾盂肾炎，除反复发作的尿路感染病史外，尚需结合影像学及肾功能检查。①肾脏外形凹凸不平，且双肾大小不等。②静脉肾盂造影可见肾盂肾盏变形、缩窄。③持续性的肾小管功能损害。具备上述第①、②条的任意一条再加上第③条可诊断慢性肾盂肾炎。

（三）尿路感染的鉴别诊断

泌尿系统的病症大多相似，但又有自身特点，及时对疾病做出准确的诊断，是治疗疾病的关键，下面介绍几种需要与尿路感染进行鉴别的疾病：

1. 发热性疾病　如急性尿路感染患者发热等全身感染症状突出，而尿路局部症状不明显时，易与发热性疾病如流感、疟疾、败血症、伤寒等混淆。应详细询问病史，注意尿路感染的局部症状，并行尿沉渣和细菌学检查鉴别。

2. 腹部器官炎症　有些尿路感染患者主要表现为腹痛、恶心、呕吐、发热和血白细胞增高等，易误诊为急性胃肠炎、阑尾炎及女性附件炎等。详细询问病史，及时行尿常规和尿细菌学检查鉴别。

3. 生殖系统疾病　女性患者应考虑是否存在阴道炎、淋病、生殖器疱疹或生殖器溃疡。需仔细询问性生活史及性伴侣情况，通过妇科检查可以明确。

4. 尿道综合征　又称无菌性尿频-排尿不适综合征，尿道综合征常见于中年妇女，患者间歇或持续出现尿频、尿急、尿痛及排尿不适等尿路刺激征，这与下尿路感染的临床表现一致，但多次检查均无真性细菌尿。

5. 肾结核　下列情况应注意肾结核的可能：①慢性膀胱刺激症状，抗生素治疗无效，病情呈进行性加重。②脓尿、酸性尿，普通尿细菌学检查阴性。③肾外结核的证据，尿镜检有红细胞尿者。④附睾、精索或前列腺结核。⑤尿路感染经有效抗生素治疗，普通细菌培养转阴，但脓尿仍持续存在者。肾结核膀胱刺激症状更加明显，尿沉渣中可找到抗酸杆菌，尿培养结核分枝杆菌阳性，而普通细菌培养为阴性。静脉肾盂造影可发现肾实质虫蚀样缺损等表现。部分患者伴有肾外结核，抗结核治疗有效，可以鉴别。值得注意的是，肾结核常常与尿路感染并存，尿路感染经抗生素治疗后，仍残留有尿路感染症状或尿沉渣异常者，应高度重视是否有肾结核的可能性，并做相应检查，有下列 3 项之一者可确立肾结核的诊断：①临床表现+尿结核菌培养阳性。②X 线检查有典型肾结核表现。③膀胱镜检查有典型的结核性膀胱炎。

6. 慢性肾小球肾炎　慢性肾盂肾炎会出现肾功能减退、高血压等症状，此时，需要与慢性肾小球肾炎相鉴别。

五、尿路感染的治疗

（一）一般治疗

尿路感染的一般治疗，指非抗菌治疗。尿路感染的急性期，应注意休息，鼓励患者多饮水，勤排尿（2～3h 排尿 1 次）。对于发热的患者，应给予易消化、高热量、富含维生素的饮食。膀胱刺激征和血尿明显者，可口服碳酸氢钠片（1g/次，一日三次），用以碱化尿液，缓解尿频、尿急、尿痛症状。当患者膀胱刺激症状严重时，可服用尿道止痛药如非那吡啶。对于反复发作的尿路感染，应积极寻找引发尿路感染的病因，如高血压、糖尿病、慢性肾脏病等，及时祛除诱发因素。

（二）抗感染治疗

抗感染治疗是尿路感染治疗的主要手段，绝大多数尿路感染是由细菌引起的，在尿路感染的治疗过程中，合理使用抗菌药物是治疗尿路感染的关键。抗感染药物的使用应遵循的原则为：①选用对致病菌敏感的抗生素。在无病原学结果前，一般首选对革兰氏阴性杆菌有效的抗生素，因尿路感染大多由大肠埃希菌等革兰氏阴性菌引起，尤其是首次发作的尿路感染，多数可以治愈。在治疗 3 天症状无改善后，则应按药物敏感性试验结果调整用药。一般体外药物敏感性试验结果和临床效果的符合率为 80%～90%。药物治疗效果多受菌种和有无尿路梗阻等因素影响。②结合患者的感染部位及药物的代谢特点，选择适宜的抗生素。尿路感染发生在泌尿系统，故所选的抗生素应在肾或尿液中浓度高。膀胱炎仅要求抗菌药物在尿中有高浓度即可。肾盂肾炎则要求抗菌药物在尿液和血液中均有较高的浓度，以保证在肾组织内达到较高的有效浓度。对肾盂肾炎，宜选用杀菌剂。③选用肾毒性小，副作用少的抗生素。尿路感染的治疗应尽可能避免使用有肾毒性的抗生素，特别是伴有肾功能不全的患者尤应注意。④单一药物治疗失败、严重感染、混合感染、耐药菌株出现时，应联合用药，要避免相互有拮抗作用的药物联用。⑤对于不同类型的尿路感染，应给予不同的治疗时间。表现为下尿路感染者，多给予短程治疗（3 天疗法或单剂疗法）；对有肾盂肾炎临床表现者，给予 14 天疗法。尿路感染的易感人群分布广泛，儿童、孕妇、老年人、健康成人、患有基础疾病的人群等都可患尿路感染。因此，在尿路感染的治疗中，除泌尿科的医生之外，常需要多学科的专家协作，针对患者的自身状况、感染的部位，合理选择抗菌药物及治疗方案，共同对患者开展诊治工作。

1. 急性膀胱炎　属于下尿路感染，是非特异性细菌感染引起的膀胱壁急性炎症性疾病，感染局限于膀胱内。

（1）常见病原菌：革兰氏阴性杆菌是急性膀胱炎的常见致病菌，占 70%～95%，较常见的包括大肠埃希菌、肺炎克雷伯菌、铜绿假单胞菌，其中大肠埃希菌是最常见的病原菌。近年来，由于抗生素和免疫抑制剂的广泛使用，革兰氏阳性球菌及真菌性尿路感染增多，耐药甚至耐多药现象呈增加趋势。

（2）治疗药物：临床医生在选择抗菌药物时要考虑多种因素，如药物过敏史、药物费用、既往抗生素的使用，最重要的是人群耐药性的趋势。急性膀胱炎的主要致病菌大肠埃希菌的体外药物敏感情况因地区不同而有很大差异。针对急性膀胱炎患者的大肠埃希菌体外耐药性研究表明，在美国医疗中心所检测的大肠埃希菌的总耐药率高于加拿大；在欧洲，葡萄牙和西班牙的大肠埃希菌的耐药率要高于其他国家。一般而言，所有地区报道的氨苄西林耐药率都>20%，并且许多地区的甲氧苄啶（含或不含磺胺甲噁唑）耐药率也是如此。在所调查的所有国家中，呋喃妥因、磷霉素和匹美西林都显示出良好的体外活性。因此在没有明确耐药危险因素的情况下，它们适合用作治疗急性单纯性膀胱炎的一线药物。第一代和第二代口服头孢菌素类和阿莫西林/克拉维酸的耐药率随区域而异，但通常<10%。北美和欧洲大部分地区的氟喹诺酮类耐药率曾经<10%，但随着时间的推移，已存在明显的上升趋势，一项关于美国门诊患者的大肠埃希菌尿液分离株的研究显示，在 2000～2010 年期间，环丙沙星的耐药率从 3%增加到 17%。但是对于大肠埃希菌的耐药报告，这些数据的解读需要谨慎，即被动的实验监测方法往往会高估真实的耐药率，其原因是数据会因为某些因素而失真，如尿培养患者的初始治疗已失败或者具有特定的耐药危险因素（如近期旅行或使用抗菌药物）。

对于近期没有广谱抗菌药物用药史，且所在地区甲氧苄啶/磺胺甲噁唑耐药率没超过20%的地区，仍推荐甲氧苄啶/磺胺甲噁唑作为急性膀胱炎的一线治疗药物，对于甲氧苄啶/磺胺甲噁唑耐药率超过 20%的地区，更推荐呋喃妥因 5 天疗法或单剂量磷霉素作为急性膀胱炎治疗的一线选择。在氟喹诺酮类药物耐药率低的地区，使用氟喹诺酮类药物进行急性膀胱炎的治疗，但由于对喹诺酮类耐药的大肠埃希菌正在不断增多，一些口服的第三代头孢菌素如头孢泊肟或头孢布烯可作为氟喹诺酮药物的替代药物。尽管第三代头孢菌素耐药率比第一代头孢菌素低，但由于其性价比不高，一般作为三线用药。在产超广谱β-内酰胺酶的大肠埃希菌耐药发生率低于 10%的社区可使用第三代头孢菌素。在对氟喹诺酮类耐药或产超广谱β-内酰胺酶的大肠埃希菌耐药发生率高于 10%时，可使用氨基苷类或碳青霉烯类抗生素。但是需要注意的是，氨基糖苷类抗生素主要在肾脏排泄，并且易于富集在肾脏皮质内，存在肾脏毒性，对于单纯性急性膀胱炎，可以选择肾毒性较低的依替米星和链霉素进行治疗，但对于合并上尿路感染或其他慢性肾脏病的患者，不建议使用氨基糖苷类药物进行抗感染治疗。

下文将介绍几种急性膀胱炎的治疗方案。

1）单剂量疗法：①磺胺甲噁唑 2.0g+甲氧苄啶 0.4g+碳酸氢钠 1.0g，1 次顿服，此方案简称 STS 单剂量疗法。与其他感染不同，急性膀胱炎之所以可以顿服药物进行抗感染治疗，是因为膀胱炎为黏膜浅表感染，且致病菌多为大肠埃希菌，磺胺甲噁唑与甲氧苄啶联合使用（5∶1），可以对大肠埃希菌的叶酸代谢起到双重的抑制作用，且口服后主要经肾脏排泄，联合应用碳酸氢钠碱化尿液，可以减少磺胺类药物在尿中形成结晶，提高磺胺类药物在尿中的溶解度，而膀胱黏膜常浸浴在尿液中，STS 单剂量疗法由于剂量较大，可以迅速使尿中的药物达到更高的浓度，耐药率低于 20%的地区，单纯的急性膀胱炎均可使用 STS 单剂量疗法进行经验性治疗。②阿莫西林 3g，一次顿服。阿莫西林对于治疗不能产超广谱β-内酰胺酶的细菌所致的尿路感染，疗效较好，通常 3g 顿服即可产生满意的治疗效果。目前，市面上已经有针对产 ESBLs 细菌的复方制剂即阿莫西林/克拉维酸钾，有研究表明阿莫西林/克拉维酸钾对急性膀胱炎的治疗有效率可达 78.57%。③氧氟沙星 0.4g，一次顿服。④磷霉素 3g，溶于水中，一次顿服，食物会影响该药吸收，故应在餐前或餐后 2～3h 服用。严重肾功能不全的患者，肌酐清除率＜10ml/min 应禁用。研究表明，该药对早期急性膀胱炎的治愈率约为 91%。

单剂量疗法对单纯的急性膀胱炎有较高的治愈率，其优点为：①方法简便，患者易于接受。②对绝大部分尿路感染有效。③医疗费用低。④极少发生药物副作用。⑤极少产生耐药菌株，且有助于尿路感染定位诊断。单剂量疗法不适用于男性患者、妊娠妇女、糖尿病患者、免疫力低下者、复杂性尿路感染及上尿路感染。需要注意的是其在初始治疗 6 周内，仍具有较高的复发率。相比于单剂量疗法，短程疗法更能减少复发。

2）短程疗法：本疗法是目前比较推荐的急性膀胱炎的治疗方法，比单剂量疗法更为有效，可减少复发，增加治愈率。短程疗法是选择呋喃妥因、磺胺类、喹诺酮类、半合成青霉素类或头孢菌素类中任意一种药物连用 3 天或 7 天，约 90%患者可治愈，3 天疗法比 7 天疗法更容易被接受。①呋喃妥因 100mg/次，一日两次，连用 5 天。本方法与复方磺胺甲噁唑 3 天疗法治疗效果相当，且较少产生耐药性和附加损害。随机试验表明，采用本药 5～7 天方案治疗，临床治愈率为 79%～92%，并且引起耐药的可能性极低，疗程短于 5 天的治疗方案，失败率较高，故本品不适合单剂量疗法。需要注意的是如果怀疑有早期肾盂肾炎或肌酐清除率＜30ml/min，应避免使用呋喃妥因。观察性研究表明，在肾功能轻度受损的情况下，使用该药是安全和有效的。②复方磺胺甲噁唑（甲氧苄啶/磺胺甲噁唑 160mg/800mg）1 片/次（首剂加倍），一日两次，连用 3～7 天。随机试验表明，采用 3～7 天方案治疗，临床治愈率为 79%～100%。③β-内酰胺类抗生素，当由于过敏或者耐药，呋喃妥因和复方磺胺甲噁唑无法用于治疗急性膀胱炎时，可考虑使用阿莫西林/克拉维酸钾、头孢泊肟、头孢地尼和头孢氨苄等β-内酰胺类抗生素。具体推荐方案为阿莫西林/克拉维酸钾

500mg/次，一日两次；头孢泊肟 100mg/次，一日两次；头孢地尼 300mg/次，一日两次；头孢羟氨苄 500mg/次，一日两次；每种药均持续使用 5～7 天。但需要注意的是，由于阿莫西林/克拉维酸钾及头孢氨苄现在已经有较高的耐药率，通常不推荐作为首选的经验性治疗用药。β-内酰胺类抗生素通常作为急性膀胱炎的二线治疗药物推荐。④喹诺酮类药物，通常作为急性膀胱炎的三线治疗药物，仅在呋喃妥因、复方磺胺甲噁唑及β-内酰胺类抗生素不能被应用时使用。可使用环丙沙星 250mg/次，一日两次，或缓释剂 500mg/次，一日一次；左氧氟沙星 250mg/次，一日一次，疗程均为 3 天。其他不太常用但也是有效的氟喹诺酮类包括氧氟沙星和诺氟沙星。莫西沙星能达到的尿液水平低于其他氟喹诺酮类药物，所以不应使用。多项随机试验表明，氟喹诺酮类药物治疗急性膀胱炎非常有效，并且氟喹诺酮类药物比β-内酰胺类抗生素更有效。然而，耐药率的增加削弱了氟喹诺酮类的实用性。此外，鉴于对氟喹诺酮类药物不良反应的担忧，治疗急性膀胱炎的风险-获益平衡原则支持仅在不能使用其他药物（包括β-内酰胺类抗生素）时才采用氟喹诺酮类药物。如果使用氟喹诺酮类，应告知患者可能会出现不常见但严重的肌肉骨骼和神经系统不良反应。18 岁以下的儿童应禁用喹诺酮类抗生素。

在急性膀胱炎治疗中，抗生素的选择应遵循个体化原则，基于患者的过敏史与耐受性、当地习惯与当地耐药流行情况、药物可供性与花费、治疗失败风险综合考虑。当不能确定是单纯膀胱炎还是早期肾盂肾炎时，应避免使用呋喃妥因、磷霉素这类抗生素，因为这些药物在肾组织中往往不能达到有效的治疗浓度进而无法发挥抗菌作用，延误患者治疗。对于药物疗程的选择有研究提示短程疗法即 3～6 天与长期疗法 7～14 天的治疗结局相似，但该类研究并没有包含妊娠妇女、糖尿病患者、免疫力低下患者及尿路结构异常的患者，这些患者不宜使用单剂量及短程疗法，建议采用长期治疗方案。

3）多重耐药高风险患者的治疗策略：细菌的多重耐药是指一种微生物对三类（如氨基糖苷类、大环内酯类、β-内酰胺类）或三类以上不同机制抗菌药物同时耐药，而不是对同一类三种药物耐药。患者在诊断急性膀胱炎前三个月，符合以下任何一项，可怀疑存在多重耐药细菌感染：①尿液分离出多重耐药菌株。②住院史。③使用过喹诺酮类、复方磺胺甲噁唑及广谱β-内酰胺类抗生素。④有多重耐药率高发地区的旅行居住史。对于多重耐药高风险患者，应进行尿细菌培养及药物敏感性试验，根据药物敏感性试验结果，选择适宜的抗菌药物。对于急性单纯性膀胱炎，在无共存疾病女性中开展的研究表明，推迟抗菌治疗直到获得尿培养和药物敏感性试验结果是一种安全的策略。在等待培养结果期间，如果患者尿痛等症状明显，可使用泌尿系镇痛药，如口服非那吡啶，一日三次，可能有助于缓解不适。

如果患者膀胱症状显著，对于推迟使用抗菌药物有担忧，且患者三个月之内的尿培养，未见对呋喃妥因、磷霉素耐药的菌株出现，则可以启动呋喃妥因或磷霉素的经验性治疗。因为有研究报道对于部分多重耐药的细菌，呋喃妥因及磷霉素对其仍有抗菌活性。

4）女性急性非复杂性膀胱炎处理：首选短程疗法。若患者存在以下复杂因素之一：怀孕、泌尿生殖道结构异常、泌尿系结石、肾功能不全、免疫缺陷、糖尿病、近期抗生素使用史或侵入式泌尿生殖系统操作，则使用抗生素前需进行尿培养及进一步检查。完成疗程后，若患者仍有症状，需做尿常规和细菌培养。若尿常规和细菌培养阴性，无明确的微生物病原体存在，应注意尿路局部损伤、个人卫生、对某些物质过敏及妇科疾病等因素。

若患者有白细胞尿而无菌尿，考虑沙眼衣原体感染，可使用四环素或磺胺嘧啶治疗 7～14 天（性伴侣也同时治疗）。若经过短程疗法后患者有症状性菌尿，应考虑隐匿性肾脏感染，需行长程疗法，初始治疗 14 天，如有必要可延长。如果是非耐药菌株，呋喃妥因、氟喹诺酮类或复方磺胺甲噁唑是有效的药物。

（3）急性膀胱炎的中医治疗：急性膀胱炎在中医上属于"淋证"的范畴，中医学对"淋证"的认识历史悠久，早在《黄帝内经》中便记载了"淋""淋证"等名称。目前，西医对于急性膀胱炎的治疗以抗生素为主，但近些年来由于抗生素的滥用，耐药菌株呈明显上升的趋势。中医用于治疗急性膀胱炎的方药丰富，方法众多，大量的临床实践表明中药或中西医结合治疗，在改善膀胱刺激征、降低药物不良反应、减少复发等方面有着独特的作用。有研究表明，左氧氟沙星片联合三金片治疗急性膀胱炎疗效优于单独使用左氧氟沙星片的患者（总有效率 94.29% vs. 77.14%）。银花泌炎灵属于中成药制剂，临床上常用于急性膀胱炎的治疗，其药物组成为石韦、瞿麦、萹蓄、半枝莲、金银花等，其中半枝莲具有化瘀止痛的功效；金银花中含天然氯原酸，可将巨噬细胞吞噬作用有效激活，具有广谱的抗菌作用，同时还可有效抑制大肠埃希菌；石韦、瞿麦、萹蓄可促使利湿通淋、清热解毒效果增强。有研究对银花泌炎灵片与左氧氟沙星片治疗急性膀胱炎进行疗效分析，发现银花泌炎灵片的疗效要优于左氧氟沙星分散片的疗效。另有研究表明左氧氟沙星片联合泌淋清胶囊治疗急性膀胱炎临床效果比较显著，可显著改善患者的临床症状，不良反应少，安全可靠，在临床上可以推广应用。故对于急性膀胱炎的治疗，可使用中西医结合的治疗方式，以提高患者的治愈率。

（4）对于急性膀胱炎转归的判定：对于单纯急性膀胱炎，患者一般用药 2～3 天，症状即可缓解，在停用抗生素 7 天后，需进行尿细菌定量培养。如果结果为阴性，则表示患者已治愈；若培养结果仍为真性细菌尿，则应启用另一种抗生素治疗或在药物敏感性试验结果的指导下，选择抗生素，疗程应为 2 周。

2. 肾盂肾炎　属于上尿路感染，是由致病菌引起的肾盂黏膜和肾实质感染性病变，并常伴有下尿路感染，分为急性肾盂肾炎和慢性肾盂肾炎两种。

（1）常见病原菌：肾盂肾炎的病原菌与急性膀胱炎的病原菌类似，仍以大肠埃希菌为主。少数肾盂肾炎患者是血行感染引起的，这类肾盂肾炎的致病菌多为金黄色葡萄球菌、沙门菌属、铜绿假单胞菌和念珠菌属。还有部分患者由真菌或支原体引起感染。

（2）治疗药物：急性肾盂肾炎药物治疗应遵循以下几个原则。①尽早开始经验性抗感染治疗。急性肾盂肾炎轻症患者可口服用药，在门诊接受治疗；重症患者应静脉给药，待临床症状显著改善，并能口服用药时，改用口服序贯治疗。应选择对致病菌敏感，在尿及肾内浓度较高、肾毒性小的抗菌药物。对重症患者，应在留取尿液标本后，立即给予经验性的抗菌药物治疗，首选对革兰氏阴性杆菌有效的药物，用药 48～72h 后，评价临床症状改善情况，若无效，则根据药物敏感性试验结果调整治疗方案。严重感染时，应联合用药，预防或治疗败血症。②静脉用药，并根据当地细菌的耐药率选择抗生素。社区中大肠埃希菌对喹诺酮类药物耐药率＜10%时，可静脉应用喹诺酮类药物。社区中产 ESBLs 大肠埃希菌出现率＜10%时，可静脉应用第三代头孢菌素类药物。当社区中的大肠埃希菌对喹诺酮的耐药率和（或）产 ESBL 大肠埃希菌出现率＞10%时，可静脉应用氨基糖苷类或碳青霉烯类抗生素作为初始治疗药物。药物敏感性试验结果为革兰氏阳性病原菌时，静脉应用氨苄青霉素类+β-内酰胺酶抑制剂。③使用敏感抗生素。根据细菌培养及药物敏感性试验结果调整用药方案，同时还应考虑病变部位、病情严重程度及是否存在复杂因素，选择不同种类的抗生素，并确定疗程。④足疗程用药。急性肾盂肾炎疗程一般为 14 天，血培养阳性者，应考虑适当延长疗程。下面介绍几种肾盂肾炎的治疗方案。

1）经验性治疗方案：对于轻型急性肾盂肾炎患者，可选择口服用药治疗。

宜选用喹诺酮类药物，如左氧氟沙星片，口服，成人 0.5g/次，每日一次；可选复方磺胺甲噁唑片（甲氧苄啶/磺胺甲噁唑：160mg/800mg），每次 1 片，一日两次；或服用阿莫西林胶囊，0.5g/次，每日 3~4 次；或阿莫西林/克拉维酸钾片 1 片/次，每日两次。

对于重症急性肾盂肾炎的住院患者宜选用喹诺酮类药物或广谱头孢菌素类药物静脉滴注治疗。若当地的大肠埃希菌对喹诺酮类药物及广谱头孢菌素的耐药率＞10%，则可使用亚胺培南/西司他丁钠，静脉滴注，每天 1~2g，分 3~4 次静脉滴注。或使用氨苄西林/舒巴坦钠，静脉滴注，每次 1.5~3.0g，一日四次。

复杂急性肾盂肾炎，宜选用哌拉西林钠/他唑巴坦，静脉滴注，12 岁以上青少年及肾功能正常成年人常用剂量为 4~5g，每 8h 一次。可选用头孢吡肟，静脉滴注，12 岁及以上体重大于 40kg 的患者，常用剂量为 1g，每 12h 一次。或选用美罗培南，静脉滴注，每次 500mg，每 8h 一次。亚胺培南/西司他丁钠，每天 1~2g，分 3~4 次静脉滴注。复杂性肾盂肾炎易于发生革兰氏阴性杆菌败血症，应联合使用两种或两种以上抗生素静脉注射治疗。在用药期间，应每 1~2 周做尿培养，以观察尿菌是否转阴。经治疗仍持续发热者，则应注意发生并发症的可能。如肾盂积脓、肾周脓肿等，应及时行肾脏 B 超等检查。

目前多不推荐对抗生素治疗后症状消失的非复杂性肾盂肾炎患者在随访中行尿培养检查，但仍认为应在疗程结束时及停药后第 2、6 周分别行尿细菌定量培养，以后最好能每月复查 1 次，共 1 年。如追踪过程中发现尿路感染复发，应再行治疗。

2）针对性治疗：当怀疑患者或病原学试验提示患者肾盂肾炎由真菌或支原体引起时，应进行针对性的治疗。患者为真菌感染时，可选择口服或静脉滴注氟康唑抗真菌治疗，使用时注意首量加倍，然后按正常剂量使用，以加快药物的起效速度；还可选择两性霉素 B、氟胞嘧啶治疗。若患者为支原体肾盂肾炎，则可选择多西环素、阿奇霉素或喹诺酮类药物治疗。

慢性肾盂肾炎与尿路复杂情况密切相关，常见的尿路复杂情况包括反流性肾病和梗阻性肾病。反流性肾病是指由膀胱输尿管反流和肾内反流导致肾脏疾病；梗阻性肾病指各种原因（如尿路结石、肿瘤、前列腺增生等）引起尿液流动障碍导致的肾脏疾病。这两者均可能合并感染，长期迁延不愈可引起肾脏纤维化和变形，从而发生慢性肾盂肾炎，最终影响肾脏功能。对于慢性肾盂肾炎，除进行抗感染治疗以外，还应积极寻找引起慢性肾盂肾炎的病因，如结石、肿瘤等，应与对应科室积极合作，祛除原发病因，方可有效治疗。对于尿路先天畸形、尿路结石、肿瘤、前列腺增生等致尿路梗阻疾病，应该积极利用手术或其他手段尽早解除梗阻。对于膀胱输尿管反流应如何治疗意见尚未统一，一般认为，轻、中度膀胱输尿管反流的小儿并不需要手术，随年龄增长反流常能自发消失，而重度膀胱输尿管反流并经常引起感染的患儿，仍宜尽早进行手术治疗纠正反流。对于成年反流患者是否应行手术治疗目前也无定论。糖尿病也是肾盂肾炎的一个易感因素，控制血糖水平达标也十分重要。

慢性肾盂肾炎急性发作时依据急性肾盂肾炎处理原则治疗。对于反复发作者，强调治疗前应通过尿细菌培养确定病原菌，以明确是复发或再感染。若治疗后尿菌转阴，停药后2周内再次出现同一细菌的感染为复发。而再感染是另一新致病菌侵入引起的感染。抗生素可根据病情、尿细菌培养和药物敏感性试验结果选择，宜选用最有效且毒性小者。常用药物有喹诺酮类、磺胺类、β-内酰胺类、大环内酯类、呋喃妥因等。多采用两种药物联合使用的方法，疗程至少维持2～3周。用药3～5天后症状无改善，应考虑换用其他抗生素。也可依据药物敏感性试验结果，将数种抗生素分为2～3组，轮流使用，每组使用1个疗程，停药1周，再开始下一组药物治疗。对于1年内反复发作≥3次的患者，在急性发作被控制后，继续采用长疗程低剂量抑菌治疗方案。每晚临睡前排尿后口服复方磺胺甲噁唑1片或呋喃妥因50mg或低剂量的喹诺酮类药物，常需持续治疗半年或更长时间，以控制复发。约60%的患者如此治疗后菌尿可转阴。

对于慢性肾盂肾炎，应注意对肾脏功能的保护和监测，长期治疗中应注意控制血压，改善微循环，改善肾脏的血供，防止肾功能进一步损害。已出现肾功能不全者，应按照慢性肾功能不全治疗，给予低蛋白饮食、控制高血压、服用血管紧张素转换酶抑制剂（ACEI）或血管紧张素受体阻滞剂（ARB）等治疗，以延缓肾损害进展，禁用有肾毒性的药物。

（3）转归判定：急性肾盂肾炎应用抗生素后，一般48～72h内症状即得到缓解。如果用药72h内病情未改善，则应根据药物敏感性试验结果调整抗生素。治疗14天后症状消失，复查尿细菌培养为阴性，并于第2、6周复查尿细菌培养仍阴性，则已治愈；若疗程完毕后尿细菌培养仍为阳性，或者治疗后尿菌转阴，但于第2、6周复查尿细菌培养又呈阳性，且为同一菌种，则为治疗失败，选用敏感抗生素继续治疗6周。慢性肾盂肾炎应注意原发病的治疗。

3. 再发性尿路感染（recurrent urinary tract infection，RUTI）　是指一年内尿路感染的发作次数不低于3次，具有难以彻底治愈和不易控制的特点。尿路感染的反复发作分为复发和再感染。复发是指经治疗症状消失，尿菌转阴，在停药在2周内再次出现真性细菌尿，并伴有症状，菌种与上次相同（菌种相同且为同一血清型，或者药物敏感谱相同）；再感染指经治疗后症状消失，尿菌转阴，但之后（多在停药2周后）再次出现真性细菌尿，且多数有尿路感染症状，菌种与上次不同。再发性尿路感染，常因长期治疗过程中应用抗生素，细菌的耐药性增强。因此，对于再发性尿路感染，仅凭尿细菌培养结果去指导抗生素的使用，往往得不到有效的治疗效果，需要进行细菌药物敏感性试验，根据药物敏感性试验结果指导用药。

（1）病因

1）抗菌药物选择不当：导致耐药菌的形成，导致感染复发。

2）患者免疫力下降：一些特殊的患者因自身免疫力等原因导致各种细菌滋生，如糖尿病、长期使用免疫抑制剂的患者或者老年人等，其机体抵抗力较差，所以极易发生细菌感染。

3）尿路生理结构及功能存在异常：当患者存在结石、梗阻、畸形等疾病时，会导致尿液流动不畅，进而导致反复感染。这种情况应积极治疗原发病，如果梗阻难以解除，则需要进行长期的抗菌药物治疗。

4）慢性肾盂肾炎患者：病变部位极易形成瘢痕，导致抗菌药物无法随血液到达病灶内，且药物浓度不足，极易导致感染反复发作。对于该类患者，应加大抗菌药物的剂量，延长药物使用时间，以达到治疗目的。

（2）再发性尿路感染的治疗：对于再感染的患者，治疗方法可与首次相同，对于半年内发生 2 次以上的患者，可进行长程低剂量抑菌治疗，即每晚临睡前排尿后，服用小剂量的抗生素 1 次，连用半年。对于复发的尿路感染，特别是复杂性肾盂肾炎的复发感染，应在祛除诱因的基础上（如结石、梗阻、尿路异常等），按药物敏感性试验结果，选择强有力的杀菌性抗生素，且疗程不小于 6 周。对于反复发作的患者，应给予长程、低剂量疗法。

目前，对于再发性尿路感染，临床上常采用标准化抗菌治疗的方法，标准化抗菌治疗又称抗菌药物分期治疗，目前已经越来越受到人们的关注。抗菌药物分期疗法主要分为治疗期、巩固期、维持期、观察期，具体操作如下。①治疗期：选取敏感抗生素按正规剂量治疗，直至尿常规正常，维持 4 周。②巩固期：维持原有抗生素类型不变，但减量使用，如每日两次，减为每日一次，维持尿常规正常 4 周，如出现反复，再转为治疗期，时间计算在治疗期内。③维持期：抗生素减为每晚一次，维持治疗 3 个月，如尿常规正常，则停药。如尿常规出现异常，则转为巩固期，时间计算在巩固期内。④观察期：停用抗生素观察半年。如尿常规有异常，则转为维持期，时间计算在巩固期内，维持期可延长达半年。

（3）再发性尿路感染疗效的判定。①治愈：尿路症状消失，尿细菌培养阴性，停药后尿常规正常持续半年以上。②有效：尿路症状消失，尿细菌培养阴性，尿常规基本正常，但有时尿白细胞出现异常，为 3～10 个/HFP。③无效：治疗期、巩固期、维持期或观察期（半年内）出现发作性尿路感染或尿白细胞出现异常持续高于 10 个/HFP。

4. 复杂性尿路感染　是指尿路感染伴有获得感染或者治疗失败风险的合并疾病，如泌尿生殖道的结构异常，或其他潜在疾病。诊断复杂性尿路感染有两条标准，尿培养阳性及包括以下至少 1 条合并因素：留置导尿管、支架管或间歇性膀胱导尿；残余尿＞100ml；任何原因引起的梗阻性尿路疾病，如膀胱出口梗阻、神经源性膀胱、结石和肿瘤；膀胱输尿管反流或其他功能异常；尿道改道；化疗或放疗损伤尿路上皮；围术期和术后尿路感染；肾功能不全、肾移植、糖尿病和免疫缺陷等。

（1）病原学特点：临床上对复杂性尿路感染患者在获得药物敏感性试验结果之前经常采用经验性治疗或不规范的抗菌药物治疗，导致耐药性的出现。国内复杂性尿路感染细菌谱的特点是大肠埃希菌感染比例降低，而产超广谱β-内酰胺酶（ESBLs）菌株比例升高，另一个特点是肠球菌感染比例升高。

（2）抗菌治疗：对于复杂性尿路感染的治疗，推荐根据尿培养和药物敏感性试验结果选择敏感抗菌药物。对于有症状复杂尿路感染的经验性治疗需要了解可能的病原菌谱和当地的耐药情况，还要对基础泌尿系统疾病的严重程度进行评估（包括对肾功能的评估）。抗菌药物的经验性治疗需根据临床反应和尿培养结果及时进行修正。

1）轻中度患者或初始经验性抗菌治疗。①氟喹诺酮类：近期未用过氟喹诺酮类的患者可选择左氧氟沙星。该药具有尿液浓度高的特点，抗菌谱可以广泛覆盖尿路感染常见病原菌，对铜绿假单胞菌有很强的杀菌效果，同时对于部分产 ESBLs 大肠埃希菌、粪肠球菌也有一定的杀菌效果。也可使用环丙沙星，其对大肠埃希菌和铜绿假单胞菌具有很好的杀菌效果。②第二代或第三代头孢菌素：相比第一代头孢菌素而言，第二代头孢菌素（如头孢呋辛、头孢替安、头孢孟多）对革兰氏阴性菌的杀菌活性显著增加，同时保持了对葡萄球菌属较高的杀菌活性。而第三代头孢菌素对革兰氏阴性菌有很高的杀菌活性，对葡萄球菌杀菌活性较弱，药代动力学特征与第二代头孢菌素相比区别不大。③磷霉素氨丁三醇：对复杂性尿路感染的病原菌大肠埃希菌、粪肠球菌、肺炎克雷伯菌等均有很好的抗菌活性，可用于非发热性尿路感染的治疗。

2）重症患者或初始经验性抗菌治疗失败患者的抗菌治疗。①喹诺酮类：如果初次经验性治疗未使用喹诺酮类药物，可以选择喹诺酮类药物。②青霉素+β-内酰胺酶抑制剂：例如，静脉滴注哌拉西林/他唑巴坦，此药具有广谱抗菌活性，包括大多数铜绿假单胞菌、肠杆菌科、肠球菌，因为同时有β-内酰胺酶抑制剂，其对产ESBLs的肠杆菌有很好的抗菌作用。③具有抗假单胞菌活性的第三代头孢菌素：如头孢他啶、头孢吡肟。④碳青霉烯类：如亚胺培南、美罗培南、帕尼培南及比阿培南，可用于敏感菌所致的各类感染。

3）患者病情严重且尿培养提示革兰氏阳性球菌：应经验性选择万古霉素（1 g /次，静脉滴注，每 12h 一次），但万古霉素存在肾毒性，应检测血药浓度，肾功能不全者根据肌酐清除率调整剂量。一旦培养结果及药物敏感性试验结果回报，应尽可能改为窄谱敏感抗菌药物。

4）疗程：清除复杂因素，结合抗微生物治疗。如能做到手术纠正，一个长程4～6周有效抗菌药物治疗结合外科操作是适当的；如无法手术纠正，7～14 天的疗程通常更适当。

（3）外科手术治疗：复杂性尿路感染的特点是细菌感染同时伴有尿路梗阻的症状，故在治疗中除抗感染以外，尚需积极手术治疗引起或加重尿路感染的尿路梗阻性疾病，包括结石、肿瘤、狭窄、先天性畸形或神经源性膀胱等。在施行手术前要控制感染以免手术时继发尿源性脓毒血症。

5. 无症状菌尿　又称无症状尿路感染，即尿标本中分离出一定量的细菌，而患者无任何尿路感染的症状或体征。无症状菌尿的诊断标准为：对无症状女性患者或留置尿路导管的患者，尿培养细菌菌落计数≥10^5CFU/ml；男性患者清洁尿标本培养出 1 种菌株菌落计数≥10^3CFU/ml；男性或女性患者的导尿标本，1 次菌落计数≥10^2CFU/ml。部分患者如绝经前女性、未孕女性、糖尿病女性、老年人、脊髓损伤的患者、留置导尿管的患者和儿童的无症状菌尿可无须筛查和治疗。对于以下患者，需要采取相应的抗生素进行治疗：

（1）妊娠期女性：无症状菌尿是首个被明确的与围产期不良结局密切相关的亚临床感染之一。无症状菌尿的孕妇产出早产儿或低体重儿的概率是没有无症状菌尿女性的20～30倍。建议在妊娠前 3 个月每月均行一次尿培养检查。怀孕期间治疗无症状菌尿可使孕妇继发肾盂肾炎的风险从 20%～35%降低到 1%～4%，也能改善胎儿的状况，减少产出低体重儿和早产儿的概率。患有无症状菌尿或有症状尿路感染的孕妇应该接受口服抗菌药物治疗并定期复查，并使用对妊娠期女性相对安全的抗菌药物进行治疗。抗菌药物的选择及疗程包括：阿莫西林 500mg 口服，每 8h 一次，3～5 天；阿莫西林/克拉维酸钾 500mg 口服，每 12h 一次，3～5 天；头孢氨苄 500mg 口服，每 8h 一次，3～5 天或磷霉素氨丁三醇 3g 口服，单剂治疗。

（2）需要泌尿系手术操作的患者：此类患者术中有黏膜破溃、细菌入血出现菌血症的风险，需要进行筛查和治疗。以前列腺增生为例，术前的无症状菌尿如果不被控制，经尿道前列腺电切术后出现菌血症的概率高达 60%，有 6%～10%的患者会出现尿源性脓毒血症，而术前适当的抗菌药物治疗可以大大减少这些感染性并发症的发生。具体抗菌药物的应用应参照药物敏感性试验结果。应用方案：术前 1 天或术前即刻应用均可，术后如果未留置导尿管可以不再使用，如果仍有导尿管留置，术后直至导尿管拔除方可停用抗菌药物，具体可参见复杂性尿路感染的治疗。

6. 妊娠期尿路感染　尿路感染在孕妇中很常见。孕妇中细菌尿的发生率与非孕妇大致相同，但在妊娠期间，复发性细菌尿更为常见。此外，肾盂肾炎的发病率高于一般人群，这可能是由妊娠期间泌尿系的生理变化所致。2%～7%的孕妇会出现无症状菌尿，如果不进行治疗，多达 20%～35%的无症状菌尿孕妇在怀孕期间会出现有症状尿路感染。尿路感染常导致不良的妊娠结局，如早产、新生儿低体重、新生儿贫血、新生儿败血症及呼吸窘迫综合征。因此，预防和治疗妊娠期尿路感染十分重要。

（1）病原学特点：妊娠期妇女的尿路感染致病菌同其他人群类似，以大肠埃希菌等革兰氏阴性杆菌为主。

（2）抗菌治疗：妊娠是女性的一个特殊生理时期，对于妊娠期尿路感染的女性，在抗菌药物选择方面，不仅要考虑到治疗的有效性，还应充分考虑到所选抗生素对胎儿的影响。关于妊娠期间使用药物的风险分类，最常用的是 FDA 根据抗生素在妊娠期应用危险性进行分类：A 类妊娠期患者可安全使用；B 类有明确指征时使用；C 类在确有应用指征时充分权衡利弊决定是否选用；D 类避免使用，但在确有应用指征且患者受益大于可能的风险时，在严密观察下慎用；X 类禁用。

妊娠期可选择的药物有：①青霉素类药物（包括半合成、复合青霉素类）。青霉素属于 B 类药物，在妊娠期使用较为安全。鉴于妊娠期间该药的肾清除率随肾小球滤过率的增加而增大，孕妇的血药浓度往往较低，可考虑适当增加剂量。②头孢菌素。除拉氧头孢被列入 C 类外，大部分头孢菌素属于 B 类，在妊娠期使用较为安全。头孢菌素与青霉素类极为相似，对母体及胎儿的影响也比较小。比青霉素类更为优越的是其抗菌谱广，对酸及各种细菌产生的β-内酰胺酶稳定，过敏反应发生率低。第一代头孢菌素有一定的肾毒性，第二代肾毒性较低，第三代对肾脏已基本无毒性，妊娠全过程可予应用，如头孢哌酮钠、头孢他啶钠等。③大环内酯类药物。该类药物对孕妇及胎儿的毒性很小，是妊娠期可安全使用的一类药物，可用于青霉素过敏的患者。需要注意的是红霉素酯化物可导致孕妇肝内胆汁淤积症和肝实质损害，引起氨基转移酶升高、肝大及阻塞性黄疸等，红霉素酯化物在使用过程中肝损伤的发生率高达 40%，这可能与酯化物的高敏反应有关，该类药物妊娠全过程避免应用。妊娠期慎用的药物有喹诺酮类（C 类），磺胺类（D 类）。妊娠期禁用的抗生素有氨基糖苷类、四环素类及红霉素酯化物。

根据妊娠期间使用药物的风险分类及欧洲泌尿外科协会提出的关于妊娠期尿路感染的治疗建议，参照药物敏感性，推荐以下方案对妊娠期尿路感染患者进行治疗：

1）无症状菌尿及膀胱炎：呋喃妥因（B 类）100mg/次，12h 一次，连续应用 3～5 天；阿莫西林 500mg/次，8h 一次，连续应用 3～5 天；阿莫西林/克拉维酸 500mg/次，12h 一次，连续应用 3～5 天；头孢氨苄 500mg/次，12h 一次，连续应用 3～5 天；磷霉素（B 类）3g（单剂量疗法）。根据病情，疗程可延长为 7～10 天，治疗 1～2 周后复查尿细菌培养，阴性结果提示治疗成功，阳性结果则更换不同抗生素再治疗 7～10 天，随后予抑菌治疗（睡前口服呋喃妥因 50mg 或头孢呋辛 125~250mg），直到产后 6 周。

2）肾盂肾炎：头孢曲松静脉注射或肌内注射 1~2g/d；氨曲南静脉注射 1g/次，6~8h 一次；哌拉西林/他唑巴坦静脉注射 3.375~4.5g/次，6h 一次；头孢吡肟静脉注射 1g/次，12h 一次；亚胺培南/西司他丁静脉注射 500mg/次，6h 一次；氨苄西林静脉注射 2g/次，6h 一次。临床症状改善后，推荐由肠外治疗改为口服治疗 7~10 天。

妊娠期尿路感染复发率高达三分之一，故在尿路感染症状消失后再进行 1~2 次的尿培养。如果尿培养显示依然有感染情况，患者应该接受为期更长的抗生素治疗，直到分娩后 6 周。

（3）妊娠期尿路感染的预防：除积极治疗外，有效预防妊娠期尿路感染也很重要。孕妇应注意加强妊娠期局部外阴卫生，尤其对有个人尿路感染史和家族尿路感染史的患者更应该每日换洗内裤，清洗外阴；坚持多饮水，每 2~3h 排尿 1 次，起到冲刷膀胱和尿道的作用；尽量左侧卧位，避免仰卧位，利于尿液引流；避免或节制性生活，尤其在妊娠前 3 个月和后 3 个月，性生活后应立即排尿；加强孕期营养；及时发现并纠正贫血；增强抵抗力。

7. 导尿管相关性尿路感染　常发生于女性、老人、糖尿病、机体抵抗力下降的患者。预防原则包括：①必要时才使用导尿管，且尽早拔除。②插尿管时无菌操作非常重要。③无菌封闭系统，避免开放。④留取尿标本时应在消毒后抽取。⑤保持尿袋在膀胱水平以下及引流通畅。⑥有症状的导尿管相关性尿路感染，若留置导尿管已超过 7 天，应及时拔除或更换导尿管。⑦应尽可能和感染患者分开。如已发生有症状尿路感染，应立即按首次发作的尿路感染处理，给予有效抗生素。如患者无明显尿路感染症状，仅有真性细菌尿，不推荐抗生素治疗，拔除导尿管 48h 后无症状菌尿仍持续存在的女性患者才开始治疗，或给予低剂量长程抑菌疗法，使尿菌含量$<10^4$/ml。

8. 特殊类型的尿路感染　尿路感染除了常见致病菌外，还有一些特殊类型的致病菌，特殊类型的尿路感染主要包括以下几种。

（1）真菌性尿路感染：发病率约占尿路感染的 4.8%，以念珠菌性尿路感染为主。真菌性尿路感染可无症状，亦可表现为肾盂肾炎、膀胱炎、肾乳头坏死等。凡存在真菌感染的易感因素，出现尿路感染症状或尿中白细胞增多，而细菌培养阴性时，均应注意真菌性尿路感染是否存在。诊断主要依据临床表现，以及反复血、尿标本培养结果。对于真菌性尿路感染的治疗主要包括：①消除易感因素，避免长期应用抗生素、免疫抑制剂，解除尿路梗阻，控制糖尿病等使机体抵抗力下降的疾病等。②局部应用抗真菌药物。体弱及保留尿管患者有持续性念珠菌尿存在，如果消除易感因素真菌尿仍存在，则可行膀胱冲洗，常用药物有两性霉素 B，50mg/L，每日一次，持续应用 7~10 天；咪康唑 50mg/d；制霉菌素 200 万 U/L，每 6h 冲洗一次，至尿真菌转阴。③全身应用抗真菌药物。对于尿路感染症状较重而持续不减退，或者尿路真菌感染为全身播散性念珠菌感染的一部分时，考虑全身抗真菌治疗。轻症者口服用药，严重者静脉用药。常用的抗真菌药主要包括：氟康唑，尿中浓度高，目前作为尿路真菌感染的首选用药，口服首剂负荷量 200mg/d，顿服，以后每日剂量为 100mg，应用 1~2 周，静脉应用首剂 0.4g/d，以后 0.2g/d，用至症状消失后改为口服用量至 14 天；棘白菌素类药物，对多数念珠菌属的最低抑菌浓度值较低，肾功能不全或者透析治疗患者无须调整给药剂量；卡泊芬净，负荷剂量 70mg，维持剂量 50mg/d，阿尼芬净，负荷剂量 200mg，维持剂量 100mg/d。④外科治疗。念珠菌属有生成假菌丝的倾向，故肾内可出现真菌球并伴有梗阻征象。积极的外科治疗是治疗真菌球的关键。这类患者需经皮肾造瘘术放置导管，解除梗阻，并经导管输注抗真菌灌洗液或经导管移除真菌球。⑤碱化尿液。适当给予碳酸氢钠口服以碱化尿液。抗真菌治疗过程中通常每周行 1 次尿真菌培养，连续 2 次尿标本无菌可停止应用抗真菌药物。

（2）支原体尿路感染：支原体引起的尿路感染，临床表现与一般细菌尿路感染相似，尿支原体培养阳性。对于支原体尿路感染的药物治疗包括：多西环素 100mg，每日两次口服，连服 7～14 天；盐酸四环素 500mg，每日四次口服，至少连服 7 天，一般为 2～3 周；米诺环素 100mg，每日两次口服，连服 10 天；红霉素 0.5g，每日四次口服，连用 7 天，以后改为 0.25g，每日四次口服，再服 14 天，共 21 天；阿奇霉素 1g，单剂量口服，可维持有效浓度 5 天；罗红霉素 0.3g 每日一次口服，共 14～21 天。孕妇和哺乳期妇女可服红霉素。对性伴侣应同时治疗，治疗期间禁忌房事。

（3）衣原体尿路感染：本病好发于青、中年，主要由性交传播。大部分女性感染后无症状，潜伏期为 1～3 周，除尿路刺激症状外，可见尿道口轻度红肿，分泌物稀薄，量少，为浆液性或脓性。诊断依据为：①有不洁性交史。②尿道或宫颈管分泌物淋菌镜检及培养阴性。③有尿道炎或宫颈炎症状及体征。④尿道分泌物涂片中有中性粒细胞 5 个以上/1000 倍显微镜。⑤尿道、宫颈管分泌物沙眼衣原体等病原体检查阳性。对于衣原体尿路感染的治疗包括：四环素 500mg，每日四次口服，连服 7 天，以后改为 250mg，每日四次口服，再服 14 天，共服 21 天；多西环素 100mg，每日两次口服，连服 7～14 天；米诺环素 100mg，每日两次口服，连服 10 天；阿奇霉素 1g，单剂量口服；红霉素 0.25～0.5g，每日四次口服，连用 7 天，以后改为 0.25g，每日四次口服，再服 14 天，共服 21 天；罗红霉素 0.3g 每天一次口服，共服 14～21 天。对性伴侣应同时治疗，健康携带者也需治疗，治疗期间禁忌房事。

（三）外科干预

外科干预是尿路感染的重要治疗手段。在一些尿路感染中尤其是复杂性尿路感染，除需要内科医生积极进行抗感染治疗外，外科手术祛除导致尿路感染的病因尤为重要。在需要外科手术进行干预的尿路感染中结石合并尿路感染最为常见。

1. 分类　①结石合并感染：结石合并尿路感染，通常为代谢性结石（含钙结石或非含钙结石）同时合并细菌侵袭出现尿路感染。②感染性结石：尿路感染引起的尿路结石，感染通常由产尿素酶的革兰氏阴性菌引起，这些细菌在结石的形成中起到关键作用。感染性结石通常包含碳酸磷灰石和（或）尿酸铵。感染性结石的形成与产尿素酶的细菌（主要是变形杆菌、雷氏普鲁威登菌和摩氏摩根菌；感染常见的大肠埃希菌、肠球菌属和铜绿假单胞菌极少产尿素酶）水解尿素有关，尿素酶将尿素分解为二氧化碳和氨，升高尿液 pH，促进了磷酸镁铵和碳酸磷灰石的形成。

2. 治疗　对于合并结石的复杂性尿路感染，其治疗过程中常需要泌尿外科手术及内科抗菌药物联合应用，单纯的内科抗感染治疗无法治愈。治疗原则是解除尿路梗阻，缓解上尿路扩张和肾积水，控制感染进展，清除结石。清除结石目前有体外超声波碎石、输尿管镜碎石取石术及腹腔镜输尿管切开取石术等。

（1）结石合并感染的治疗：感染和梗阻性尿结石症患者需要即刻进行肾脏集合系统减

压。可以通过逆行输尿管插管导尿或膀胱造瘘两种方式进行尿液引流。在引流时，应收集尿液进行细菌培养及药物敏感性试验，以指导抗生素治疗方案及评估治疗效果。在进行减压后，应立即开始抗感染治疗，经验性抗感染治疗应选择广谱抗菌药物，目标治疗应根据细菌培养结果及药物敏感性试验结果用药。

（2）感染性结石的治疗：对于感染性结石的治疗，应用内镜手术或体外冲击波碎石，清除所有结石，并做结石成分分析。对于感染性结石在进行外科干预前后均应进行抗菌药物治疗。术前应根据药物敏感性试验结果进行目标性抗菌药物治疗，疗程可从1～3天到1～14天；术中给予广谱抗菌药物治疗，术后随访1～2年，在此期间使用低剂量预防性或抑制性抗菌药物疗法。

3. 合并结石尿路感染的预防 合并结石的尿路感染应注意预防复发，具体措施包括每日至少2L的液体量摄入、乙酰氧肟酸等尿素酶抑制剂的应用、溶肾石酸素溶石治疗及应用甲硫氨酸200～500mg/次，1～3次/天，或氯化铵1g/次，2～3次/天酸化尿液等。

（四）疗效判定及监测

尿路感染的患者在进行治疗后，如果感染的临床表现如尿频、尿急、尿痛、排尿不适等膀胱刺激征有所改善，发热的患者体温有所下降，尿常规逐步恢复正常，则表示治疗有效。持续的尿细菌培养阴性被定义为尿路感染治愈的标准。

对于急性膀胱炎，患者一般用药2～3天，症状即可有缓解，在停用抗生素7天后，需进行尿细菌定量培养。如果结果为阴性，则表示患者已治愈，若培养结果仍为真性细菌尿，则仍需继续使用敏感抗生素治疗2周，直至治愈。对于急性肾盂肾炎的患者，应用抗生素后，一般48～72h内症状即可得到缓解。如果用药72h内，病情未改善，则应根据药物敏感性试验结果调整抗生素，治疗14天后复查尿细菌培养，若为阴性，则已治愈；若仍为阳性菌尿，则选用敏感抗生素继续治疗6周。对于反复发作的尿路感染，按抗菌药物分期治疗方案进行治疗，停用抗生素半年后，尿路症状消失，并且尿细菌培养持续阴性，则可认为治愈。

第二节 尿路感染典型病例

一、诊治过程

（一）一般资料

患者，女性，78岁，以"尿频、尿急、尿痛及排尿困难，伴寒战、发热5天"就诊于医院急诊科。

该患者于5天前无明显诱因出现尿频、尿急、尿痛及排尿困难，伴寒战、发热，体温最高39℃，可见肉眼血尿，呈洗肉水样，肌肉酸痛、下腹部疼痛及腰疼。无咳嗽、咳痰，无恶心、呕吐，无腹泻。发病期间自行口服"布洛芬颗粒"后体温降至正常。此后间断出现发热，给予退热药物仍可退热，但停药后再次发热，体温在38.0～39.0℃波动。在此期间未进行系统诊疗。1天前自觉尿量减少，约400ml/24h。遂于急诊科就诊，急诊以"脓毒症、脓毒性休克、尿路感染"收入院。

既往否认高血压病、糖尿病、冠心病病史，否认外伤手术史，否认家族史，否认药物过敏史。

入院查体：体温 38.5℃，脉搏 95 次/分，呼吸 24 次/分，血压 89/52mmHg，指尖血氧饱和度 98%。一般状态尚可，神清语明，较为烦躁，皮肤湿冷。自主体位，双肺呼吸音清，未闻及干湿啰音；颈静脉塌陷，心界不大，心律齐，未闻及杂音。腹平软，肝脾肋下未触及，下腹部压痛阳性，无反跳痛，右侧肾区叩击痛阳性，腹水征阴性，肠鸣音 3~4 次/分，双下肢无水肿，尿量约 400ml/24h。

（二）辅助检查

尿常规结果示：亚硝酸盐（+++），白细胞（+++），隐血（++），白细胞 363/HFP，红细胞 67/HFP。

血细胞分析结果：白细胞 26.8×10^9/L，中性粒细胞比例为 92.4%，血红蛋白 145g/L，血小板 362×10^9/L。血、尿细菌及真菌培养结果待回报。

降钙素原：62.55ng/ml。

C-反应蛋白：152mg/l。

生化检查结果：尿素 22.78mol/L，肌酐 125.4μmol/L，血糖 5mmol/L。

心脏彩超结果：二尖瓣少量反流，三尖瓣少量反流。

泌尿系超声结果：右肾盂积水，透声差，右侧输尿管上段增宽。

泌尿系三维 CT 示：右侧输尿管中段结石伴右肾盂输尿管积水。

该病例诊断：脓毒症、脓毒性休克、复杂性尿路感染、急性肾损伤、输尿管结石、肾积水。

（三）治疗过程

根据患者的一般状况，该患者感染的诱因为泌尿系梗阻，处于感染性休克状态，行血气分析，示乳酸值为 6mmol/L，立即纠正休克状态，给予心电血压血氧监测，并监测中心静脉压，初测为 3mmHg，行中心静脉置管补液，先给予 200ml 生理盐水快速补液，患者心率有所下降，血压有所上升，同时对该患者进行经验性抗感染治疗，给予厄他培南（1g/次，一日一次）静脉滴注，待尿培养及血培养结果回报后必要时根据药物敏感性试验调整抗菌药种类。请 ICU、泌尿外科医生及临床药师会诊，会诊意见如下：

ICU 医生会诊意见：根据患者的一般状况，考虑患者为泌尿系感染导致的脓毒症，患者平素血压正常，目前血压低，为休克状态，qSOFA 评分为 3 分、英国国家早期预警评分（NEWS）评分为 8 分，应立即给予补液治疗。对于老年患者，静脉补液速度不宜过快，以防左心功能不全和肺水肿的发生。根据患者初步快速补液后，心率有所下降且血压有所上升的情况，建议继续给予醋酸林格液静脉滴注，患者体重 60kg，起始 3h 内按照 30ml/kg 进行液体复苏，共给予 1800ml 晶体液输注，同时密切监测心率、血压、尿量、血乳酸水平，随时进行补液速度的调整。在完成初始液体复苏后，需要反复评估血流动力学状态以指导进一步的液体使用。

遵照会诊意见，患者补液 2h 后，平均动脉压为 75mmHg，尿量增加至 60ml/h，复查血气：乳酸下降。因患者年龄大，为避免补液过量，调整补液速度，复查血气分析，根据血气分析结果，补充离子。

泌尿外科医生会诊意见：该患者感染诱因为右侧输尿管梗阻，现一般状态差，为感染性休克，行泌尿系统手术或碎石治疗会危及患者生命，有研究表明对于上尿路结石伴感染患者入院 12h 内进行引流术——经尿道留置输尿管支架管（D-J 管）引流术或经皮穿刺造瘘引流术均可较好地控制感染，且以经皮穿刺造瘘引流术控制感染效果更佳。建议该患者行超声引导下经皮右肾穿刺造瘘引流术，对感染进行有效控制。待患者休克状态纠正，感染控制后，行输尿管镜取石术解除泌尿系梗阻。

遵照会诊意见，在泌尿外科医生协助下对该患者进行超声引导下经皮右肾穿刺造瘘引流术，进行充分引流。

临床药师会诊意见：该患者为输尿管梗阻引起的感染，在无病原学结果前，一般首选对革兰氏阴性杆菌有效的抗菌药物，该患者感染重，出现脓毒性休克，抗菌药物应在尿液和血液中均有较高的浓度，以保证在肾组织内达到较高的有效浓度。目前使用药物厄他培南为碳青霉烯类药物，对大肠埃希菌等常见泌尿系感染的致病菌具有较好杀菌活性。经计算该患者肌酐清除率约为 33.4ml/min，给予厄他培南静脉滴注 1g/次，一日一次无须调整剂量。待病原学结果回报后根据药物敏感性试验结果调整治疗方案。

抗感染治疗 2 天后，患者体温降至正常，尿频、尿急、尿痛及排尿困难症状明显缓解。血培养及尿培养结果回报均为大肠埃希菌，厄他培南敏感。继续原有方案抗感染治疗，并注意复查血常规等观察患者感染控制情况。抗感染治疗 1 周后，复查血常规结果示：白细胞 14.5×10^9/L，中性粒细胞百分比 48.4%，血红蛋白 135g/L，血小板 283×10^9/L。生化指标：尿素 7.3mol/L，肌酐 89.40μmol/L。尿常规：亚硝酸盐（−），白细胞（+），隐血（+），白细胞 15/HFP，红细胞 6/HFP。继续原有方案抗感染治疗 3 天后，复查血常规示：白细胞 8.5×10^9/L，中性粒细胞百分比 42.3%，血红蛋白 136g/L，血小板 285×10^9/L。血生化：尿素 6.9mol/L，肌酐 78.4μmol/L。尿常规：亚硝酸盐（−），白细胞（−），隐血（−），白细胞 3/HFP，红细胞 4/HFP。上述检查结果提示患者感染得到控制。行腹部 X 线检查结果示：右侧输尿管结石。请泌尿外科会诊协助诊治。

泌尿外科医生会诊意见：该患者在经上述治疗后，感染已得到控制且病情稳定，可转入泌尿外科治疗，泌尿外科择期对该患者进行右侧输尿管镜取石术，彻底解除泌尿系梗阻。有研究表明，留置 D-J 管可减少肾盂或输尿管狭窄和输尿管瘘的发生率及改善肾功能，减少体外超声波碎石时感染的发生率等。

根据泌尿外科意见，该患者转入泌尿外科进一步治疗。泌尿外科行右侧输尿管镜取石术，且留置 D-J 管作为支架进行内引流。该患者手术顺利，且术后对患者进行有效的规范化护理干预，避免了术后并发症影响患者生活质量，如尿急、尿频、D-J 管移位及尿痛等问题。患者疾病得到根治，准予出院。

二、总结分析

尿路感染是最常见的感染性疾病之一。复杂性尿路感染显著加重病情，患者的临床表现可多样，从轻度的泌尿系统症状到膀胱炎、肾盂肾炎，严重者可致菌血症、败血症。

此病例为泌尿系梗阻所致的复杂性尿路感染。患者入院时病情危重，脓毒性休克诊断明确，首先需纠正休克状态。高龄患者补液更需谨慎，避免加重心脏负荷，引起肺水肿等情况，因此需 ICU 医生协助行中心静脉压监测并通过中心静脉置管行补液治疗，严格控制补液速度及补液量。纠正休克的同时，需进行抗感染治疗，患者感染重，并存在急性肾损伤，因此请临床药师协助诊治，指导抗菌药物使用。患者休克状态下无法行手术解除输尿管梗阻，因此请超声科医生协助行经超声引导下肾脏造瘘，避免感染进一步加重。待休克状态纠正，感染控制，转入泌尿外科行手术治疗，从根本上解除梗阻。

复杂性尿路感染因基础疾病不同，尿路解剖学异常表现不同，感染的部位、细菌的种类和疾病的严重程度不一样，临床表现、治疗方式和疾病转归均有很大差异。MDT 在复杂性尿路感染治疗过程中必不可少，仅仅抗感染治疗是不够的，还应积极控制基础疾病，寻找导致复杂性尿路感染的原因并解除。对于复杂性尿路感染的病因追踪，需要超声科、影像科医生密切配合；对于其病因的解决需要与泌尿外科医生甚至普外科医生协作；对于严重感染的患者更是需要 ICU 医生给予生命支持，同时优秀的护理团队也是必不可少的。因此 MDT 的开展可加强医医、医技、医护合作，及时快速做出最适宜的诊疗计划，提高诊疗效率及医疗质量，大大增加患者治愈率，最终使患者受益。

参 考 文 献

尿路感染诊断与治疗中国专家共识编写组. 2015. 尿路感染诊断与治疗中国专家共识（2015 版）——尿路感染抗菌药物选择策略及特殊类型尿路感染的治疗建议. 中华泌尿外科杂志, 36（4）：245-248.

王宏儒, 鲍晓荣, 袁轶群. 2014. 尿路感染患者病原菌分布及其耐药性分析. 中华医院感染学杂志, 24（8）：1859-1861.

赵静, 陈光辉, 王山梅. 2014. 尿路感染患者病原菌分布及耐药性分析. 中华实用诊断与治疗杂志, 28（1）：103-104.

Gupta K, Hooton T M, Naber K G, et al. 2011. International clinical practice guidelines for the treatment of acute uncomplicated cystitis and pyelonephritis in women: A 2010 update by the Infectious Diseases Society of America and the European Society for Microbiology and Infectious Diseases. Clin Infect Dis, 52（5）：e103.

Little P, Moore M V, Turner S, et al. 2010. Effectiveness of five different approaches in management of urinary tract infection: randomised controlled trial. BMJ, 340（7743）：405.

第九章 慢性骨髓炎的多学科协作模式治疗

慢性骨髓炎（chronic osteomyelitis）是一种骨组织的慢性感染性疾病，病情复杂、治疗周期长且花费多，往往顽固难治。相当数量的患者即使在全身症状已经消失后，骨内仍有一处或多处脓性物、感染性肉芽组织或死骨病灶，常伴随间断感染发作，是创伤外科面临的一大难题。近年来，由于抗菌药物的更新及外科手术技术的不断提高，慢性骨髓炎的临床诊治有了长足进步。此外，随着对该病认知的逐渐加深，越来越多的临床医生认识到慢性骨髓炎的治疗不能单纯依赖外科手术。合理的抗菌药物应用、良好的疼痛管理、优质的护理、系统的康复训练及治疗期间的心理健康干预等多学科之间的良好协作都对疾病的治疗起到至关重要的作用，多学科之间的有效协作可以显著提高医疗质量。本章将对慢性骨髓炎处理的相关知识及典型病例的分析进行介绍，进一步加深对该疾病的认知和理解。

第一节 慢性骨髓炎概述

随着对疾病认知的不断加深及医疗手段和理念的不断进步，慢性骨髓炎的流行病学正慢慢发生变化，对于其发病机制的理解也越来越深入，除了外科治疗以外，MDT 模式已经广泛应用到慢性骨髓炎的诊治当中。

一、慢性骨髓炎的概念及流行病学

（一）概念

骨髓炎是一种存在已久的疾病，希波克拉底最早描述了关于人类骨髓炎的病例。骨髓炎为一种骨组织的感染与破坏，由需氧或厌氧菌及真菌等感染引起。该疾病可仅局限于骨内，也可蔓延至骨髓、骨膜和周围软组织等。骨髓炎可分为急性和慢性两类，反复发作或病程超过 10 天即进入慢性骨髓炎阶段。但两者不能完全根据时间而机械划分，一般认为死骨形成是慢性骨髓炎的标志，死骨的形成平均为 6 周。

慢性骨髓炎是开放性骨折、内固定手术、糖尿病足及急性血源性骨感染的常见并发症，大多数的慢性骨髓炎由急性骨髓炎治疗不当或不及时而演变所致。此外，当致病菌毒性较弱或患者免疫力较强时，骨髓炎也可能在发病伊始即为亚急性或慢性，缺少典型的急性期症状。慢性骨髓炎好发部位主要为股骨和胫骨，非洲人好发部位为趾骨。

（二）流行病学

自 19 世纪 40 年代引入抗菌药物后，血源性骨髓炎的发病率及其相关并发症死亡率已有所降低。但继发于邻近周围组织感染的慢性骨髓炎的发病率却明显上升，尤其是发达国家，其可能的原因为人口老龄化、创伤发生率及糖尿病足感染率的增加及诊断率的提高等。其中，创伤引起的骨髓炎仍然是最常见的。此外，随着近年来人工关节置换技术的发展与普及，关节假体周围感染引起的慢性骨髓炎也逐渐成为一个值得关注的方面，其发生率为1.5%～2.5%，而在关节翻修手术之后可高达 20%。

二、慢性骨髓炎的病因及发病机制

（一）病因

根据不同的发病原因，骨髓炎可大致分为以下几种类型：

1. 邻近感染源局部扩散引起的骨髓炎　创伤、骨骼手术及关节置换手术后，可能因邻近感染源局部扩散导致骨髓炎发生。这类患者的初始感染部位在骨骼内，可发生在任何年龄及任何骨骼。由于该类型感染的发生率高、治疗困难，进行相关操作时应做好充足的准备。

2. 继发于血管功能不全的骨髓炎　这一类型的骨髓炎大多发生于糖尿病患者，几乎所有感染都是由足部的局部软组织蔓延到足部骨骼。导致这一现象发生的主要原因有糖尿病引起的代谢障碍，骨骼及软组织缺血，周围运动、感觉神经和自主神经病变。

3. 血源性播散引起的骨髓炎　致病菌由身体远处感染灶经血液循环转移至骨组织内，称为血源性骨髓炎。血源性骨髓炎多见于青春期前儿童及老年患者，其特征表现是在轻微发生损伤的骨骼处出现细菌附着并继发感染。

（二）发病机制

1. 慢性骨髓炎的病理特点　慢性骨髓炎主要有以下 4 个特点。①死骨和骨死腔：死腔内充满坏死肉芽组织和脓液，死骨浸泡在其中，成为经久不愈的感染源。②纤维瘢痕化：由于炎症经常反复发作，软组织内纤维瘢痕化，局部血运不良，修复功能差。③包壳：骨膜反复向周围生长形成板层状的骨包壳，包壳内含有多处开口，称为瘘孔，向内与死腔相通，向外与窦道相通。④流脓窦道：脓液经窦道口排出后，炎症可暂时缓解，窦道口闭合。当死骨腔内脓液积聚后可再次穿破，如此反复，窦道壁周围产生大量的炎性纤维瘢痕，窦道口周围皮肤色素沉着，极少数病例合并鳞状上皮癌。

2. 慢性骨髓炎的病理发展过程　细菌或其他微生物感染骨骼并定植的急性阶段，各种炎症因子及细胞可导致组织坏死、骨小梁及骨基质的破坏。与此同时，局部血管通道也在炎症进程中被压缩、形成堵塞，进一步导致缺血，加重骨坏死。而缺乏血供的骨块可变成游离状态即成为死骨并聚集大量细菌，抗菌药物及炎症细胞无法到达该无血供区，最终导致药物治疗失败。髓内感染从死骨区域向四周蔓延，至关节腔可引起化脓性关节炎，刺激骨膜形成新骨，死骨和坏死物质可穿透皮质骨形成瘘管，最终穿透表皮。

3. 宿主与微生物因素　骨髓炎的发生发展与宿主和微生物本身特点密切相关。慢性骨髓炎的致病菌常为多种细菌，其中最常见引起感染的病原体是金黄色葡萄球菌。下文以金黄色葡萄球菌为例介绍其发挥毒性的机制。

第一，细菌表面存在一种促进细胞外基质蛋白附着的因子，称为细菌黏附素。金黄色葡萄球菌的黏附能力是其在宿主组织早期定植、植入生物材料过程中至关重要的一个因素。金黄色葡萄球菌表面表达几种黏附素，可分别与不同的宿主蛋白相互作用，如纤维蛋白原、纤维连接蛋白、胶原蛋白或血友病因子等。第二，一些因子可以通过促进细菌逃避宿主防御机制来发挥作用，如蛋白 A、荚膜多糖等。此外，细菌还可以通过专门攻击宿主细胞（外毒素）或降解细胞外基质成分（即各种水解酶）的因子来促进其入侵或渗透组织。

金黄色葡萄球菌和表皮葡萄球菌还可形成生物膜，生物膜是微生物有组织生长的聚集体。细菌不可逆地附着于惰性或活性实体的表面进行繁殖、分化并分泌多糖基质，将菌体群落包裹其中形成细菌聚集体膜状物。单个生物膜可由一种或多种不同的微生物形成。

不同临床情境下，致病菌谱也存在一定差异（表 9-1），需根据具体情况具体分析。

表 9-1　骨髓炎患者不同临床情境下分离出的微生物

相关临床情境	常见致病菌
任何临床情境骨髓炎中最常见致病菌	金黄色葡萄球菌/耐甲氧西林金黄色葡萄球菌
异物引起的感染	凝固酶阴性葡萄球菌或丙酸杆菌
医院内感染	肠杆菌科，铜绿假单胞菌，假丝酵母菌
糖尿病足、压疮相关感染	链球菌和（或）厌氧菌
镰状细胞病	沙门氏菌或肺炎链球菌
HIV 感染	汉塞巴尔通体或五日热巴尔通体
人或动物咬伤	多杀巴斯德菌或啮蚀艾肯菌
免疫力低下患者	曲霉属、白色念珠菌属或分枝杆菌属
结核病流行地区患者	结核杆菌

4. 易感因素与合并症　吸烟是最重要的独立危险因素之一。吸烟能显著增加骨感染术后复发的风险，针对吸烟患者，建议充分告知患者吸烟风险，请患者务必戒烟。其他系统性危险因素包括糖尿病、肥胖、营养不良、酗酒、免疫力低下/缺陷、贫血、对内植物过敏、高龄、慢性缺氧、恶性疾病及肝肾衰竭等。局部危险因素包括创伤部位的血流灌注不足、静脉血流不畅、软组织条件欠佳、慢性淋巴性水肿、放射性纤维化、既往手术产生的严重瘢痕等。近期多项研究表明，骨髓炎患者罹患其他系统疾病风险显著增加，如脑出血、急性胰腺炎、冠状动脉粥样硬化性心脏病、糖尿病及抑郁症等。

三、慢性骨髓炎的临床表现及辅助检查

（一）临床表现

慢性骨髓炎全身症状一般不明显，变化大且较隐秘。因此，对于开放性骨折后出现萎缩性骨不连，或有内固定物、植入物受损，均应警惕慢性骨髓炎的发生。急性发作时可有全身中毒症状，局部红、肿、疼痛，典型患肢可见窦道口、流脓且有异味，偶尔可流出小死骨。窦道处皮肤反复破溃发生可持续数年或数十年，患肢增粗、组织厚硬、有色素沉着及周围肌肉萎缩。年幼者因炎症可阻碍或刺激骨骺发育，患肢可缩短，若软组织挛缩可导致关节屈曲畸形。

（二）实验室检查

传统的血清炎症指标包括白细胞、红细胞沉降率和 C-反应蛋白水平，可以辅助慢性骨髓炎的诊断，但其特异性欠佳。对于怀疑骨感染的患者，出现异常升高的指标越多，提示感染的可能性越大；但 3 项指标均正常，仍不能排除感染。对于怀疑出现早期感染时，应

动态复查 C-反应蛋白，若出现持续性升高，在排除其他系统感染及持续应激状态后，高度怀疑存在骨感染。对于怀疑低毒力致病菌所致感染或延迟及慢性感染，白细胞、红细胞沉降率及 C-反应蛋白三项均正常时，可检测血清白介素-6、肿瘤坏死因子-α及血清淀粉样蛋白 A（serum amyloid A，SAA）等因子的浓度进行辅助判断。新型炎症因子如α-防御素、D-二聚体等的诊断价值有待进一步研究评估，目前不推荐作为常规检测指标。

（三）影像学检查

1. X 线检查　作为一种最普遍的检查方式，其灵敏性和特异性相对低，然而在骨髓炎的诊断及鉴别诊断中发挥着重要作用。例如，可以与骨折及恶性肿瘤（原发或转移）鉴别诊断，X 线图像可显示软组织肿胀、骨膜反应及骨密度下降等，最早可于发生感染后 10～21 天出现 X 线图像的变化。晚期症状包括骨吸收、死骨形成及新骨形成等。典型的慢性骨髓炎晚期可见骨膜下骨及骨密质增厚及骨密度增加。骨干内可见密度增高、边缘不规则的死骨，与周围有分界透光带，称为死腔。骨干形态变粗、不规则，密度不均，髓腔狭小甚至消失。骨干可弯曲变形，骨小梁失去正常排列，病变远侧骨组织有不同程度的萎缩，个别发生病理性骨折。发育过程中可出现骨干缩短或发育畸形。慢性骨髓炎依其临床表现和影像学所见，一般不难诊断。

2. CT 检查　能够最大限度地提供关于骨皮质的信息，同时反映出骨膜反应和骨髓受累情况以及早期的软组织改变，为确定骨破坏范围、协助活检并制订手术计划提供依据。

3. MRI 检查　在评估骨髓和周围软组织方面具有优势，可发现疾病早期存在的相关水肿和充血。它可以区分骨骼和软组织感染，也能清晰地反映炎症侵及范围，可以作为评估清创手术所需的边缘或作为评估治疗反应的辅助手段。

4. 核医学 PET 和影像学 CT 结合检查　能获得组织的代谢和解剖图像，以区分骨组织和感染病灶，对慢性骨髓炎患者的术前计划和管理是一种有效的技术手段。核医学 ^{99m} 锝三相骨扫描对骨代谢诊断具有很高的灵敏度，可将骨髓炎的发现时间提前。白细胞闪烁扫描术对感染具有特异性，能够检测出炎症区域。将上述两种方式结合起来能显著提高骨髓炎诊断的特异性和灵敏性。无菌性炎症和感染性炎症通过传统影像学方法如 X 线、CT 及 PET 等很难鉴别，但以 IL-13α$_2$ 受体作为标志物的探针 MRI 影像学系统和以抗脂磷壁酸单克隆抗体作为探针的 PET 影像学系统可加以区分。拉曼光谱分析法可以作为一种非侵入性方法，在分子水平检查，将慢性骨髓炎诊断时间提前，但由于拉曼光谱的穿透性较差，限制了其在临床上的应用。

（四）微生物学和组织病理学检查

为了明确慢性骨髓炎的诊断，病原学检查必不可少。在受累区域周围进行取材及微生物的培养鉴定是十分必要的。取材不应该在浅表伤口或瘘管中进行，这样操作准确性较低，容易出现假阴性结果，还可能由于局部定植的非致病菌被培养出来而对治疗产生误导。由于感染部位往往不是单一微生物感染，可能包括需氧菌、厌氧菌、甚至真菌等，每次在进行病原学检查的时候，都应同时进行需氧和厌氧培养，必要时还需要进行分枝杆菌、真菌等特异性培养检测。培养时间推荐至少 7 天，对于怀疑低毒力或特殊致病菌所致感染，可适当将培养时间延长至 14 天。特别是植入物相关感染，为最大限度获得准确诊断，应在清创时从植入物周围多个部位获得较深的样本进行检测，推荐采用"3-2-1"原则，即术中至少取 3 个疑似感染组织的部位进行致病菌培养，有 2 点培养出相同致病菌诊断即可成立，而对于高毒力致病菌，如金黄色葡萄球菌、大肠埃希菌等，只要培养出 1 点，骨感染的诊断即可成立。现在除了微生物培养及鉴定外，PCR 技术也被应用在细菌鉴定方面，其具有方便、快捷及分辨率高与敏感性高等优势。然而，该技术仍处于探索阶段且存在一定的局限性，如标本污染容易导致假阳性、不能鉴别细菌的存活状态、只能提供有限的药物敏感信息等，目前不作为微生物鉴定的常规检测方式，应将其作为补充检测手段。

对样本进行组织病理学检查也有助于亚急性或隐匿性感染的鉴别诊断。建议术中至少取 2~3 处不同部位的疑似感染组织送检。对于术前或术中已经明确感染存在的情况下，不建议行术中快速冰冻病理检查，仅进行术后常规病理检查。而对于术前及术中无法明确是否存在感染且术中需根据是否存在感染采取不同的治疗措施时，推荐至少取 2~3 个疑似感染骨组织旁的软组织标本进行术中快速病理检查。对疑似感染组织，经特殊染色后镜下观察是否存在致病微生物，任意 5 个高倍视野中（400 倍）有 5 个及以上的中性粒细胞提示感染存在。

综合慢性骨髓炎的临床表现、实验室检查和影像学检查结果等进行诊断。诊断的金标准为活检组织的微生物学和组织病理学检查。

四、慢性骨髓炎的分型

Cierny 和 Mader 根据解剖和生理标准建立了一套慢性骨髓炎的分型方法，用于划分感染的不同临床阶段。根据解剖性指标可将慢性骨髓炎分为 4 型（表 9-2）。Ⅰ型：髓腔内骨髓炎，其特征为骨内膜骨髓炎，病变局限于骨髓腔，常见于髓内钉固定术后继发感染。Ⅱ型：浅表性骨髓炎，病变局限于骨质表面，继发于软组织缺损的骨皮质表面感染，如继发于压疮的慢性骨髓炎，常伴有难治性的软组织缺损，缺乏保护。Ⅲ型：局限性骨髓炎，感染侵袭骨皮质内层，累及一侧骨皮质和髓腔，有边缘明确的皮质死骨形成，骨结构尚稳定，常见于钢板内固定术后继发感染。Ⅳ型：弥漫性骨髓炎，累及整个骨皮质和髓腔，骨结构不稳定，并需要复杂重建。除了解剖位置的差异外，宿主本身的生理状态、免疫功能也对治疗及预后起到重要影响。根据宿主的生理及免疫状态可将慢性骨髓炎分为 3 型。A 型：生理功能正常，免疫及血液循环等系统正常。B 型：有系统性或局部因素损害患者的免疫功能及愈合能力。C 型：全身状况差，预后不良，仅能姑息治疗。

表 9-2　慢性骨髓炎 Cierny-Mader 分型

分型		描述
解剖分型		
Ⅰ	髓腔内骨髓炎	病变局限于骨髓腔，常见于髓内钉固定术后继发感染
Ⅱ	浅表性骨髓炎	继发于软组织缺损的骨皮质表面感染，如继发于压疮的慢性骨髓炎，常伴有难治性的软组织缺损，缺乏保护
Ⅲ	局限性骨髓炎	感染侵袭骨皮质内层，累及一侧骨皮质和髓腔，有边缘明确的皮质死骨形成，骨结构尚稳定
Ⅳ	弥漫性骨髓炎	有Ⅰ型、Ⅱ型和Ⅲ型的特点，并且清创前后有机械性不稳定
生理分型		
A 型	正常	生理功能正常，免疫及血液循环等系统正常
B 型	功能受损	有系统性或局部因素损害患者的免疫功能或愈合能力
C 型	功能抑制	全身情况差，预后不良

影响慢性骨髓炎宿主生理状态、免疫功能的系统性因素及局部因素见表 9-3。

表 9-3 影响宿主生理状态、免疫功能的系统性因素及局部因素

系统性因素	局部因素
营养不良	慢性淋巴水肿
肝、肾功能障碍	静脉淤滞
糖尿病	主要血管受损
慢性缺氧	动脉炎
免疫性疾病	广泛瘢痕形成
恶性肿瘤	放射性纤维化
年龄过大或过小	小血管疾病
免疫抑制或免疫缺陷	神经病变
嗜烟/酗酒	

五、特殊类型的慢性骨髓炎

（一）慢性局限性骨脓肿

本病由 Brodie 于 1836 年首先描述，故又称为 Brodie 脓肿，多见于儿童和青年，胫骨上端和下端、股骨、肱骨和桡骨下端为好发部位，偶可见于椎体等扁平骨。一般认为由低毒力细菌感染所致，或自身对病菌抵抗力强，使化脓性骨髓炎局限于骨髓的一部分。脓液的病菌培养常为阴性。在脓腔内，脓液逐渐被肉芽组织替代，肉芽组织周围因胶原化形成纤维囊壁。X 线可见长骨干骺端或骨干皮质显示圆形或椭圆形低密度骨质破坏区，边缘较整齐，周围骨质硬化导致周围密度增高，硬化带与正常骨质间无明确分界线。

（二）慢性硬化性骨髓炎

1893 年，Garré 首先描述了本病，故又称 Garré 骨髓炎，其是一种由低毒力细菌引起的骨组织感染，其特征为病变部位骨膜显著增生，致骨质沉积、硬化，无坏死及脓性渗出物，肉芽组织也很少。硬化性骨髓炎的致病菌仍不清楚，普通的细菌培养常为阴性。现认为其病原体主要为厌氧的丙酸杆菌属。

本病多见于儿童及青少年，多发生于长骨干，如胫骨、腓骨和尺骨等。也有报道下颌骨发病者，是一种缓慢进展性疾病，病程可长达数年，症状较为隐匿，病变部位有酸胀及触痛，是由骨质增生、骨内张力增加所致，夜间明显，劳累后加重。常在机体抵抗力降低时急性发作，局部表现为红、肿、热，有轻压痛，软组织无肿胀。

X 线检查显示骨质硬化现象，骨皮质增厚，骨髓腔变窄甚至消失，骨质密度增加，偶可见小的空泡区。CT 检查可探查出普通 X 线难以辨别的小透亮区。本病应与尤因肉瘤、骨样骨瘤、成骨细胞瘤和 Paget 骨病相鉴别。

（三）慢性非细菌性骨髓炎

慢性非细菌性骨髓炎（chronic non-bacterial osteomyelitis，CNO）是一种自身炎症性骨病。自身炎症性骨病是自身炎症性疾病一个新的分支，由于固有免疫异常导致骨骼中免疫细胞浸润，进而出现破骨细胞分化和活化，最终引起骨骼无菌性炎症。表现为无菌性骨髓炎引起的骨痛，主要发生在儿童，但病情可迁延到成年或成年时首次发作。该疾病属于少见病，较难诊断，常被认为是细菌性骨髓炎或恶性肿瘤，或病情较轻的情况下被认为是生长痛。

慢性非细菌性骨髓炎的临床表现和严重程度在不同患者之间存在显著差异，主要包括三种临床类型，分别为 6 个月之内缓慢的单一病程、持续性病程及病变呈多灶性和多次复发。最后一种类型被称为慢性复发性多灶性骨髓炎（chronic recurrent multifocal osteomyelitis，CRMO），常可累及长骨干骺端、骨盆、脊柱或肩胛骨及锁骨。

慢性非细菌性骨髓炎的临床症状包括局部皮肤发红、发热、肿胀和疼痛。其他症状可能由骨骼以外的炎症引起，包括周围神经、血管、皮肤、肠道炎症或滑膜炎。部分患者出现其他器官受累，包括牛皮癣、掌跖脓疱病、炎症性肠炎、重度痤疮。患者也可出现骶髂关节炎，从儿童时期的慢性非细菌性炎症进展到晚期脊柱关节病。慢性炎症性骨髓炎可因症状轻微或者不典型而被误诊。目前仍没有明确的诊断标准可用于慢性非细菌性骨髓炎的诊断，仍以排除诊断为主。

影像学检查对于 CNO/CRMO 的诊断和鉴别诊断非常重要。炎症性骨损害在 X 线检查中表现为溶骨性或成骨性改变，但早期可正常。该病早期，MRI 检查是高度敏感的，甚至在骨侵蚀和硬化形成之前可观察到骨髓水肿，并能帮助评估周围软组织炎症反应。T1 和 T2 加权脂肪饱和序列用于鉴别炎症性骨损害及骨膜感染。在诊断时，应采用 MRI 进行全身成像，以识别临床无症状的病变，尤其是脊柱相关病灶。MRI 对于评估疾病是否处于活动期及识别和监测疾病相关后遗症（包括骨折、炎症和周围结构组织损伤等）也至关重要。

对于无法诊断的病例，骨组织活检通常可排除慢性感染、恶性肿瘤或其他系统疾病。重要的鉴别诊断包括恶性肿瘤（白血病、淋巴瘤、原发性和继发性骨肿瘤等）、感染（细菌性骨髓炎、结核病等）、免疫缺陷、朗格汉斯细胞增多症和其他自身炎症性疾病。

目前还不存在广泛认可的用于 CNO/CRMO 诊断和监测的生物标志物。对于 CNO/CRMO 患者的治疗主要基于专家共识和相对较小数量病例的研究。通常应用包括非甾体抗炎药、皮质类固醇类、抗风湿病药物（如甲氨蝶呤或磺胺嘧啶等）、抗肿瘤坏死因子或双膦酸盐类。

关于慢性非细菌性骨髓炎的最佳诊治方案，目前仍缺乏前瞻性临床试验，其具体发病机制也仍需要进一步研究。

六、慢性骨髓炎的治疗

慢性骨髓炎的治疗取决于症状的持续时间和严重程度，以及是否存在合并症。慢性骨髓炎的治疗原则是尽可能彻底清除病灶、摘除死骨，清除增生的瘢痕和肉芽组织，消灭死腔，改善局部血液循环，为愈合创造条件。为达到良好的治疗效果，单用药物常不能奏效，必须采用手术和药物综合疗法。此外，如前文所述，其他系统的疾病是可能导致慢性骨髓炎的易感甚至诱发因素，因此应联合相关科室积极治疗患者相关疾病。另外，由于患者可能需较长时间应用抗菌药物，可能产生以下危害：①破坏人体正常菌群，因为抗菌药物在杀灭致病菌的同时也会杀灭其他非致病菌，特别是杀灭肠道的益生菌而造成肠道菌群紊乱，导致长期腹泻、便秘等情况。②长期应用抗菌药物可能会导致致病菌耐药。③抗菌药物本身的毒性反应，如对肝肾功能、骨髓造血功能的影响等，需要临床药师协助进行药物选择及应用，合理用药。患者恢复期间需要足量的营养支持和能量供给，必要时需要临床营养科的支持，尤其是针对糖尿病或肾功能异常等需要特殊饮食的患者。值得注意的是，由于慢性骨髓炎的治疗周期较长，可长达数月甚至数年，严重影响生活质量，对患者的心理健康也造成很大影响，极易产生抑郁和焦虑情绪，必要时可请心理科协作完成治疗。

（一）抗菌药物的全身应用

抗菌药物的合理应用对于慢性骨髓炎的治疗至关重要。需要在伤口或窦道附近多次取标本，做包括厌氧菌在内的细菌培养及药物敏感性试验，以便选择合理有效的抗菌药物。但对高度怀疑慢性骨髓炎的患者，在进行培养取材时，即给予经验性应用抗菌药物治疗，等待培养及药物敏感性试验结果回报后再进行药物调整。由于药物在骨内的浓度远低于在血液内的浓度，因此推荐应用较大剂量的抗菌药物进行治疗。

治疗慢性骨髓炎的抗菌药物应在骨组织中具有较好的动力学分布。第 1 次清创后，在细菌培养的同时，医师可根据临床经验使用抗菌药物，首选广谱抗菌药物。碳青霉烯类如亚胺培南、美洛培南，糖肽类如万古霉素、利奈唑胺，四环素类药物敏感率较高，而青霉素类、头孢菌素类抗菌药物的敏感率在逐渐下降，不宜用于严重、化脓性、病程长的慢性骨髓炎的治疗，仅在轻症患者中经验性适当使用。《热病-桑福德抗微生物治疗指南（新译第 48 版）》推荐，在微生物培养结果回报前若耐甲氧西林金黄色葡萄球菌（MRSA）感染的可能性较大，经验性使用万古霉素进行治疗；若 MRSA 感染的可能性较小，使用青霉素类药物，如萘夫西林、苯唑西林钠，或者第三代头孢类药物，并在应用抗菌药物前先留取标本行骨组织和血培养。当取得病原菌培养及药物敏感性试验结果，再考虑是否更换敏感药物，做到大剂量、足疗程、联合用药。

一般建议抗菌药物疗程为 4～6 周，其理论基础是，骨的血运重建需要 3～4 周时间，采用该疗程抗菌药物可以充分发挥作用，以渗透到炎症区域消灭病原体。疗程不足易导致复发。在停用抗菌药物前，实验室检查必须显示红细胞沉降率和 C-反应蛋白水平正常或明显下降，根据情况可适当延长用药时间。

目前抗菌药物的给药途径仍存在争议，尚无完全统一的标准，根据《中国骨折内固定术后感染诊断与治疗专家共识（2018 版）》，建议可静脉应用抗菌药物 2 周后改口服给药。

（二）抗菌药物的局部应用

抗菌药物局部应用可增加骨组织有效浓度以提高疗效，并减少全身毒副作用，避免全身用药时由血供受阻而造成局部药物浓度不足，可快速杀灭细菌，缩短治疗时间。不过，局部药物的高浓度是否会对周围组织产生毒害是值得关注的。为了避免局部抗菌药物浓度过高，常采用缓释载体包裹抗菌药物，通过缓慢释放，实现有效杀菌和减少蓄积的双重目标。实现缓释的主要形式为局部药物释放系统，包括非降解型和可降解型，在提供高局部抗菌药物浓度的同时还能填充死腔。非降解型抗菌药物释放系统缺点是需要二次手术去除，于是出现了生物可降解材料。可降解型抗菌药物释放系统可避免二次手术，且缓释系统中含有的骨诱导成分利于新骨形成。可降解型抗菌药物释放系统释放抗菌药物相对完全、疗效好，已成为当今临床和基础科研的焦点。目前临床最常用的抗菌药物载体类型包括聚甲基丙烯酸甲酯（polymethyl methacrylate，PMMA，即骨水泥）和硫酸钙（calcium sulfate）等。术前应充分评估患者状态，告知不同类型抗菌药物载体的利弊等。

1. PMMA 释放系统　在治疗慢性骨髓炎中，使用浸润抗菌药物的 PMMA 进行局部应用是常见方法。该项技术的原理是在局部持续释放超过最低抑菌浓度的抗菌药物。在彻底清除死骨异物后，将浸润抗菌药物的 PMMA 串珠植入感染部位，行一期缝合。药效动力学研究表明，局部药物浓度可达到全身用药时的 200 倍，药效可维持较长时间，甚至也可杀灭一些耐药菌株。

通常加入抗感染骨材料的抗菌药物要求为广谱抗菌药物，具有耐热性、水溶性、低过敏性、无全身毒副作用、不影响伤口愈合等特点。基本条件为：①抗菌谱广，对革兰氏阳性和革兰氏阴性菌均有效。②在相对较低的药物浓度下仍有抗菌作用。③天然耐药菌株较少。④细菌较难产生抗药性。⑤与蛋白质结合较少。⑥潜在过敏性小。⑦对骨材料的机械性能影响不大。⑧具有热稳定和化学稳定性。⑨具有良好的水溶性。⑩能从骨材料中较好地释放。

氨基糖苷类抗生素是最常用的骨水泥珠链复合抗生素，尤其是庆大霉素，获得了广泛的临床应用。青霉素类、头孢菌素类和克林霉素能很好地从骨水泥珠链释放出来，万古霉素释放效果则相对较弱。有些抗菌药物如四环素、多黏菌素 B 等，在骨水泥固化发热的过程中会发生崩解，一般不用于骨水泥珠链。多孔高黏度骨水泥比孔相对少的骨水泥释放抗菌药物的效果更好。

骨水泥释放系统的缺点在于其不可降解，除了在骨髓炎残腔过大无法用局部肌瓣或植骨填充时可行永久性植入外，其余情况下都需二次手术取出。一旦抗生素释放完毕，骨水泥珠链就变成了异物，能形成多糖蛋白复合物的细菌就会在上面繁殖。骨水泥还可破坏各种免疫吞噬细胞，抑制局部免疫反应。

2. 硫酸钙释放系统　硫酸钙长期以来用作骨空腔填充剂，后来发现其用作药物缓释载体也具有一定价值。硫酸钙作为载体在释放抗菌药物后可发生降解且能促进骨愈合。但无菌性渗出是其较常见的并发症。

3. 聚交酯和聚乙交酯共聚物释放系统　Garvin 等报道，可使用聚交酯和聚乙交酯共聚物作为抗菌药物载体代替聚甲基丙烯酸甲酯治疗骨髓炎，此共聚物在体内水解为乳酸和乙醇酸，对人体无害，也可避免再次手术取出植入物。选择不同单体组织、结晶度和分子量的共聚物，或改变植入物的几何形状，可设计出不同释放药物速度的载体。此外，由于聚交酯和聚乙交酯共聚物无发热效应，可用作多种抗菌药物的载体，而不局限于热稳定抗菌药物。

（三）外科手术治疗

慢性骨髓炎的治疗仍以手术治疗为主（表 9-4），其手术原则是清除死骨、炎性肉芽组织，消灭死腔，切除窦道，根治感染源。

表 9-4　治疗慢性骨髓炎的不同手术方式及其优缺点

手术方式	优点	缺点
常规扩髓	清除髓内感染病灶	骨折风险
		出血风险
		需要骨远端开窗排出灌流液
扩髓-灌注-抽吸（RIA）技术	清除髓内感染病灶	骨折风险
	比常规扩髓创伤更少	出血风险
一期植骨/骨移植替代物	一期手术	适用于小缺损，骨移植物的使用有限
	优良的骨传导性和骨诱导性	早期骨吸收风险，高度依赖软组织床
		感染复发风险
		移植物融合慢且不可靠
		供区损伤
抗生素缓释载体	缓释高浓度抗生素，避免全身不良反应	某些载体无法降解，需要二期手术
	易于塑形成各种形状和尺寸	作为外来异物存感染风险
	提高骨折、骨缺损部位稳定性	增加抗生素耐药风险
诱导膜技术 Masquelet 技术	结合了含抗生素骨水泥缓释与延迟植骨的优点	二期手术
	诱导膜高度血管化，富含生长因子和成骨诱导因子	增加抗生素耐药风险
	为骨移植提供空间	需大量骨移植物
		延长治愈和恢复时间
Ilizarov 牵张成骨技术（骨搬运术）	皮质切开术区血流增加	神经血管束挛缩，分离受限
	微创手术	分离大于 2cm 产生疼痛
		针道并发症
		需要特制装置
		需要持续干预
局部皮瓣	转移高度血管化组织促进伤口和骨愈合	受限于血管蒂情况
		供区损伤
应用带血管蒂的游离皮瓣	转移高度血管化组织促进伤口和骨愈合	供区损伤
		需要显微外科吻合
		受限于外周动脉疾病
		手术时间长
		存在移植失败风险
大型号假体应用	快速恢复肢体功能	残余感染和早期松动风险
	不必取骨	脱位风险
	一次手术解决问题	翻修手术风险
截肢	早期运动	需要软组织重建
	一次手术解决问题	功能受损
		义肢的定期修正

1. 手术指征 慢性骨髓炎的手术指征有：①有死骨形成；②有骨死腔及流脓窦道者均应手术治疗；③耐药菌株产生及多种菌株混合感染，很难筛选有效抗菌药物。

2. 手术禁忌证 慢性骨髓炎患者在进行手术时，应评估患者是否有手术禁忌证，主要禁忌证：①急性发作期，慢性骨髓炎急性发作时不宜做病灶清除术，应以抗菌药物治疗为主，积脓时考虑切开引流。②有大块死骨但包壳形成不充分，大块死骨形成而包壳尚未充分生成者，过早取掉大块死骨会造成长段骨缺损，该类病例不宜手术取出死骨，须待包壳生成后再手术。但近年来已有在感染环境下带抗菌药物人工骨植骨成功的报道，可视为相对禁忌证。

3. 进行手术治疗必须解决以下三个问题 即清除病灶、消灭死腔、伤口的闭合。

（1）清除病灶：切口沿着窦道壁周围正常软组织显露，切除窦道壁，开槽进入骨死腔，切勿剥离周围骨膜，以免与骨膜分离的骨密质再发生缺血性坏死。吸出脓液，刮净坏死组织和肉芽组织，边缘带血管组织通常也要切除。如有窦道存在，可在手术前一天晚上用小导管插入窦道内并注入亚甲蓝，以帮助手术中定位和鉴别坏死和感染的组织。组织标本应进行特殊染色的组织学检查和有氧菌及厌氧菌的培养。如上下骨段髓腔均已阻塞，应凿去封闭髓腔的硬化骨，改善血液供应。

非重要部位的慢性骨髓炎，如腓骨、肋骨、髂骨翼等，可采用病变骨段切除术，一期缝合伤口。跟骨慢性骨髓炎多位于跟骨体的骨松质内，常在跟骨周围形成窦道。有时适宜采用跟骨次全切除术，再将跟腱与跖腱膜及足拇外展肌起点缝合，获得较满意的步行功能。部分病例病程久、已有窦道口皮肤癌变或足部广泛骨质损毁严重，不可能彻底清除病灶者，可施行截肢术。

（2）消灭死腔：主要包括以下 5 种手术方式。

1）碟形手术：又称为 Orr 开放手术，是指在清除病灶后再用骨刀削去死腔边缘的一部分，使之成为一个口大底小的碟形，周围的软组织容易向内贴近，从而消除死腔。本方法仅适用于死腔不大、去除骨量不多的病例。

2）肌瓣填塞：死腔较大或做碟形手术丧失的骨骼太多，会发生病理性骨折，对死腔周围略做修饰后，将邻近肌瓣或带血管蒂的转位肌瓣填塞骨死腔。由于肌肉血液循环丰富，与骨腔壁愈合后可改善骨血运。

3）抗菌药物缓释载体填充及二期植骨：以庆大霉素-骨水泥珠链为例具体说明，将庆大霉素粉剂放入骨水泥中，制成 7mm 直径的小球，以不锈钢丝串联起来，聚合化后即成为庆大霉素-骨水泥珠链，每一颗小球约含庆大霉素 4.5mg。将珠链填塞在骨腔中，一粒小珠露于皮肤切口外。珠链在体内会缓慢地释放出有效浓度的庆大霉素 2～4 周。2 周内珠链的缝隙内会有肉芽组织生长，2 周后即可拔去珠链。小型的骨腔取出珠链后迅速被肉芽组织所填满，中型的尚需换药一段时间，也有闭合的可能，大型的拔去珠链后尚需再次手术植入自体松质骨。此外，近年临床上已经开始使用替代骨水泥的一些载体，如前文提到的可降解的硫酸钙载体等。

4）负压封闭引流（vacuum sealing drainage，VSD）：在许多疾病治疗中已应用。最新证据表明，在Ⅱ、Ⅲ和Ⅳ型骨髓炎清创后治疗中具有很好的疗效。与传统引流方法相比，负压吸引装置能更彻底地吸收局部坏死组织的毒素，而不易堵塞。封闭的生物通透膜可将创面与周围环境隔离，很大程度上减少了医院交叉感染的风险；同时，负压封闭引流技术还能够促进局部血供，清除血肿，促进肉芽组织生长和修复。

5）骨组织缺损的修复：骨组织彻底清创后，不可避免会产生骨缺损。对于较小（<4～6cm）骨缺损的修复，可选择自体游离植骨、肌肉皮瓣或者筋膜皮瓣等修复策略。对于大段（>4～6cm）骨缺损，可选择 Ilizarov 牵张成骨技术、Masquelet 技术、带血管游离腓骨移植技术等。不同的骨缺损重建均存在优势和不足，需要结合术者自身经验以及患者的实际情况等因素决定。

Ilizarov 于 20 世纪 50 年代提出了对生物组织施加特定的牵引力引起骨段逐渐分离形成间隙，并由新生骨产生取代间隙达到骨延长的生物学理论。牵张成骨的过程中通过机械外力刺激原始间质细胞，使其激活、定向、扩增及分化成成骨细胞，从而引发新骨形成，这一过程涉及多种细胞和因子的生物学变化。Ilizarov 牵张成骨技术则是利用该原则及外固定架技术来治疗骨缺损，充分体现了生物力学固定技术。该技术采用外固定架维持肢体长度，修整骨缺损断端，于干骺端截骨，将截取的骨节段以 1.0mm/d 的速度移动，逐渐将正常活骨移位至缺损区域，在修复骨缺损的同时恢复肢体的长度与结构。

Masquelet 技术是解决大段骨缺损的有效策略之一，膜诱导技术由法国医生 AC Masquelet 等人于 1986 年率先提出。该技术分 2 步，首先彻底清创去除失活组织，然后牢靠固定，植入骨水泥占位器，消灭死腔。经过一段时间后，在骨水泥占位器表面诱导形成一层非常重要的生物反应膜——诱导膜。诱导膜类似骨膜，其表面有丰富的成骨干细胞及血管活性细胞，在诱导膜内植骨可形成新生有活性的骨，进而通过这样的方法修复骨缺损。首次手术后 6～8 周，在自身诱导骨膜形成的同时，取出骨水泥占位器，用骨松质移植物替代。这种技术降低了骨移植物被吸收的可能性，促进局部骨组织的血运重建和骨皮质形成。研究表明，在下肢创伤后发生感染性和非感染性骨折不愈合，以及创伤后长骨骨干骨折的病例中，这种技术能有效地使骨折愈合且无感染复发。膜诱导技术克服了自体骨松质移植物的许多限制，即通过骨水泥占位器增加了机械稳定性，同时因为骨水泥占位器周围的诱导骨膜血运丰富而使成骨性有所增强。

（3）伤口的闭合：伤口应尽量争取一期缝合，并留置负压吸引管。一般在术后 2～3 天，引流量逐渐减少时可拔除引流管。但慢性骨髓炎经常因皮肤缺损而难以闭合伤口，可填充覆盖凡士林纱布，每 2～3 天换药一次。待下方新鲜肉芽组织生长填平伤口时，再用游离皮片覆盖创面，或清创术后应用局部肌皮瓣，也可用带蒂皮瓣、肌皮瓣转移或吻合血管的游离皮瓣、肌皮瓣，闭合伤口。

4. 特殊部位的慢性骨髓炎　以上治疗方案主要针对四肢长骨的慢性骨髓炎治疗。然而，根据骨髓炎发病位置及发病原因的不同，一些特殊类型的慢性骨髓炎治疗也有其独特性，不能一概而论。

（1）脊柱椎体的慢性骨髓炎：发病较少，多由金黄色葡萄球菌经血液循环传播引起。其原发感染病灶可为疖肿、脓肿和泌尿生殖系统下段的感染，少数为外伤、椎间盘手术或腰椎穿刺手术后感染所致，也可由脊柱附近的软组织感染如肾周围脓肿、压疮等蔓延而来。以 20～40 岁年龄段的成年人常见，男性多于女性。腰椎发病较多见，其次为胸椎、颈椎和骶椎。病变主要侵犯椎体，向椎间盘及上下椎体扩散，也可同时侵犯脊柱附件或单发于脊柱附件。治疗原则：①全身治疗，早期全身使用大剂量抗菌药物，全身支持疗法。②局部治疗，局部固定、严格卧床，必要时支具固定。③手术治疗仅局限于处理并发症或药物治疗失败的情形。手术的目的主要在于解除脊髓压迫、对椎旁或硬膜外的脓肿进行充分引流、改善脊柱稳定性。脊髓受压可发生截瘫，应紧急减压处理，否则难以恢复。应加强护理防止并发症发生。

（2）糖尿病足继发慢性骨髓炎：约有15%糖尿病患者合并糖尿病足，而部分最终不得不截肢治疗。针对这类患者，关键是控制好血糖，避免并发症。在合并糖尿病足时，也要做到早发现、早干预、早治疗。对于糖尿病患者出现足部软组织感染或皮肤破溃超过一周不愈合者，应引起足够重视，怀疑继发骨髓炎的可能。由于患者常无发热或其他体征，应注重末梢血供的情况及周围神经病变。继发于糖尿病足的慢性骨髓炎，治疗方式的选择主要取决于感染部位血供、局部感染程度及个人意愿。在考虑截肢前，应通过手术恢复血供、长期口服抗菌药物等，推迟或避免截肢。但彻底清创并应用敏感抗生素 4~6 周治疗后，伤口仍无法愈合，则应考虑截肢治疗。通常选择足趾切除、经距骨切除或中足关节分离，可让患者在不借助辅助装置情况下自主行走。

（3）骨盆的慢性骨髓炎：骨盆骨髓炎通常由外伤、手术（如髋关节内植物）或软组织感染引起。MRI是诊断该类疾病最敏感的方法，细菌培养和骨组织活检可进一步确诊并排除恶性病变，临床上应使用广谱抗菌药物进行治疗。

（4）关节假体周围感染：手术治疗基本原则为去除假体、彻底清创、翻修置换。经典的翻修手术为二期翻修手术。一期手术时去除关节假体，彻底清除所有异物，进行骨及周围软组织彻底清创，于原关节假体部位留置抗菌药物骨水泥占位器，口服敏感抗菌药物4~6 周，复查炎症指标无异常后二次翻修更换关节假体。也有术者采用一期翻修，即彻底清创后一期翻修更换为新关节假体，也取得了良好的效果。尽管如此，一期翻修仍然存在相对较高的再感染率，二期翻修是关节假体周围感染治疗的金标准。

5. 特殊类型的慢性骨髓炎处理

（1）慢性局限性骨脓肿（Brodie 脓肿）：偶尔发作时可使用抗菌药物，反复急性发作患者需接受手术治疗。手术时机为两次急性发作的间歇期，术前、术后均应使用抗菌药物。须凿开脓肿腔清除脓液，彻底刮除腔壁肉芽组织，冲洗干净后取自体髂骨骨松质，处理成小粒，与抗菌药物粉混合后填充骨腔，缝合伤口后有望一期愈合。也可根据情况选择分期植骨，先在骨腔内填充庆大霉素-骨水泥珠链，两周后取出再次植入自体骨松质骨粒。

（2）慢性硬化性骨髓炎：使用抗菌药物可缓解急性发作所致的疼痛，由于病灶部位硬化骨很多，药物难以经血液循环进入病灶内，因此部分病例抗菌药物难以奏效而需进行手术治疗。手术方法：①凿开增厚的骨密质，找到小脓腔，将其中的炎性肉芽组织及脓液清除后疼痛可缓解。②找不到脓腔的可在骨密质上开窗，沿病骨凿一纵行骨槽，注意勿剥离周围骨膜，使上下髓腔贯通，凿去硬化骨内层，直至骨出血为止；一期缝合皮肤，使骨髓腔内有张力的渗液引流至软组织内，疼痛亦可解除。③因手术时找不到小脓腔或多个小脓腔在手术时难以一一发现者，手术后效果可能不佳。可先在骨密质上开窗，再从干骺端开孔行髓腔扩大、清创及冲洗术，清除全部脓腔，脓腔内置庆大霉素-骨水泥珠链，2 周内逐渐取出，可望伤口一期愈合及解除疼痛。

（四）多学科协作在慢性骨髓炎治疗中的应用

1. 护理团队　在慢性骨髓炎治疗中的作用越来越被认可及重视。

（1）专科常规护理：主要包括以下方面。

1）病情观察：内容包括生命体征；伤口渗出液的性质和量；患肢的肿胀、疼痛、皮肤色泽和温度；有无骨筋膜室综合征早期表现；外固定架有无松动。

2）体位护理：患肢抬高位，如胫骨骨髓炎，小腿置于中立位并抬高，高于心脏水平利于静脉回流，利于患肢消肿，以减轻疼痛，促进伤口愈合。

3）饮食护理：指导患者采用高热量、高蛋白及高维生素饮食。

4）心理护理：康复是一个漫长的过程，要培养患者耐心，树立战胜疾病的自信心，可以给患者讲解具体病情、诊疗方案及护理细节，介绍相同疾病的成功案例。

5）疼痛护理：①此类患者一般病程较长，合并长期慢性疼痛，入院后即对其进行疼痛宣教，讲解松弛疗法，分散其注意力。②进行疼痛评估和疼痛管理。③遵医嘱给予镇痛剂。④超前镇痛联合及时镇痛的多模式镇痛。

（2）外固定架的使用护理：①勤换敷料，保持针孔处皮肤干燥。②乙醇纱布缠绕在针孔周围。③关注患者针孔处皮肤情况。④每天用 75%乙醇进行针孔消毒，做好患肢皮肤的清洁护理，保持患肢皮肤清洁。

（3）如采用骨搬运治疗，需特殊注意：①开始搬运时间一般在截骨术后 1 周（3～10 天）。②推荐的搬运速度 1.0mm/d（0.5～1.5mm/d），3～4 次完成，每次旋转 1/4 个螺纹；高龄或骨质条件差者，可适当调慢至 0.5～0.75mm/d。③如肢体远端出现疼痛、皮温降低，暂停搬运 3 天，然后降低速度搬移。④注意每天检查搬运的方向、外固定架是否固定牢靠、局部皮肤情况及远端肢体感觉运动，严防并发症。Ilizarov 牵张成骨治疗出院后需患者及家属的长期配合，应做好相关健康宣教：①住院期间教会患者及家属掌握正确的旋转螺丝方法进行骨搬运。②经常检查外固定支架螺丝，避免松动或出现弯针、局部骨骼畸形等现象。③告知患者及家属骨搬运不能急于求成，以免影响成骨效果。④治疗过程中出现轻度酸胀或疼痛等症状属正常现象，不要过度紧张。

（4）并发症的观察及护理：在治疗过程中，护理团队也需注意并发症是否出现，及时给予相应处理。

1）骨筋膜室综合征：主要发生在早期，一般在术后 3 周之内，由骨筋膜室内压力持续增高导致，注意观察有无"5P 征"即无脉（pulselessness）、疼痛（pain）、苍白（pallor）、感觉异常（paresthesia）和麻痹（paralysis）。

2）感染：如局部出现红肿、皮温升高，有渗出物，及时测量体温及复查血常规、红细胞沉降率及 C-反应蛋白，判断是否有感染。

3）深静脉血栓：慢性骨髓炎患者伴发深静脉血栓的风险较高，一项纳入 24 000 名患者的研究发现，慢性骨髓炎患者发生深静脉血栓的风险是正常人群 2 倍。并且术后患者多处于卧床状态，更易发生深静脉血栓。需密切观察患肢的肿胀情况及末梢血运情况，术后指导患者早期进行规律功能锻炼，促进患者血液循环。密切观察患者病情变化，必要时遵医嘱使用抗凝药物。

（5）功能锻炼：在医师指导下早期协助患者进行功能锻炼，减少并发症，加速康复。

2. 临床药师　抗菌药物的合理应用是慢性骨髓炎治疗中必不可少的一环，尽管其病原学检查以金黄色葡萄球菌最为多见，但实际上慢性骨髓炎感染致病菌具有复杂性即混合型、多重性、交叉性，需氧菌、厌氧菌同时存在，甚至有真菌感染的可能。近年研究显示，慢性骨髓炎中革兰氏阳性球菌感染率下降，革兰氏阴性菌感染率上升。铜绿假单胞菌感染已经上升到第二位，说明骨髓炎的感染类型已发生较大变化，内源性正常菌群或来自周围环境的条件致病菌，已成为化脓性骨髓炎的主要致病菌。近几年细菌耐药性也发生了较大变化，菌种耐药率增加，给临床治疗骨髓炎带来新难题。

除了细菌谱的复杂多变外，患者身体状态有时也给临床用药的选择带来一定困难。例如，慢性骨髓炎的易感人群，即老年体弱患者常合并心血管、呼吸系统等的疾病，更有患者存在肝肾功能障碍，均给慢性骨髓炎的用药选择提出了巨大挑战。因此，针对慢性骨髓炎的抗菌药物选择及用法用量，不是简单的经验用药或一次细菌培养及药物敏感性试验就能解决。临床药师的融入指导，可协助进行病情分析，更加科学、系统地选择合适高效的抗菌药物治疗方案，同时减少药物不良反应。

3. 临床营养科 慢性骨髓炎患者病程周期长，常处于慢性消耗状态，伴有贫血等。治疗期间给予足量的营养支持，有利于疾病快速恢复、切口软组织及骨的愈合。通常建议给予高热量、高蛋白及维生素饮食，但特殊患者如糖尿病患者需控糖、痛风患者需低嘌呤饮食、肾功能不全患者需低蛋白饮食，必要时为满足临床营养需求，临床营养科应进行相关干预，保证患者日常能量需求。

4. 精神心理科 近年来，随着医疗卫生水平的不断提高，不同疾病对于患者精神心理状态的影响也逐渐受到关注。慢性骨髓炎的治疗周期长、往往需要多次手术且伴有长期慢性疼痛，对于患者心理造成较大负担。有研究对慢性骨髓炎患者利用医院焦虑抑郁量表（HADS）进行调查，针对影响患者抑郁和焦虑情绪的相关因素进行分析，发现慢性骨髓炎患者焦虑和抑郁表现较正常人群多见，而多次手术、男性和长病程是影响焦虑的主要因素，多次手术是引起抑郁的主要因素。如前所述，护理工作中的心理护理是一项重要工作，告知患者康复是漫长过程，要培养患者耐心，树立战胜疾病的信心，把具体病情、诊疗方案及护理细节告知患者，并介绍相同疾病的成功治疗案例。但这并不能完全解决这一问题。对于患者可能出现的不健康心理状态，医护人员及家属都应保持关注，必要时寻求精神心理科帮助，提供优质全面的医疗服务。

另外，持续慢性疼痛伴随睡眠紊乱、情绪障碍甚至行为障碍，因此心理干预成为一种必要的治疗手段。认知行为疗法是慢性疼痛的一线心理治疗手段。其强调通过患者的自我管理来改善其生存状态，教给患者如何实现自我放松、认识和消除负面评价、消除恐惧等。认知行为疗法已被证实有助于改善疼痛、抑郁、焦虑、失眠等症状。

5. 疼痛科 肌肉骨骼系统的慢性疼痛会严重影响患者健康和生活质量，不仅给患者带来极大的痛苦，还会导致人体各器官系统功能紊乱。首先，肌肉骨骼系统慢性疼痛会导致自主神经系统功能紊乱及心理障碍，如睡眠障碍、抑郁、焦虑、情绪紧张、心悸、易出汗等。其次，会导致消化系统功能紊乱，造成患者食欲下降、恶心呕吐、逐渐消瘦，进一步发展导致循环、内分泌及免疫系统等多系统、多器官的功能紊乱，最终使免疫系统受损、增加恶性疾病的发生。最后，肌肉骨骼系统长期慢性疼痛可导致肢体活动受限、血小板黏附功能增强、纤溶功能增加，导致血液高凝、血栓形成风险增高，严重影响患者的生活质量。肌肉骨骼系统慢性疼痛不仅给患者的身体带来长期严重的危害，还给患者带来长期经济负担。治疗慢性疼痛需要花费大量的医疗资源，给社会造成巨大负担。

常用治疗疼痛的药物包括对乙酰氨基酚、非甾体抗炎药（nonsteroidal anti-inflammatory

drug，NSAID）等。①对乙酰氨基酚：其抗感染镇痛效果稍弱于 NSAID，主要用于轻中度疼痛，但应注意其肝毒性，长期应用可能导致肝损害，总量每天不宜超 4g。②NSAID 和选择性 COX-2 抑制剂：是目前临床证据最充分、处方量最大的镇痛药物。常用的有吲哚美辛、萘普生、布洛芬、双氯芬酸钠、氟比洛芬酯、酮咯酸、洛索洛芬钠或以上药物复合制剂。选择性 COX-2 抑制剂包括塞来昔布、艾瑞昔布等。长期使用 NSAID 应注意可能会增加胃肠道溃疡、出血、心血管不良事件等风险；存在胃肠道溃疡病史、凝血障碍及肾衰竭患者应慎用。慢性疼痛患者需长期服药，可同时辅以胃黏膜保护剂和质子泵抑制剂。③阿片类镇痛药物：主要通过作用于中枢或外周的阿片类受体发挥镇痛作用，具有不引起器质性病变等优点。常见药物包括强阿片类药物吗啡、羟考酮、芬太尼等，弱阿片类药物可待因、曲马多等。阿片类药物给药途径多样，可口服、使用针剂和贴剂（如芬太尼透皮贴）。阿片类药物主要适用于使用 NSAID 等疗效较差，或无法耐受 NSAID 产生的消化道、心血管等不良反应的中、重度慢性疼痛患者，各种手术后肌肉骨骼系统慢性疼痛等。不良反应包括恶心、呕吐、嗜睡、呼吸抑制、便秘等，长期使用可能导致成瘾。

针对患者慢性疼痛，除了心理干预外，与疼痛科合作，选择合适的药物和干预手段，全程做好患肢的疼痛管理也是十分必要的。除了药物的正确选择及应用外，还可以通过周围神经阻滞等多种手段进行干预。

6. 康复科　正确的功能锻炼对于该病的恢复至关重要，其不仅能够预防下肢静脉血栓等并发症发生，而且能使患者肢体功能尽快恢复到最佳状态，反之，若锻炼不当则可能造成治疗失败，增加患者的痛苦及进一步治疗的难度。功能锻炼的强度及运动量以患者无痛为基本原则，应遵循由小到大、由轻到重、循序渐进的原则。在条件允许的情况下，经康复科的协助，给予患者最为规范、合理、及时的训练方案，极大提高治疗效果与恢复速度。

现以下肢慢性骨髓炎为例，提供一种功能锻炼方式。术后 24h 内主要进行等长收缩训练，在床上进行股四头肌及小腿肌群的绷紧锻炼；术后 1 周内指导患者进行肌肉的等张收缩训练，主要是膝关节和踝关节屈伸活动；术后 1 周开始直腿抬高锻炼；术后 2 周坐在床边进行膝关节屈伸活动，进而在患肢不负重的情况下做扶拐坐位起立和坐下的练习；术后 1 个月鼓励患者带外固定架下地，借助助行器予以半负重行走，负重对于促进患肢的肌力恢复起到很好的作用，更有助于骨痂生长。

值得注意的是，由于不同患者之前的病情各不相同，并不存在统一的康复训练方案，在条件允许情况下，应当针对不同患者的情况，由手术医师、康复医师、康复治疗师等制订个性化的康复训练方案，并根据恢复情况及时调整，以达到最佳治疗效果。

此外，一些辅助的物理治疗手段也被用于慢性骨髓炎的治疗，如高压氧等，高压氧能改善组织的表面氧张力、抑制厌氧菌、增加白细胞的吞噬能力、增强药物的抗菌活性及加速骨的愈合，可以作为传统治疗方法的辅助性手段。此外，有关脉冲电磁治疗和超声等物理能量形式的治疗也被认为通过影响生物膜的形成，进而与抗菌药物发生协同作用，增强其疗效，然而，这些理疗方式的效果仍有待于进一步探究证实。

（五）随访及监护

慢性骨髓炎治疗周期长，在院期间的治疗仅占整体治疗周期的一小部分，对患者进行长期的随访及有效的健康指导至关重要。对于不同的治疗方式，患者出院后的随访不尽相同，但共性的内容主要包括以下几项。

1. 伤口检测　观察伤口愈合情况是否良好，有无红肿、破溃、流脓、再次形成窦道等，如有类似情况需及时就医，可能原因为感染未能完全控制或复发。

2. 患肢的感觉、运动情况　包括有无肿胀及末梢血运障碍。

3. 实验室检查　定期复查红细胞沉降率、C-反应蛋白，可每两周复查一次，根据具体情况随时调整，必要时加做血常规等检测，观察炎症指标动态变化。

4. X线　观察局部情况，植骨愈合情况、内固定物在位情况、有无继发骨折等，可每月复查一次，并根据具体情况随时调整。

5. 药物使用情况　慢性骨髓炎患者治疗周期长，需长期应用抗菌药物，根据具体情况使用时间甚至可达数月，需注意随访观察以下几点：①依从性：患者可能自觉病情恢复良好而自主停药，进而延误治疗。②药物不良反应：长期应用抗生素可能出现一定的药物不良反应，如皮疹、胃肠道刺激症状、腹泻、肾毒性、耳毒性等，因此，需要及时了解相应不良事件的发生，并进行针对性治疗和药物调整。

6. 外固定架及钉道的护理　采用外固定架治疗的患者，需注意保持针孔周围皮肤清洁干燥，可以应用75%乙醇棉签清洗并保持局部干燥，频率为每日两次，如有红肿热痛等不适则需及时就医；注意观察外固定架各部位的衔接是否紧密，尤其注意钢针是否旋紧、有无松动，如有松动，极易发生针孔周围炎症反应。

7. 其他　针对接受 Ilizarov 牵张成骨手术的患者，由于需要患者或家属每日进行操作，更应注意以下几点：①每天检查搬运的方向是否正确。②局部皮肤是否存在切割现象。③搬运过程不能急于求成，以免影响成骨效果。④注意观察远端的血液循环及感觉运动情况，警惕并发症发生。⑤每2周复查X线，观察搬运力线是否正确、骨折端靠拢情况及骨搬运区的矿化情况，如果与预期存在差异，则需及时调整。

第二节　慢性骨髓炎典型病例

一、诊治过程

（一）一般资料

患者，女性，58岁，以"右小腿开放性骨折术后1年，局部破溃1个月"于门诊就诊。

该患者于1年前因重物砸伤致右小腿远端开放性损伤，伤后即出现右小腿剧烈疼痛及活动受限，患处逐渐肿胀，于当地医院就诊，诊断为"右胫腓骨远端开放性骨折"，急诊行右胫腓骨开放性骨折清创、骨折复位、钢板内固定术，术后胫骨前内侧部分切口愈合欠佳，局部可见淡黄色液体渗出，出院后接受定期换药处理，后因切口感染症状加重多次住院接受抗感染及清创换药处理，切口逐渐闭合。术后6个月患者开始部分负重下地运动，但胫骨远端仍伴有间歇性疼痛，活动后加重，休息后可缓解。1个月前锻炼时突感疼痛剧烈，负重后疼痛剧烈，右小腿远端前内侧原愈合欠佳部位再次出现疼痛肿胀，症状逐渐加重，皮温升高，偶有发热，自述不规律口服多种抗感染药物治疗（具体不详），后局部出现破溃，可见黄色脓性渗出物，接受切口换药后症状缓解不明显，局部形成窦道，因病情迁延不愈，遂来医院就诊。门诊给予右胫腓骨 X 线检查显示右胫腓骨骨折术后、右胫骨内固定钢板断裂、骨折部位愈合欠佳、局部可见死骨及硬化骨。遂以"右胫腓骨远端骨折内固定术后、胫骨内固定物断裂、胫骨远端慢性骨髓炎"收入院。

既往身体状态较差，慢性肾衰竭、尿毒症期，动静脉造瘘术后，规律血液透析 2 年；高血压病病史 5 年，口服硝苯地平控释片 30mg，一日一次，美托洛尔片 25mg，一日两次，收缩压控制在 130～140mmHg 水平，舒张压控制在 70～90mmHg 水平。

入院查体：体温 37.1℃，脉搏 80 次/分，呼吸 15 次/分，血压 130/82mmHg。一般状态尚可，轮椅推入病室。心率 80 次/分，未闻及心脏杂音及心包摩擦音；双肺呼吸音粗，双肺底可闻及轻微湿啰音，无胸膜摩擦音。腹平软，无压痛及反跳痛。左前臂可见透析用动静脉窦，无红肿及压痛；右下肢可见大面积色素沉着及陈旧瘢痕，右侧胫骨远端内侧可见大小约 1cm×1cm×1cm 破溃瘘口，深达骨质，可见黄色脓性渗出物，窦口内可见黄白相间坏死组织，触诊局部皮温升高，局部叩痛阳性，右踝关节活动尚可，足背动脉搏动弱。双下肢可见轻微凹陷性水肿，左下肢检查未见明显异常。

（二）辅助检查

血细胞分析：白细胞计数 $10.2×10^9$/L，中性粒细胞比例 71%，血红蛋白 108g/L。生化检查：钾离子 4.35mmol/L，尿素氮 7.0mmol/L，肌酐 305μmol/L。C-反应蛋白：37.2mg/L。红细胞沉降率：62mm/h。门诊 X 线检示：右胫腓骨骨折术后，右腓骨骨折愈合良好，内固定物在位，无松动及移位；右胫骨内固定钢板断裂、骨折部位愈合欠佳、局部可见死骨及硬化骨。

确定诊断：右胫腓骨远端骨折内固定术后、右胫骨远端慢性骨髓炎、右胫骨内固定物断裂；慢性肾衰竭，尿毒症期；高血压病 3 级（极高危）。

（三）治疗经过

患者既往有开放性骨折内固定病史，是慢性骨髓炎的高危人群，查体可见局部已出现感染迹象，即窦道与流脓。影像学表现可见局部死骨形成，符合慢性骨髓炎的诊断标准。患者既往存在慢性肾衰竭及高血压病病史，但经透析及规律药物治疗控制良好。根据慢性骨髓炎 Cierny-Mader 分型属于ⅢB 型。根据患者病情需进行：①明确致病菌。②抗感染治疗。③彻底清创手术治疗。

第一，进行经验性抗感染治疗，给予广谱抗菌药物头孢哌酮钠/舒巴坦钠 3.0g，一日两次，静脉滴注。经窦道采集细菌培养结果可靠性差，并且慢性骨髓炎患者血培养结果多为阴性，因此，考虑尽早手术并在术中留取组织进行细菌培养，其阳性率与准确性均较高。

第二，积极治疗原发疾病，并完善术前检查及准备。考虑到患者慢性肾衰竭尿毒症期对于用药及手术存在较大影响，邀请肾内科会诊。

肾内科医生意见：①患者慢性肾衰竭，尿毒症期，规律血液透析治疗，治疗效果尚可；但常规透析过程应用肝素，考虑患者近期拟接受手术治疗，为减少术中术后出血风险，可改为无肝素透析。②在透析患者中很多抗菌药物会发生药物动力学变化，半衰期可能会缩短，尽量避开血液透析前给药，而是透析结束后给药。③为避免肾功能不全可能对手术及麻醉造成的影响，建议在透析后当天或第二日进行手术。④围术期肾功能可能出现比较大的波动，需密切监测肾功能及离子变化。

值得注意的是，经患者及家属反映，自患病以来，由于无法正常行走，严重影响其生活质量，患者近期出现严重的睡眠障碍，焦躁易怒；入院时患者并无积极治疗意愿，甚至要求截肢以迅速完成治疗。根据上述情况，医生经过制订详细的治疗计划，并与患者及家属进行充分沟通，最终建议其采用保肢治疗；护理团队积极给予患者心理疏导，帮助其建立信心，同时请精神科协助诊治，调整患者精神状态。

精神科医生意见：①经仔细询问，患者目前存在焦虑，心烦，对自己健康情况和以后生活担心，失眠，心情不好，夜眠差等症状。②给予临床精神科量表测评，汉密尔顿抑郁量表评分 14 分；汉密尔顿焦虑量表评分 18 分，结合临床表现，患者现存在明显焦虑和较轻的抑郁症状。③积极治疗原发病，对患者进行心理疏导，给予艾司唑仑 1mg 每晚口服，必要时给予盐酸舍曲林 25～50mg 早起口服。④定期复诊。

遵医嘱进行干预后，患者获得较好的睡眠质量，进一步完善术前准备后为患者行手术治疗。手术以窦道口为中心纵行切开，彻底清除坏死感染软组织，去除胫骨内固定装置，打通上下髓腔，取深处明确感染部位 3 处送检细菌培养及药物敏感性试验，术中可见大量死骨，两骨折端硬化失活，取部分组织送检病理科，彻底清除死骨后见局部大块骨缺损。应用 Ilizarov 牵张成骨技术处理骨缺损，于胫骨近端截骨，并修整骨折部位两端骨面至新鲜骨面，安置 Ilizarov 外固定架。术后继续抗感染对症治疗。由于术后患者需长期佩戴外固定架，并需按需要自行调整牵引程度，故护理团队应于术后针对 Ilizarov 外固定架的使用及护理对家属及患者进行指导。

（1）常规护理：包括病情观察、体位护理、饮食护理、心理护理及疼痛护理。

1）病情观察：①生命体征。②伤口渗出液的性质和量。③患肢的肿胀、疼痛、皮肤的色泽和温度。④有无骨筋膜室综合征的早期表现。⑤外固定架有无松动。

2）体位护理：患肢抬高位，小腿置于中立位并抬高，高于心脏水平，有利于静脉回流，利于患肢消肿，以减轻疼痛，促进伤口愈合。

3）饮食护理：指导患者采用高热量、高优质蛋白、高维生素饮食。

4）心理护理：康复是一个漫长的过程，要培养患者的耐心，树立战胜疾病的自信心，把具体病情、诊疗方案及护理细节告知患者，并介绍相同疾病的成功案例。

5）疼痛护理：①此类患者一般病程较长，合并长期慢性疼痛；入院后即对其进行病痛宣教，教会患者松弛疗法，分散其注意力。②进行疼痛评估和疼痛管理。③遵医嘱给予镇痛剂。④采用超前镇痛联合及时镇痛的多模式镇痛策略。

（2）外固定架的使用护理：①勤换敷料，保持针孔处皮肤干燥。②乙醇纱布缠绕在针眼周围。③关注患者针孔处皮肤情况。④每天用 75%乙醇对针眼进行消毒，做好患肢皮肤的清洁护理，保持患肢皮肤清洁。

（3）特殊注意事项：①开始搬运时间在截骨术后 1 周。②推荐的搬运速度 1.0mm/d（0.5～1.5mm/d），分 3～4 次完成，每次旋转 1/4 个螺纹；根据情况可以适当调慢至 0.5～0.75mm/d。③如肢体远端出现疼痛、皮温降低，暂停搬运 3 天，降低搬运速度。④注意每天检查搬运的方向、外固定架是否固定牢靠、局部皮肤情况及远端肢体感觉运动情况，严防并发症。

术后第二日，细菌培养及药物敏感性试验结果回报示 MRSA，其对利福平、万古霉素、左氧氟沙星和克林霉素敏感，对环丙沙星中介，对苯唑西林钠和红霉素耐药，万古霉素最低抑菌浓度（MIC）1mg/L，请临床药师会诊。

临床药师意见：①骨髓炎是骨组织的化脓性感染，病情复杂，病程长，感染复发率和致残率高，必须严格遵医嘱足疗程用药。②根据细菌培养及药物敏感性试验结果，可选用利奈唑胺、万古霉素和替考拉宁，但考虑替考拉宁血浆蛋白结合率高，表观分布容积小，组织穿透能力相对较差，不易渗透骨组织，故未选用；该患者肾衰竭，而利奈唑胺血浆蛋白结合率低，表观分布容积大，骨组织穿透性良好，并且对于老年患者和肾衰竭患者无须调整剂量，但价格相对较高；万古霉素通常作为治疗耐甲氧西林金黄色葡萄球菌的首选药物，其体积分布广，平均骨与血清分配比为 0.13；但药物受肌酐影响较大，需考虑肌酐清除率。肾功能正常患者半衰期约为 6h，终末期肾病患者半衰期可延长至 7.5 天，血液透析患者肌酐清除率＜10ml/min，用药剂量应为每 4～7 天 1g，并进行药物谷浓度监测，维持在 10mg/L 以上；另外针对耐甲氧西林金黄色葡萄球菌感染的骨髓炎，考虑联合用药，利福平抗葡萄球菌活性良好且生物利用度高，在肾功能不全时无须调整剂量，适合该患者。③综上考虑，建议给予静脉滴注万古霉素每 5 天 1g；口服利福平胶囊 0.45g，每日 1 次。④用药至复查红细胞沉降率正常为止，用药过程监测肝肾功能变化，监测万古霉素血药浓度变化。

遵临床药师意见调整抗生素用药方案。术后 1 周时指导患者进行骨搬运，每天 1mm，分四次进行，复查示白细胞计数恢复正常，C-反应蛋白 30.2mg/L，红细胞沉降率 54mm/h。术后 2 周时，患者可熟练掌握外固定架操作及护理方法，复查示白细胞计数正常。C-反应蛋白 20.5mg/L，红细胞沉降率 40mm/h，感染指标稳定下降，考虑后续功能锻炼，遂请康复科会诊。

康复科医生意见：①加强肌肉的等张收缩训练，主要是膝关节和踝关节屈伸活动；可进行直腿抬高锻炼。②可在床边进行膝关节屈伸活动，进而在患肢不负重的情况下做扶拐坐位起立和坐下的练习。③尽早在病情允许时离床进行非负重和部分负重练习。④可转入康复科进行系统训练。

反复确定患者及家属能够做到：①掌握正确的旋转螺丝进行骨搬运的方法。②经常检查外固定支架螺丝，避免松动或出现弯针、局部骨骼畸形等现象。③告知患者及家属骨搬运不能急于求成，以免影响成骨效果。④治疗过程中出现轻度酸胀或疼痛等症状属于正常现象，不要过度紧张。之后转入康复科治疗。

患者遵医嘱接受抗感染治疗和功能锻炼，定期复查，术后 6 个月复查 C-反应蛋白和红细胞沉降率恢复正常，停用万古霉素和利福平。术后一年余拆除外固定架，骨折部位愈合良好，可无障碍负重行走，感染无复发。

二、总结分析

慢性骨髓炎的诊疗过程中，根据患者的病史、查体结果及辅助检查，较易诊断。然而，由于骨骼本身的特殊性，该病的治疗存在极大挑战。以该患者为例，在该患者初次骨折受伤时，如果能进行更彻底清创、选择更合适的固定方式（如外固定），可能从一定程度上会降低骨髓炎发生的风险。或者在感染早期，当切口出现感染时，进行系统抗感染治疗，也可能阻止病情进展到慢性骨髓炎阶段。慢性骨髓炎的治疗过程中，明确致病菌、选择合适的治疗药物和给药剂量、确定合理的停药时机都至关重要。临床药师在该病治疗中发挥巨大的作用，尤其在患者合并肾衰竭的基础上，药物的选择更是要慎之又慎。另外，治疗周期长也是慢性骨髓炎治疗的一大特点，患者往往需要数年的时间才能完全回归正常生活工作，这期间面临的两大问题是心理健康问题与非住院期间的护理及锻炼。本患者在入院时即表现出焦虑和抑郁症状合并睡眠障碍，经精神科会诊治疗与护理团队的关怀和详细的健康指导，患者情况迅速好转。骨科疾病治疗的最终目的是恢复肢体的运动功能，而不是单纯恢复形态学上的完整，因此，康复科的早期干预十分必要，也为患者能获得更好的预后提供了有力保障。综上所述，MDT 模式在慢性骨髓炎患者之中的应用，可以极大提高治疗效果，改善患者预后。

参 考 文 献

冯强生，宋月娟，哈小琴，等. 2021. 333 例骨髓炎患者临床特征和病原菌分析. 实用骨科杂志，27（2）：122-126.

康鹏德，杨静，周勇刚，等. 2020. 肌肉骨骼系统慢性疼痛管理专家共识. 中国骨与关节外科杂志，13（1）：8-16.

胥少汀，葛宝丰，徐印坎，等. 2015. 实用骨科学. 4 版. 北京：人民军医出版社.

赵玉沛，陈孝平，杨连粤，等. 2015. 外科学. 3 版. 北京：人民卫生出版社.

中华医学会骨科学分会创伤骨科学组，中华医学会骨科学分会外固定与肢体重建学组，中国医师协会创伤外科医师分会创伤感染专家委员会，等. 2018. 中国骨折内固定术后感染诊断与治疗专家共识（2018版）. 中华创伤骨科杂志，20（11）：929-936.

Ferguson P J，Zhao Y. 2018. Chronic nonbacterial osteomyelitis and chronic recurrent multifocal osteomyelitis in children. Pediatric Clinics of North America，65（4）：783-800.

Henriksen C A，Hoban C，Sareen J，et al. 2015. Mental health issues associated with foot complications of diabetes mellitus. Foot and ankle surgery，21（1）：49-55.

Lew D P，Waldvogel F A. 2004. Osteomyelitis. Lancet，364（9431）：369-379.

第十章　痤疮的多学科协作模式治疗

痤疮（acne）作为皮肤科常见的慢性炎症性疾病，在青少年中发病率较高，病程长，皮肤损伤严重。痤疮好发于颜面部多脂区，其次是胸部、背部及肩部，如不进行及时有效的治疗会导致发病部位不可逆的色素沉着和凹陷型瘢痕。痤疮的发病机制相对复杂，与雄激素及皮脂腺分泌旺盛、毛囊皮脂腺开口过度角化、痤疮丙酸杆菌异常感染等多种因素相关，但具体机制尚不十分明确。传统单一的皮肤科治疗已不能全面解决痤疮在发生发展过程中产生的诸多问题。为了提升痤疮患者的治愈率，提高患者的生活质量和幸福指数，MDT 模式用于痤疮的诊疗，已成为发展趋势。

第一节　痤　疮　概　述

痤疮的发病因素复杂，具体机制仍未明确，传统单一的皮肤科用药治疗难以全面覆盖痤疮的发病机制，应综合痤疮患者的生活习惯、内分泌环境、精神心理健康等方面进行多学科评估。皮肤科、药学科、激光科、整形外科、中医科、营养科及预防医学科等多学科诊疗模式，实现对痤疮患者的针对性与规范化治疗，提高痤疮治愈率。

一、痤疮的概念及流行病学

痤疮是一种毛囊皮脂腺的慢性炎症性疾病，是皮肤科常见的疾病之一。研究报道，痤疮影响了全球 9.4% 的人口，已成为世界上第八大流行性疾病。痤疮以青春期发病为主，15～17 岁的青少年几乎会有不同程度的痤疮，其中有 15%～20% 的患者可发展为中重度痤疮，有的可持续到成年期。

在我国痤疮总患病率约为 39.2%，其中女性患病率为 35.7%，男性患病率为 39.7%，男性的痤疮患病率为女性的 1.112 倍。从区域流调数据来看，华北地区痤疮的患病率约为 34.2%，华南地区约为 46.3%，造成这种差异的原因可能是紫外线辐射、湿度及饮食等方面的地域性差异。

痤疮的年龄流行病学特征如下。儿科痤疮是指从出生到 11 岁形成的痤疮，青春期痤疮是从 12 岁到成年形成的痤疮。大约 20% 的新生儿有痤疮样疹，男孩较女孩更常见，主要是由雄激素刺激皮脂腺引起的，一般持续 3 个月。儿童中期痤疮是相对罕见的，通常情况下，这个时期肾上腺分泌几乎停止。青春期前痤疮典型的表现是面部 T 区的粉刺性病变。青少年早期面部生成皮脂和粉刺，随后发生一系列的炎症反应，严重者会表现为脓疱、囊肿和结节等皮损，并且愈后可导致痤疮后瘢痕，影响患者的自我评价、人际交往甚至整体生活质量。

二、痤疮的病因和发病机制

痤疮是一种多因素疾病，其发病机制主要与雄激素及皮脂分泌增加、痤疮丙酸杆菌增殖、毛囊皮脂腺导管异常角化及继发炎症反应等多种因素相关。

（一）内分泌因素

痤疮常于青春期发病，之后可逐渐减轻、自愈。女性患者在月经前会出现皮疹加重，去势者从不发病，这些现象都证明雄激素在痤疮的发病过程中起着重要的作用。一方面雄激素能增加皮脂腺的活性，刺激皮脂腺增生、肥大，分泌过多皮脂；另一方面雄激素还可使毛囊口角化、上皮细胞增生，角化细胞相互粘连，管口阻塞，导致皮脂产生与排出平衡失调，这是痤疮产生的主要原因。

婴儿痤疮的发生与胎儿性腺、肾上腺早熟产生的雄激素密切相关。新生儿痤疮则多与母体卵巢、肾上腺产生的雄激素和孕酮大量进入胎儿体内有关。也可能是由于自身睾丸或肾上腺合成过多的雄激素，继而导致痤疮的发生。进入青少年阶段，性腺发育成熟，雄激素分泌增多，导致皮脂排泄障碍，皮脂潴留，形成痤疮。不同年龄女性患者的雌二醇测定结果亦不同，小于 25 岁组的患者雌二醇水平明显低于相应年龄正常人，而大于 25 岁组的患者雌二醇水平与相应年龄正常人相比无明显变化，此类患者随着年龄增大，痤疮便可好转或自愈。

近年来，国内外研究显示，胰岛素样生长因子（insulin-like growth factor-1，IGF-1）在痤疮的发病中起着重要的作用。IGF-1 可提高肾上腺对促肾上腺皮质激素的敏感性，促进肾上腺生成雄激素。另外，IGF-1 可通过抑制抗应激蛋白加重痤疮。IGF-1 可以降低抗应激性基因的表达，抑制抗应激蛋白如抗氧化酶、超氧化物歧化酶和热休克蛋白，增加炎症反应从而加剧痤疮。

（二）微生物因素

在皮肤表面，微生物群落主要由棒状杆菌、丙酸杆菌和葡萄球菌三大属的细菌构成，而皮肤微生物群成员之间的相互作用对于保持皮肤的正常状态是必不可少的。痤疮丙酸杆菌通过定植于毛囊皮脂腺参与皮肤的炎症反应，从而引起痤疮。

痤疮丙酸杆菌为革兰氏阳性杆菌，在近中性环境中生长最快，在 $pH \leqslant 5$ 或 $pH \geqslant 8$ 的环境中则受到抑制，皮脂为毛囊内痤疮丙酸杆菌的生长提供物质基础。早期痤疮并无感染，皮脂在痤疮丙酸杆菌等的作用下，三酰甘油水解为甘油及游离脂肪酸，刺激毛囊及毛囊周围发生非特异性炎症反应。此外，痤疮丙酸杆菌诱导单核细胞产生基质金属蛋白酶，这些酶与许多炎症反应有关，可在基质降解和痤疮瘢痕的形成中发挥作用。痤疮丙酸杆菌还可刺激适应性免疫应答，诱导 $CD4^+T$ 淋巴细胞分化为 Th1、Th17 细胞，从而增加 IL-17a 和 γ-干扰素等促炎症因子的分泌。痤疮丙酸杆菌产生的一些低分子多肽可趋化中性粒细胞，产生的水解酶也可使毛囊壁损伤破裂，内容物溢入真皮，引起毛囊周围程度不等的炎症。

（三）毛囊皮脂腺导管角化过度

毛囊皮脂腺导管角化过度，会导致管口变小、狭窄或堵塞，影响毛囊壁脱落的上皮细胞和皮脂的正常排出，形成粉刺。Freinkel 等提出一个关于寻常痤疮发病机制的假设。青春期时，人体在雄激素的影响下，皮脂腺发育形成特有的皮脂腺卵泡。一些扩大的卵泡壁机械地阻止皮脂从卵泡中流动，细菌在这种营养丰富的环境中繁殖，并且卵泡受到厌氧菌的青睐。这些微生物产生脂酶，作用于皮脂三酰甘油，产生游离脂肪酸，而游离脂肪酸又成为炎症反应的介质。

（四）饮食因素

Adebamowo 等调查乳制品和痤疮之间的联系，结果表明痤疮的患病率与牛奶摄入量，特别与脱脂牛奶摄入量呈正相关。研究者推测乳制品通过激素介质和增加血浆胰岛素样生长因子水平影响痤疮发展。高糖、高蛋白饮食能上调胰岛素/IGF-1 信号通路，使皮脂腺过度增生、合成增加，出现胰岛素抵抗及体重指数增高，最终导致痤疮的发病风险升高。另有研究表明牛奶和高糖负荷的饮食可升高血清 IGF-1 水平，刺激葡萄糖依赖性胰岛素信号的增加，从而加重痤疮。

（五）精神因素

研究结果表明不规律的作息与痤疮的发生存在一定相关性。研究认为长期睡眠作息不规律导致的生物节律紊乱，可能会引起雄激素增加，继而导致痤疮的发生。长时间睡眠是痤疮的一个保护因素，在一定程度上压力则是加重痤疮的一个因素。较大的压力可引起或加剧身体的应激反应，诱导神经肽的局部表达，增加痤疮的严重程度。也有调查提示，不良生活习惯可以促使痤疮的发生，如经常熬夜可以降低人体对疾病的免疫能力及对细菌的抵抗力，使皮肤更容易感染痤疮丙酸杆菌等病原菌，引起痤疮的发生。

（六）遗传因素

针对我国东北地区青少年痤疮的流行病学的研究发现，青少年痤疮家族史的受试者平均发病年龄为（16.24±2.32）岁，无家族史的受试者为（16.67±2.31）岁，差异有统计学意义。此外，痤疮患者一、二级亲属痤疮患病率分别为 22.5% 和 7.19%，差异有统计学意义。许多双胞胎和家族史研究证实了遗传因素在痤疮发病机制中的作用，痤疮家族史是青少年痤疮发病的重要易感因素。

三、痤疮的临床表现

寻常痤疮是痤疮最常见的临床类型，皮损好发于面部、颊部，其次为胸部、背部及肩部，多为对称性分布，常伴有皮脂溢出。痤疮的各种类型皮损均是由毛囊不同深度的炎症及其继发性反应造成的，包括由毛囊皮脂腺导管阻塞所致的粉刺、发生于毛囊口处的表浅脓疱、炎性丘疹、结节、囊肿及瘢痕等。

初发损害表现为与毛囊一致的圆锥形丘疹，如闭合性粉刺及开放性粉刺。皮损加重后可形成炎性丘疹，顶端可有小脓疱，继续发展可形成大小不等的暗红色结节或囊肿，轻压时有波动感，经久不愈可化脓而形成脓肿，破溃后常形成窦道和瘢痕。各种损害大小深浅不等，常以一到两种损害为主。痤疮一般无自觉症状，炎症明显时可有疼痛。痤疮病程较长，时轻时重，部分患者至中年期病情逐渐缓解，但可遗留或多或少的色素沉着、肥厚性或萎缩性瘢痕。

四、痤疮的辅助检查

(一) 免疫学血液系统检查

血常规可以对红细胞系统、白细胞系统和血小板系统的相关指标进行综合分析。免疫五项测定为 IgA、IgG、IgM、补体 C3 和补体 C4，浓度在不同年龄段有所差异。在某些疾病情况下，免疫五项的浓度出现升高或降低，具有诊断痤疮的价值。其他检测还包括肝、肾功能，血脂分析，性激素水平检测等。

(二) 病原生物学螨虫镜检

螨虫好寄生于皮脂腺分泌较多的部位，会破坏皮肤的胶原蛋白及毛细血管，扩大毛孔，引起皮肤炎症，造成毛孔堵塞进而出现粉刺、毛囊炎等一些皮肤改变。从面部油脂分泌比较旺盛的部位取一点油脂，放在显微镜下观察，进行辅助诊断，如单次观察效果不佳，可多次重复检测。

(三) 药物化学微量元素检查

微量元素（锌、铁、铜、硅、碘）在人体中起着极其重要的作用，它们的缺乏和过剩与人的健康息息相关，其含量过高或偏低均预示着患某种疾病的风险。通过对微量元素的测定可以预知身体状况，是经济、科学的健康检测方法之一。痤疮患者可以进行此项检查。

(四) 生理学微循环障碍测定

微循环是指微动脉和微静脉之间的血液循环。微循环的基本功能是进行血液和组织液之间的物质交换。皮肤的微循环是一个复杂的动力系统，会影响到皮肤营养、物质代谢、免疫反应、皮肤颜色、体温调节和透皮吸收，因此，微循环对皮肤各项功能起到重要支持作用。微循环障碍导致的皮肤感染、过敏、炎症将会直接影响皮肤的生理功能。痤疮患者可以进行此项检查。

(五) 病理学与病理生理学试验检测过敏性痤疮

皮肤白色划痕试验：主要是用钝头棒在正常或皮损处加压划痕。乙酰胆碱迟缓发白反应：用浓度为 1：10 000 的乙酰胆碱皮内注射 0.1ml。组胺试验：常用浓度为 1：10 000 的组胺皮内注射 0.1ml，观察 30s。

(六) 皮肤外科皮肤活检

在皮损处取组织进行病理活检与免疫组化染色，观察皮肤的病理改变，并可以针对特异性细胞标志物来检测特异性细胞数量的改变。

(七) 整形外科皮肤检测

临床上也可用摄影方法来记录痤疮并诊断其严重程度，多光谱和多模式面部成像的自动分类系统可与专家人工计数病变获得相似的结果，先进的成像技术还有三维立体图像、荧光摄影，以及平行偏振和正交偏振成像等。这些影像采集可以对病变进行捕捉从而便于计数及确诊。皮肤检测仪是能对皮肤的生理学、病理学特征进行定量分析的仪器，通过高清的摄像头，用白光、紫外光、偏振光成像，定量检测黑色斑、棕色斑点、毛孔、皱纹、凹凸洞、血管性病变、油脂分泌、痤疮和日光性损伤等皮肤问题，可作为痤疮的辅助检查工具。

五、痤疮的诊断及严重程度分级

痤疮的病变范围包括非炎症性的开放或闭合性粉刺至炎症病变。非炎症性痤疮病变包括开放性和闭合性粉刺，闭合性粉刺的典型皮损是约 1mm 大小的肤色丘疹，无明显毛囊开口，开放性粉刺表现为圆顶状丘疹伴显著扩张的毛囊开口。粉刺进一步扩张会演变为各种炎症性皮损，可能是炎性丘疹、脓疱、结节和囊肿。轻度炎症性痤疮皮损伴黑头、少量丘疹和脓疱；中度炎症性痤疮病灶伴黑头、数个丘疹和脓疱、少量结节；重度炎症性痤疮病灶有粉刺、数个丘疹和脓疱、多发结节和瘢痕。病变多发生在面颊、额部，其次为胸部、背部及肩部，这些部位皮脂腺较多，痤疮分布多为对称性，根据临床表现诊断痤疮并不难。寻常痤疮为痤疮的最常见的临床类型，除寻常痤疮外还有很多特殊类型痤疮及痤疮变体。

（一）痤疮的特殊类型

1. 聚合性痤疮　属痤疮中较严重的类型，好发于青年男性，免疫学因素是主要发病机制，机体对病原微生物的高度敏感是可能的病因之一。临床表现为严重结节、囊肿、窦道及瘢痕，全身症状轻微，偶见低热及关节痛，病情顽固，常持续多年。当本病与化脓性汗腺炎、头部脓肿性穿掘性毛囊周围炎发生于同一患者时，称为反常性痤疮。

2. 暴发性痤疮　临床特点为发病突然，皮损以胸背部为主，亦可出现在面部，表现为毛囊性炎性丘疹、脓疱，有剧烈炎症反应，局部疼痛明显，结节囊肿性皮损较少，并出现发热、关节痛、食欲缺乏、头痛、贫血等全身症状。暴发性痤疮预后可在局部留有色素沉着和浅表性瘢痕。

3. 高雄激素性痤疮　包括多囊卵巢综合征性痤疮、月经前加重性痤疮、迟发性或持久性痤疮。这类痤疮与血清睾酮水平增高有关，病程持续至 30～40 岁或更久，临床表现为面部油脂分泌过多，毛孔粗大，以炎性丘疹为主，可伴有结节、囊肿、瘢痕形成，有时可伴有多毛、月经周期紊乱等。

4. 药物性痤疮　含有雄激素、糖皮质激素、卤素等药物所致的痤疮样损害称为药物性痤疮，其他可能导致病变的药物还包括甲氨蝶呤、抗惊厥药等。

5. 婴儿痤疮　母体雄激素在胎儿阶段进入胎儿体内，引起婴儿痤疮，一般男婴受影响居多。婴儿痤疮可能持续到 2～3 岁。新生儿痤疮也是由雄激素的短暂增加引起，一般会自行消退，与婴儿产生的激素水平增加有关。

6. 化妆品痤疮　多种化妆品、洗发水、发胶及摩丝等均可引起皮脂分泌导管内径狭窄、开口处机械性堵塞或毛囊口的炎症。

（二）痤疮的诊断要点

诊断要点：①多见于青年人，男女患病率无显著差异。②好发于面部、胸背等皮脂腺发达的部位。③基本损害为黑头粉刺、白头粉刺、炎性丘疹、脓疱，数量较多，严重时可形成炎性结节、囊肿、瘢痕疙瘩。同一患者在同一时期常以某一种损害为主，亦可几种皮损共存，常伴有皮脂溢出。皮损散在对称分布，有时密集或聚合。④一般无自觉症状，如炎症明显可引起疼痛及触痛。⑤皮疹消退后遗留色素沉着，少数留有凹陷性瘢痕。⑥慢性疾病，病情时轻时重，皮损此起彼伏，常持续多年，一般在青春期后症状可缓解或痊愈。

（三）痤疮的严重程度分级

痤疮严重程度分级取决于皮损性质、病变计数及摄影图像。临床上采用 Pillsbury 分类法将痤疮分为 Ⅰ～Ⅳ级（表 10-1）。

表 10-1 痤疮分级原则（Pillsbury 分类法）

分级	表现
Ⅰ级（轻度）	散发至多发的粉刺，可伴散在分布的炎性丘疹
Ⅱ级（中度）	Ⅰ级+炎性皮损数目增加，出现潜在性脓疱但局限于颜面
Ⅲ级（重度）	Ⅱ级+深在性脓疱，分布于颜面、颈部和胸背部
Ⅳ级（重度～集簇性）	Ⅲ级+结节、囊肿，伴瘢痕形成，分布于上半身

鉴别炎症和非炎症痤疮病变，获得病变计数是痤疮评估的关键部分。几十年来，病变计数依赖于临床医生的手算评估。然而保持评估的一致性很难做到，因为个体评估者病变计数相对主观，并且这项技术还没有严格的标准化模式。现代成像方法为优化痤疮可视性和提高评估痤疮严重程度和治疗反应的准确性提供了新的机会。

VISIA-CR 是一种多光谱、多模式面部成像系统。2015 年发表在 *Nature Reviews Disease Primers* 中"Acne vulgaris"一文即利用面部成像扫描系统对痤疮进行分型，轻型为粉刺和丘疹脓疱性痤疮，粉刺为主要病变（小于 20 个），丘疹脓疱体积小且数量少（小于 10 个）；中型为丘疹脓疱性痤疮伴有结节性痤疮，粉刺（10～40 个），丘疹脓疱（10～40 个），并伴有结节性痤疮（小于 10 个），无囊肿和窦道；重型为结节囊性痤疮和聚合性痤疮，粉刺（40～100 个及大量融合），丘疹（大于 40 个），结节性痤疮（大于 10 个），伴有较多的结节、囊肿和窦道。

六、痤疮的治疗

（一）治疗原则

参与痤疮发生发展的四个主要病理因素是毛囊皮脂分泌增多（其中雄激素起重要作用）、不规则的毛囊脱屑、痤疮丙酸杆菌增殖和炎症反应。

痤疮治疗原则包括抑制毛囊皮脂腺导管的异常角化、抗雄激素、抑制和减少皮脂分泌、抑制厌氧性痤疮丙酸杆菌增殖和抗炎，从而防止毛囊皮脂腺结构破坏以减少瘢痕等，早期有效的治疗可防止痤疮瘢痕形成。痤疮可以局部治疗或全身治疗。其他治疗方案包括使用天然药物或非药物治疗,如光学治疗。临床应当根据患者情况综合考虑,建议分级治疗、联合治疗及维持治疗,在治疗过程中记录患者的反应,并随着病情变化而调整方案,体现个体化治疗原则。

针对痤疮的发病机制联合治疗非常重要。首先需要患者生活规律、情绪乐观。患病期间饮食以清淡为主,忌食辛辣刺激、油腻及甜食,忌用手挤压。清洗面部时,动作轻柔。炎症反应明显时,洗脸次数应适当减少,尽量减少不必要的刺激。

对于轻度痤疮患者以外用药物局部治疗为主。如以炎症为主要表现时,可选择抗微生物类药物。如以粉刺为主要表现时,则可选择溶粉刺类药物。如果以上治疗效果不佳,也可在医生指导下,视患者病情选择相应口服药物联合外用药物治疗,以提高疗效。对中重度炎症性痤疮、外用药物难以控制的痤疮、皮损广泛且有形成瘢痕和色素改变倾向的痤疮患者,可选择口服抗菌药物。对于较严重的痤疮患者,尤其对囊肿性痤疮、脓疱性痤疮,或用其他药物治疗无效,并伴有躯干部皮损的患者,可选择异维A酸治疗。对炎性丘疹脓疱较多者,也可联合应用抗菌药物,个别炎症剧烈者可短期应用糖皮质激素,部分患者可选用光动力疗法。

(二)一般治疗

1. 避免不良因素的刺激 主要包括以下4个方面。

(1)生活规律,心情舒畅,保持乐观平和的心态:痤疮使患者面部凹凸不平,容貌不佳,甚至红肿疼痛,大部分经久不愈即使愈合也会留有严重瘢痕以及色素沉着,不仅会引起患者生理上的不适,还会诱发心理疾病。患者不自信甚至自卑,产生负面情绪,生活质量受到严重影响,可能还会加重痤疮严重程度诱发新的痤疮,所以对患者心理、情绪等方面的关注引导也是治疗的重要方面。

(2)保持健康的饮食习惯:减少高脂、辛辣食物的摄入,禁烟、禁酒。饮食对痤疮的发生会产生一定影响,一些食物会加重面部痤疮的症状。因此对患者进行科学的饮食护理具有重要的作用。患者面部出现痤疮时,禁止食用的食物有:含高脂肪的食物、含高糖分的食物(如巧克力、蛋糕)、过辣的食物等。多食用能够改善面部血管微循环的食物,如胡萝卜、西红柿,以及能够有效提升皮肤抵抗力的食物,如花生、各类动物肝脏(其本身含有B族维生素)、新鲜水果蔬菜等。饮食应搭配合理,进食规律。

(3)减少化妆品的使用:动物实验表明,许多化妆品,尤其是含香料、对苯二胺和甲醛等均有导致粉刺产生的风险,痤疮体质的人长期使用会引起闭合性粉刺。同样油性皮肤的人使用稠厚的油性基质制剂的化妆品也易致粉刺,所以这类人群以使用稀薄的洗剂、水剂为宜。

(4)避免机械性损伤:机械性损伤,如压力、摩擦、挤压等物理性因素都可加重痤疮或引发新的痤疮,因此应避免用手挤压及搔抓粉刺。

2. 避免气候与环境因素造成的影响 人体依靠蒸发汗液来散热,夏季温度升高,皮肤分泌大量汗液,快速的汗液蒸发使皮肤变得干燥缺水,同时又刺激皮脂腺分泌更加旺盛,使皮肤呈现又油又干的状态。皮肤排出大量汗液的同时会排出其他代谢产物,使皮肤的酸度下降,抗病能力减弱,细菌更容易侵入,从而引起痤疮反复发作。因此炎热和潮湿地区痤疮发生率显著升高。炎热的夏季痤疮患者应注重补水、保湿。

此外，经常接触各种油类，如烹调油、含氯制品的人群，以及石油产品工作人员相比其他人来说，更容易发生痤疮。因此要尽量远离易导致痤疮发生的环境，实在无法避免者应尽量做好防护措施。

3. 清洁面部是防治痤疮的重要辅助措施 清洁面部时应使用温水洗脸，避免过冷或过热的水刺激面部皮肤，一般每天洗脸 2～3 次。最好选用非离子型、无香味、无刺激性与皮肤 pH 相似的肥皂或洗面奶，去除皮肤表面的油脂和污垢，避免毛孔堵塞。人们的双手常常因为触摸其他物品而带有很多细菌，所以要用洗脸海绵和一次性擦脸巾洗脸和擦脸，避免手直接接触面部皮肤。

4. 积极采取预防措施 积极采取正确有效的预防措施，是治疗痤疮的重要环节。吸烟与痤疮发生有关，应该鼓励痤疮患者戒烟。痤疮的发生与机体的免疫力有重要的联系。易患人群大多数是从事脑力劳动，学习和工作压力较大，且工作环境多在室内，久坐和长时间处于空调环境下。因此要减少久坐，多进行户外活动并避免阳光直射，减少使用手机、电脑的时间，避免熬夜，保持良好的睡眠习惯，防止内分泌紊乱。

5. 皮肤美容护理干预 寻常痤疮破溃后，进行及时、正确的护理，会减少痤疮瘢痕和色素沉着的消退时间。开展统一规范的健康宣教，并通过皮肤美容护理，借助外用护理药物、护理面膜及护理仪器等多种手段对痤疮患者进行干预。

（1）器械辅助下的药物护理干预：清洁皮肤后，应用离子喷雾机进行 3～5min 的喷雾护理，0.5%的碘伏消毒后，用消毒后痤疮针刺破痤疮形成的成熟脓疱及脓头，促进多余皮脂与毛囊腺内脓液顺利排出。清理后借助超声导入仪器将复方庆大霉素导入受损毛囊腺，并维持 3min，加用面膜清洁面部后，再次导入润肤霜及复方庆大霉素。晚间也要用痤疮乳膏进行护理。

（2）皮肤护理干预：寻常痤疮患者对该疾病病因、病机通常了解甚少，不太注重日常护理产品的科学选择，加之未能彻底清洁面部，甚至部分患者因使用劣质或不合格的祛痘产品加重痤疮病情。护理过程中应尽量避免碱性洗涤用品的使用，减少日晒时间尤其是暴晒时间，必要时采用防晒霜进行防晒护理，也可借助戴太阳帽等遮阳设备物理防晒。

（3）行为护理干预：改善寻常痤疮患者的不良生活方式，尽量作息规律保证睡眠，减少激素水平波动对痤疮的影响。改善患者饮食习惯，调整膳食结构，加强纤维素、维生素的摄入，减少辛辣、海鲜、煎炸、高脂高糖食物与烟酒、浓茶和咖啡的摄入等。嘱患者多进行自我面部按摩护理，通过物理手段促进面部血液循环。

（三）药物治疗

1. 外用药物治疗 外用药物是治疗痤疮的重要手段，主要包括维 A 酸类、过氧化苯甲酰及抗生素等。轻度及症状较轻的中度痤疮以外用药物治疗为主，症状明显的中度及重度痤疮在系统治疗的同时，可辅以外用药物治疗。

（1）维 A 酸：维 A 酸类药物常作为维持治疗的一线药物，维持时间建议 6～9 个月。外用维 A 酸类药物可以抑制 Toll 样受体的表达，并阻止白介素和干扰素的生成，抑制 T 淋巴细胞（CD4$^+$和 CD8$^+$）及巨噬细胞浸润，改善毛囊皮脂腺导管异常角化并溶解微粉刺及粉刺。还可以抗炎及调节免疫，预防并改善痤疮炎症后色素沉着、瘢痕形成及增加皮肤渗透性，联合治疗中可提高外用抗菌药物的疗效。

常用药物包括第一代全反式维 A 酸、异维 A 酸及第三代维 A 酸药物，如 0.1%阿达帕林凝胶、0.1%他扎罗汀凝胶等。阿达帕林是一种新型萘甲酸衍生物，具有维 A 酸活性和抗炎特性，同时又具独特的化学稳定性、光和氧稳定性及高亲脂性，安全性高、耐受性好，通常作为一线选择。他扎罗汀主要被用来治疗银屑病，但同时其也是一种粉刺溶解剂，目前已批准用于痤疮治疗。

用药部位可能出现刺激反应性红斑、脱屑，以及紧绷感和烧灼感，但随着时间可逐渐耐受，对于刺激反应严重者应建议停药。开始用药时采取低浓度、小范围试用并减少使用次数，有助于增加患者依从性和避免发生严重的刺激反应。同时，在使用过程中也可配合使用皮肤屏障修复剂及合理防晒。

（2）过氧化苯甲酰：是一种强效的氧化剂，几十年来一直作为单独的药物或作为复方成分用于痤疮的治疗。其涂抹在皮肤表面时，可缓慢释放出新生态氧和苯甲酸，具有杀灭痤疮丙酸杆菌、抗炎及轻度溶解粉刺的作用。除此之外，过氧化苯甲酰还可以收敛表层皮肤，剥脱堵塞毛孔的角蛋白并使其变薄。随着痤疮丙酸杆菌对抗生素耐药性的增加，过氧化苯甲酰的优势逐渐显现，因其作用机制不易诱导细菌出现耐药性，可作为炎症性痤疮首选的外用抗菌药物。用法：2.5%～10%过氧化苯甲酰洗剂、凝胶或霜剂，局部外涂，每日 1～2 次。

（3）抗菌药物：适用于除粉刺性外的所有痤疮，其作用机制为抑制或杀灭痤疮丙酸杆菌。常用外用抗菌药物主要包括红霉素、林可霉素及其衍生物克林霉素、氯霉素及夫西地酸等。红霉素在临床上常作为复方制剂外用，3%红霉素凝胶能有效抑制痤疮丙酸杆菌，从而减少游离脂肪酸的产生以提高疗效。1%克林霉素磷酸酯溶液不含油脂和乙醇，适用于皮肤干燥和敏感的痤疮患者，治疗脓疱性痤疮有效率可达 83.3%。夫西地酸是一种具有甾体骨架的抗菌药物，通过抑制核糖体的易位干扰延长因子 G，阻止细菌蛋白质的合成，独特的作用机制可避免与其他抗菌药物产生交叉耐药，能直接杀灭细菌，亦能消除细菌所致的炎症反应。

外用抗菌药物由于较少出现刺激性反应，理论上适用于丘疹、脓疱等浅表炎症性痤疮皮损。但鉴于耐药风险，不推荐其作为首选药物，且不建议其单独使用及长期使用，可以和过氧化苯甲酰、外用维 A 酸类或者其他药物联合应用，外用不宜超过 4 个月。

（4）其他：不同浓度与剂型的壬二酸、氨苯砜、二硫化硒等药物具有抑制痤疮丙酸杆菌、抗炎、溶解粉刺或者轻微剥脱等作用，临床上可作为痤疮外用治疗药物的备选。

壬二酸酸性极弱，对痤疮丙酸杆菌有轻度杀菌作用。另外其还具有抑制酪氨酸酶的作用，被用于治疗深色皮肤患者的炎症后色素沉着。长期用药后细菌不易产生耐药性，可在孕期使用。少数患者在使用后会出现皮肤红斑、瘙痒、烧灼感，但是一般症状较轻，通常不需要终止治疗。

氨苯砜是一种同时具有抗炎和抗菌特性的砜类化合物，作用机制是通过作用于细菌二氢叶酸合成酶，干扰细菌叶酸合成。目前 5%氨苯砜凝胶已成为寻常痤疮的长效外用药物。

2.5%二硫化硒洗剂能抑制真菌、寄生虫及细菌，减少皮肤游离脂肪酸含量。用法为洁净皮肤后，将药液略加稀释均匀地涂布于脂溢显著的部位，3～5min 后用清水清洗。

2.口服药物治疗　中、重度痤疮需口服抗痤疮药物进行系统治疗，包括异维 A 酸、维胺酯、抗菌药物、激素、锌制剂及中医中药等。

（1）异维 A 酸：口服异维 A 酸是治疗重度痤疮的标准方法，是目前唯一可针对痤疮 4 个主要发病环节起作用的抗痤疮药物。口服给药可使药物通过血液循环进入到毛囊单位，疗效更佳，这是外用给药无法实现的。口服异维 A 酸可显著抑制皮脂腺脂质分泌，控制毛囊皮脂腺导管异常角化和黑头粉刺的形成，改善毛囊厌氧环境并抑制痤疮丙酸杆菌繁殖及预防瘢痕形成等。口服异维 A 酸是结节性、囊肿性和聚合性痤疮的一线药物治疗方法，可作为其他治疗方法疗效不佳的中重度痤疮及频繁复发性痤疮的替代治疗方法。

口服异维 A 酸推荐起始剂量为 0.25～0.5mg/（kg•d），3 个月为一个疗程。不良反应常见，但大多数呈剂量依赖性且为可逆性，一般停药后可恢复。除了最常见的皮肤黏膜干燥以外还有肌肉骨骼疼痛、血脂升高、肝酶异常、抑郁等，故肥胖、血脂异常、肝功能异常和抑郁症患者应慎用。另外异维 A 酸还有致畸作用，育龄期男女在用药期间及用药前后 3 个月内严格避孕，哺乳期妇女严禁使用。

（2）维胺酯：是我国研发的第一代维 A 酸类药物，主要用于治疗痤疮及其他角化异常性皮肤病。能调控上皮细胞分化与生长、减少皮脂分泌、抑制角质形成细胞的角化过程，促使角化异常恢复正常、抑制痤疮丙酸杆菌的生长、调节免疫及抗炎，从而减少粉刺、丘疹和脓疱的形成。其适用于各种联合治疗方案，与甲硝唑联合应用时对治疗痤疮具有协同作用，能明显缩短疗程，且疗效显著。

（3）抗菌药物：口服抗菌药物是治疗中、重度痤疮常用的疗法，但在使用过程中要保证疗效，还要关注药物的耐药性，防止滥用。常用的包括四环素类药物如多西环素、米诺环素等，大环内酯类药物如红霉素、罗红霉素、阿奇霉素等，复方磺胺甲噁唑也可酌情使用。根据抗菌药物的抗炎抑菌活性、不良反应大小及在毛囊皮脂腺的聚集浓度特点，国内外指南中均推荐首选四环素类抗菌药物，不能耐受或有禁忌证时可选择大环内酯类，两者均不能用的情况下，则考虑使用复方磺胺甲噁唑。对于重度者，尤其是炎症较重时的早期阶段可先使用抗菌药物再序贯使用异维 A 酸，或是异维 A 酸疗效不明显时可以改用抗菌药物。

（4）激素：小剂量糖皮质激素具有抗炎作用，可用于重度炎症性痤疮的早期治疗。针对暴发性痤疮、聚合性痤疮及炎症反应重的重度痤疮，可选择泼尼松 20～30mg/d 或等量地塞米松治疗，疗程不超过 4 周，并联合口服异维 A 酸治疗。对于严重的结节或囊肿性痤疮，可选用皮损内注射糖皮质激素，常用复方倍他米松或曲安奈德混悬液 0.3～1.0ml，2～3 周一次。对于严重的月经前期加重的痤疮，可使用泼尼松 5～10mg/d 或等效地塞米松，月经前 7～10 天开始，每晚服用一次至月经来潮为止，使用不应超过 6 个月。糖皮质激素应避免长期大剂量使用，以免发生相关不良反应。

（5）抗雄激素类药：目前只适用于女性患者，包括伴有高雄激素表现的痤疮如伴有肥胖、多毛、显著皮脂溢出、雄激素性脱发及月经不规律等，迟发性痤疮或青春期后痤疮，经前期明显加重的痤疮及常规治疗如系统抗菌药物治疗后效果不佳或停药后快速复发痤疮。治疗药物包括：口服避孕药、螺内酯、西咪替丁、胰岛素增敏剂等。

1）口服避孕药：主要成分为雌激素和孕激素。口服雌激素通过增加血液中性激素结合球蛋白的合成，与血液中的游离睾酮结合，从而减少了血液循环中导致痤疮发生的游离睾酮。目前批准用于痤疮治疗的避孕药主要有炔雌醇环丙孕酮片（达英 35）、雌二醇屈螺酮片（安今益）、屈螺酮炔雌醇片（优思明）、左炔诺孕酮炔雌醇片（特居乐）。其中炔雌醇环丙孕酮每片含醋酸环丙孕酮 2mg+炔雌醇 35μg，在月经第一天开始服药，1 片/天，连服 21 天，停药 7 天后月经时再次重复用药 21 天。要注意口服避孕药的起效时间需要 2～3 个月，疗程应在 6 个月以上，待皮损完全控制后，建议巩固 1～2 个月后再停药以降低复发率。

2）螺内酯：是第一个用于治疗痤疮的雄激素受体阻断剂。一般推荐用低剂量 25～100mg/d 来治疗痤疮，疗程 3～6 个月。大多数患者经过 3 个月治疗后痤疮可以得到明显改善。

3）西咪替丁：是一种 H_2 受体阻滞剂，研究发现其有免疫调节、抗病毒、抗雄激素作用，可通过阻断二氢睾酮与毛囊受体的结合，抑制皮脂腺分泌而减少痤疮损害。

4）胰岛素增敏剂：如二甲双胍可以改善胰岛素抵抗，减少 IGF-1 及其诱导的雄激素生成，适用于伴有肥胖、胰岛素抵抗或高胰岛素血症及多囊卵巢综合征的痤疮患者的辅助治疗。

（6）锌制剂：治疗痤疮的机制目前尚有争议。一些研究认为，锌缺乏导致雄激素合成酶及维生素 A 转运激素合成酶系统紊乱，致使组织可利用的维生素 A 不足。此外，锌有抑制毛囊角化及抗炎作用并可以诱导固有免疫标志物的表达增强。目前常用的口服锌制剂有硫酸锌、葡萄糖酸锌、甘草酸锌等。需注意的是，锌可以通过置换的方式减少铜的吸收，因此在补锌的同时应配合补铜。建议每天口服含有 50mg 锌和 2mg 铜的氨基酸螯合物胶囊 1～2 次。

（7）中医中药：中医认为痤疮的发病机制已经从过去单纯的肺肾阴虚、肺胃湿热、湿热夹痰、气血凝滞、痰瘀凝结等一种因素发展为多种因素。治疗上采用辨证与辨病相结合的方法，从宏观上分析可能的病因及发病机制，从而选用适当的药物配伍。现代药理学证实，丹参、连翘、白花蛇舌草等有抑制皮脂腺分泌及免疫调节的作用；丹参、大黄、黄芩等对痤疮杆菌有较强抑菌作用；益母草、丹参有雌激素样作用。丹参酮胶囊药物中含有较多的隐丹参酮物质，具有抗菌、抑菌、抗炎、弱效抗雄激素及改善血液循环等作用，有助于面部痤疮部位的血液循环，用于治疗炎症性及脓疱性痤疮效果甚佳。

（四）皮肤外科、激光美容科联合治疗痤疮

1. 光动力治疗　随着人们治疗需求的提高，光、电等物理治疗技术在痤疮的治疗方面得到了广泛的应用。物理治疗主要具有起效快、治疗时间短、不良反应少等优点。对于传统治疗无效或不能耐受药物治疗的患者来说，可见光、激光及光动力治疗可作为理想的选择。治疗原理是其可以活化细菌内生卟啉，产生单态氧等活性光毒产物来破坏皮脂腺细胞和杀灭痤疮丙酸杆菌。临床上使用的光源包括蓝光、红光，其中红光光源可以作为光动力光源用于重度痤疮的治疗。强脉冲光属于宽谱光，波长 500～1200mm，可作用于痤疮所在的皮脂腺，显著抑制分泌过多的皮脂腺及皮肤炎症反应，减轻早期的色素沉着和瘢痕。

在光动力治疗的安全性方面，几乎所有接受光动力治疗的患者均出现了灼热及疼痛。其他不良反应如红斑、水肿、色素沉着、痤疮样皮疹等的发生率和严重程度高于接受单纯光照治疗的患者，但大多数不良反应症状较轻，患者一般可耐受。在治疗期间产生的疼痛

不适感，可通过减少光照能量密度解决。为减轻由红光引起的真皮浅层毛细血管扩张、血管通透性增加所致的红斑、水肿，治疗结束后立即进行冰敷或者冷喷。

2. 痤疮瘢痕的激光美容科治疗　痤疮形成的瘢痕是终生存在的，不仅影响美观，同时严重影响患者的心理。根据胶原纤维缺失或增生的情况，痤疮瘢痕主要分为萎缩性痤疮瘢痕、增生性痤疮瘢痕和痤疮瘢痕疙瘩 3 种类型，其中最常见的为萎缩性痤疮瘢痕。痤疮瘢痕常用的治疗方式有手术、激光、射频、美塑疗法等多种方法，联合应用常会提高疗效。萎缩性瘢痕可进行铒激光或超脉冲二氧化碳激光磨削术。瘢痕通常于痤疮得到基本控制后进行治疗。

根据作用特性不同，激光分为剥脱性激光及非剥脱性激光两类，两者的区别在于，剥脱性激光可气化表皮，再刺激真皮胶原重塑，而非剥脱性激光可以选择性刺激真皮胶原重塑而不气化表皮。剥脱性激光的疗效通常要优于非剥脱性激光，但也更容易导致一些不良反应的产生，如色素沉着、治疗后长期遗留红斑，甚至产生瘢痕。与剥脱性激光相比，非剥脱性激光发生作用时避免了表皮的气化，通过直接热刺激真皮来促进胶原的重塑，因此具有较高的安全性。目前，两种激光均可应用点阵光热技术，从而产生不连续的微热损伤阵列来代替以往广泛的热损伤，这既增加了疗效，又减少了遗留色素沉着或瘢痕的风险。

痤疮瘢痕的治疗常常需要根据痤疮瘢痕的分型来选择适合的治疗方法，更多时候需要不同方法的联合治疗。但无论使用哪一种治疗方案都不是一蹴而就的，痤疮瘢痕的治疗是一场"持久战"。联合、多次、循序渐进是治疗的根本原则，切记不可急于求成，以免形成新的瘢痕。

3. 皮肤外科化学换肤治疗　化学换肤术是通过对皮肤产生可控性的损伤，使表皮部分或者全部破坏，刺激胶原蛋白重组，从而可以帮助改善光老化、皱纹、色素异常、痤疮及瘢痕。化学换肤术可以根据作用深浅的不同分为 3 类：浅表层换肤、中层换肤及深层换肤。浅表层换肤通常只作用在表皮层；中层换肤则会破坏整个表皮层、真皮乳头层及真皮网状层上部；深层换肤则可以破坏到真皮网状层中部。不同类别的换肤对于不同程度的光老化、痤疮及色素异常有不同的治疗作用，其愈合时间及不良反应也不尽相同。

亚洲人肤质较欧美人更易产生色素沉着、色素缺失等问题，深层换肤更易对皮肤造成不可逆损伤。同时，痤疮患者常常由于中层化学换肤后，必须使用较厚重的保湿剂，而加重痤疮症状，换肤后发炎或肿胀的现象也可能会造成痤疮恶化。因此下文着重介绍更适合亚洲痤疮患者的浅表层换肤。

浅表层化学换肤通常分为非常轻微及轻微两种类型，非常轻微的浅表层化学换肤液通常包括 10%～15%三氯乙酸（TCA）、α-羟酸（AHA）、β-羟酸（水杨酸）、维 A 酸及 Jessener 溶液（14%间苯二酚、14%水杨酸、14%乳酸及乙醇），这些换肤液可以穿透角质层，甚至可以达到棘细胞层的上层。这类换肤液的穿透深度不深，炎症反应比较轻微，不容易产生术后炎症反应所致的色素沉着问题。总的来说安全性比较高，几乎适用于所有的皮肤类型。

甘醇酸、α-羟酸或水杨酸本身就具有溶解角质的作用，因而对痤疮、粉刺具有治疗作用。水杨酸由于其脂溶性，可以穿透到皮脂腺单位内，所以对于痤疮的治疗更有帮助。这类换肤液可能会导致暂时性的脱皮、发红及炎症后色素沉着，但是通常会很快缓解，并且没有长期副作用。即使是 Fitzpatrick 分型中较易产生色素沉着的Ⅳ～Ⅵ型患者，使用水杨酸进行非常轻微的浅表层化学换肤时，产生炎症后色素沉着的概率也非常低。总的来说，化学换肤的作用机制是降低角质形成细胞的黏着性，加速表皮细胞的脱落及更新，同时刺激真皮胶原合成。治疗方案应为选择合适的换肤液，浓度逐步提高，按合适的间隔进行多疗程治疗。果酸换肤治疗对痤疮的治疗效果显著且安全性高，通过联合物理和药物治疗等手段，可以治疗不同程度的痤疮。随着对果酸换肤治疗的深入研究，已从单一的果酸换肤发展到联合其他手段治疗痤疮，未来有望广泛应用于痤疮治疗。

4. 其他皮肤外科辅助治疗 包括微针治疗、射频治疗等。

（1）微针治疗：微针可在对表皮不产生实质性损伤的前提下对真皮产生可控的刺激，通过多次穿刺瘢痕处皮肤，破坏真皮上层参与瘢痕形成的胶原束，并迅速诱导真皮中新的胶原生成，增强皮肤细胞外基质蛋白，从而起到治疗作用。微针引发的可控损伤还可以部分松解硬化的胶原纤维，并让血管再生，通过成纤维细胞增生和迁移形成新生血管和胶原蛋白，使细胞间质在局部沉积。

根据不同疾病微针治疗次数及间隔时间有所不同，总的来说 1～5 次治疗均可，每次治疗间隔 2～8 周，治疗深度 1～3mm。治疗的禁忌证包括炎症性痤疮、活动性疱疹病毒感染、其他局部感染、免疫抑制状态及治疗区域有瘢痕形成倾向的患者。此外应尽量避开肉毒毒素注射部位，以避免潜在的肉毒毒素扩散。微针对痤疮的线状、深在型及冰凿状凹陷瘢痕治疗效果欠佳，其副作用主要包括局部红斑、水肿、局部疼痛、灼热感、局部出血，一般 48～72h 即可消退。其他的不良反应包括炎症后色素沉着、痤疮加重和疱疹再活化、全身过敏、过敏肉芽肿反应和使用非无菌仪器后的局部感染等。

（2）射频治疗：与激光光能被靶色基吸收产生热能的原理不同，射频通过皮肤真皮组织的阻抗产生热量而进一步激活组织的修复，临床上一般采用双极射频来治疗痤疮瘢痕。能量产生的高低与表皮微剥脱的深度及真皮胶原凝固的深度均相关。尽管治疗中提高能量，疼痛感会升高，但是高能量射频（100mJ/pin）比中等能量（60mJ/pin）射频治疗萎缩性痤疮瘢痕效果更好。射频治疗用于萎缩性痤疮瘢痕 3～4 个疗程，可达到 25%～75%的缓解率，最佳疗效约在治疗后 3 个月。常见的不良反应包括短期的红斑、水肿、灼热感及疼痛，炎症后的色素沉着相对少见。

（五）中医治疗痤疮

中医对痤疮的相关记载，早在《素问·生气通天论》之中就有所提及。现代中医在继承传统的同时，针对痤疮的发病机制和诊疗方面提出了新的观点。中医在颜面部痤疮的治疗上主张内治与外治相结合，中药和针刺疗法等方法联合应用，取得了显著的疗效。

在治疗方法上，综合治疗往往优于单一的疗法，常用的如针药并用、针刺配合火针、针刺配合刺血拔罐等。通过查阅近 10 年国内外有关文献，笔者认为针灸可以改善中、重度寻常痤疮患者的症状和生活质量。常用的如刺络联合艾灸法，其具有机械刺激及温热作用，可促进新陈代谢，提高免疫力，缓解机体疼痛，达到化瘀、活血、通络之效。蜂针加自血疗法将蜂毒的药理作用与穴位的治疗作用结合，同时将自身血液注入穴位，激发和调节机体的免疫功能，增强微循环，使皮肤得到充分营养。

（六）整形外科治疗痤疮

1. A 型肉毒毒素真皮内注射治疗痤疮　肉毒毒素是肉毒梭状芽孢杆菌（一种厌氧孢子革兰氏阳性菌）产生的一种细菌外毒素。人类对肉毒毒素的应用研究已经有 200 多年的历史。FDA 于 1989 年 12 月正式批准 A 型肉毒毒素用于治疗眼睑痉挛、面肌抽搐、斜视等疾病。

　　自 1980 年以来科学家们应用肉毒毒素治疗面部皱纹的研究收到了较佳的效果。2009 年 2 月保妥适（BOTOX）获国家食品药品监督管理局批准用于暂时改善 65 岁及以下成人因皱眉肌和（或）降眉间肌活动引起的中度至重度皱眉纹。目前，A 型肉毒毒素已被批准广泛应用于临床治疗的各个方面，特别是整形美容外科领域。

　　A 型肉毒毒素可以通过抑制立毛肌收缩、减少皮脂腺细胞增殖、减少中央细胞产生并且减轻皮脂的分泌来治疗痤疮。近年来，真皮内微滴注射 A 型肉毒毒素在临床上已表现出了良好的治疗效果，可使皮脂的分泌明显降低，改善痤疮。

2. 脂肪干细胞胶真皮下填充治疗　南方医科大学南方医院整形外科的鲁峰教授团队开发了一种同时富含高浓度的脂肪干细胞、血管内皮细胞和细胞外基质的混合物，称为脂肪干细胞胶。它由脂肪组织经过一系列机械过程产生，能够在不损害脂肪干细胞的情况下提取出浓缩的自体脂肪制品，最终获得的 $CD45^-CD31^-CD34^+$ 脂肪干细胞浓度可达普通脂肪中的 6.3 倍。

　　在临床中应用脂肪干细胞胶填充改善患者面部轮廓凹陷时发现，将脂肪干细胞进行浅层皮下填充可以使患者的炎性皮肤状态获得很大改善，且随着时间延长，皮肤炎症反应逐渐减轻甚至完全消失，故将脂肪干细胞用于痤疮炎性病损的治疗。

（七）精神科辅助治疗痤疮

　　健康的心理和精神状态是痤疮治疗的重要基础。睡眠可促进皮肤的保护和修复功能。睡眠质量差可能损害皮肤的完整性，这可能与皮肤老化和外源性应激有关，而睡眠质量好与寻常痤疮女性 T 区的皮脂水平升高有关。虽然皮脂分泌增加是促进寻常痤疮发生的主要因素之一，但皮脂对皮肤也有一定的保护作用。因此，维持良好的睡眠有助于预防痤疮。

　　痤疮对生活质量的影响与痤疮的严重程度成正比。它是一种影响所有年龄段患者身体和心理的疾病。严重的痤疮会影响患者的生活质量，包括自尊、身体形象和与他人的关系。据报道，全国 8.8% 的痤疮患者患有抑郁症，痤疮患者抑郁症的发病率是普通人群的 2~3 倍。痤疮患者的自杀意念发生率也高于普通患者。随着临床医学模式从单纯的生物医学模式向"生物-社会-心理"医学模式的转变，临床医生更应该关注痤疮对于个人心理健康的严重影响，心理精神方面的疏导干预及药物调节对痤疮的治疗有很大的帮助。

（八）营养科辅助治疗痤疮

　　痤疮患者饮食应多选用清凉润燥的食物，如瘦猪肉、兔肉、鸭肉、蘑菇、黑木耳、菠菜、黄瓜、豆腐、豆芽等；宜食用清淡的食物，如绿豆芽、马齿苋、空心菜、白菜、莴苣、茭白、白萝卜、胡萝卜、冬瓜、苦瓜、丝瓜等蔬菜和梨、柿子、柚子、苹果、香蕉、枇杷、桑葚、西瓜、菱角等水果；宜食用高蛋白质食物，全天供给 100～200g 蛋白质，高蛋白质膳食有利于皮肤维持正常的角化代谢、保持毛囊皮脂腺畅通、减少皮肤脓包的产生；宜食用含锌丰富的食物，如核桃、鱼、花生、瘦猪肉、动物肝脏、苹果、栗子等；宜食用富含维生素 A 的食物，如胡萝卜、豆及其制品、鸡肝、鸡蛋、牛奶等，维生素 A 不仅能抑制毛囊过度角化，还可以减少酸性代谢产物对表皮的侵蚀，有助于维持皮肤健康状态；宜食用富含维生素 B_2、维生素 B_6 的食物，如新鲜蔬菜、水果、动物肝脏、牛奶、鸡蛋、猪瘦肉等，其能促进细胞的生物氧化，参与糖类、蛋白质和脂肪的代谢，有助于痤疮的恢复。

（九）内分泌科辅助治疗痤疮

多囊卵巢综合征（PCOS）是导致女性痤疮最常见的内分泌疾病之一，在育龄妇女中患病率为 6%～15%，该疾病的原因是在遗传和环境因素的相互作用下，导致促性腺激素分泌异常，从而出现高雄激素血症、高胰岛素血症、胰岛素抵抗和卵巢功能障碍，受影响的女性通常背部和下巴出现痤疮病变。为预防发病可采取的方法包括饮食、运动，以及使用二甲双胍，以纠正胰岛素抵抗。联合口服避孕药（COC）、抗雄激素药物和二甲双胍被用于治疗高雄激素血症。

（十）高压氧辅助治疗痤疮

高压氧（hyperbaric oxygen）治疗是指在超过一个标准大气压环境下吸入氧气从而达到治疗目的的一种治疗方法。高压氧舱内，痤疮患者通过呼吸交换作用使血液中的氧分压迅速上升，大量氧气又随着血液循环弥散到组织间隙，毛囊内的无氧环境被破坏，痤疮丙酸杆菌的生长受到抑制，并且大量单态氧还可直接作用于痤疮丙酸杆菌致其死亡。有资料显示，高压氧还可增加患者肾上腺皮质激素的分泌，抑制炎症反应，减少渗出，这无疑也加速了痤疮炎症反应的消退。因此，高压氧对寻常痤疮具有特殊的治疗作用，且安全可靠。

（十一）联合治疗

1. 口服药物与外用药物联合治疗　痤疮的发病机制复杂，发病过程包括多个环节，因此联合疗法在痤疮的治疗中占有重要地位。轻中度痤疮可以采用多种外用药物联合治疗，单个外用药物通常只作用于痤疮 4 个主要病理因素中的 1～2 个，而联合使用可以将其作用因素增加到 2～3 个。目前有外用维 A 酸类、抗菌药物和过氧化苯甲酰等多种药物联合的外用复方制剂可供选择。中重度痤疮考虑全身药物与外用药物的联合使用及药物与物理化学治疗方法的联合使用等。联合治疗可以显著增加药物疗效和降低不良反应、增加患者依从性。痤疮的分级体现了痤疮的严重程度和皮损性质，痤疮的治疗应根据其分级选择相应的治疗手段，并充分体现个体化治疗原则。《中国痤疮治疗指南（2019 修订版）》痤疮分级推荐治疗方案见表 10-2。

表 10-2　痤疮分级推荐治疗方案

痤疮严重度	轻度（Ⅰ级）	中度（Ⅱ级）	中重度（Ⅲ级）	重度（Ⅳ级）
临床表现	粉刺	炎性丘疹	丘疹、脓疱	结节、囊肿
一线选择	外用维A酸	外用维A酸+过氧化苯甲酰+/－外用抗生素或过氧化苯甲酰+外用抗生素	口服抗生素+外用维A酸+/－过氧化苯甲酰+/－外用抗生素	口服异维A酸+/－过氧化苯甲酰/外用抗生素。炎症反应强烈者可先口服抗生素+过氧化苯甲酰/外用抗生素后，再口服异维A酸
二线选择	过氧化苯甲酰、壬二酸、果酸、中医药	口服抗生素+外用维A酸+/－过氧化苯甲酰+/－外用抗生素、壬二酸、红蓝光、水杨酸或复合酸、中医药	口服异维A酸、红蓝光、光动力、激光疗法、水杨酸或复合酸、中医药	口服抗生素+外用维A酸+/－过氧化苯甲酰、光动力疗法、系统用糖皮质激素（聚合性痤疮早期可以和口服异维A酸联合使用）、中医药
女性可选择		口服抗雄激素药物	口服抗雄激素药物	口服抗雄激素药物
维持治疗		外用维A酸+/－过氧化苯甲酰		

　　除此以外，联合口服异维A酸软胶囊与外用阿达帕林有良好的治疗效果。异维A酸软胶囊在治疗2～4周后根据情况酌情调整剂量。同时加用阿达帕林凝胶，睡前清洁皮肤，擦干皮肤后，涂一薄层阿达帕林凝胶于患处，1次/天。用药8周为一疗程。但使用异维A酸软胶囊可导致患者的口唇部出现皮肤干燥、瘙痒、皮疹等不良反应，虽然大部分症状可逆，但仍需注意调整用药剂量。加用阿达帕林凝胶，该药物可选择性地与细胞核内的维A酸β、γ受体相结合，作用于表皮异常角化与分化过程，抑制毛囊角质的细胞增生与角化。阿达帕林凝胶可抑制人类多核白细胞的化学趋化反应，通过抑制花生四烯酸经脂氧化反应来达到抑制炎症反应的目的，由于其敷料在具有抗炎特性的同时还具有保湿效果，可有效减轻异维A酸软胶囊引起的皮肤黏膜干燥脱屑的情况。异维A酸软胶囊联合阿达帕林凝胶治疗可提高临床效果，药物副作用少，安全性较高。

　　2. 红蓝光与强脉冲光联合治疗　用红蓝光和强脉冲光联合治疗，可促进皮损消退、改善色素沉着，安全性高。红蓝光中蓝光主要是指波长420nm的高功率蓝光，其可以使细菌的光源性光敏因子激活并发生化学反应，产生单态氧从而杀死细菌。而红光主要是指波长630nm的高能窄谱红光，其具有杀菌消炎的作用，可减少炎症的产生，还可以减轻红斑反应及瘢痕的形成、促进胶原蛋白产生，改善皮肤的光滑程度。强脉冲光主要是指波长覆盖560～1200nm的光，这一波段的光可以出现光化学反应，产生单态氧，将引起痤疮的细菌细胞壁的脂质层损毁以达到杀菌的作用。强脉冲光散发的热能可起到消炎的作用，进而减轻炎症反应，但是单独使用强脉冲光会出现不良反应，而联合红蓝光后，可减轻不良反应，从而达到有效的治疗效果。

　　3. 化学换肤与粉刺祛除术联合治疗　痤疮引起的粉刺，尤其是白头粉刺因堵塞位置较深易引起细菌感染，进而产生继发性皮肤损害。因此早期处理可阻断其向炎性皮损发展，从而降低痤疮复发率。常见的治疗粉刺的物理方法有粉刺祛除术，即运用粉刺针将粉刺、丘疹、脓疱等内容物及囊壁完全挤出，达到清除粉刺、减轻炎症的作用。该方法短期内疗效明显，但存在操作时间长、疼痛明显、易复发等缺点。30%新型超分子水杨酸是一种无色的广谱皮肤抗菌剂，具有抗炎、杀菌、调理角质等作用。该物质具有亲脂性，能深入毛孔溶解粉刺，具有治疗效果安全可控、终点反应易掌握、中和反应温和、操作简便易行等优点。于眼周、鼻唇沟、口角或皮损处涂抹皮损保护霜，均匀喷洒蒸馏水湿润面部，用 30% 新型超分子水杨酸均匀涂抹面部，喷洒蒸馏水并按摩以促进水杨酸渗透吸收，至大面积均匀红斑或白霜出现时即为中和。中和后给予粉刺祛除，2 周进行 1 次，连续 8 周为 1 个疗程。由于 30% 新型超分子水杨酸具有控缓释作用，能根据皮肤温度进行调节释放，且水杨酸溶于水，可避免添加乙醇及 pH 调节剂等成分，从而减轻对皮肤的刺激，更有效地控制粉刺及微粉刺的形成，达到预防复发的目的。水杨酸联合粉刺祛除术能够有效减少痤疮的复发及痤疮后遗症的发生。

4. 果酸换肤与药物联合治疗　在果酸换肤治疗的过程中，不同患者对果酸的反应有所不同，有些患者在果酸换肤治疗后会出现红斑、潮红等现象，因此需要联合其他手段进行治疗以达到更理想的治疗效果。中药大黄在临床上有广泛的作用，如清热解毒、泻火止血、除湿退黄、活血祛瘀等。中医理论认为，痤疮是因为机体阳热偏盛，加以饮食不节，肺胃积热造成，而大黄通过泻下攻积、清热解毒使肺经郁热得解。中药五积散可治疗寒湿瘀滞、脾胃湿热，对此类原因引发的痤疮具有独特的疗效。丹参酮是从中药丹参中提取出的，其具有活血祛瘀、通经止痛、清心除烦等作用，可抑制和杀灭革兰氏阳性菌，对痤疮有良好的消炎作用。目前已有研究表明，大黄口服配合果酸换肤对寻常痤疮的治疗效果表现为总有效率高、复发率低。果酸换肤联合丹参酮治疗痤疮有较好的临床疗效，且操作简便，不良反应少，是治疗痤疮的好方法。果酸换肤联合中药五积散对痤疮患者有修复皮肤屏障和调节内分泌的作用。

5. 果酸换肤与物理光学方法联合治疗　强脉冲光常用于痤疮的治疗，可见光能让痤疮丙酸杆菌的代谢产物——内源性卟啉产生单态氧离子，进而杀灭痤疮丙酸杆菌，同时强脉冲光的热作用可以促使更多的氧进入毛孔，抑制痤疮丙酸杆菌繁殖。应用于痤疮治疗的主要有红蓝光、强脉冲光和超脉冲二氧化碳点阵激光。其中强脉冲光主要用于轻、中度痤疮，而红蓝光和超脉冲二氧化碳点阵激光更适合于中、重度痤疮的治疗。超脉冲二氧化碳点阵激光联合果酸换肤治疗痤疮瘢痕疗效显著，有利于加速创面恢复，减少不良反应，因此推广应用价值较高。果酸换肤联合 420nm 强脉冲光治疗面部中重度痤疮效果显著，且不良反应少、患者满意度高。果酸换肤联合光子嫩肤治疗轻、中度寻常痤疮的临床疗效显著，可有效改善患者皮损症状，且并发症少、安全性高。585nm 脉冲染料激光联合果酸换肤也可提高痤疮的治疗效果。

6. 夫西地酸与微针射频技术联合治疗　夫西地酸乳膏对多种皮损具有良好的治疗效果，特别是对炎性丘疹的治疗效果最佳，但外用制剂对痤疮的治愈率并不高。微针射频痤疮治疗仪中的黄金射频火针是火针和射频技术的结合，它利用针体部分绝缘的细小黄金微针将射频能量精确作用于皮脂腺等靶组织，选择性破坏皮脂腺，保护表皮，于皮肤深层释放射频能量电解热皮脂腺，从根本上消除诱因，见效快。相对于单一使用夫西地酸，夫西地酸联合微针射频痤疮治疗仪治疗面部痤疮能快速祛除痤疮皮损，有效避免痤疮复发。

7. A 型肉毒毒素与强脉冲光联合治疗　A 型肉毒毒素和强脉冲光均可抑制皮脂腺的功能，明显降低皮脂的分泌，大大削弱痤疮丙酸杆菌的定植环境，从而有效减轻皮肤炎症反应的发生。相比全身及外用药物治疗，A 型肉毒毒素与强脉冲光联合治疗痤疮治疗次数少且能避免口服药物引起的胃肠道反应、外用药物引起的皮肤刺激反应及长期使用抗生素可能产生的耐药性等不良后果，但该治疗方法价格相对较高，经济条件较差的患者对接受此种治疗可能受到一定限制。

8. 联合中医中药治疗 痤疮的其他治疗方法均可联合中医中药治疗。

（1）内治法：应根据发病时间长短、皮损形态等不同表现分型论治、随症加减。肺经风热证：多见于痤疮分级中的Ⅰ级、Ⅱ级。治法应疏风宣肺、清热散结，方药为枇杷清肺饮或泻白散加减，中成药可选栀子金花丸等。脾胃湿热证：多见于痤疮分级中的Ⅱ级、Ⅲ级。治法应清热利湿、通腑解毒，方药为茵陈蒿汤或芩连平胃散加减。便秘者可选用中成药连翘败毒丸、防风通圣丸、润燥止痒胶囊等。便溏者可选用中成药香连丸、参苓白术散等。痰瘀凝结证：多见于痤疮分级中的Ⅳ级。治法应活血化瘀、化痰散结，方药为海藻玉壶汤或桃红四物汤合二陈汤加减，中成药可选丹参酮胶囊、大黄䗪虫丸、化瘀散结丸、当归苦参丸等。冲任不调证：多见于高雄激素水平表现的女性痤疮患者。治法应调和冲任、理气活血，方药为逍遥散或二仙汤合知柏地黄丸加减，中成药可选用逍遥丸、知柏地黄丸、左归丸、六味地黄丸等。

（2）外治及其他疗法：如中药湿敷、中药面膜等。

1）中药湿敷：马齿苋、紫花地丁、黄柏等水煎湿敷，每日2次，每次20min，适用于炎性丘疹或脓疱皮损，可起到清热解毒、减轻炎症的作用。

2）中药面膜：颠倒散（大黄、硫黄等量研细末），用水或蜂蜜调成稀糊状，涂于皮损处，30min后清水洗净，每晚1次。适用于炎性丘疹、脓疱、结节及囊肿皮损，可起到破瘀活血、清热散结的作用。

3）耳穴贴压：取内分泌、皮质下、肺、心、胃等穴，将王不留行籽贴于穴位上，嘱患者每天轻压1min左右，每5日更换1次。耳尖点刺放血：在耳郭上选定耳尖穴或耳部的内分泌穴、皮质下穴，常规消毒后，用三棱针在耳尖穴上点刺，然后在点刺部位挤出瘀血6~8滴，每周治疗1~2次。

4）针灸：主穴为百会、尺泽、曲池、大椎、合谷、肺俞等穴，配穴为四白、攒竹、下关、颊车及皮损四周穴。

9. 心理干预联合治疗 痤疮虽然是一种皮肤病，但其发病与心理因素密切相关。痤疮及其愈合后遗留的色素沉着和瘢痕在影响面部美观的同时还对患者的生理和心理健康造成了严重影响，导致患者出现睡眠障碍、焦虑、抑郁，影响其生活质量。应结合痤疮患者实际情况，在治疗过程中联合适当的心理干预，使患者认识到心理压力会对痤疮产生不良影响，帮助患者树立对痤疮的正确认知，给予患者鼓励与支持以激发患者的自信心及治疗的积极性。

第二节 痤疮典型病例

一、诊治过程

（一）一般资料

患者，女性，24岁，以"双颊大量密集青春痘、粉刺及毛囊炎反复发作8年，加重1

年"首诊于整形美容外科门诊。

该患者 8 年前自青春期起，皮肤油脂分泌旺盛，双侧颊部逐渐出现大量、密集米粒样大小的粉刺、丘疹及脓疱，曾自行用粉刺排针清理，但效果不佳，近 1 年症状加重，出现暗红色结节，略突出皮表。现患者心理负担较重，为求规范诊治，遂就诊于整形美容外科门诊。

患者平素爱喝牛奶，喜甜食，自青春期起体重逐渐增加，现身高 160cm，体重 50kg，生活不规律，晚睡，常昼夜颠倒，月经正常，经前乳房胀痛，冬季畏寒，四肢冰冷难温。否认高血压、糖尿病病史，食物药物过敏史，烟酒不良嗜好，传染病病史及手术外伤输血史，月经初潮为 13 岁，父母体健，父亲有痤疮病史。

入院查体：体温 36.2℃，脉搏 78 次/分，呼吸 20 次/分，血压 110/70mmHg。精神尚佳，步入病室，食欲睡眠可，二便正常。一般状态良好，发育正常，神清语明，查体合作。专科查体：面部皮肤油脂分泌旺盛，双侧颊部可见多处暗红色结节，略突出皮表，质硬有压痛，部分表面已破溃，其间散在分布少许丘疹、脓疱，偶见小的萎缩性瘢痕，与周围皮肤颜色接近。舌质红，苔黄腻，口气重，脉滑。

（二）辅助检查

根据该患者的主诉、现病史、平素生活习惯及查体结果选择适当有效的辅助检查，考虑尽量减少有创检查，行血常规、病原生物学螨虫镜检、整形外科 VISIA 检测等。

血常规示：白细胞计数 10.8×10^9/L，中性粒细胞比例 71.0%，红细胞计数 4.52×10^{12}/L，血红蛋白 148g/L，血小板计数 260×10^9/L，嗜酸性粒细胞百分比 6.5%。

病原生物学螨虫镜检：阳性。

皮损活检组织病理示：毛囊皮脂腺慢性炎症，其中粉刺性损害可见毛囊漏斗部扩张或微囊肿，内含角质栓；丘疹性损害可见毛囊周围以淋巴细胞为主的炎症细胞浸润伴毛囊壁破裂；脓疱性损害为毛囊性脓肿，周围有大量炎性渗出物，含有淋巴细胞和多形核白细胞；囊肿性损害可见部分毛囊壁破裂；脓肿性损害可见皮脂腺部分或全部破坏及中央液化坏死。皮损在愈合过程中可见炎症浸润被纤维组织逐渐取代。

确定诊断：寻常痤疮。

（三）治疗过程

纠正患者异常的毛囊角化、减少皮脂分泌、消除炎症、防止囊肿形成是主要的治疗原则。告知患者饮食的控制对于痤疮的治疗是很有帮助的，尽量减少乳制品及含糖食物的摄入，因乳制品和糖类均可提高体内胰岛素和胰岛素样生长因子-1 的含量，从而激活雄激素受体，进而引发痤疮。清洗面部时，用温水及含硫黄或其他去脂消炎类药物的抗菌皂，对于轻度的痤疮有一定的消除作用。应避免长期使用类固醇皮质激素。注意身体管理，保持积极乐观的生活态度，可通过娱乐活动或运动排解生活压力，选择健康的生活方式，杜绝烟酒等不良嗜好。

根据该患者的临床表现，其严重程度为重度Ⅳ级，单独使用外用药物无法达到理想效果。针对患者的个人情况，需制订综合的治疗方案以求获得良好的临床疗效，故邀请相关科室会诊。

整形外科专家意见：A型肉毒毒素真皮内微滴注射联合脂肪干细胞胶真皮下填充治疗。患者置于全身麻醉或局部麻醉下，选择脂肪组织丰富的供区常规抽取足量自体脂肪，静置离心后得到纯脂肪，制备脂肪干细胞胶。清洁面部后，全面部敷外用麻醉药30～40min，用生理盐水将A型肉毒毒素稀释至3U/ml，确定麻醉效果后去除外用麻醉药，常规面部消毒后，将制备好的脂肪干细胞胶与稀释的肉毒毒素充分混合，用1ml注射器进行全面部真皮内微滴注射。肉毒毒素总注射剂量为不超过30U，脂肪干细胞胶总剂量视痤疮严重程度而定。

皮肤科专家意见：根据该患者情况建议使用如下治疗方法。①维A酸类药物（阿达帕林），每日1次，睡前清洁面部，待干燥后于痤疮皮损处及好发部位使用，涂一薄层于皮肤上。②水杨酸换肤：水杨酸换肤配方为20%～30%水杨酸-乙醇，每隔4周一次，连续使用3～6次。在治疗前先用乙醇去除面部油脂，按照脸颊内侧、口周、下颌及额头的顺序均匀涂抹，并停留3～5min。水杨酸换肤3～5min后，可用自来水或非皂性清洁产品清除面部的水杨酸结晶沉淀。术后2天内使用单纯的保湿产品，待换肤后刺激感及脱皮缓解后，可重新使用换肤前护肤品，包括美白、祛痘产品及维A酸。换肤后若出现过度结痂、脱皮、发红、发炎及色素不均，可使用局部外用糖皮质激素缓解。③异维A酸软胶囊：口服0.25～0.5mg/（kg·d），3个月为一个疗程。

心理科专家意见：积极与患者沟通交流、疏导患者精神压力。①根据痤疮症状的严重程度，与患者共同商讨治疗目标和计划，耐心解答患者的疑虑，进一步巩固医患之间的信任关系；向患者展示治疗效果良好的案例，给予患者治疗的信心。通过树立患者对痤疮的合理认知并促进其采取积极的行为模式以提高患者治疗的依从性，使其愉快、放松地接受治疗。②向患者家属宣教痤疮的相关知识，告知家属家庭支持对痤疮治疗的积极影响并与其交换联系方式，随时沟通患者治疗的情况。

临床药师意见：目前该患者面部存在细菌感染，建议选用红霉素软膏一日三次。另外，生理剂量糖皮质激素可反馈性抑制肾上腺源性雄激素前体分泌，中小剂量糖皮质激素具有抗炎作用，适用于重度炎症性痤疮的早期治疗。该患者痤疮炎症反应较重，选择泼尼松20mg/d，疗程2周，并联合口服异维A酸治疗。

激光科专家意见：该患者建议实施蓝光治疗，蓝光可以诱导细胞内pH的改变，影响跨膜蛋白转运使细菌被破坏，从而抑制痤疮丙酸杆菌。蓝光治疗系统为炎症性和非炎症性痤疮提供了有效、快速、方便、耐受性好的治疗方法。蓝光波长420nm，能量8mJ，可以达到杀灭痤疮丙酸杆菌及抗炎的作用；波长540nm，能量12mJ，可以达到去红作用，建议每月1次，治疗5次。另外，点阵激光治疗技术是一种微创甚至无创的皮肤疾病治疗和美容方法，其治疗的基本原理是利用激光热损伤创面并活化损伤缘角质细胞，使其增生并修复创面。优势是创面小、恢复快、刺激胶原形成达到修复创面的目的。点阵激光能量为50mJ，可以去除痤疮遗留的瘢痕，6次1个疗程，每次治疗间隔2个月。每次治疗后敷组织修复型面膜20min。

对该患者执行上述会诊意见，患者积极配合治疗后1年，随访效果明显。

二、总结分析

该患者痤疮严重程度为重度，主要表现为散发或多发的大量、密集米粒样大小的粉刺及丘疹，伴有散在分布的炎性丘疹和脓疱。症状加重后，出现暗红色结节，略突出皮表。其生活习惯不佳、常晚睡并喜爱乳制品及甜食，针对该患者的情况，制订了具体的治疗方案。

痤疮是一种好发于面部的损容性皮肤疾病，一般始于青春期，病程长，易反复发作。其发病机制复杂，可涉及多个系统的生理功能紊乱，因此多学科涉及的多种治疗方案的联合应用至关重要，综合性治疗可以使治疗效果更为突出。

MDT 模式治疗痤疮是目前的发展趋势，不同学科间相互补充可以使治疗方法趋于完善。该病例通过联合临床药学科、整形外科、激光科、皮肤科、心理科等多学科，为患者制订更为规范和个性化的治疗方案，以达到治疗、美观、预防于一体的防治目的。

<h1 style="text-align:center">参 考 文 献</h1>

鞠强. 2019. 中国痤疮治疗指南（2019修订版）. 临床皮肤科杂志，48（9）：583-588.

李世荣. 2006. 现代美容整形外科学. 北京：人民军医出版社.

张建中，高兴华. 2015. 皮肤性病学. 北京：人民卫生出版社.

赵辨. 2017. 中国临床皮肤病学. 2版. 南京：江苏凤凰科学技术出版社.

Li D，Chen Q，Liu Y，et al. 2017. The prevalence of acne in Mainland China：a systematic review and meta-analysis. BMJ Open，7（4）：e015354.

Shi M，Liu Z，Wang Y，et al. 2017. A pilot study of mesenchymal stem cell therapy for acute liver allograft rejection. Stem Cells Transl Med，6（12）：2053-2061.

Wei B，Pang Y，Zhu H，et al. 2010. The epidemiology of adolescent acne in North East China. J Eur Acad Dermatol Venereol，24（8）：953-957.

第十一章　脓毒症的多学科协作模式治疗

脓毒症是危重病症中极为常见的一种并发症。脓毒症病情凶险，治疗费用昂贵，病死率高。MDT 模式作为国际医学领域的重要医学模式之一，使传统的个体化、经验式医疗模式转变为小组协作、决策模式，以患者为中心，针对特定疾病，整合医疗资源，依托多学科团队，为患者确定最佳诊疗方案。MDT 将有助于及早识别脓毒症，尽早进行对因、对症治疗，减少脓毒症病死率，降低治疗费用。

第一节　脓毒症概述

脓毒症是感染引起的宿主反应失调，导致危及生命的器官功能损害，是一个高死亡率的临床综合征。本节对脓毒症的流行病学、定义、发病机制、临床表现、诊断和治疗等进行总结。

一、脓毒症的概念及流行病学

脓毒症和脓毒性休克是急危重症医学面临的重要临床问题，全球每年脓毒症患病人数超过 1900 万，其中有 600 万患者死亡，病死率超过 1/4，存活的患者中约有 300 万人存在认知功能障碍。早期识别与恰当处理可改善脓毒症患者的预后。近年来，国内外对脓毒症领域的研究不断深入，临床实践及证据不断增加，2016 年美国重症医学会与欧洲重症医学会联合发布脓毒症 3.0 版本的定义及诊断标准，2018 年《中国脓毒症/脓毒性休克急诊治疗指南》也采用这一标准，新定义的出现及临床证据的积累都会对临床决策产生重要影响。

脓毒症是指因感染引起的宿主反应失调导致的危及生命的器官功能障碍。器官功能障碍可确定为感染导致的序贯器官衰竭评分（SOFA）≥2 分的急性变化。在已知不存在器官功能障碍的患者中，基线 SOFA 评分可以假定为零。SOFA≥2 分反映在疑似感染的医院患者人群中总死亡风险约为 10%，即使是轻度功能障碍的患者也可能进一步恶化，这强调了病情的严重性，并需要及时和适当的干预措施。疑似感染的患者可能在 ICU 停留时间较长或在医院死亡，可通过快速 SOFA（qSOFA）在床边及时识别，qSOFA 包括三个项目，即意识状态改变、收缩压≥100mmHg 或呼吸频率≥22 次/分。

脓毒性休克是脓毒症的一个子集，其潜在的循环和细胞或代谢异常严重到足以显著增加死亡率。脓毒性休克是指在脓毒症的基础上，出现持续性低血压，在充分容量复苏后仍需使用血管活性药物来维持平均动脉压（MAP）≥65mmHg，以及血清乳酸水平＞2mmol/L。

二、脓毒症的病因及发病机制

脓毒症通常由那些在免疫功能正常宿主中不能引起全身疾病的细菌或真菌诱发。微生物病原体可以绕过先天防御，因为它们缺乏能够被宿主受体识别的分子或具有特殊毒素或其他毒力因子。在这种情况下，人体会产生强烈的炎症反应，导致脓毒症或脓毒性休克，但不能杀灭入侵病原体。作为超抗原的微生物外毒素及许多致病病毒也可引起脓毒症反应。

（一）宿主对入侵微生物的局部和全身反应

组织吞噬细胞识别微生物分子触发产生和（或）释放大量宿主分子（细胞因子、趋化因子、前列腺素、白三烯和其他因子），以增加感染组织的血流（红），增加局部血管渗透性（肿），募集中性粒细胞和其他细胞至感染部位（热），而引起疼痛（痛）。这些反应是局部炎症的常见表现，是人体消除微生物入侵的第一道防线，即先天免疫机制。全身反应是由下丘脑和脑干的神经和（或）体液交流激活，这些反应通过增加感染部位血流及循环中性粒细胞的数量并提高许多抗炎分子的水平，增强局部防御。

1. 细胞因子和其他介质　细胞因子可以发挥内分泌、旁分泌和自分泌作用。TNF-α可刺激白细胞和血管内皮细胞释放其他细胞因子（以及更多的 TNF-α）并表达细胞表面分子，增强感染部位的中性粒细胞内皮黏附性，TNF-α也可增加前列腺素和白三烯的生成。局部感染时血液中的 TNF-α不升高，而在大多数严重脓毒症或脓毒性休克时其会明显升高。此外，静脉输注 TNF-α可以引起发热、心动过速、低血压和其他反应。动物实验中，高剂量的 TNF-α可诱导休克和死亡。TNF-α虽然是中间递质，但它仅是先天免疫机制的众多促炎因子中的一员。趋化因子，主要是 IL-8 和 IL-17，能吸引循环中性粒细胞移行到感染部位。IL-1β与 TNF-α有很多相似的作用。TNF-α、IL-1β、γ-干扰素、IL-12、IL-17 和其他促炎因子可互相或与其他介质协同作用。这些作用具有非线性和多样性的特点，故很难了解单个介质在组织和血液中所起的作用。

2. 凝血因子　血管内血栓形成是局部炎症反应的一个标志，有助于阻挡入侵的微生物，防止感染和炎症扩散。IL-6 和其他介质最初通过诱导单核细胞和血管内皮细胞表达组织因子，从而促进血管内凝血。当组织因子在细胞表面表达时，它与Ⅶa 因子结合形成一种活性复合物，可将 X 因子和Ⅸ因子转化为活性形式，从而激活外源性和内源性凝血途径，最终生成纤维蛋白。蛋白 C 和蛋白 S 抑制通路功能受损，以及抗凝血酶、蛋白 C-蛋白 S 消耗均会促进凝血，而血浆中纤溶酶原激活抑制剂-1 升高可导致纤溶降低。因此，此时可能存在明显的血管内纤维蛋白沉积、血栓形成和出血倾向，在血管内皮感染（如脑膜炎奈瑟菌血症）患者最为明显。有证据表明，从白细胞中提取的组织因子表达微粒可能是血管内凝血的触发因素。这个触发因素在脓毒症时被激活，但其对弥散性血管内凝血的影响大于对低血压的影响。中性粒细胞在微生物激动剂或 IL-8 的刺激下可释放颗粒蛋白和核染色质形成细胞外纤维基质，这时就形成了胞外菌杀菌网络（neutrophil extracellular trap，NET）。NET 用抗菌颗粒蛋白（如弹性酶）和组蛋白杀死细菌和真菌。据报道，注射大量脂多糖的动物中，肝窦内可形成 NET，并且血小板可在不杀死中性粒细胞的情况下诱导 NET 形成。NET 在脓毒症患者器官功能低下中所起的作用已被提出，但尚未确定。

3. 调控机制　局部炎症和全身反应均由精确的调控机制所调控。

（1）局部调控机制：宿主对皮下组织入侵微生物的识别，通常会引发免疫反应，迅速杀死入侵者，然后免疫反应减弱使组织修复。减弱免疫反应并促进组织修复包括使微生物分子减弱或失活。这些分子包括细胞内因子（如细胞因子信号转导因子抑制因子-3 和 IL-1 受体相关激酶-3），这些因子可减少中性粒细胞和巨噬细胞产生促炎介质；此外还包括抗炎细胞因子（IL-10、IL-4）以及从必需的促进组织修复的多不饱和脂肪酸（脂酶、分解素和保护素）中提取的分子。恢复内环境稳态可能需要微生物信号分子酶的失活，酰基氧酰基水解酶是一种白细胞酶，已经被证实可以通过灭活脂多糖来防止小鼠的持续炎症反应。

（2）全身调控机制：连接微生物识别和组织细胞反应的信号装置在血液中并不活跃。例如，脂多糖结合蛋白在识别脂多糖方面发挥作用，但其在血浆中可通过将脂多糖分子转移到血浆脂蛋白颗粒中，阻止脂多糖的信号传递，血浆脂蛋白颗粒与脂质 A 部分螯合使其不能与细胞相互作用。在血液中发现的高浓度脂多糖结合蛋白也抑制单核细胞对脂多糖的反应，可溶性（循环）CD14 可竞争性拮抗已结合到单核细胞表面的脂多糖。

对感染的全身反应也会减少细胞对微生物分子的反应。即使感染轻微，循环血液中皮质醇和抗炎细胞因子（IL-6 和 IL-10）水平也会升高。糖皮质激素可抑制单核细胞体外合成细胞因子，在全身反应早期出现的血液皮质醇水平升高，可能也起到了类似的抑制作用。肾上腺素可增加和加速释放 IL-10 而抑制 TNF-α 对内毒素进入人体的反应；前列腺素 E_2 具有与循环单核细胞对脂多糖和其他细菌激动剂的反应类似的"重编程"效应。皮质醇、肾上腺素、IL-10 和 C-反应蛋白降低了中性粒细胞在血管内皮细胞的附着能力，使它们去黏附，从而促进循环血液中白细胞增多，同时防止未发生炎症的器官中性粒细胞与内皮细胞间的黏附。在啮齿动物的研究中发现，巨噬细胞因子的合成受到乙酰胆碱的抑制，乙酰胆碱乙酰转移酶在去甲肾上腺素刺激下分泌 CD4$^+$ T 淋巴细胞产生乙酰胆碱，而产生乙酰胆碱的 B 淋巴细胞减少了中性粒细胞在组织中的浸润。因此，有些证据表明，人体对损伤和感染的神经内分泌反应通常可以防止远处感染部位的器官发生炎症反应。也有证据表明这些反应可能具有免疫抑制作用。

（二）器官功能障碍和休克

随着人体对感染反应加剧，循环血液中细胞因子和其他因子变得非常复杂，脓毒性休克患者血液中有 60 多种因子水平升高，其中包括高浓度的促炎和抗炎因子，但这些重症患者血浆中的净平衡介质似乎是抗炎的。例如，严重脓毒症患者的白细胞往往对脂多糖等激动剂反应迟钝，这种白细胞持续低反应与死亡风险增加有关。此时，最具预测性的生物标志物是皮质醇和（或）IL-10 引起的循环单核细胞表面人白细胞 DR 抗原（HLA-DR）（Ⅱ类）分子表达的减少。B 淋巴细胞、滤泡树突状细胞和 CD4$^+$ T 淋巴细胞的凋亡也可能对免疫抑制状态起重要作用。

1. 内皮细胞损伤 鉴于血管内皮在调节血管张力、血管通透性和凝血方面的重要作用，许多学者认为血管内皮广泛受伤是导致多器官功能障碍的主要机制。为了证明这一观点，一项研究发现脓毒症患者外周血中有大量的血管内皮细胞。白细胞衍生介质和血小板-白细胞-纤维蛋白血栓可能导致血管损伤，但血管内皮细胞似乎也发挥了积极作用。例如，TNF-α 可诱导血管内皮细胞产生和释放细胞因子、促凝血因子、血小板活化因子、一氧化氮等介质。此外，TNF-α 调节细胞黏附分子，促进中性粒细胞黏附到上皮内细胞。尽管这些反应可以吸引吞噬细胞到达感染部位并激活其抗菌能力，但内皮细胞的激活也可以促进血管通透性增加、微血管血栓形成、弥散性血管内凝血和低血压。

由于内皮细胞肿胀、循环红细胞变形能力下降、血小板-白细胞-纤维蛋白血栓形成或水肿压迫引起腔内梗阻，功能性毛细血管数量减少，从而降低组织氧合。另外，采用正交偏振光谱法研究舌微循环的研究结果发现，舌表面应用乙酰胆碱或静脉注射硝普钠可逆转脓毒症所致毛细血管血流紊乱，这提示毛细血管充盈下降是神经内分泌原因引起的。组织对氧的利用也可能受到影响（可能是由一氧化氮引起），这种变化在增加糖酵解的同时降低了氧化磷酸化和 ATP 的产生。糖酵解的增加导致乳酸的局部积聚，可能会降低细胞外 pH，并导致受感染组织内细胞代谢减缓。

值得注意的是，功能异常的"感染性"器官通常尸检结果正常。通常很少有坏死或血栓，细胞凋亡主要局限于淋巴器官和胃肠道。另外如果患者康复，器官功能通常会恢复正常。这些观点表明，严重脓毒症时器官功能障碍的基础主要是化学性的，而不是结构性的。

2. 脓毒性休克　又称感染性休克，其特点是尽管血管活性药物儿茶酚胺水平升高，但周围血管阻力却降低。在血管舒张期之前，许多患者经历了一段由心肌抑制、低血容量和其他因素导致的组织供氧损伤期。在这一"衰弱期"，血乳酸浓度升高，中心静脉血氧饱和度低。液体复苏后通常是高动态血管舒张期，此时心排血量正常（甚至增加），氧气输送充足，但耗氧量下降。血乳酸浓度可正常或升高，中心静脉血氧饱和度的正常可反映氧输送改善、组织摄氧量降低或左向右分流。引起低血压的主要分子包括一氧化氮、β-脑内啡肽、血小板活化因子、前列环素。抑制这些分子合成或作用的药物可以预防或逆转动物内毒素休克。然而，在临床试验中，血小板活化因子受体拮抗剂和缓激肽拮抗剂都无法提高感染性休克的生存率，而一氧化氮合酶抑制剂、甲基盐酸精氨酸（L-NG）实际上增加了死亡率。

（三）脓毒性休克的发病机制

在某些情况下，循环细菌及其产物通过直接刺激血管产生炎症反应，几乎肯定会引起多器官功能障碍和低血压。例如，暴发性脑膜炎奈瑟菌菌血症的患者，其死亡率高低与内毒素和细菌 DNA 水平及弥散性血管内凝血的发生直接相关。相反，在大多数感染其他革兰氏阴性菌的患者中，循环细胞或细菌分子可能反映局部组织感染失控，但对远处器官几乎无影响或无直接影响。这些患者中，炎症介质或从局部发出的神经信号似乎是严重脓毒症和脓毒性休克的关键诱因。对一系列血培养阳性患者的研究发现，严重脓毒症的风险与原发感染灶密切相关：肺或腹部感染引起血流感染，从而发生脓毒症的概率是尿路感染的 8 倍，即使研究人员对年龄、分离到的菌种和其他因素进行限制，结果也相似。另外一种发病机制出现在由产生超级抗原的金黄色葡萄球菌或化脓性链球菌引起的严重脓毒症中，这些毒素诱导的 T 淋巴细胞活化所产生的细胞因子谱与革兰氏阴性菌诱导的细胞因子谱有很大不同。来自不同的致病途径的进一步观察研究表明，由革兰氏阳性菌、革兰氏阴性菌和病毒导致的脓毒症儿童外周白细胞的 mRNA 表达模式是不同的。

因此，严重脓毒症的发病机制可能因感染微生物、宿主的先天防御机制（其感知和反应的能力）、原发感染的部位、是否存在免疫缺陷及宿主先前的身体状况而异。

三、脓毒症的临床表现及辅助检查

脓毒症反应的表现叠加于基础疾病和原发感染的症状及体征。严重脓毒症的发展速度可因患者而异，并且在表现上有高度的个体差异。

（一）临床表现

发热是很多脓毒症患者的主要临床表现，但败血症患者体温可正常或过低；新生儿、老年患者和尿毒症或酒精中毒患者经常无发热。过度通气、发生呼吸性碱中毒往往是脓毒症反应的早期迹象。定向障碍、意识混乱和其他脑病表现也可能在早期出现，特别是在老年人和有神经系统损伤的个体中。尽管先前存在的局灶性损伤可能会变得更加突出，但局灶性神经系统体征并不常见。

低血压和弥散性血管内凝血易导致外周组织发绀和缺血性坏死，最常见于末梢。当血源性细菌或真菌播散到皮肤或皮下软组织时，可能会发生蜂窝织炎、脓疱、大疱或出血性病变。细菌毒素也可随血液播散，引起弥漫性皮肤反应。有时皮肤损伤可能提示特定的病原体。当败血症伴有皮肤瘀点或紫癜时，应怀疑感染脑膜炎奈瑟菌（或较少见的流感嗜血杆菌）；在流行地区被蜱叮咬的患者，其瘀点病变也可能提示落基山斑疹热。坏死性脓疮是几乎只在中性粒细胞减少的患者中出现的皮肤损害，通常由铜绿假单胞菌引起。水肿周围的大疱性病变发生中央出血和坏死。组织病理学检查显示小血管壁及周围有细菌，很少或几乎没有中性粒细胞反应。有近期进食生牡蛎史的脓毒症患者若出现出血性或大疱性病变提示创伤弧菌菌血症。脓毒症患者全身红斑皮疹提示由金黄色葡萄球菌或化脓性链球菌引起的中毒性休克综合征。

胃肠道表现如恶心、呕吐、腹泻和肠梗阻可能提示急性肠胃炎。应激性溃疡可致上消化道出血。胆汁淤积性黄疸先于其他脓毒症的症状出现，表现为血清胆红素（主要是结合胆红素）和碱性磷酸酶水平升高。大多数病例有肝功能或肾小管功能异常，随着感染缓解，肝功能可恢复正常。长期或重度低血压可引起急性肝损伤或缺血性肠坏死。

尽管混合静脉血氧饱和度接近正常，但许多组织无法从外周血获得足够氧气，所以仍会发生无氧代谢。由于糖酵解增加及肝脏和肾脏清除乳酸和丙酮酸的能力受损，血乳酸水平会先升高。尽管糖异生受损或胰岛素过度释放有时会导致低血糖，但更常出现高血糖，尤其是糖尿病患者。细胞因子驱动的急性期反应抑制了甲状腺素运载蛋白合成，同时 C-反应蛋白、纤维蛋白原和补体成分生成增加。蛋白质分解代谢常显著加快。血清蛋白水平下降的原因是肝脏合成减少和白蛋白进入组织间隙。

（二）并发症

1. 心肺并发症　在病程早期，肺通气-灌注比下降导致 PaO_2 下降。肺泡上皮受损和毛细血管通透性增加导致肺含水量增加、肺顺应性下降、氧气交换异常而致低氧。若无肺炎或心力衰竭，1 周内发生的进行性弥漫性肺浸润和低氧血症提示 ARDS，根据氧合指数（PaO_2/FiO_2）的情况分为：轻度 ARDS（200mmHg＜氧合指数≤300mmHg）、中度 ARDS（100mmHg＜氧合指数≤200mmHg）或重度 ARDS（氧合指数≤100mmHg）。一半的严重脓毒症或感染性休克患者会发生急性肺损伤或 ARDS。呼吸肌疲劳会加重低氧血症和高碳酸血症。肺毛细血管楔压升高（＞18mmHg）提示容量负荷过多或心力衰竭，而不是 ARDS。病毒性肺炎或肺孢子虫肺炎在临床上可能与 ARDS 难以鉴别。

脓毒症引起的低血压通常最初是由全身血流分布不均和低血容量引起的，低血容量部分是由于血管内液体经毛细血管弥漫性渗漏而造成的。导致有效血管内容量不足的其他因素包括：前驱疾病或隐性体液丢失引起的脱水、呕吐或腹泻及多尿。在感染性休克早期，全身血管阻力通常比较高，心排血量可能较低。液体复苏后，心排血量增加，全身血管阻力下降。心排血量正常或增加和全身血管阻力降低可将感染性休克与心源性、心外梗阻性及低血容量性休克区分开。

大多数严重脓毒症患者在 24h 内出现心肌功能下降，表现为舒张末期和收缩期心室容积增加、射血分数下降。射血分数较低但心排血量仍能维持正常是因为心室扩张。脓毒症存活者的心肌功能在几日后恢复正常。虽然心肌功能障碍可能导致低血压，但难治性低血压通常是由于全身血管阻力低。死亡最常见的原因是难治性休克或多个器官衰竭，而不是心脏功能障碍本身。

2. 肾上腺功能不全　在危重患者中，肾上腺功能不全的诊断可能非常困难。当血浆皮质醇水平≤15μg/ml 时（若血浆白蛋白浓度＜2.5mg/dl 时，皮质醇≤10μg/ml）提示肾上腺功能不全（皮质醇产生不足）。现在许多专家认为促肾上腺皮质激素刺激试验对于诊断危重患者的轻度皮质类固醇缺乏没有意义。危重病相关皮质类固醇缺乏（critical illness-related corticosteroid insufficiency，CIRCI）指与患者危重病情严重程度相关的细胞皮质类固醇活性不足。虽然 CIRCI 可能是由肾上腺结构受损所致，但更常见的是由于下丘脑-垂体轴的可逆性功能障碍，或由于糖皮质激素受体异常或皮质醇向可的松转化增加引起组织皮质类固醇抵抗。CIRCI 的主要临床表现为液体替代治疗无效的低血压，需要升压治疗，通常没有肾上腺功能不全的典型特征，如低钠血症和高钾血症。有时会出现嗜酸性粒细胞增多和轻度低血糖等表现。特殊的病因包括暴发性脑膜炎奈瑟菌血流感染、播散性结核病、艾滋病（伴巨细胞病毒、鸟分枝杆菌或组织胞浆菌病）或先前使用了抑制糖皮质激素产生的药物，如甲泼尼龙、醋酸甲地孕酮、依托咪酯或酮康唑。

3. 肾脏并发症　常出现少尿、氮质血症、蛋白尿和非特异性尿路管型。许多患者会出现非正常的多尿，高血糖可能会加重这种趋势。大多数肾衰竭是由低血容量、低血压或毒性药物引起的急性肾小管坏死导致的，但也有一些患者会出现肾小球肾炎、肾皮质坏死或间质性肾炎。药物引起的肾损伤可能使治疗变得非常复杂，尤其是当低血压患者使用氨基糖苷类药物时。急性肾损伤后的医院获得性脓毒症与高死亡率相关。

4. 凝血障碍　虽然 10%～30%的患者会出现血小板减少，但其潜在机制尚不清楚。在弥散性血管内凝血患者中血小板计数通常很低（＜50 000/μl）；这可能反映了弥漫性血管内皮损伤或微血栓形成，但在化脓性器官的活检中很少发现血栓。

5. 神经并发症　谵妄（急性脑病）通常是脓毒症的早期表现。10%～70%的脓毒症患者在住院期间的某个时间点会出现这种情况。当感染病持续数周或数月时，"危重病"多发性神经病可能会妨碍呼吸机脱机并造成远端运动无力。电生理学检查有助于诊断。必须排除格林-巴利综合征、代谢紊乱和毒素作用。最近有研究报道了严重脓毒症幸存者的长期认知能力丧失。

6. 免疫抑制　严重脓毒症患者往往会出现严重的免疫抑制。其表现包括对常见抗原失去迟发型过敏反应、无法控制原发性感染及继发性感染（如嗜麦芽窄食单胞菌、鲍曼不动杆菌和白色念珠菌等的机会感染）的风险增加。大约 1/3 的患者会出现单纯疱疹病毒、水痘-带状疱疹病毒或巨细胞病毒感染的再激活，巨细胞病毒感染的再激活被认为在某些情况下会导致预后不良。

（三）辅助检查

1. 感染病灶的寻找 需采取适当的标本（血液、痰液、尿液、大便、浅表软组织、手术切口分泌液、各种留置导管及引流管中的引流液、胸腹腔液体、肝脏及深部软组织脓肿的穿刺引流液）进行常规检查、培养加药物敏感性试验，怀疑血流感染时，建议在抗菌药物使用前、寒战或开始发热时尽快进行血培养。B 超、CT、MRI 等影像学检查，有助于胸、腹腔感染及深部脓肿的诊断，而 B 超或 CT 引导下的胆总管、坏死胰腺组织穿刺引流，也是部分胆道感染、感染性坏死性胰腺炎早期的重要治疗手段。

2. 常规实验室检查指标 外周血白细胞变化是急性感染除体温变化之外的第 2 个特征性变化，也有助于区别不同的感染。白细胞计数增高是急性细菌感染最具特异性的改变之一，分类检测时出现中性粒细胞增高或明显核左移，是支持急性细菌感染的有力证据。白细胞计数降低可见于病毒感染及部分特殊感染。在疑似感染的患者中，当白细胞计数过高，达到 $20 \times 10^9/L$ 甚至 $25 \times 10^9/L$，排除类白血病反应，考虑革兰氏阳性菌为主的感染可能性大。当收缩压和 SpO_2 正常，但血气分析提示代谢性酸中毒时，要考虑组织水平灌注与氧合障碍；对于常规剂量碳酸氢钠难以纠正的顽固型代谢性酸中毒，往往提示病因判断偏差或者是威胁生命的感染。正常 D-二聚体水平可以排除器官功能障碍、入住 ICU 和死亡的可能性；过高 D-二聚体水平，有助于对急诊室感染患者进行危险分层。

3. 炎症生物标志物 内毒素直接反映革兰氏阴性菌感染，降钙素原（PCT）与感染的相关性优于 C-反应蛋白（CRP）。CRP 是一种急性时相反应蛋白，大多数感染可引发其浓度迅速上升，通常于感染 2h 开始升高，24~48h 达高峰。细菌感染时 CRP 升高显著，而病毒感染时大都正常或轻微升高。因此 CRP 通常作为鉴别细菌或病毒感染的参考指标之一。但细菌感染界值尚不明确，有临床研究建议，可采用 CRP 为 40mg/L 作为细菌感染的界值，但也有人认为 CRP＞20mg/L 即考虑为细菌感染。CRP 半衰期为 18h，当感染得到控制后可在 1~2 天内快速下降。PCT 是一种无激素活性的糖蛋白，PCT 水平与细菌感染的严重程度呈正相关。PCT 水平与感染的相关性一般认为：PCT＜0.1g/L（非常不可能），0.1g/L＜PCT＜0.25g/L（不可能），0.25g/L＜PCT＜0.5g/L（可能），0.5g/L＜PCT＜1.0g/L（非常可能）。一般 PCT≥0.5g/L，考虑感染存在，需要使用抗菌药物，反之则停用抗菌药物。PCT 在感染 2~4h 后迅速上升，12~48h 达到峰值。PCT 的特异度高，受到国内外众多指南共识推荐。IL-6 是由 IL-1 与肿瘤坏死因子-α 诱导产生的多效细胞因子，是一种多功能糖蛋白，其由 212 个氨基酸组成，在炎症反应过程中起着核心调节功能。IL-6 的检测值在细菌感染时明显升高且与肝素结合蛋白（heparin-binding protein，HBP）、血清淀粉样蛋白 A（serum amyloid A protein，SAA）等水平呈正相关，可作为感染评估和检测的常用指标，且其浓度与患者疾病的损伤程度一致。此外，IL-6 对于脓毒症及病情严重程度的判定具有重要意义。SAA 是一种敏感的急性时相反应蛋白。当机体受到细菌、病毒等刺激后产生一系列细胞因子，从而刺激肝脏细胞合成分泌大量的 SAA 进入血液，在 5~6h 内升高幅度达正常值的 10～1000 倍。因此，SAA 可作为反映机体感染和炎症控制的敏感指标。SAA 水平不受性别和年龄影响，一般与 CRP 联合鉴别细菌和病毒感染。当 SAA 和 CRP 同时升高时，提示可能存在细菌感染；当 SAA 升高而 CRP 不升高时，常提示病毒感染。SAA 半衰期约 50min，当机体抗原清除后，SAA 则能迅速降至正常水平。因此，SAA 可作为反映机体感染和炎症控制的敏感指标。HBP 是机体激活中性粒细胞嗜酸性颗粒释放的一种蛋白分子。有研究显示，脓毒症患者 HBP 在 IL-6 水平正常或轻度升高时即明显升高，且其诊断脓毒症的准确率大于其他细胞因子，特别是在严重细菌感染早期的快速诊断方面有重要价值。HBP 作为一种急性时相反应蛋白，是评估脓毒症患者疾病严重程度的有效生物标志物，在脓毒性休克患者的早期诊断和疗效监测中很重要。

四、脓毒症的诊断及严重程度分级

2012 年，《拯救脓毒症运动：严重脓毒症和脓毒性休克管理指南》中指出脓毒症按严重程度分级可以分为脓毒症、严重脓毒症和脓毒性休克 3 类。脓毒症的定义是存在感染并伴有感染的全身表现。严重脓毒性定义为脓毒症加上脓毒症诱导的器官功能障碍或组织灌注不足。脓毒症引起的低血压被定义为收缩压（SBP）＜90mmhg 或平均动脉压（MAP）＜70mmhg 或收缩压下降（在没有其他导致低血压原因的情况下，收缩压低于正常年龄人群 40mmHg 或低于正常值 2 个标准差）。脓毒症 3.0 版本的新定义删除了"严重脓毒症"一词，因为根据定义，脓毒症是一种严重危及生命的疾病。

（一）脓毒症的诊断与 SOFA

脓毒症 3.0 版本定义提出当患者达到"感染+SOFA≥2 分"可以诊断脓毒症。严格来说，脓毒症 3.0 版本定义涵盖了脓毒症定义、脓毒症患者的临床诊断标准。SOFA 是通过测定主要器官功能损害程度对患者进行预后判断的评分系统，多用于 ICU。通常建议在入住 ICU 后 24h 计算该评分，之后每 48h 再行计算，因此其被称为"序贯"器官衰竭评分。一般来说，严重脓毒症在脓毒症定义标准中的"器官功能障碍"通常与"器官衰竭"相对应，根据 SOFA 分数，即每个子组件的 SOFA≥2 分。中枢神经系统功能障碍没有纳入脓毒症严重程度评估的范畴，因为使用镇静剂会对评估患者神经状况有很大影响。脓毒性休克被定义为脓毒症在有足够的液体复苏情况下，仍引起持续低血压。由于需要各种检查数据以及序贯性评价，该评分对住院患者更加合适，对于急诊科早期诊断和快速诊断有一定局限性。SOFA 的平均值和最高值最能预测脓毒症患者的病死率，无论初始 SOFA 评分多少，如果 ICU 患者在最初 48h 内评分增加，则病死率至少为 50%，但对预测脓毒症的发生参考意义不大。

（二）急诊疑似脓毒症

依据脓毒症 3.0 版本诊断标准，器官功能损害成为必然指标。但在急诊科就诊的感染患者出现器官功能损害之前，可能表现为有效循环血容量不足、严重炎症反应等，专家组认为其可以定义为"脓毒症前期"或"疑似脓毒症"。急诊科医生通常依据临床资料做出经验性诊断，并依据病情评分排查可能发展为脓毒症的患者。

1. 快速序贯器官衰竭评分（quick sequential organ failure assessment，qSOFA）　是

脓毒症 3.0 版本定义推荐的用于可疑脓毒症筛查的工具。分析显示，qSOFA 得分越高，死亡风险越高，但预测效度在各研究队列之间存在差异。在一个入选 879 例疑似感染患者的研究中，qSOFA 对院内病死率的预测效度与完整 SOFA 相似。但也有研究对 qSOFA 的敏感度与特异度存在质疑。2018 年一篇纳入 38 项研究的 Meta 分析显示，与全身炎症反应综合征评分标准相比，qSOFA 预测脓毒症病死率的敏感度更低（88% vs.61%），但特异度更高（26% vs.72%）。与非 ICU 患者相比，qSOFA 对 ICU 患者的敏感度更高（51% vs.87%），特异度更低（80% vs.33%）。

2. NEWS 评分　有研究报道，改良早期预警评分（modified early warning score，MEWS）、英国国家早期预警评分（national early warning score，NEWS）和全身炎症反应综合征评分等早期识别评分系统在预测非 ICU 患者的死亡和 ICU 转入方面优于 qSOFA。在急诊临床工作中，反映病情变化最敏感的指标不是呼吸、意识改变及血压变化，而是心率（脉搏）的变化。由英国专家提出来的 NEWS 评分是急诊医学领域公认的且更为实用的快速评价病情和病情严重程度分级的工具。其评价指标在医院急诊科都可以得到，并且加入了吸氧措施的修正，对病情的判断将更加准确，特别是有心肺功能改变的患者。因此，NEWS 比 qSOFA 更能全面地评估患者的危重情况。

3. 急诊疑似脓毒症诊断标准　①感染或疑似感染患者。②qSOFA≥2 分。③SOFA=1 分。④NEWS 4～6 分。急诊疑似脓毒症诊断标准：①项加②～④项中任意一项。

五、脓毒症的治疗

（一）外科治疗

在脓毒症和脓毒性休克治疗中，控制感染源的原则包括快速识别特定的感染部位及确定感染部位是否适合采取感染源控制措施（尤其是脓肿引流、坏死组织的清创引流术、移除可能受感染的设备及对持续微生物污染来源的明确控制）。易于控制的感染灶包括腹腔内脓肿、胃肠道穿孔、肠缺血或肠扭转、胆管炎、胆囊炎、肾盂肾炎伴梗阻或脓肿、坏死性软组织感染、其他深部间隙感染（如脓胸或脓毒性关节炎）、植入设备感染。

怀疑感染灶引起脓毒性休克应在成功复苏后尽快控制，在大多数案例中，不应超过诊断后 6～12h。观察性研究显示，超过这一时间段，存活率将降低。即使更早的感染源控制也没有显示出益处，这可能是因为在这些研究中患者数量有限。因此，医疗和后勤部门应保障任何必要的脓毒症和脓毒性休克感染源的控制干预可行，并在诊断脓毒症后立即实施。

临床经验表明，在感染源没有得到充分控制前，即使进行快速液体复苏和提供适当的抗菌药物，一些较严重的症状也不会稳定或改善。鉴于这一事实，在重症患者特别是在脓毒性休克患者中，应尽早控制感染源。

选择最优的感染源控制方法必须权衡具体干预措施的效益和风险。感染源控制的干预措施可能导致进一步的并发症，如出血、瘘管或器官损伤。一般来说，应采用最小侵入风险的有效感染源控制方法。当不能及时提供其他介入方法时，应考虑进行开放手术干预。经影像学评估后诊断仍不明确、经皮手术成功的可能性不确定及手术失败导致的死亡风险很高时，也可以进行手术探查。具体的临床决策需要考虑可用的选择、患者的偏好和临床医生的专业知识等。每个机构特有的后勤因素，如外科或介入人员的可用性，也可能在决策中发挥作用。血管内装置如中心静脉导管可能是脓毒症或脓毒性休克的来源。怀疑是脓毒症来源的血管内装置通常应在建立另一个血管通路后立即移除。在没有脓毒性休克或真菌菌血症的情况下，如果不能取出导管，一些植入的隧道导管感染可以通过延长抗菌治疗得到有效治疗。然而，拔管是最佳的选择，应当作为首选。

（二）抗菌治疗

虽然病毒、细菌、真菌等都可引起脓毒症，但在临床上依然以细菌和病毒引起的脓毒症为多。病毒感染目前尚缺乏特效治疗，通常采用免疫调节或中药制剂控制感染。在细菌感染中，感染控制不仅是预防脓毒症的重要措施，也是防止感染直接造成死亡的重要措施。抗菌药物的选择以覆盖可疑病原体及在可能感染部位浓度较高为宜。同时，需要考虑患者的年龄、免疫状态、过敏反应等特殊情况。此外，抗感染治疗要及时，严重感染在诊断 1h 内开始抗感染治疗，轻症感染在诊断后 4h 内使用抗菌药物，并且建议在使用抗菌药物前采集病原学标本。常见感染的抗菌药物选择见表 11-1。

表 11-1 常见感染的抗菌药物选择

感染	拟选抗菌药物	注意事项
社区获得性肺炎	无合并症或 MRSA/铜绿假单胞菌感染风险：阿莫西林或多西环素	喹诺酮类抗菌药物 18 岁以下禁用
	有合并症：呼吸喹诺酮类（左氧氟沙星、莫西沙星、吉米沙星）	
	住院患者：β-内酰胺类+（阿奇霉素/克拉霉素或呼吸喹诺酮类）	
胆囊炎或胆道感染	首选方案：哌拉西林/他唑巴坦或氨苄西林/舒巴坦，如病情危重，选择亚胺培南或美罗培南	对于严重病例，抗菌药物仅是胆管充分引流的补充
	备选方案：注射用第三代头孢菌素+甲硝唑或氨曲南+甲硝唑	
胃肠道感染	阿奇霉素 1000mg 口服 1 剂或 500mg 口服 q12 h×3d	注意监测肝肾功能。根据当地流行病学数据调整抗菌药物
泌尿系统感染	环丙沙星 500mg 口服每日 2 次或左氧氟沙星 750mg 口服每日 1 次，磷霉素可作为备选方案	喹诺酮类抗菌药物 18 岁以下禁用
细菌性脑膜炎	<1 月龄：氨苄西林 75～100mg/kg 静脉注射 q6h+头孢噻肟 75mg/kg 静脉注射 q6h+庆大霉素 2.5mg/kg 静脉注射 q8h	用药后 30min 内行腰椎穿刺，若有局部神经系统体征，先予经验治疗，再做头颅 CT 检查，然后行腰椎穿刺
	1 月龄至 50 岁：头孢曲松 2g 静脉注射 q12h（儿童：美罗培南 40mg/kg 静脉注射 q8h）+地塞米松+万古霉素	
	>50 岁或有严重基础疾病：美罗培南 2g 静脉注射 q8h+地塞米松+万古霉素	

1. 抗菌药物使用时机   抗菌药物的尽早使用对脓毒症或脓毒性休克患者的预后至关重要。在出现脓毒症或脓毒性休克的情况下，每延迟 1h 应用抗菌药物将显著增加死亡率，且许多研究表明抗菌药物的延迟应用会对次要终点（如住院时间、急性肾损伤、急性肺损伤及感染相关的器官损伤）产生不利影响。尽管对大多数质量较差的研究进行的荟萃分析未能证明快速抗菌治疗的益处，但规模较大、质量较高的研究支持在脓毒症合并或不合并脓毒性休克的患者中应尽快给予适当的抗菌药物治疗。

现有数据表明，在发现脓毒症或脓毒性休克后，尽早给予适当的静脉抗菌药物可获得最佳结果，建议将 1h 内给予患者静脉抗菌药物作为合理的最低目标。但是，还没有充分评估实现这一目标的可行性。实际工作中可能存在多种因素导致抗菌药物的延迟（不及时）使用。因素包括未能认识到潜在的脓毒症或脓毒性休克的存在，以及不适当的初始经验性抗菌药物的使用（由于缺乏对潜在的微生物耐药性的认识或对患者近期使用过的抗菌药物的了解）。此外，还可能包括未被认识或被低估的行政或后勤因素。对抗菌药物延迟使用的可能解决方案为：使用临时医嘱或在抗菌药物医嘱中加入最晚执行时间，加快获得血液和微生物培养结果；优化抗菌药物配送顺序，以及改善供应链缺陷；改善医、药、护之间的沟通等。

大多数问题都可以通过质量改进计划来解决，包括已定义的医嘱模块。如果抗菌药物不能及时从药房配制和运送，建立预混药物供应是确保及时用药的适当策略。许多抗菌药物在配制后不能保持稳定，在依赖预混溶液以快速获得抗菌药物的机构中，必须考虑到这一问题。在选择抗菌药物方案时，临床医生应该意识到一些抗菌药物（如β-内酰胺类药物）的优点是可以安全地一次性或快速给药，而另一些如莫西沙星、万古霉素、利奈唑胺等则需要长时间输注。

2. 抗菌药物给药途径　尽管建立血管通路并开始积极的液体复苏在脓毒症或脓毒性休克患者的管理中是非常重要的，静脉滴注抗菌药物同样是一个优先事项。这就可能需要额外的血管通路。骨髓通路可以快速可靠地建立，且可用于任何抗菌药物的初始快速给药。骨髓通路是指利用骨髓腔这一与静脉系统相通的潜在血管通路迅速建立液体通路实施急救。骨髓通路应用于输液起始于 1920 年。因静脉插管技术的不断进步而逐渐退出临床，直到 20 世纪 80 年代，为了在婴幼儿复苏中增加药物进入体内的速度而重新得到应用。一般严重休克患者需要大量输注液体复苏时，外周循环的血管往往处于干瘪的状态，无法进行静脉置管术，此时进行静脉输液往往会多耗费几分钟或者十几分钟，这在危重患者的抢救中是十分致命的。而骨髓通路，是经由骨髓腔进行输液，选取胫骨前区（小腿前侧）进针，一般操作可以控制在十几秒到几十秒，这样可以争取宝贵的时间。输液速度也可以比静脉输液快很多，达到施救的目的。骨髓的血运更为丰富，使得抢救药物可以更快地进入全身。

3. 抗菌药物的选择　目前，从感染发展到脓毒性休克的概率增加，因此，抗菌药物的初步选择必须足够广泛，以覆盖所有可能的病原体。经验性抗菌药物治疗的选择取决于患者的病史、临床状况和当地流行病学因素。关键的患者因素包括临床症状、感染部位的性质、伴随疾病、是否存在慢性器官衰竭、是否留置器械、是否存在免疫抑制或其他形式的免疫损害，以及过去三个月内是否接受过抗菌药物治疗等。此外，在选择治疗方法时必须考虑到患者感染发生场所、当地病原体的流行情况及社区和医院中常见的病原体的易感模式，还必须考虑潜在的药物不耐受和毒性。引起脓毒性休克最常见的病原体是细菌，但在某些患者中也要考虑侵袭性念珠菌等不常见的病原体。

重症和脓毒性休克的危重患者与典型的感染患者有明显的不同，这影响了最佳的抗菌药物管理策略。其中最主要的差异为重症和脓毒性休克的危重患者易受耐药病原体的感染及如果不能迅速开始有效的抗菌治疗，死亡率和其他不良结果将显著增加。

在脓毒症和脓毒性休克中，最佳经验性抗菌方案的选择是结局的主要决定因素之一。若经验性治疗不能覆盖病原体，脓毒性休克的存活率可能会降低。由于不恰当的初始治疗可导致高死亡率，经验性的方案应偏向于广谱覆盖。然而，脓毒症和脓毒性休克患者经验性抗菌方案的选择是复杂的，不能简化为一个简单的抗菌药物选择表格。在每个医疗中心的每个患者中，必须评估和使用几个因素来确定适当的抗菌方案。这些因素包括：①感染的解剖部位与典型病原体的分布及抗菌药物在该部位的渗透性。②社区、医院甚至医院病房内普遍存在病原体。③上述病原体的耐药模式。④特异性免疫缺陷的存在，如中性粒细胞减少、脾切除、HIV 感染控制不良和免疫球蛋白、补体和白细胞功能或生成获得性或先天性缺陷。⑤年龄和患者的伴随疾病如慢性疾病（如糖尿病）和慢性器官功能障碍（如肝或肾衰竭），这些都将降低对感染的防御。

此外，临床医生必须评估多重耐药病原体感染的风险因素，包括住院时间延长、长期住院、近期使用抗菌药物、住院史、先前感染或定植多重耐药微生物。更严重疾病（如脓毒性休克）的发生可能与耐药菌株出现具有高内在相关性，这是由于早期抗菌药物选择无效。

考虑到评估的变量范围，对脓毒症和脓毒性休克推荐任何特定的治疗方案是不可能的。对读者的指导方针是提供基于解剖部位的感染或特定的免疫缺陷的潜在方案。但是，可以提供一般性的建议。由于绝大多数严重脓毒症和脓毒性休克患者有一种或多种形式的免疫功能低下，最初的经验性方案应该足够广泛，能够涵盖医疗保健相关感染中分离的大多数病原体。最常见的是广谱碳青霉烯（如美罗培南、亚胺培南/西司他丁钠或多利培南）或广谱青霉素/β-内酰胺酶抑制剂组合（如哌拉西林/他唑巴坦或替卡西林/克拉维酸盐）。然而，第三代或更高代的头孢菌素也可以使用，特别是作为多药治疗方案的一部分。当然，如果感染的解剖部位很明显，并且了解当地的微生物菌群，特定的治疗方案可以且应该加以修改。

4. 联合用药　为确保初始经验性治疗足够广泛地覆盖病原体，通常需要多药联合治疗。临床医生应认识到一些社区和医疗机构中革兰氏阴性杆菌对广谱β-内酰胺类和碳青霉烯类耐药的风险。对于感染多重耐药病原体（如铜绿假单胞菌、不动杆菌等）风险高的危重脓毒症患者，建议在经验性方案中添加一种补充性抗革兰氏阴性菌药物。同样，在感染其他耐药或非典型病原体的风险较大的情况下，增加一种病原体特异性制剂以扩大覆盖范围是必要的。当存在感染 MRSA 的危险因素时，可以使用万古霉素、替考拉宁或其他抗MRSA 药物。军团菌感染高风险的患者要求添加大环内酯或氟喹诺酮类药物。

鉴于在世界上许多地区病原体对抗菌药物耐药率越来越高，最初经验性治疗往往需要使用多种药物，以确保有适当的广谱覆盖范围。在本章中，"联合治疗"指的是使用两种不同类型的抗菌药物（通常是β-内酰胺类与氟喹诺酮类、氨基糖苷类或大环内酯类），用于预计对两种药物都敏感的单一病原体，特别是为实现加速病原体清除的目的。"联合治疗"并非指严格扩大抗菌活性范围，如在头孢他啶中添加万古霉素、在氨基糖苷类中添加甲硝唑或在β-内酰胺类中添加棘白菌素。

尽管联合治疗总体上有利于脓毒性休克，但来自大规模的随机对照试验的直接证据还不能确定地验证这一结果。尽管如此，在严重临床疾病（特别是脓毒性休克）的情况下，数天的联合治疗在生物学上是合理的，并且患者可能在临床中获益，即使没有证据明确证明在菌血症和没有休克的脓毒症患者中可以改善临床结果。其他一些近期的观察性研究和一些小型、前瞻性试验也支持对特定病原体（例如，肺炎链球菌、多重耐药革兰氏阴性病原体）感染的患者进行初始联合治疗。不幸的是，在大多数情况下发病时的病原体尚不清楚。因此，只有在考虑更长期的靶向性联合治疗时，对特定的已识别病原体的联合治疗才有用。此外，对于多重耐药病原体，个体研究和荟萃分析依据病原体和临床情况出现不同的结果。如果怀疑有多重耐药病原体，可建议进行 MDT 会诊。对于链球菌中毒性休克综合征，使用特定形式的联合治疗达成了广泛共识。对于这种综合征，动物模型和非对照的临床试验表明，青霉素和克林霉素的联合治疗方案具有明显优势，克林霉素是一种热原性外毒素超抗原的转录抑制剂。

临床医生在选择初始治疗时也应该考虑念珠菌是否为可能的病原体。侵袭性念珠菌感染的危险因素包括免疫功能低下（中性粒细胞减少、化疗、移植、糖尿病、慢性肝衰竭、慢性肾衰竭）、延长的侵袭性血管装置（血液透析导管、中心静脉导管）、全肠外营养、坏死性胰腺炎、近期大手术（特别是腹部）、长期使用广谱抗菌药物、住院时间延长、入住ICU、近期真菌感染和多部位定植。如果念珠菌脓毒症的风险很大，需进行经验性抗真菌治疗，药物的选择应根据疾病的严重程度、念珠菌的当地流行模式和最近接触抗真菌药物的情况而量身定制。大多数病情严重的患者，特别是最近接受过其他抗真菌药物治疗的脓毒性休克患者，或早期培养数据怀疑光滑念珠菌或克鲁斯念珠菌感染的患者，经验性使用棘白菌素类（阿尼芬净、米卡芬净或卡泊芬净）是首选。对于血流动力学稳定、病情没有那么危重、既往未接触过三唑类药物且不知道是否有耐药菌种定植的患者，三唑类药物是可以选择的。两性霉素 B 脂质体制剂是棘白菌素不能耐受或有毒性反应的患者的合理替代药物。在获得真菌敏感性试验结果之前，应根据抗真菌药物的当地耐药模式来指导药物选择。使用β-D-葡聚糖或快速聚合酶链反应快速诊断测试来减少不适当的抗念珠菌治疗是一种不断发展的支持手段。然而，这种检测的阴性预测值并不高，主要决策不可仅依赖其检测结果。合适的经验性覆盖方案可以通过当地和单位特定的抗感染 MDT 团队会诊而获得。如果患者个体化的抗菌治疗方案存在不确定性，MDT 团队会诊是必要的。在某些情况下，感染性疾病专家的早期介入可改善结果。

虽然限制抗菌药物的使用是减少病原体耐药性产生和降低成本的一项重要策略，但它不是针对这一患者群体的初始治疗的适当策略。脓毒症或脓毒性休克的患者通常需要经验性的广谱抗菌药物治疗，直到病原体及其抗菌药物敏感性被确定。之后应通过减少不必要的抗菌药物并以更具体的药物取代广谱抗菌药物来缩小抗菌谱。然而，如果相关培养为阴性，基于良好临床反应的经验性缩小覆盖范围是合适的。

5. 降阶梯治疗　在确定病原体的情况下，对于大多数严重的感染，应降级为最窄谱、有效的抗菌药物。然而，大约三分之一的脓毒症患者无法确定病原体，部分原因是抗菌药物治疗之后才进行微生物培养。此外，在一项研究中，几乎一半的疑似脓毒症患者在事后分析中被判定为没有感染或仅可疑的脓毒症。考虑到持续使用不必要的抗菌药物治疗对社会和个人造成的不利风险，建议在充分临床改善的基础上，应谨慎地进行抗菌药物降阶梯使用。当发现不存在感染时，应立即停止抗菌药物治疗，以最大限度地减少患者感染耐药病原体或产生与药物相关的不良反应的可能性。因此，必须根据临床医生的判断和临床信息来决定是否继续、降阶梯或停止抗菌治疗。关于临床驱动的严重感染抗菌药物降阶梯治疗的高质量数据有限。然而，观察性研究表明，多种药物治疗的早期降级与脓毒症和脓毒性休克较好的临床结局相关，除了遏制抗菌药物耐药性的益处外，及早降级也可使个别患者受益。虽然数据并不完全一致，但总的来说，在使用联合治疗时，强调早期降级的方法是受欢迎的。虽然在联合治疗的早期降阶梯治疗的必要性上存在大量共识，但在降阶梯的精确标准上缺乏共识。

6. 优化给药方案　早期优化抗菌药物动力学可改善重症感染患者的预后。在确定脓毒症和脓毒性休克危重患者的最佳剂量时，应考虑几个因素。包括肝肾功能障碍发生率增加、未被识别的免疫功能障碍发生率高，以及易受耐药病原微生物的感染。就初始经验性抗菌药物给药而言，最重要的可能是大多数抗菌药物分布容积的增加，其部分原因是积极液体复苏导致细胞外体积迅速扩大，这导致了在脓毒症和脓毒性休克患者中出现各种抗菌药物水平低于理想水平的高发生率。如果不能迅速展开有效的治疗，死亡率和其他不良结果将显著增加，因此对早期抗菌药物剂量的关注对于改善预后至关重要。在这些患者中，抗菌药物治疗每种药物的使用始终以充分的负荷剂量开始。

不同的抗菌药物有不同的最佳治疗目标。如初始给药时未能达到峰值血浆目标与氨基糖苷类药物的临床失败有关；早期万古霉素药物谷浓度不足与严重 MRSA 感染（包括医疗机构相关性肺炎和脓毒性休克）的临床失败有关；严重感染治疗的临床成功率与氟喹诺酮类药物较高的血药峰浓度相关；对于β-内酰胺类药物，较好的临床和微生物治疗似乎与血浆浓度高于病原体 MIC 的时间长短有关，特别是在危重患者中。

氨基糖苷类和氟喹诺酮类药物的最佳给药策略为优化峰值药物血浆浓度。如氨基糖苷类药物，每天给药一次（相当于每天 5～7mg/kg 庆大霉素）最容易达到这一效果。与一日多次给药方案相比，每日一次给药至少具有相当的临床疗效，且可能降低肾毒性。氨基糖苷类药物每日一次给药方案用于肾功能完好的患者。慢性肾功能轻度受损的患者仍应接受相当于每日一次给药方案的剂量，但给药间隔应适当延长（最长可每隔 3 天给药一次）。这种给药方案不应用于氨基糖苷类药物预期在几天内不能清除的肾功能严重损害患者。在这种情况下，氨基糖苷类药物的治疗性监测主要是为了确保谷浓度足够低，以最大限度地减少潜在的肾毒性。

万古霉素是另一种疗效至少部分依赖于浓度的抗生素。一些权威机构建议药物谷浓度为 15～20mg/L，以最大限度地实现药效动力学目标，提高组织渗透性，优化临床结果。建议对谷浓度进行给药前监测。对于脓毒症和脓毒性休克，建议静脉负荷剂量为 25～30mg/kg（根据实际体重），以快速达到目标谷浓度。对于相当一部分患者，1g 万古霉素负荷剂量无法达到早期治疗水平。事实上，在危重患者中，分布容积小的抗菌药物（替考拉宁、万古霉素、多黏菌素 E），在液体复苏后，细胞外液体积增大使药物分布容积增大，为了更快达到治疗药物水平，负荷剂量给药方案是必要的。负荷剂量也被推荐用于β-内酰胺类的连续或延长输注以加速药物积累到治疗水平。值得注意的是，任何抗菌药物所需的负荷剂量都不受肾功能改变的影响，尽管这可能影响给药频率和（或）总日剂量。

对于β-内酰胺类药物，关键的药效动力学指标是药物血浆浓度高于病原体最低抑菌浓度（MIC）的时间与给药间隔时间的比值（%T＞MIC）。60%T＞MIC 通常足以使轻到中度疾病有良好的临床反应。然而，对严重感染（包括脓毒症）的最佳反应可以通过 100%T＞MIC 来实现。增加%T＞MIC 最简单的方法是增加给药频率（日总剂量不变）。例如，对于严重感染，哌拉西林/他唑巴坦的剂量可以是每 8h 4.5g 或每 6h 3.375g，在所有条件相同的情况下，后者将达到更高的%T＞MIC。之前建议，β-内酰胺类的初始剂量可以一次性输注或快速输注，以快速达到治疗药物血药水平。然而，在初始剂量之后，需要延长输注时间，从提高%T＞MIC。此外，一些荟萃分析表明，延长/持续滴注β-内酰胺类可能比间歇快速滴注更有效，特别是对相对耐药的微生物和危重脓毒症患者。

虽然大量证据支持在脓毒症和脓毒性休克的危重患者中优化药物动力学的抗菌药物给药策略，但如果没有比目前更广泛的快速治疗药物监测手段及平台，将很难实现个体化的目标水平。脓毒症患者作为危重症的目标群体，表现出各种各样的生理变化，显著改变抗菌药物代谢动力学。这些因素包括血流动力学不稳定、心排血量增加、细胞外体积增加（分布容积显著增加）、肾和肝灌注的变化（影响药物清除）及由于血清白蛋白减少而导致药物结合的改变。此外，肾功能亢进是最近描述的一种现象，可能导致脓毒症早期血清抗菌药物水平下降。这些因素使在危重患者中难以对最佳药物剂量进行个体化评估。根据治疗药物监测的研究，给药不足，特别是在治疗的早期阶段，在危重脓毒症患者中很常见，但药物毒性反应如β-内酰胺类刺激中枢神经系统和多黏菌素 E 损伤肾脏也可以出现。这些问题要求努力扩大对重症脓毒症患者使用多种抗菌药物的治疗药物监测。

7. 抗菌药物的疗程　虽然不必要的延长和广泛的抗菌治疗导致死亡率增加还没有得到令人信服的证明，但目前临床医生及药师等相信不必要地延长抗菌药物使用时间对社会和患者个体都是有害的。对社会而言，过度使用抗菌药物导致了抗菌药物耐药性的发展和传播。对于个体患者而言，长期抗菌药物治疗与艰难梭菌假膜性结肠炎等特定疾病有关，更广泛地说，会增加死亡风险。患者因素会影响抗菌药物治疗的时间，但7～10 天的治疗时间（不存在感染源控制问题的情况下）一般足以应对大多数严重感染。目前的指南建议对医疗机构相关性肺炎（包括医院获得性肺炎和呼吸机相关性肺炎）应用 7 天疗程方案。最近的数据表明，一些严重的感染可以应用较短的疗程，特别是在成功地控制感染源的情况下。Sawyer 等的腹腔脓毒症短期抗菌药物治疗的研究表明，临床结果不因治疗的持续时间而不同。3～5 天或更少的治疗时间与 10 天的治疗时间一样有效。同样地，研究表明，小于 7 天的治疗时间对于急性肾盂肾炎合并或不合并菌血症、无并发症的蜂窝织炎和自发性细菌性腹膜炎的治疗效果等同于较长的治疗时间。有些情况通常被认为需要更长时间的抗菌治疗。这些情况包括临床反应缓慢、感染灶不可引流、金黄色葡萄球菌菌血症（特别是 MRSA）、念珠菌病/侵袭性念珠菌病和其他真菌感染、一些病毒感染（如疱疹、巨细胞病毒）和免疫缺陷，包括中性粒细胞减少症。

危重症患者所需治疗时间的评估应包括宿主因素，特别是免疫状态。例如，中性粒细胞减少的脓毒症患者至少在中性粒细胞减少期间通常需要治疗。感染病原体的性质也应充分考虑，如非复杂性金黄色葡萄球菌菌血症需要至少 14 天的治疗，而复杂性金黄色葡萄球菌菌血症需要至少 6 周的治疗。

念珠菌菌血症（无论是否与导管相关）和深部念珠菌感染的患者，无论是否与脓毒症相关，都需要更长时间的治疗；对所使用的抗菌药物不太敏感的高耐药革兰氏阴性病原体清除缓慢，通常需要长疗程方案；感染的性质和部位也可能影响治疗的时间。如较大的脓肿和骨髓炎限制药物渗透，需要较长的治疗时间。其他多种因素也可能在决定最佳治疗时间中发挥作用，特别是在危重感染患者中。如果临床医生不确定，应寻求感染 MDT 团队的帮助。

不必要地延长抗菌药物治疗通常有多种原因。对于因严重感染入院的复杂、危重症患者，非传染性并发疾病和医疗干预可能导致其出现与活动性感染一致的体征和症状（甚至在控制感染之后）。例如，除了肺炎外，肺水肿还可能引起肺部浸润和呼吸急促；白细胞计数升高可能是使用皮质类固醇或生理应激的结果；发热可能与某些药物有关，包括β-内酰胺类和苯妥英。此外，人们有一种自然的倾向，如果心中认为一种治疗是有益的、良性的，那么等待治疗结果的时间就会延长，即抗菌药物的疗程延长。然而，如前所述，抗菌药物治疗不是一种完全良性的治疗方法。在低风险患者中，其副作用可能超过获益。

考虑到不必要延长抗菌药物治疗可能带来危害，建议在脓毒症和脓毒性休克患者中每日评估抗菌药物治疗是否可以进行降阶梯。研究表明，每天对抗菌药物降级问题进行提示是有效的，并可能与降低死亡率有关。

8. 生物标志物的作用　在过去的十年中，生物标志物在帮助诊断和管理感染方面的作用得到了广泛的探索。使用半乳甘露聚糖和β-D-葡聚糖协助评估侵袭性曲霉病已被广泛接受。同样，血清降钙素原的测定在世界上许多地区普遍用于协助诊断急性感染和帮助确定抗菌药物治疗的时间。降钙素原已经被用于指导严重感染和脓毒症患者的降阶梯抗菌治疗。然而，目前还不清楚哪种特定方式更具有临床优势。大量文献表明，与标准临床方法相比，使用这种原则可以加快抗菌药物的安全降级，同时减少抗菌药物的消耗，而不会对死亡率产生不利影响。最近，一项关于在疑似细菌感染的危重患者中使用降钙素原的大型随机试验显示，抗菌药物的治疗时间、用药频率及用药剂量均有所减少。此外，应用降钙素原组的死亡率显著降低。这一发现与在脓毒症和脓毒性休克的观察性研究中得出的结论一致。但这种益处仍是不确定的，因为另一个随机对照研究的 Meta 分析未能证明类似的优势。

迄今为止，没有证据表明使用降钙素原可以降低艰难梭菌引起的抗生素相关腹泻的风险。然而，艰难梭菌假膜性结肠炎的发生与个体患者的累积抗菌药物暴露有关。此外，虽然没有证据表明使用降钙素原会降低抗菌药物耐药性的流行，但已知抗菌药物耐药性的出现与地区的抗菌药物总消费量有关。值得注意的是，降钙素原和所有其他生物标志物只能为临床评估提供支持性和补充性数据。决定是否开始、改变或停止抗菌药物治疗不应该仅仅基于任何生物标志物的变化，包括降钙素原。

（三）激素治疗

脓毒性休克患者对液体和血管升压治疗的反应是应用激素的一个重要因素。法国一项针对血管升压治疗无反应的感染性休克患者（尽管液体复苏和升压超过 1h，收缩压仍＜90mmHg）的多中心随机对照试验中，应用激素在肾上腺皮质功能不全患者中可显著逆转休克并降低死亡率。两项较小的随机对照试验也显示类固醇治疗对休克逆转有显著影响。相比之下，欧洲一项大型多中心试验（CORTICUS）招募了收缩压＜90mmHg 的患者，未能显示类固醇治疗对死亡率有改善。

Annane 等分析了 12 项研究的数据，计算出在成人脓毒性休克患者中，延长低剂量类固醇治疗可显著降低 28 天死亡率。与此同时，Sligl 等使用了类似的技术，入组了 8 项研究进行 Meta 分析，其中 6 项采用了高水平的随机对照试验设计，且偏倚风险低，结果显示死亡率差异无统计学意义。然而，两篇综述都证实了使用低剂量氢化可的松可改善休克逆转。最近，Annane 等在一项新的系统综述中纳入了 33 项符合条件的试验（n=4268）。在这 33 项试验中，长疗程低剂量皮质类固醇治疗显著降低了 28 天死亡率；糖皮质激素治疗也降低了 ICU 死亡率和住院死亡率；同时，糖皮质激素治疗增加了第 7 天和第 28 天的休克逆转比例。Volbeda 等发表了另一项系统综述，包括 35 项随机试验（除两项试验外，其余均有较高的偏倚风险），与之前研究结论相反，任何剂量的类固醇组与安慰剂组或无干预组相比时，均未发现对死亡率有影响。两项低偏倚风险试验结果差异也无统计学意义。在按氢化可的松（或等效）高剂量或低剂量分层的试验亚组中获得了类似的结果。对严重不良事件（死亡事件除外）无显著统计学影响。在缺乏令人信服的有益证据的情况下，如果足够的液体复苏和血管升压治疗能够恢复血流动力学的稳定性，笔者提出了一个建议，反对使用糖皮质激素治疗脓毒性休克患者。

在一项研究中，对促肾上腺皮质激素（ACTH）试验无应答的患者中，类固醇组与安慰剂组之间在死亡率上存在统计学差异，而对 ACTH 试验有应答的患者中，类固醇组与安慰剂组之间在死亡率上没有统计学差异，而在最近一项多中心随机对照试验中，无论对 ACTH 试验是否有应答，类固醇都无法提高脓毒性休克患者的生存率或达到休克逆转。随机皮质醇水平没有被证明是有用的。皮质醇免疫测定可能会高估或低估实际的皮质醇水平。虽然临床意义尚不清楚，但现在已经认识到依托咪酯用于插管诱导时，会抑制下丘脑-垂体-肾上腺轴。此外，CORTICUS 的一项亚分析显示，在应用低剂量类固醇之前使用依托咪酯与 28 天死亡率增加相关。

在脓毒性休克患者中使用低剂量氢化可的松的几个随机试验显示，高血糖和高钠血症显著增加。一项小型前瞻性研究表明，重复注射氢化可的松可导致血糖显著升高，这种峰值效应在持续输注过程中没有被检测到。此外，在氢化可的松注射后的血糖峰值中，个体间存在着相当大的差异。虽然还不能证明高血糖和高钠血症与患者预后指标的相关性，但良好的实践应包括避免和（或）监测这些副作用。

（四）抗惊厥治疗

对于需要机械通气的脓毒症患者使用镇静药物可缩短机械通气时间，缩短入住 ICU 和住院时间，并可提前活动。虽然这些数据来自危重患者，但几乎没有理由不相信脓毒症患者会从最小化镇静中获得同样的好处。

一些策略已经被证明可以减少镇静剂的使用和机械通气的持续时间。研究表明，护士应用镇静量表来指导镇静剂的使用可减少镇静剂的使用量，然而，这种好处取决于当地现有的文化和实践。系统性限制镇静药物使用的另一个选择是间歇镇静而不是持续镇静。在一项单中心随机试验中，与常规治疗相比，每日镇静中断与改善预后相关。然而，在多中心随机对照试验中，当患者接受镇静方案管理时，每日镇静中断没有优势，并且可使护士产生更多的工作量。最近的一项 Cochrane Meta 分析发现，与不包括每日镇静中断的镇静策略相比，每日镇静中断没有改变患者接受机械通气的时间、死亡率、入住 ICU 或住院时间、不良事件发生率或药物消耗量。然而，由于不精确和临床异质性，对结果的解释也受到了限制。在一项单中心试验中，单独使用阿片类药物，避免使用镇静剂在大多数通气患者中被证明是可行的，并与更快地脱离机械通气有关。使用短效药物如丙泊酚和右美托咪定可能比使用苯二氮䓬类药物能产生更好的结果。近期疼痛、躁动和谵妄相关指南提供了镇静管理实施的额外细节，包括疼痛、躁动和谵妄的非药理学管理方法。无论采用何种方法，大量的间接证据表明限制镇静对需要机械通气且无禁忌证的患者是有益的。因此，这应该是任何危重患者的最佳实践策略，包括脓毒症患者。

（五）护理目标的设定

脓毒症和多器官系统衰竭患者的死亡率较高，有些人将无法存活或生活质量很差。虽然危重患者重症监护治疗的结果可能难以准确预测，但建立现实的 ICU 治疗目标是至关重要的，特别是因为家属及代理人常对预后有不准确的预期。非有益的 ICU 高级延长生命治疗与设定的护理目标不一致。在 ICU 中加强护理的组织模式强调了将护理目标及预后纳入治疗计划的重要性。在 ICU 入院 72h 内，使用积极的家庭护理会议来确定治疗目标已被证明可以促进患者家庭和治疗团队之间的沟通和理解，提高家庭满意度，减少幸存亲属的压力、焦虑和抑郁，促进临终决策，缩短 ICU 内死亡患者的住院时间。促进与患者和家属的共同决策有助于确保在 ICU 中进行适当的护理，避免无效护理。

无论其诊断或预后如何，姑息治疗越来越被认为是危重患者综合护理的重要组成部分。在 ICU 中使用姑息治疗提高了对疼痛和痛苦的识别能力，使患者建立愿望、信念和价值观，这些对治疗决策的影响均是良好的。

然而，医院间对姑息治疗的分级和提供存在显著差异，临终护理的强度也存在显著差异。尽管在地理位置、法律制度、宗教和文化方面存在差异，但在 ICU 的关键临终实践方面，世界范围内的专业共识是一致的。

在 ICU 中促进以患者和家庭为中心的护理已成为一个优先事项，包括实施早期和重复护理会议以减少家庭压力和改善沟通的一致性，开放灵活的探视，在查房、复苏和侵入性手术中有家属在场，并注重文化和精神支持是非常重要的。

第二节　脓毒症典型病例

一、诊治过程

（一）一般资料

患者，男性，40 岁，以"间断发热 4 天，加重伴气促 1 天"入急诊科就诊。

患者 4 天前无明显诱因出现间断发热，体温最高 38.3℃，伴乏力、午后嗜睡，无咳嗽、咳痰，无胸闷、胸痛、咯血，无畏寒、寒战，无咽喉痛，无盗汗，无恶心、呕吐，无腹痛、腹胀，无尿频、尿急，无关节肿痛，无皮疹、瘀斑，未予重视。今日再次出现发热，体温 40℃，伴明显气促，否认误吸，至急诊科就诊。起病以来，患者精神可，睡眠可，胃纳可，二便无殊，乏力，体重未见明显改变。既往烟酒史 10 年，抽烟 20 支/日，间断饮白酒 2～3 两/日（1 两=50 克）。

入院查体：体温 38.3℃，脉搏 153 次/分，呼吸 22 次/分，血压 153/104mmHg。神志清，精神可，黏膜无黄染，全身浅表淋巴结未及肿大，气管居中，双侧甲状腺未及肿大。呼吸急促，双肺呼吸音粗，未闻及明显干湿啰音。心律齐，未闻及病理性杂音。腹膨隆，腹软，全腹无压痛，无反跳痛，Murphy 征阴性，腹部未及肿块，肝脾肋下未及，肠鸣音正常，约 4 次/分。双下肢无明显水肿。

（二）辅助检查

PCT 2.8ng/ml；CRP 216mg/L。

血液分析：白细胞计数 12.69×10^9/L，中性粒细胞百分比 91.8%，血红蛋白 158g/L，血细胞比容 0.447，血小板 148×10^9/L。

肝功能+肾功能+离子：丙氨酸氨基转移酶 87U/L，天冬氨酸氨基转移酶 186U/L，总胆红素 34.5μmol/L，间接胆红素 11.1μmol/L，白蛋白 29g/L，前白蛋白 38mg/L，肌酐 121μmol/L，血钾 2.8mmol/L，血钠 124mmol/L。

甲型流感、乙型流感、新型冠状病毒核酸检测阴性。

胸部 CT 示：两肺纹理增多，右肺上下叶微小结节，右肺下叶条索影，左肺下叶炎症、肺气囊。

诊断：①脓毒症。②重症肺炎。③急性肾功能不全。④肝功能不全。⑤电解质紊乱（低钾血症、低钠血症）。

（三）治疗过程

患者中年男性，无明显诱因下开始出现间断发热 4 天，加重伴气促 1 天，PCT 2.8ng/ml，CRP 216mg/L，白细胞计数 12.69×10^9/L，中性粒细胞百分比 91.8%，胸部 CT 示两肺纹理增多，右肺上下叶微小结节，右肺下叶索条影，左肺下叶炎症、肺气囊。既往体健，无基础疾病，未长期使用抗菌药物，发病前无其他医院住院经历，考虑社区获得性重症肺炎，予以经验性抗菌药物治疗，初始给予头孢曲松 2g 一日一次、左氧氟沙星 500mg 一日一次，氨溴索化痰，乌司他丁抗炎，谷胱甘肽护肝，维持电解质平衡，液体复苏。因患者感染指标重，白蛋白 29g/L，前白蛋白 38mg/L，营养状况极差，遂请临床营养科会诊。

临床营养科医生意见：①对患者进行 NRS 2002 评估，评分为 6 分，患者存在营养风险，需要补充营养，患者排除肠内营养禁忌，可启动肠内营养。②患者无消化系统疾病，既往无高脂血症，可耐受整蛋白型肠内营养，可选择能量密度高的肠内营养乳剂。

遵照会诊意见，使用能量密度高的肠内营养乳剂（TPF-HE）。患者入院治疗第 3 天，气管插管接呼吸机辅助通气中，最高体温 41.3℃，痰培养 NGS 报告表明病原微生物为支原体、副流感嗜血杆菌及丰度较大的普氏菌。当日中午 11:45 患者突发意识障碍，呼之反应迟钝，持续 2h 未缓解，可发声，四肢无法遵医嘱活动，自主睁眼，无眼球震颤，呼之眼球可转动，呼吸平稳，无颈项强直，无角弓反张，查双侧 Babinski 征阴性，腱反射存在，双侧瞳孔等大等圆，直径 3mm，对光反射稍迟钝。请神经外科医生、临床微生物专家和临床药师会诊。

神经外科医生意见：①中年男性患者，突发意识障碍，脑 CT 未见明显异常；否认高血压病史、脑部疾病。初步排除脑部结构性病变导致的病情变化，不能排除由药物因素引起及患者高热所致。②建议予以降温，停用可能引起意识障碍的药物左氧氟沙星、头孢曲松，减慢肠内营养喂养速度，严密观察生命体征及意识变化。

临床微生物专家意见：患者以脓毒症、重症肺炎入院，痰培养 NGS 结果回报为支原体、副流感嗜血杆菌及普氏菌，结合患者入住 ICU，目前气管插管接呼吸机辅助通气中，体温最高 41.3℃，需要考虑呼吸机相关肺炎可能，因突发意识障碍，停用左氧氟沙星及头孢曲松，患者病情危重，建议更换抗菌药物为碳青霉烯类。

临床药师意见：①患者在社区发病，抗菌药物经验性治疗方案为β-内酰胺类制剂联合喹诺酮或大环内酯类，头孢菌素联合喹诺酮或大环内酯类。由于不能排除药物引起的突发意识障碍，为避免再次出现不良反应，不推荐使用喹诺酮类药物，同意临床微生物专家意见，换用碳青霉烯类抗菌药物。②亚胺培南较美罗培南，在中枢神经系统中有更高的不良反应发生率，因此建议选择美罗培南。同时监护患者中枢神经系统的不良反应。若再次发生意识障碍，予以停药。

遵照会诊意见，停用左氧氟沙星、头孢曲松，更换为美罗培南 2.0g 一日三次静脉滴注治疗，入院治疗第 7 天，患者心率 84 次/分，体温 37℃，呼吸 18 次/分，复查肝功能；丙氨酸氨基转移酶 118U/L，天冬氨酸氨基转移酶 102IU/L，碱性磷酸酶 66IU/L，γ-谷氨酰基转移酶 64IU/L，总胆红素 17.3μmol/L，直接胆红素 2.6μmol/L，前白蛋白 185mg/L；PCT0.20ng/ml；CRP24mg/L，余项正常。请消化内科会诊。

消化内科医生意见：患者入院时诊断肝功能不全，经原发病治疗病情控制后，肝酶、胆红素下降至正常水平，现患者再次出现肝酶升高趋势，建议行肝胆腹部超声，排除肝胆系统问题。另停用患者目前使用的可能引起肝酶上升的药物，如质子泵抑制剂。

根据消化内科意见，行腹部超声，患者肝胆系统无异常，停用艾普拉唑钠。后患者肝酶呈下降趋势，逐渐恢复至正常水平。患者入院治疗第 12 天，体温平稳，炎症指标下降，患者咳痰反射可，脱机 1h 后指脉氧饱和度 95% 以上，动脉血气分析可，给予拔除气管插管，病情稳定，转入内科急症病房进一步治疗。

二、总结分析

患者因重症肺炎引起脓毒症，入院后进行液体复苏、肠道疏通、保护脏器功能治疗，重症肺炎病原微生物考虑社区获得性肺炎相关微生物，予以经验性抗菌药物治疗，后微生物 NGS 报告确认为支原体、副流感嗜血杆菌及普氏菌，开始使用左氧氟沙星+头孢曲松进行抗感染，后出现突发意识障碍，怀疑有左氧氟沙星引起的药物不良反应，予以更换抗菌药物，后未再出现意识障碍，患者经抗菌药物治疗后，感染指标好转，营养状态明显好转，抗感染治疗有效。针对患者再次出现的肝功能异常，经消化内科会诊得到好转。通过临床营养科、神经内科、微生物科、临床药学科、消化内科等多科室协作，确保了患者的治疗有效性并减少了患者用药过程中出现的不良反应。本病例充分展示 MDT 团队在脓毒症治疗中的优势，通过相关多学科的通力协作，为患者提供最佳医疗服务，保障患者安全有效接受治疗。

参 考 文 献

中国医疗保健国际交流促进会急诊医学分会，中华医学会急诊医学分会，中国医师协会急诊医师分会，等. 2020. 中国"脓毒症早期预防与阻断"急诊专家共识. 中国急救医学，40（7）：577-588.

Kasper D L，Fauci A S. 2019. 哈里森感染病学. 3 版. 胡必杰，潘钰，高晓东，译. 上海：上海科技出版社.

Reinhart K，Daniels R，Kissoon N，et al. 2017. Recognizing Sepsis as a Global Health Priority -A WHO Resolution. N Engl J Med，377（5）：414-417.

Rhodes A，Evans LE，Alhazzani W，et al. 2017. Surviving Sepsis Campaign：International Guidelines for Management of Sepsis and Septic Shock：2016. Intensive Care Med，43（3）：304-377.

Singer M，Deutschman C S，Seymour C W，et al. 2016. The third international consensus definitions for sepsis and septic shock（Sepsis-3）. JAMA，315（8）：801-810.